# 急危重症
# 常用护理评估工具与临床应用

JIWEI ZHONGZHENG CHANGYONG HULI PINGGU GONGJU
YU LINCHUANG YINGYONG

主　编　叶磊

执行主编　张建娜　袁震飞

四川科学技术出版社

图书在版编目（CIP）数据

急危重症常用护理评估工具与临床应用 / 叶磊主编.—— 成都：
四川科学技术出版社, 2021.7
ISBN 978-7-5727-0174-0

Ⅰ.①急… Ⅱ.①叶… Ⅲ.①急性病－护理学②险症－
护理学 Ⅳ.①R472.2

中国版本图书馆CIP数据核字（2021）第134052号

# 急危重症常用护理评估工具与临床应用

主　　编　叶　磊　　　执行主编　张建娜　袁震飞

出 品 人　程佳月
责任编辑　罗小燕
助理编辑　王星懿
责任出版　欧晓春
出版发行　四川科学技术出版社
　　　　　成都市槐树街2号　邮政编码　610031
　　　　　官方微博：http://e.weibo.com/sckjcbs
　　　　　官方微信公众号：sckjcbs
　　　　　传真：028-87734035
成品尺寸　185 mm × 260 mm
印　　张　28.5　字数 570 千
印　　刷　四川华龙印务有限公司
版　　次　2021年11月第 1 版
印　　次　2021年11月第 1 次印刷
定　　价　86.00元

ISBN 978-7-5727-0174-0

邮购：四川省成都市槐树街2号　邮政编码：610031
电话：028-87734035　　电子信箱：sckjcbs@163.com

# 急危重症常用护理评估工具与临床应用
## 编 委 会

主　　编　叶　磊

执行主编　张建娜　袁震飞

副 主 编　陈晓莉　周　越　刘　敏

编　　者　代　敏　代　月　兰　林　林　涛

　　　　　童嘉乐　王贵群　王　玲　叶　建

秘　　书　张雪宁

# 目　录

## 第一篇　护理管理评估

# 第二篇　护理风险管理

# 第三篇 患者病情评估

# 第四篇　心理社会评估工具

# 第一篇　护理管理评估

# 第一章 护士职业状况评估

## 第一节 护士职业倦怠量表

**【概述】**

1974 年美国临床心理学家 Freudenberge 在研究职业紧张时提出了"职业倦怠"这个概念，是指从业者们对于工作中的心理、情感和人际关系压力源的持续应激状态。随后美国社会心理学家 Maslach 等人把从业者对工作中长期的情绪及人际关系压力源做出反应而产生的心理综合征称为职业倦怠。职业倦怠又称工作耗竭、职业枯竭，是指个体由于长时间处于工作高压状态下出现的身心过度消耗、精力衰竭的症状，包含了情感枯竭、去人格化和无力感 / 个人成就感丧失 3 个方面，分别代表职业倦怠的个人应激维度、人际情境维度与自我评价 3 个维度的状况。职业倦怠者会有失眠、头痛、胃肠道功能紊乱、易激惹等症状。

由于医疗服务本身的高风险性和特殊性，且护士是典型的以人为服务对象的职业，护士无疑是职业倦怠的易感、高发人群，职业倦怠现象在护士身上也表现得尤为明显。美国社会心理学家 Maslach 和 Jackson 制定的职业倦怠量表（Maslach Burnout Inventory，MBI）是国际上通用的测量各种职业人群职业倦怠的工具，曾广泛应用于护士职业倦怠评估。此后西班牙学者 Moreno–Jiménez 等人认为护士职业倦怠是人格特征、工作环境以及针对不同压力源而采取差异性的应对方式 3 个方面交互作用的结果，并据此编制了护士职业倦怠量表（Nursing Burnout Scale，NBS），国外报道该量表有很高的信效度，国内宋双等人对其进行的信效度检测也证实了中文版护士职业倦怠量表具有较高信度和效度，评估倦怠涵盖内容全面。

**【适用范围】**

护士职业倦怠量表适用于测量护士的职业倦怠感。

**【评分内容】**

护士职业倦怠量表共有 174 个题项来评价护士职业倦怠情况，可以依据不同的研究目的来抽取其中相应题项开展调查。本节介绍的是护士职业倦怠量表的简化版，分为两个部分。第一部分包括 18 个问题，反映被调查者的个人信息（见表 1-1-1）。第二部分共 65 个题项，主要包含 5 个方面内容：护士工作环境中常见的压力源、护士职业倦怠的三个构成部分、人格特征的三种积极表现、不同的应对方式、描述护士职业倦怠的生理及心理症状（见表 1-1-2）。被调查者逐项比对自身实际情况，然后选择：①完全不同意该题的描述；②基本不同意该题的描述；③基本同意该题的描述；④完全同意该题的描述。

表 1-1-1 护士职业倦怠量表简化版（第一部分）

| 基本情况 |
| --- |
| 1. 年龄： |
| 2. 性别：男 女 |
| 3. 婚姻状况：未婚 已婚 离异 丧偶 |
| 4. 子女数： |
| 5. 受教育情况：初中及以下 高中 专科 本科 硕士及其以上 |
| 6. 工作领域（请具体描述）： |
| 7. 工作岗位： |
| 8. 就业状况：固定工 临时工 其他 |
| 9. 护士工作工龄（年）： |
| 10. 工作医院名称： |
| 11. 医院性质：私立 公立 |
| 12. 目前医院工作工龄（年）： |
| 13. 目前岗位工作工龄（年）： |
| 14. 轮班情况（占每年工作量百分比）：早班 中班 晚班 |
| 15. 每周工作时间（小时）： |
| 16. 每天照顾的患者数： |
| 17. 每天与患者接触的时间：≥ 75%　30% ~ 50%　≤ 30% |
| 18. 是否有兼职：是 否 |

表 1-1-2　护士职业倦怠量表简化版（第二部分）

| 题项 |
| --- |
| 1. 我认为我难以同时完成这么多工作 |
| 2. 我认为我的工作计划很明确 |
| 3. 由于人手不足，我感觉处于超负荷工作状态 |
| 4. 患者很孤单，没有亲属前来探望，我心里很难受 |
| 5. 看到前来探望患者的亲属时，我心里很难受 |
| 6. 缺乏上级对我的工作的明确指导 |
| 7. 由于患者病情严重，我的工作量太大了 |
| 8. 我的工作任务不明确 |
| 9. 上级的命令缺乏系统化 |
| 10. 看到我照顾的患者死亡，我很受打击 |
| 11. 医生不支持我们，担心有碍他们的主导地位 |
| 12. 医生和我说话的口气过于专横 |
| 13. 我要照顾的患者太多了 |
| 14. 医生犯了错误却让我们去承担 |
| 15. 年轻患者的死亡让我很受打击 |
| 16. 患者及其家属不管发生什么事情都来责备我们 |
| 17. 没有人关心我，我好像成了所有人的仆人 |
| 18. 我想我对患者正在慢慢变得冷漠 |
| 19. 当情况没有改善时，我会快速护理完患者后就避免和他们接触 |
| 20. 工作中，我经常感觉心力交瘁 |
| 21. 我尽量避免与患者家属接触，不愿意与他们有人性化的沟通 |
| 22. 患者有什么困难，我从来不管，就当他们不存在 |
| 23. 我经常感觉精疲力尽 |
| 24. 每天的工作对我来说是一个负担 |
| 25. 我感觉工作没有意义 |
| 26. 我感觉我的自尊已经降到了最低点 |
| 27. 结束一天工作后我感觉精疲力尽 |
| 28. 我觉得自己毫无用处 |
| 29. 我很满意自己的日常工作，并想为之贡献毕生的精力 |
| 30. 我认为我的工作对社会很有价值，对我也很重要，我会为此竭尽全力 |
| 31. 我常常认为今天的努力能改变明天的情况 |
| 32. 虽然我竭尽全力，但是没有任何收获 |

**续表**

| 题项 |
|------|
| 33. 我对我的工作很有兴趣 |
| 34. 可能的话，我会选择一个全新的工作 |
| 35. 工作中，无论我是否尽力，结果都是一样的 |
| 36. 可能的话，我想在日常工作中有新的尝试 |
| 37. 新技术的应用有利于我从事护理工作 |
| 38. 大部分时候工作都不值得我全力以赴，因为无论我怎么做，事情都不会有更好的结果 |
| 39. 虽然我工作优秀，但是不能实现目标 |
| 40. 我喜欢在工作中寻求新的挑战 |
| 41. 发生问题时，我会保持镇定，努力改善现状 |
| 42. 出了问题，我只对责任人表示愤怒 |
| 43. 在困难面前，有时我会做出错误的决定 |
| 44. 遇到困难时，我会找人倾诉，寻求帮助 |
| 45. 我经常把困难放在一边，反而去关注事情的发展方向 |
| 46. 遇到困难时，我会告诉别人我心里的难受 |
| 47. 身处困境时，我会接受别人的理解和支持 |
| 48. 面对困境，我继续向前，就当它不存在 |
| 49. 遇到难题，我不会钻牛角尖 |
| 50. 我经常有换个工作的想法 |
| 51. 工作让我变得性情暴躁 |
| 52. 工作把我限制在一个刻板的生活模式内 |
| 53. 我经常有放弃工作的想法 |
| 54. 我想离开这个职业 |
| 55. 工作让我搁置了其他所有的活动 |
| 56. 如果我可以（妊娠或有经济保障），我会换一个职业 |
| 57. 工作对我生活的其他方面产生了负面影响 |
| 58. 工作不利于我的健康 |
| 59. 我感觉身体不适 |
| 60. 我感觉肌肉有不适 |
| 61. 我经常要忍受肢体运动的不适 |
| 62. 我觉得精疲力竭，无力做其他事 |
| 63. 我变得情绪不稳定，总是处于暴发的边缘 |
| 64. 我很想大哭一场，或者躲避起来 |
| 65. 我总是过度兴奋 |

**【应用现状】**

国内使用职业倦怠量表的研究始于 2000 年，主要采用问卷调查的方法。近年来护士职业倦怠量表多用于护理工作倦怠的测量，护士职业倦怠与工作压力、工作满意度、职业认同等方面的关系的研究。

**【评价】**

护士职业倦怠量表在护理领域使用后，实践证明该量表信效度较高，是目前护理工作倦怠相关研究中应用较为广泛的测量工具。

**【应用举例】**

吴海燕针对急诊科护理人员的心理健康问题、职业倦怠以及睡眠质量相关性进行了研究。选取安徽省合肥市 75 位急诊科护理人员及其他科室的 200 名护理人员为调查对象，采用护士职业倦怠量表、焦虑自评量表、抑郁自评量表和匹兹堡睡眠质量指数来测评综合医院急诊科护理人员职业倦怠、心理健康情况及睡眠质量三者之间的关联性。结果显示非急诊组护士职业倦怠量表、焦虑自评量表和抑郁自评量表得分均低于急诊组。在急诊组中，护士职业倦怠量表总得分、焦虑自评量表得分、抑郁自评量表得分与护士职业倦怠量表中"工作环境中的常见压力源"得分呈正相关。在非急诊组中，护士职业倦怠量表总得分、焦虑自评量表得分、抑郁自评量表得分与护士职业倦怠量表中"常见压力源"得分呈正相关。最终结论为急诊科护理人员与其他科室护理人员比较，其职业倦怠、心理健康及睡眠质量差。护理人员的职业倦怠、心理健康水平及睡眠质量关系密切。

（叶磊、王玲）

# 第二节　自我效能感量表

**【概述】**

自我效能感是指个体对自己所面对环境中的挑战能否采取适应性的行为的知觉或信念。最早由美国心理学家 Albert Bandura 提出，是 Bandura 社会认知理论的核心概念，也是目前教育心理学、人格心理学和临床心理学中的重要概念。根据 Bandura 理论，不同自我效能感的人，其思维、感觉和行动表现也会有所不同。自我效能感已被广泛应用于生理、心理健康和职业选择等领域。

一般来说，自我效能感是一个领域特定的概念，通常被认为是"一个人在某一方面有较高的自信心，而在另一方面可能并不一定是这样"的特定领域的概念。但德国临床和健康心理学家 Ralf Schwarzer 教授认为有一种一般性的自我效能感存在，它指的是个体应对各种不同环境的挑战或面对新事物时一种总体性的自信心。于是 Ralf Schwarzer 和他的同事于 1981 年开始编制一般自我效能感量表（General Self-efficacy Scale，GSES）。目前一般自我效能感量表已被翻译成至少 25 种语言，在国际上得到广泛使用。中文版的一般自我效能感量表最早由张建新和 Ralf Schwarzer 于 1995 年在香港一年级大学生中推广应用。2001 年王才康等人对一般自我效能感量表进行研究，结果表明一般自我效能感量表的内部一致性系数为 0.87，折半信度为 0.90，是十分可靠的量表。

**【适用范围】**

一般自我效能感量表适用于大学生、中学生群体，也有文献提出可适用于护士。

**【评分内容】**

一般自我效能感量表开始时有 20 个题项，后来改进为 10 个题项，内容涉及个体应对挫折或困难的自信程度（见表 1-1-3）。被调查者根据自身实际情况回答，在合适的选项内画"√"。评分采用 Likert 4 级评分法：完全不正确——1 分，有点正确——2 分，多数正确——3 分，完全正确——4 分。得分越高，证明自我效能水平越高。

表 1-1-3　一般自我效能感量表

| 题项 | 完全不正确 | 有点正确 | 多数正确 | 完全正确 |
|---|---|---|---|---|
| 1. 如果我尽力去做的话，我总是能够解决问题 | | | | |
| 2. 即使别人反对我，我仍有办法取得我所要的 | | | | |
| 3. 对我来说，坚持理想和达成目标是轻而易举的 | | | | |
| 4. 我自信能有效地应对任何突如其来的事情 | | | | |
| 5. 以我的才智，我定能应付意料之外的情况 | | | | |
| 6. 如果我付出必要的努力，我一定能解决大多数的难题 | | | | |
| 7. 我能冷静地面对困难，因为我信赖自己处理问题的能力 | | | | |
| 8. 面对一个难题时，我通常能找到几个解决方法 | | | | |
| 9. 有麻烦的时候，我通常能想到一些应付的方法 | | | | |
| 10. 无论什么事发生在我身上，我都能应付自如 | | | | |

**【应用现状】**

现多将一般自我效能感量表用于大学生、中学生的心理测评，也可用于其他人群的调查研究，如护士、农村及城市的老年人、医学生等。

**【评价】**

一般自我效能感量表题项少，操作简便，可广泛用于大学生、中学生的心理测评和相关心理学研究。在不同文化国家的多次实证测定中，一般自我效能感量表的内部一致性系数为 0.75~0.91，具有良好的信度、效度。

**【应用举例】**

夏志春等人采用方便抽样和滚雪球抽样法，通过发放电子问卷，应用一般自我效能感量表对广东省48家精神卫生机构的护理人员进行横断面调查。结果显示精神科护士一般自我效能感量表评分为（2.52±0.59）分。其中对一般自我效能感量表得分有显著影响的变量包括性别、年龄、护龄、职称、担任岗位、是否值夜班、所在病区是否要求留陪护。结论表明该省精神科护理人员自我效能感较低，不同特征的护理人员有明显差异。因此，作者提出针对不同特征的护士，护理管理者应采取相应的措施，保障护士具有与工作相匹配的自我效能感。

（王玲）

# 第三节　工作满意度量表

工作满意度是指个体对工作环境及工作状态的总体认知和评价，一直以来都是管理心理学、组织行为学研究中的热点问题。个体的工作满意度越高，其忠诚度和积极性越高，工作质量和工作效率会相应提高。有研究表明护士工作满意度直接影响患者对医疗服务体验的满意度。同时，护士工作满意度越高，其离职率和流失率会降低。护士工作满意度的内容构成和影响因素是国外专家研究护士工作满意度的热点，在此基础上已形成广泛使用的量表，从而更好地帮助护理管理者动态了解护士工作满意度现状。常用的评估工具有：卡劳斯克与米勒满意度量表（The McCloskey/ Mueller Satisfaction Scale，MMSS）是目前测量临床护士工作满意度的最常用工具；工作满意度测量量表（Measure of Job Satisfaction，MJS）是测量社区护士工作满意度的常用工具；护士满意度问卷（Nurses' Satisfaction Scale，NSS）针对整个护士群体；明尼苏达满意度量表（Minnesota Satisfaction Questionnaire,MSQ）被广泛应用于护理领域的研究，等等。国内针对护士工作满意度调查研究的评估工具主要采用国外权威量表的翻译版本或信度、效度欠佳的自编调查问卷，尚无权威的护士工作满意度量表或问卷。2009年陶红等人研制出适合我国国情的"护士工作满意度"测评工具，并且具有良好的信度、效度。本节主要介绍的护士工作满意度评估量表有：卡劳斯克与米勒满意度量表（MMSS）、明尼苏达满意度量表（MSQ）以及陶红等制定的护士工作满意度评定量表。

## 一、卡劳斯克与米勒满意度量表

### 【概述】

卡劳斯克与米勒满意度量表是用于测评护士工作满意度的专业量表，由美国护理专家 McCloskey 于 1974 年创建。1987 年，McCloskey 和 Mueller 对该量表进行修订、完善和拓展，形成了卡劳斯克与米勒满意度量表，简称 MMSS，并于 1990 年成功发表在 Nursing Research 期刊上。

### 【适用范围】

卡劳斯克与米勒满意度量表适用于临床护士的多维度测量。

### 【评分内容】

卡劳斯克与米勒满意度量表包含了排班、福利待遇、家庭和工作的平衡、同事间的关系、社交机会、专业发展的机会、工作被称赞和认可、对工作的控制和责任这 8 个主要影响护士工作满意度的因素（见表 1-1-4）。被调查者根据自己的实际感受和体会，对自己所做的护理工作进行评价和判断，并在最符合的选项上打"√"。评分采用 Likert 5 级评分法：非常不满意——1 分，比较不满意——2 分，不确定——3 分，比较满意——4 分，非常满意——5 分。平均得分越高，表示工作满意度越高，工作满意度的最低指标是均数为 3.03。

表 1-1-4 卡劳斯克与米勒满意度量表

| 题项 | 非常不满意 | 比较不满意 | 不确定 | 比较满意 |
| --- | --- | --- | --- | --- |
| 1. 工资 | | | | |
| 2. 假期 | | | | |
| 3. 相关福利（保险、退休金） | | | | |
| 4. 每天工作时间 | | | | |
| 5. 工作中对时间、任务灵活安排 | | | | |
| 6. 上常白班的机会 | | | | |
| 7. 做兼职工作的机会 | | | | |
| 8. 每月中周末休息的机会 | | | | |
| 9. 安排周末休息的灵活性 | | | | |
| 10. 对周末上班的补偿 | | | | |

续表

| 题项 | 非常不满意 | 比较不满意 | 不确定 | 比较满意 |
|---|---|---|---|---|
| 11. 产假时间 | | | | |
| 12. 看护孩子的精力 | | | | |
| 13. 对上司的满意程度 | | | | |
| 14. 同你一起工作的护士同事们 | | | | |
| 15. 同你一起工作的医生 | | | | |
| 16. 目前采用的护理模式 | | | | |
| 17. 工作中接触社会的机会 | | | | |
| 18. 工作之余与同事进行社交的机会 | | | | |
| 19. 能对其他专业（非护理）有较多的付出 | | | | |
| 20. 与护理学院教师交流的机会 | | | | |
| 21. 参加某种协会或团体的机会 | | | | |
| 22. 你对工作进程的控制 | | | | |
| 23. 职业发展的机会 | | | | |
| 24. 上司对你的工作认可 | | | | |
| 25. 同事对你的工作认可 | | | | |
| 26. 受到鼓励和积极反馈的次数 | | | | |
| 27. 参加护理科研的机会 | | | | |
| 28. 撰写并发表文章的机会 | | | | |
| 29. 对承担责任的大小 | | | | |
| 30. 你对工作环境的控制 | | | | |
| 31 你在组织中参与做出决定的程度 | | | | |

**【应用现状及评价】**

卡劳斯克与米勒满意度量表被研究者多应用于调查测评护士群体的工作满意度，信度、效度较高，应用广泛。

**【应用举例】**

邓杰等人为了了解我国公立医院护理人员的工作满意度及相关影响因素，旨在为提高护理人员的工作满意度、不断提升公立医院的护理服务质量提供可参考的客观依据进行相关研究。通过中国生物医学文献数据库（CBM）、中国知网等多个数据库将相关关键词进行检索并筛选相关文献，设计了信息填报表格后录入检索信息，采用分析软件对工作满意度相关影响因素进行了综合分类分析。研究共纳入21篇文献，总体文献质量较好。护理人员对工作的总体满意度为基本满意水平。其中，"与共事者关系"和"福利待遇"是单维度满意度得分的最高项和最低项。人口学特征中，不同人事关系和不同婚姻状况的护士满意度比较均具有统计学差异，其余无统计学差异。最后得出结论为我国公立医院的护理人员对待工作的总体满意度是处于基本满意水平。给护理管理者的启示是，应针对护理人员个体的心理需求以及自我价值实现的需要来采取相应措施，进一步提高其工作满意度。

## 二、明尼苏达满意度量表

【概述】

明尼苏达满意度量表编制于 1967 年，分为长式量表（21 个分量表）和短式量表（3 个分量表）。长式量表包括 120 个条目，可测量医护人员对工作成就感、能动性、权利、创造力、独立性、道德标准、本人责任、个人能力的发挥、报酬、公司培训和自我发展、公司政策及实施、部门和同事的团队精神、公司对员工的奖惩、员工工作安全、员工能享受到的社会服务、员工社会地位、员工关系管理和沟通交流、公司技术发展、公司的多样化发展、公司工作条件和环境这 20 个工作构面的满意度以及一般满意度。短式量表共计 20 个条目，可以测量医护人员的内在满意度（12 个项目组成的分量表）和外在满意度（8 个项目组成的分量表，如收入、晋升机会和管理等）。

1988 年，我国学者吴中怡和徐联仓对明尼苏达满意度短式量表进行了修订，其中原有的 6 项被淘汰，分别是道德价值、社会服务、稳定性、活动、成就感和同事关系；取而代之的是心情舒畅、信息沟通、福利、胜任、信任和成功，并制定了符合我国国情的明尼苏达满意度量表。

【适用范围】

明尼苏达满意度量表适用于企业、事业单位员工工作满意度的测量。

【评分内容】

被调查者根据自己的实际感受和体会，对自己所做的护理工作进行评价和判断，并在最符合的选项上打"√"（见表 1-1-5）。评分采用 Likert 5 级评分法：非常不满意——1 分，不满意——2 分，不确定——3 分，满意——4 分，非常满意——5 分。

表 1-1-5 明尼苏达满意度量表

| 题项 | 非常不满意 | 不满意 | 不确定 | 满意 | 非常满意 |
|---|---|---|---|---|---|
| 1. 能够一直保持忙碌的状态 | | | | | |
| 2. 独立工作的机会 | | | | | |
| 3. 时不时能有做一些不同事情的机会 | | | | | |
| 4. 在团体中成为重要角色的机会 | | | | | |

续表

| 题项 | 非常不满意 | 不满意 | 不确定 | 满意 | 非常满意 |
|------|------------|--------|--------|------|----------|
| 5. 我的老板对待他 / 她的下属的方式 | | | | | |
| 6. 我的上司做决策的能力 | | | | | |
| 7. 能够做一些不违背我良心的事情 | | | | | |
| 8. 我的工作的稳定性 | | | | | |
| 9. 能够为其他人做些事情的机会 | | | | | |
| 10. 告诉他人该做些什么的机会 | | | | | |
| 11. 能够充分发挥我的能力的机会 | | | | | |
| 12. 公司决策实施的方式 | | | | | |
| 13. 我的收入与我的工作量 | | | | | |
| 14. 职位晋升的机会 | | | | | |
| 15. 能自己做出判断的自由 | | | | | |
| 16. 自主决定如何完成工作的机会 | | | | | |
| 17. 工作条件 | | | | | |
| 18. 同事之间相处的方式 | | | | | |
| 19. 工作表现出色时，所获得的奖励 | | | | | |
| 20. 我能够从工作中获得的成就感 | | | | | |

【应用现状】

目前多采用明尼苏达满意度量表对于不同人群，如医生、高校图书馆馆员、酒店员工等群体进行工作满意度的测量。

【评价】

明尼苏达满意度量表经验证具有良好的信效度，其特点在于内容全面，工作满意度的整体性完整，且每个构面都能得到较好衡量。但缺点是 120 个条目过多，会花费较多时间，考验被调查者的耐心和细心，因此难免会存在填写质量等方面的误差。

【应用举例】

周凌明等人以汉化版明尼苏达满意度短式量表来调查广州市某三甲综合医院医生的工作满意度。采用对译方式确定量表内容，以全院 701 名在职医生为调查对象，发放问卷调查，采用 SPSS 20.0 软件进行数据分析。结果显示医生总体满意度得分为 3.20，内在满意度 3.29 分，外在满意度得分 3.01。得分较高的是道德价值、社会地位、稳定性、同事关系等方面，而薪酬、单位制度、晋升机会、工作条件等方面得分较低。人口学特征上，年龄、工作年限、职称、身份类别、文化程度分组的满意度得分差异有统计学意义。建议管理者注重规划引导，加强薪酬管理，改善工作条件，重视中级医生成长等。

### 三、护士工作满意度评定量表

国外对工作满意度的研究主要集中在工作满意度的构成和影响因素上，已提出不同的结构模式假设，并形成了大量广泛使用的权威量表。而国内关于护士工作满意度的研究起步较晚，对于护士工作满意度相关测评研究尚处于初级阶段，多数研究主要采用自制调查问卷或翻译的国外的权威量表。目前，国内对护士工作满意度这一概念的定义、结构等问题仍未达成共识，尚未形成具有我国特色、较为权威的护士工作满意度测量工具。2009 年，陶红等人编制了适合我国国情的护士工作满意度评定量表，并对其进行测试。结果表明该量表具有良好的信度、效度，为护士工作满意度的影响因素及干预策略等系列研究提供了较为宝贵的现实依据。

【适用范围】

护士工作满意度评定量表适用于中国护士工作满意度的测量。

【评分内容】

陶红版的护士工作满意度评定量表包括管理、工作负荷、与同事关系、工作本身、工资及福利、个人成长及发展、工作被认可、家庭/工作的平衡这八个因子，共 38 条目（见表 1-1-6）。评分采用 Likert 5 级评分法：非常不满意——1 分，不满意——2 分，不确定——3 分，满意——4 分，非常满意——5 分。38 个条目的累计得分即为量表总分，得分越高，表示工作满意度越高；得分越低，则工作满意度越低。

表 1-1-6　护士工作满意度评定量表

| 题项 | 非常不满意 | 不满意 | 不确定 | 满意 | 非常满意 |
|---|---|---|---|---|---|
| 1. 你在本单位的工资及福利（住房、医疗、子女教育等）与同地区的其他单位同行相当 | | | | | |
| 2. 医生认可你的专业素质和工作水准 | | | | | |
| 3. 你因为工作太忙而不能兼顾家庭 | | | | | |
| 4. 你和医生在工作中配合默契 | | | | | |
| 5. 目前的工资及福利（住房、医疗、子女教育等）让你满意 | | | | | |
| 6. 家人理解并支持你的工作 | | | | | |
| 7. 你会很好地处理工作与家庭之间的关系 | | | | | |
| 8. 在工作安排上，你有比其他单位同行更多的灵活性 | | | | | |
| 9. 管理层在排班时会考虑你的个人需要 | | | | | |

续表

| 题项 | 非常<br>不满意 | 不满意 | 不确定 | 满意 | 非常<br>满意 |
|---|---|---|---|---|---|
| 10. 你参加继续教育和培训的机会多 | | | | | |
| 11. 你提出的管理方面的意见会被管理者采纳 | | | | | |
| 12. 倒班对你的生活影响不大 | | | | | |
| 13. 你感觉护理工作风险高 | | | | | |
| 14. 你对本单位护理工作的管理方式（合理、公平等）满意 | | | | | |
| 15. 你的工作得不到患者、家属及社会的认可 | | | | | |
| 16. 你感觉晋升（职称、岗位晋迁等）机会少 | | | | | |
| 17. 如果给你更多的时间，你会提供更好的护理 | | | | | |
| 18. 工作中你能自主安排工作计划 | | | | | |
| 19. 你会因工作的程序化而感觉失望 | | | | | |
| 20. 患者和家属对你的护理满意 | | | | | |
| 21. 你面临工作与恋爱、婚姻、家庭之间的冲突少 | | | | | |
| 22. 管理者能与你共同探讨工作中常见问题和工作方法 | | | | | |
| 23. 本单位能使你在专业能力方面得到发展和成长 | | | | | |
| 24. 你认为目前所得的工资是合理的 | | | | | |
| 25. 目前的职位能让你充分发挥自己的能力 | | | | | |
| 26. 对于你偶尔出现的工作失误，管理者能给予理解与引导 | | | | | |
| 27. 你感觉工作环境嘈杂 | | | | | |
| 28. 你可以应付目前的工作量 | | | | | |
| 29. 你认为护理工作的重要性还未被社会广泛认可 | | | | | |
| 30. 你确信护理工作很重要 | | | | | |
| 31. 你参加护理科研工作及撰写护理科研论文（包括自行选题、撰文等）机会多 | | | | | |
| 32. 你感觉工作环境拥挤、通风不好 | | | | | |
| 33. 你接到临时加班的通知少 | | | | | |
| 34. 你和同事之间相处不愉快 | | | | | |
| 35. 工作中同事齐心协力，繁忙时会互相帮忙 | | | | | |
| 36. 你单位的工资水平还需要提高 | | | | | |
| 37. 你经常与同事商讨工作计划 | | | | | |
| 38. 你能应付护理文件规定的越来越多的要求 | | | | | |

【应用现状】

我国的护士工作满意度研究起步较晚，目前多采用护士工作满意度评定量表测量不同类别，如在编与合同、不同年龄段、低年资等护士的工作满意度。

【评价】

护士工作满意度评定量表是适合我国国情的护士工作满意度测评工具。它能较全面地反映、预测护士离职或留职决定，并能为护士工作满意度的影响因素及干预策略等系列相关研究提供较充足的现实依据。此外，还可为管理人员动态了解护士离职或留职趋向、为提高留职率提供依据。

【应用举例】

陈国凤等人为调查重庆市某医院各级共 1 492 名临床护士职业满意度，并分析其影响因素及对策，采用护士职业满意度评定量表进行横断面调查。结果显示护士职业满意度总分为（120.15±13.32）分。其中平均得分最高是"与同事关系"（4.03±0.43）分，最低维度是"工作本身"（2.83±0.52）分。不同年龄、科别、职称、工作年限、子女年龄的护士职业满意度得分差异有统计学意义。最后得出结论为临床护士职业满意度处于中等水平，医院管理者应根据不同层次的护士，采取有针对性的改进措施，以提高护士职业满意度，从而达到稳定护理队伍，提高护理质量的目的。

（王玲）

## 第四节　心理授权量表

【概述】

传统的结构授权研究主要关注组织结构和政策，认为授权是组织所采取的一系列分享权力的管理措施，例如决策权的下放、增加基层员工可以获取和使用信息的权力等。1988 年 Conger 和 Kanungo 指出，管理者应该关注授权后实践者的体验，首次从自我效能感的角度探讨了授权的本质，认为授权不仅是个体外部行为的设定，同时也是一种改变个体内在信念的过程。1990 年 Thomas 和 Velthouse 倡导授权应该考虑授权的情境属性，即人们对现存环境的认知，进一步提出了心理授权的概念，认为授权应该是个体体验到的心理状态或认知的综合体。这个综合体是四种认知的格式塔：工作意义、自主性、才干和工作影响。这四个方面的评价受到了学者的广泛认可，但他们未开发出相应的量表以进行实证研究。基于 Thomas 等的理论，1995 年，Spreitzer 针对 50 家工业组织的 393 位中阶员工进行心理授权调查，不但从授权的相关特性角度对心理授权的概念做了进一步的完善，而且编制了心理授权量表（Psychological

Empowerment Scale，PES），并对量表的信度、效度进行了检验。结果表明心理授权问卷各维度的内部一致性处于 0.79 ~ 0.85，验证性因素分析的各项指标也达到了标准，表明心理授权量表的信度与效度均比较理想。通过既往研究发现，心理授权是个体的授权感知，主要受到个体因素、组织因素以及二者交互作用的影响。在护理领域，Spreitzer 对心理授权的定义也得到广泛认可。心理授权已成为西方管理研究的热点问题之一。2005 年我国学者李超平以中国文化为背景，进行了中文版的心理授权量表的编制，并将其中的"才干"修正为"自我效能"。修订后的心理授权量表在国内具有较好的信度和效度。

【适用范围】

心理授权量表适用于企业管理。

【评分内容】

心理授权量表主要包括工作意义、自我效能、自主性和工作影响 4 个维度，共 12 个条目。每个部分包括 3 道题，可以计算每个分量表所包括题目的总分或平均分。其中，工作意义指个体根据自己的价值体系和标准，对工作目标和目的价值的认知，包括第 1、2、3 题；自主性指个体对工作活动的控制能力，包括第 4、5、6 题；自我效能指个体对自身完成工作的能力的认知，包括第 7、8、9 题；工作影响指个体在多大程度能够影响所在组织在战略、行政、管理和运营等方面的结果，包括第 10、11、12 题（见表 1-1-7）。被调查者根据自己的实际感受和态度进行判断，在合适的选项内画"√"。评分采用 Likert 5 级评分法：非常不同意——1 分，比较不同意——2 分，不确定——3 分，比较同意——4 分，非常同意——5 分。

表 1-1-7　心理授权量表

| 题项 | 非常<br>不同意 | 比较<br>不同意 | 不确定 | 比较<br>同意 | 非常<br>同意 |
|---|---|---|---|---|---|
| 1. 我所做的工作对我来说非常有意义 | | | | | |
| 2. 工作上所做的事对我来说非常有意义 | | | | | |
| 3. 我的工作对我来说非常重要 | | | | | |
| 4. 我自己可以决定如何来做我的工作 | | | | | |
| 5. 在如何完成工作上，我有很大的独立性和自主权 | | | | | |
| 6. 在决定如何完成我的工作上，我有很大的自主权 | | | | | |
| 7. 我掌握了完成工作所需要的各项技能 | | | | | |
| 8. 我相信自己有做好工作上的各项事情的能力 | | | | | |
| 9. 我对自己完成工作的能力非常有信心 | | | | | |
| 10. 我对发生在本部门的事情的影响很大 | | | | | |
| 11. 我对发生在本部门的事情起着很大的控制作用 | | | | | |
| 12. 我对发生在本部门的事情有重大的影响 | | | | | |

**【应用现状】**

首先，近年来，从心理授权研究内容上来看，心理授权量表的应用主要集中在对个体的相关研究。

其次，影响因素方面，概述了个体与组织因素的影响，但是缺少对这两项交互作用影响的总结。此外，国内有关个体因素对心理授权的研究以及心理授权的有关干预研究较少。

**【评价】**

心理授权量表在预测员工态度和行为方面有显著作用，也是领导风格、组织环境等影响员工态度和行为的一个重要的中介变量。

**【应用举例】**

为了给护理管理者制定针对性、有效的组织干预措施提供有力的理论依据，孟祥丽等人采用整群抽样法，以某医院急诊重症监护室的 45 名临床工作护士作为调查对象，通过结构授权量表及心理授权量表调查问卷，调查护士的结构和心理授权情况并分析其影响因素。结果显示结构授权总得分为（18.45±4.02）分，心理授权总得分为（14.55±1.70）分。其中，结构授权总分上月收入、工作性质、内向与外向性格存在统计学差异；心理授权总分上职称、职务及月收入存在差异。最终得出结论为急诊重症监护室护士的心理授权和结构授权位于中等水平，管理者应据此制定针对性有效干预措施，尽可能为护理人员创造一个授权的工作环境，从而提高护士工作满意度，降低其职业倦怠及离职率。

（王玲）

# 第五节　健康促进生活方式量表

**【概述】**

从 1986 年开始，世界卫生组织便开始倡导健康促进，并通过制定了一系列的相关健康促进行动策略来激发人民群众广泛关注，逐步提高参与度。其根本原则在于要积极发展个人资源来有效控制影响健康的各种危险因素，从而达到提高个体及全民整体健康水平的目的。健康促进生活方式是一种积极的生活方式，是指引领个人、家庭、社区和社会增进安宁、幸福及实现健康潜能的行为，即为了达到更高层次的健康与安宁幸福的目的所采取的任何活动。1987 年，Walker 等人提出了影响健康促进生活方式或行为的决定因素为认知—知觉因素（如健康概念、健康行为、自我效能及自觉健康状态等）和修正因素（人口学特征等）两大类，进而编制了健康促进生活方式量表（Health Promoting Lifestyle Profile，HPLP），由 6 个因子构成，包含 48 个条目。1995 年，Walker 等人设计了健康促进生活方式量表第二版（Health Promoting Lifestyle Profile Ⅱ，HPLP-Ⅱ）。HPLP-Ⅱ是 HPLP 的修订版本，应用更为广泛。为了适应不同的文化背景，该量表被翻译成多种不同语言。国内大部分研究未经任何修订，直接采用英文翻译版，主要用于评价护理人员及预防相关领域。中文版 HPLP-Ⅱ由我国学者曹文君修订，验证了 52 条目的 HPLP-Ⅱ并不完全适用于我国人群，编制了健康促进生活方式量表修订版 HPLP-Ⅱ（R），修订后的量表仍然符合健康促进模式框架下预设的 6 个因子结构。

【适用范围】

HPLP-Ⅱ适用于所有人群健康促进行为的测量。

【评分内容】

HPLP-Ⅱ由 52 个条目构成，仍为 6 个因子结构，即体育运动（Physical Activity，PA）、健康责任（Health Responsibility,HR）、压力管理（Stress Management，SM）、营养（Nutrition，N）、人际关系（Interpersonal Relations,IR）和精神成长（Spiritual Growth，SG）（见表 1-1-8）。被调查者根据自身情况在 52 个条目中展示的生活习惯和方式选择相应的频度。该量表采用 4 级评分：从不——1 分，偶尔——2 分，经常——3 分，总是——4 分。最后得分为条目平均分，得分越高表示健康行为越好。最低分为 52 分，最高分为 208 分。

表 1-1-8　健康促进生活方式量表第二版（HPLP-Ⅱ）

| 评估项目 | 从不 | 偶尔 | 经常 | 总是 |
| --- | --- | --- | --- | --- |
| 人际关系（IR） | | | | |
| 1. 很乐意称赞别人的成功 | | | | |
| 2. 维持有意义的人际关系 | | | | |
| 3. 乐于和好朋友在一起 | | | | |
| 4. 自愿给别人关心、爱和温暖 | | | | |
| 5. 从人际网络中得到人际支持 | | | | |
| 健康责任（HR） | | | | |
| 1. 选择低脂肪、低饱和脂肪酸和低胆固醇的食物（如少吃油炸食品、烹饪时尽量选用植物油、避免食用动物油等） | | | | |
| 2. 有任何不正常的症状和体征都会向卫生专业人员咨询 | | | | |

续表

| 评估项目 | 从不 | 偶尔 | 经常 | 总是 |
|---|---|---|---|---|
| 3. 限制糖和含糖食物的摄入 | | | | |
| 4. 阅读或观看有关健康促进的杂志或电视 | | | | |
| 5. 向健康专业人员提问，以理解专业人员的指导 | | | | |
| 6. 不信任卫生专业人士的建议时去寻求第二人的建议 | | | | |
| 7. 与专业人士讨论健康问题 | | | | |
| 8. 每月至少一次自检自己的身体 | | | | |
| 9. 向卫生专业人员咨询如何自我保健 | | | | |
| 10. 参加健康保健的教育活动 | | | | |
| 11. 必要时寻求指导和顾问 | | | | |
| 压力管理（SM） | | | | |
| 1. 每天找一些时间放松自己 | | | | |
| 2. 接受生活中自己不能改变的事情 | | | | |
| 3. 睡前想一些开心的事情 | | | | |
| 4. 用特殊方式缓解压力 | | | | |
| 5. 保持安静、避免疲劳 | | | | |
| 营养（N） | | | | |
| 1. 每天吃面包、米饭、面食和谷类食物 | | | | |
| 2. 每天吃水果 | | | | |
| 3. 每天吃蔬菜 | | | | |
| 4. 每天吃肉、家禽、鱼、干豆、鸡蛋和坚果类食物 | | | | |
| 5. 食用前会阅读包装好的食物的标签 | | | | |
| 6. 每天吃早餐 | | | | |
| 体育运动（PA） | | | | |
| 1. 遵循一个制订好的运动计划 | | | | |
| 2. 每周至少参加三次剧烈活动（如快步走、骑自行车、跳有氧舞蹈、爬楼梯，每次坚持20分钟或以上） | | | | |
| 3. 每周至少参加五次轻度至中度的身体活动（如散步） | | | | |
| 4. 参加一些娱乐活动（如跳舞） | | | | |
| 5. 每周至少做三次伸展运动 | | | | |

续表

| 评估项目 | 从不 | 偶尔 | 经常 | 总是 |
|---|---|---|---|---|
| 6. 从日常生活中得到身体锻炼（如饭后散步、尽量走楼梯而不坐电梯、少坐车多走路） | | | | |
| 7. 运动时会测量自己的脉搏 | | | | |
| 8. 运动时达到自己的心率目标 | | | | |
| 精神成长（SG） | | | | |
| 1. 感受自己在积极地成长与变化 | | | | |
| 2. 相信自己的人生是有目标的 | | | | |
| 3. 对未来充满期待 | | | | |
| 4. 向自己的人生长期目标努力 | | | | |
| 5. 知道生命中什么对自己重要 | | | | |

【应用现状】

国内外对健康促进生活方式的研究主要集中在临床护士群体、体检人群、老年高血压患者、冠心病患者、社区老年人等人群。随着人们健康生活意识的提高，这方面的研究越来越多。近年来，HPLP-Ⅱ广泛用于对多个领域、多种群体的健康促进生活方式的测量。

【评价】

HPLP-Ⅱ已被多个国家护理实践与研究所使用，通过了解调查人群的健康促进生活方式，有利于利用健康教育和健康促进来引导人们建立新的行为和生活方式，发挥个人的主观能动性，提高人们自身健康的责任感，从而提高全民健康意识。

【应用举例】

为了做好市民的健康自我管理工作，同时了解已加入健康管理小组市民的健康促进生活方式，分析其影响因素，尉晓霞等人在上海全市的16个区进行了问卷调查。共调查了107个健康自我管理小组，调查总人数为1 582人。结果显示健康促进生活方式总评分为（157.68±25.59）分。6个维度的评分分别为：自我实现（26.76±5.24）分、人际关系（28.67±4.71）分、体育运动（22.90±4.98）分、健康职责（27.42±5.18）分、营养（28.69±4.46）分、压力处理（23.85±4.42）分。此外，年龄、性别、健康情况、参加管理小组时间、朋友支持和社区支持这6项是健康促进生活方式的影响因素。最后得出结论为应不断加强社区活动，将健康自我管理活动不断向多元化、规范化推进，公众的个人健康主体责任意识要加强，进一步提升居民健康促进意识与自我管理的能力。

（王玲）

# 第六节 离职倾向量表

## 【概述】

离职一直是人力资源管理中的热点问题。离职的含义有广义和狭义之分。广义的离职是指劳动移动，即劳动者从一个地方移动到另一个地方（地域间的移动），或是从某一职业转移至另一个职业（职业间的移动），或是从某一产业转移至另一种产业（产业间的移动）。这也意味着某一特定的组织（如工厂、公司、政府机构等）的员工的流入与流出。而狭义的离职是指劳动者从组织内部移动到组织外部。

离职行为有两种情况，第一种情况是自愿离职行为，即员工做出离职的行为；另外一种情况是非自愿离职行为，即是由组织提出。离职倾向是离职的重要因素，即个体希望离开目前所在的组织或所从事工作的行为倾向或态度，是实际离职行为前的最后一个步骤。影响员工离职行为的主要因素包括个人因素、工作相关因素、劳动力市场因素和员工的情感心理因素。虽然各个因素影响离职行为的作用机制还没有定论，但大多数学者均认为离职的最佳预测值是离职倾向。与实际的离职行为相比，离职倾向更具有研究意义，因为离职倾向最能预测员工离职行为的发生。Mobley 于 1978 年最早设计了 4 个条目的离职意图量表，是使用最广泛、学术界评价离职倾向的权威量表。该量表包括个体对组织认知的改变、产生离开现有工作的想法、寻找新工作、找到新工作可能性的大小这 4 个方面。1982 年，Miehaels 和 Spector 在 Mobley 离职意图量表的基础上加入了对外在因素的评估，最终编制了一个含 6 个条目的离职倾向量表（TIQ）。TIQ 引入国内以后，学者们结合国情在此基础上进行了修订，本节主要介绍经李经远等人修订后的离职倾向量表。

## 【适用范围】

离职倾向量表适用于预测各个行业员工的离职倾向。

## 【评分内容】

离职倾向量表评分内容见表 1–1–9。

表 1-1-9 离职倾向量表

| 评估项目 | 经常 | 偶尔 | 甚少 | 从不 |
|---|---|---|---|---|
| 1. 你是否考虑辞去目前的工作 | | | | |
| 2. 你是否想寻找其他相同性质的工作 | | | | |
| 3. 你是否想寻找其他不同性质的工作 | | | | |
| | 极有可能 | 有可能 | 不可能 | 极不可能 |
| 4. 以你目前的能力和条件，是否可以在别的单位找到合适的职位 | | | | |
| 5. 如果现在别的单位有一个适合你的职位空缺，你获得这份工作的可能性有多大 | | | | |
| | 肯定会 | 可能会 | 可能不会 | 肯定不会 |
| 6. 你是否会辞去现在的工作 | | | | |
| 7. 你想离开目前的工作，是因为： | | | | |

**【应用现状】**

国内外学者已经编制了很多量表用于离职倾向的测量。近年来，对于离职倾向的相关研究多是采用量表来分析相关影响因素，以及工作满意度、组织承诺、职业幸福感等相关性研究。

**【评价】**

虽然国内外许多学者已对离职倾向这一问题进行了很多有价值的探索，但关于这方面的研究仍然存在一定程度的局限性。首先，已有的研究对于不同文化、不同行业所产生的离职倾向差异研究较少，未把研究结果与实际情境相联系以具体分析，得出的结果可能会与实际有所偏差。其次，国内相关的实证研究与国外相比较而言，数量较多但整体质量不高。但离职倾向的相关研究，对于企业、事业了解员工对工作不满意的条件及离职意愿，调动员工的工作积极性，保障企事业稳定、可持续发展仍具有非常重要的意义。

**【应用举例】**

护士人力资源紧张问题一直是困扰医院管理者的难题。杨敏燕为了了解公立医院护理人员的工作状态，尤其是其离职倾向水平，并找出产生离职倾向的影响因素，为管理者稳定护理人员队伍提供现实依据，以无锡 4 家市属公立医院护理人员作为调查对象进行实地调研，通过问卷调查和个人访谈得到了有关公立医院护理人员就业现状的全面科学的调查数据。分析发现，无锡市公立医院护理人员离职倾向较高，离职倾向较强烈的人数超过了 50%，且表现出特定的人群特征。调查发现，26~35 岁、大专以上学历、没有事业编制、中级或低级职称、月收入 2 000~5 000 元、外地生源的护士，受到多方面因素的影响，开始产生辞职想法，并不断找寻新的工作机会。研究进一步通过工作满意度和职业倦怠问卷调查，并结合卫生行政人员、护理管理人员和临床护士等 10 人访谈结果得出，工作满意度和职业倦怠感是影响护士离职倾向的重要因素。根据研究结果认为管理者既要关注离职高危人群，又要通过科学合理安排工作、加大社会支持力度等措施，努力提高在职护士的工作满意度，尽力消除其职业倦怠感，为公立医院护理人员在工作中保持良好的身心状态提供有力的保障。

（王玲）

# 第七节　护士工作压力源量表

## 【概述】

工作压力既包括压力源和压力结果，又包括压力的一系列作用过程，是个体与情景动态交互的系统概念。压力源又称应激源，是指能够引起压力反应、干扰人体恒定状态的所有内外环境的变化。不同职业的压力源是不同的，但也有很大的相似性。综合起来看，研究者主要从 4 方面认定工作压力源：组织的特点、工作本身的特点、家庭社会因素和个体因素。轻度的压力可刺激机体处于紧张状态，提高工作效率；而持续高水平的压力会导致慢性疲劳综合征，给自身及组织都会带来消极影响。护士作为一个特殊的职业群体，其工作压力已经成为一种职业性的危险。认识护士工作中的压力源是护士压力管理的重要前提。美国护理心理学家 Grey-Toft 与 Anerson 的护理工作压力量表和英国护理学家 Wheeler 与 Riding 的护士工作压力源量表是国外目前最常用的两个护士工作压力源量表。李小妹等人参照这两个量表，根据中国的具体国情重新设计，并请教多国护理专家进行修订，最终形成中国护士工作压力源量表。本节主要介绍李小妹编制的护士工作压力源量表。

## 【适用范围】

护士工作压力源量表适用于评估我国护士的工作压力水平。

## 【评分内容】

护士工作压力源量表由 35 个条目组成，包括：①护理专业及工作方面的问题；②时间分配及工作量问题；③工作环境及仪器设备问题；④患者护理方面的问题；⑤管理及人际关系方面的问题 5 个方面（见表 1-1-10）。

表 1-1-10　护士工作压力源量表

| 评估项目 | 没有 | 很轻 | 中等 | 偏重 | 严重 |
|---|---|---|---|---|---|
| Ⅰ.护理专业及工作方面的问题 | | | | | |
| 1.护理工作的社会地位太低 | | | | | |
| 2.继续深造的机会太少 | | | | | |
| 3.工资及其他的福利待遇低 | | | | | |
| 4.晋升的机会太少 | | | | | |
| 5.经常倒班 | | | | | |
| 6.工作中的独立性少 | | | | | |
| 7.工作分工不明确 | | | | | |
| Ⅱ.工作量及时间分配问题 | | | | | |
| 1.工作量太大 | | | | | |
| 2.上报的护士数量少 | | | | | |
| 3.没有时间对患者实施心理护理 | | | | | |
| 4.非护理性的工作太多 | | | | | |
| 5.无用的书面工作太多 | | | | | |
| Ⅲ.工作环境及资源方面的问题 | | | | | |
| 1.工作环境差 | | | | | |
| 2.工作中所需的仪器设备不足 | | | | | |
| 3.病区拥挤 | | | | | |
| Ⅳ.患者护理方面的问题 | | | | | |
| 1.担心工作中出现差错事故 | | | | | |
| 2.护士工作未被患者及家属承认 | | | | | |
| 3.护理的患者病情过重 | | | | | |
| 4.患者的家属不礼貌 | | | | | |
| 5.患者的要求太高或太过分 | | | | | |
| 6.患者不礼貌 | | | | | |
| 7.患者不合作 | | | | | |
| 8.所学的知识不能满足患者及家属的心理需要 | | | | | |
| 9.缺乏患者教育的有关知识 | | | | | |
| 10.担心护理操作会引起患者的疼痛 | | | | | |
| 11.护理的患者突然死亡 | | | | | |
| Ⅴ.管理及人际关系方面的问题 | | | | | |
| 1.缺乏其他卫生医护人员的理解和尊重 | | | | | |

续表

| 评估项目 | 没有 | 很轻 | 中等 | 偏重 | 严重 |
|---|---|---|---|---|---|
| 2. 护理管理者的理解和支持不够 | | | | | |
| 3. 护理管理者的批评过多 | | | | | |
| 4. 医生对护理工作过分挑剔 | | | | | |
| 5. 同事之间缺乏理解和支持 | | | | | |
| 6. 与护理管理者发生冲突 | | | | | |
| 7. 与病区的某些护士工作很难 | | | | | |
| 8. 与医生发生冲突 | | | | | |
| 9. 同事之间缺乏友好合作的气氛 | | | | | |

【应用现状】

护士工作压力源量表是国内目前最常用的评估工作应激源的量表之一，广泛应用于临床护士的工作压力评估。

【评价】

研究显示护士工作压力源量表除结构效度需要做进一步的修订外，信度及效度较好，能够真实而稳定地反映出与护理职业关系密切的工作压力源。

【应用举例】

周雨诗等人为了通过建立结构方程模型探讨非在编护士工作压力源、心理授权对离职意愿的影响，为管理者实施干预措施提供参考依据，于 2018 年 1~8 月，采用多阶段抽样法，以上海市 5 家三级医院和 2 家二级医院的 675 名非在编护士为研究对象，采用护士工作压力源量表、心理授权量表和离职倾向量表进行问卷调查，并对数据进行分析。结果显示非在编护士的工作压力源量表总均分为（ $2.81 \pm 0.71$ ）分，心理授权量表总均分为（ $3.60 \pm 0.57$ ）分，离职倾向量表总均分为（ $2.52 \pm 0.57$ ）分；非在编护士工作压力源与离职倾向成正相关（ $r=0.431$ ， $P < 0.01$ ），心理授权与离职倾向呈负相关（ $r=-0.360$ ， $P < 0.01$ ）。结构方程模型显示，工作压力源对离职倾向（ $\lambda =0.32$ ， $P < 0.01$ ）、心理授权（ $\lambda =-0.48$ ， $P < 0.01$ ）有直接效应；心理授权对离职倾向有直接效应（ $\lambda =-0.25$ ， $P < 0.01$ ）；工作压力源通过心理授权对离职倾向产生间接效应（ $\lambda =0.12$ ， $P < 0.01$ ）；工作压力源与心理授权共解释非在编护士离职倾向 23.8 % 的变异量。最后得出结论为工作压力源与心理授权对非在编护士的离职倾向有一定的影响，护理管理者应制订相应的干预措施以降低非在编护士的工作压力源，提高其心理授权能力，从而降低其离职意愿，稳定非在编护士队伍。

（王玲）

# 第八节 护理行为六维度量表

## 【概述】

能力是指完成某项目标或者任务所体现出来的综合素质。对能力的研究和实践最早源于美国，著名的美国社会心理学家 David C. McClelland 于 1973 年在《哈佛商业评论》上发表了论文《测量能力而非智力》，提出了一种新的测评方式——用能力测量代替传统的智力测评，这为后来能力的研究奠定了坚实的理论基础。到了 20 世纪 80 年代，英国开始对能力进行相关研究和应用，随后西方国家对能力的应用研究掀起了一阵狂潮，并据此建立了一系列的能力模型及测评量表。由于文化背景、认识角度的差异，护士能力这一概念的界定也有所不同。美国护理学者 Benner 于 1982 年将护士能力初步定义为：在真实世界中，在各种纷繁变化的环境中，护士履行工作职责并取得令人满意结果的一种能力。随着研究的不断深入，英国护理学家 Cowan 综合了所有护士能力概念后于 2005 年提出了整体化护士能力概念，认为护士能力是客观行为与心理架构的整体化概念，是护理实践过程中所应用知识、技能、价值、态度和绩效等因素的结合。

长久以来，护理专家努力尝试开发一种能够有效、全方位评估护士能力的工具。对这一工具的要求是能在背景和个体多样性方面具有可操控性，评估内容不仅要包括人际关系，还需涵盖领导能力等各个方面，以便护士的各方面能力都能全面呈现出来。美国护理学家 Schiwirian 于 1978 年编制了护理行为六维度量表（The Six Dimension Scale of Nursing Performance，简称 6-D 量表），从计划与评估能力、领导能力、教学与合作能力、人际关系 / 沟通能力、重症监护能力这六个方面对护士的胜任力进行评价。数年来，6-D 量表经实践验证，在护理教育及护理管理领域是唯一被反复有效应用的量表，同时具有较为可靠的信度、效度。但该量表仍存在一定局限，如测量护士的岗位胜任力方面，单从护理行为的角度出发，且适用的调查对象为即将毕业和刚毕业的护理人员，对于其他工作年资及工作经验较丰富的护理人员胜任力的区分敏感性则不高。对比国外，国内对于护理人员能力的相关研究理论基础较为薄弱，未形成规范、科学化的理论体系及可供参考的、可行的能力标准。2011 年，我国学者刘国云等人引入并编译了 6-D 量表，并对该量表进行了跨文化调试。后来研究显示这一量表具有良好的内容及结构效度，适用于我国文化背景下临床护士的能力测评。本节主要介绍刘国云等人编译的中文版 6-D 量表。

【适用范围】

6-D 量表适用于评价临床护士能力水平。

【评分内容】

被调查者对自己目前工作真实评价，选择最符合本人实际情况的选项（见表 1-1-11）。

表 1-1-11　护理行为六维度量表（6-D 量表）

| 日常护理行为 | 非常满意 | 满意 | 还可以 | 不满意 |
|---|---|---|---|---|
| 1. 对他人取得的成就予以肯定并给予表扬 | | | | |
| 2. 根据护理工作的轻重缓急及护理人员的能力不同合理安排工作 | | | | |
| 3. 指导其他护理人员制订护理计划 | | | | |
| 4. 对下属完成的护理工作敢于承担责任 | | | | |
| 5. 善于接纳下属的建议，如果合理予以采用 | | | | |
| 6. 能独立完成技术操作如吸痰、静脉输液、导管护理、换药等 | | | | |
| 7. 能熟悉并正确操作吸痰设备、心电监护仪、呼吸机等急救医疗设备 | | | | |
| 8. 给濒死患者家属提供情感支持 | | | | |
| 9. 临床紧急情况下能采取适当的措施 | | | | |
| 10. 能胜任重症患者的护理工作 | | | | |
| 11. 能识别并满足濒死患者的情感需求 | | | | |
| 12. 抢救患者时沉着冷静、动作迅速 | | | | |
| 13. 告诉家属患者的需求 | | | | |
| 14. 对患者及家属进行健康宣教 | | | | |
| 15. 为患者和家属制订护理计划时能识别和利用社会资源 | | | | |
| 16. 能根据患者的社会背景（如年龄、教育背景等）选择相应的健康教育方法和材料（如宣传栏、书籍等） | | | | |
| 17. 不断改进健康教育的方法和策略 | | | | |
| 18. 促进多专业人员的合作 | | | | |
| 19. 能运用多种健康教育形式和资源对患者进行健康教育 | | | | |
| 20. 鼓励家属参与患者护理 | | | | |
| 21. 在为患者及其家属制订护理计划时充分利用所在医疗机构的资源 | | | | |

续表

| 日常护理行为 | 非常满意 | 满意 | 还可以 | 不满意 |
|---|---|---|---|---|
| 22. 以书面的形式与患者及家属交流患者病情并提出专业上的建议 | | | | |
| 23. 制订护理计划要充分考虑患者及家属双方的需求 | | | | |
| 24. 护理计划与医疗计划密切配合 | | | | |
| 25. 判断患者病情的预后变化并将其纳入护理计划 | | | | |
| 26. 正确评价护理措施实施后的效果 | | | | |
| 27. 为患者制订护理计划 | | | | |
| 28. 同其他医护人员一起制订护理计划并进行评估 | | | | |
| 29. 在制订护理计划时首先考虑患者的最迫切需求 | | | | |
| 30. 全身心投入临床护理工作中 | | | | |
| 31. 鼓励患者表达需求及参与病情相关的决策制定 | | | | |
| 32. 在交流中表达出对每位患者的认可及对其健康的关注 | | | | |
| 33. 必要时寻求帮助 | | | | |
| 34. 帮助患者同他人交流 | | | | |
| 35. 同其他医护人员交流思想和情感 | | | | |
| 36. 保护患者的隐私权 | | | | |
| 37. 营造同其他医护人员之间相互信任、接纳及尊重的氛围 | | | | |
| 38. 进行每项护理操作前首先向患者解释说明取得合作 | | | | |
| 39. 从患者入院开始就应用护理程序 | | | | |
| 40. 同其他医护人员建立良好的工作关系 | | | | |
| 41. 帮助患者满足其情感需求 | | | | |
| 42. 当患者提出疑问时，利用各种途径解决问题 | | | | |
| 43. 把握各种学习机会，提升个人及专业能力 | | | | |
| 44. 具有自我管理的能力 | | | | |
| 45. 为自己的行为负责 | | | | |
| 46. 在自己能力范围内不断设定新的目标 | | | | |
| 47. 维持高标准的工作表现 | | | | |
| 48. 展示自信 | | | | |
| 49. 保持积极向上的心态 | | | | |
| 50. 学习护理相关法律法规及医院政策 | | | | |
| 51. 学习护理伦理知识 | | | | |
| 52. 接受批评并加以改正 | | | | |

**【应用现状】**

近年来研究者多采用 6-D 量表，通过自评和护士长他评相结合的方式来测评新进护士的护理能力，但其他的相关研究较少。

**【评价】**

经刘国云等调试研究，中文版 6-D 量表具有良好的内容效度、一致性信度及分半信度，简单易行，适合在我国国内护士群体中进行大规模施测，用以评价临床护士能力。

**【应用举例】**

陈美榕将新进重症监护室的 41 名护士作为研究对象，探讨 6-D 量表在新进护士规范化培训中的应用效果，从而为优化岗前培训计划提供理论依据。所有研究对象均进行为期 3 个月的基于新进护士护理能力的院科两级规范化培训，成功通过考核的护士才能独立上岗。在培训前及培训 3 个月结束后通过发放 6-D 量表，采用自评及护士长他评结合法，观察新进护士护理能力的变化情况。结果为经过培训，重症监护室新进护士 6-D 量表总评分显著高于培训前；培训后新进护士的领导能力、危重患者监护、教学与合作、计划评估及沟通交流等方面均明显优于培训前；六个维度的自评及他评总得分表明，新进护士在领导能力、危重患者监护、教学与合作、计划评估及沟通交流、专业维度和总分的自评得分均明显高于护士长的他评得分。最后得出结论采用 6-D 量表能够对新进护士的培训进行相对科学、客观的评价，并且新进护士通过上岗前 3 个月的规范化培训学习，有利于迅速帮助其适应临床工作，提高其护理能力。

（王玲）

# 第九节　共情疲劳量表

**【概述】**

共情疲劳也称同情疲劳，这一概念由护理教育者 Joinson 于 1992 年针对护士在开展护理工作时出现倦怠情感导致专业能力失准这一情况提出。1995 年学者 Figley 将其做进一步扩展并引入至助人者心理健康领域，作为更加确切恰当描述继发性或者二次创伤压力（STS）的代名词。Figley 认为共情疲劳是助人群体因对受助对象提供帮助服务而出现的心理健康问题，即助人者对经历过严重压力或者某种形式创伤的人提供服务后所表现出来的疲倦感、情绪低落、麻木、冷漠、幻灭感及无价值感。其症状表现主要分为 3 个层面：身体症状、心理症状和人际关系症状。共情疲劳会导致助人群体出现严重的心理健康问题，因此需要得到高度的重视，并积极寻找能减轻共情疲劳的有效方法。Figley 于 1995 年研发了共情疲劳自我评估量表（Compassion Fatigue Self Test，CFST），包括倦怠、共情疲劳两个分量表。1996 年，Figley 和 Stamm 两位学者提出将"共情满意"这一内容加入共情疲劳自我评估量表中，提出了三因素模型。经过修订，共情疲劳自我评估量表总共包含 65 个条目，分别有共情疲劳的 23 个条目、共情满意的 26 个条目及职业倦怠的 16 个条目内容。2006 年，Adams、Boscarino 和 Figley 三人在共情疲劳自我评估量表的基础上，通过进一步的分析、检验编制了共情疲劳简短量表。该量表具有有效、可靠、简洁的特点，同时能够对共情疲劳的核心维度进行测量。共情疲劳简短量表分为倦怠和二次创伤两个分量表，量表的内部一致性系数为 0.90，研究显示其具有良好的内部信度、因素分析结果、会聚效度、区分效度及对心理疾病良好的预测功能。在国内，陈华英等将共情疲劳自我评估量表进行了翻译和修订，形成了中文版共情疲劳自我评估量表。该量表主要包括职业倦怠、共情满意和继发性创伤应激 3 个维度内容，每一维度包含 10 个条目。2011 年，李小琴等通过对医务人员进行访谈和开放式调查，提出我国医务人员共情疲劳包括六个维度，即行为消极、精神紧张、情感淡漠、能力怀疑、热情丧失及斗志丧失，便在此基础上编制出了针对医护人员群体的同情心疲劳量表。该节主要介绍中文版的共情疲劳自我评估量表和共情疲劳简短量表。

【适用范围】

两个量表均适用于测量助人者的同情疲劳状况。

【评分内容】

共情疲劳自我评价量表共 30 个条目（见表 1-1-12），包括 3 个维度，即共情满意（条目 3、6、12、16、18、20、22、24、27、30）、职业倦怠（条目 1、4、8、10、15、17、19、21、26、29）和继发性创伤应激（条目 2、5、7、9、11、13、14、23、25、28）。评分采用 Likert 5 级评分法，从"没有"到"总是有"分别计 1~5 分，部分条目采用逆向计分法。3 个维度的总分临界值分别为小于 37 分、大于 27 分和大于 17 分，其中轻度共情疲劳指任何一个维度总分超出临界值，中度共情疲劳指任何两个维度超出临界值，重度共情疲劳指 3 个维度均超出临界值。

表 1-1-12 共情疲劳自我评价量表

| 评估项目 | 没有———————→总是有 | | | | |
|---|---|---|---|---|---|
| 1. 我对我帮助的对象及我如何帮助他们有快乐的想法和感觉 | 1 | 2 | 3 | 4 | 5 |
| 2. 我很高兴能掌握"帮助"的程序和技巧 | 1 | 2 | 3 | 4 | 5 |

续表

| 评估项目 | 没有————→总是有 | | | | |
|---|---|---|---|---|---|
| 3. 我喜欢作为帮助者的工作 | 1 | 2 | 3 | 4 | 5 |
| 4. 我为我能帮忙做些什么而感觉自豪 | 1 | 2 | 3 | 4 | 5 |
| 5. 我能从对别人的帮助中获得满足感 | 1 | 2 | 3 | 4 | 5 |
| 6. 我的工作使我很满足 | 1 | 2 | 3 | 4 | 5 |
| 7. 我想作为帮助者，我是成功的 | 1 | 2 | 3 | 4 | 5 |
| 8. 我有信念支撑我 | 1 | 2 | 3 | 4 | 5 |
| 9. 我相信我的工作能带来改变 | 1 | 2 | 3 | 4 | 5 |
| 10. 帮助别人后，我觉得精力充沛 | 1 | 2 | 3 | 4 | 5 |
| 11. 我很高兴选择了这份工作 | 1 | 2 | 3 | 4 | 5 |
| 12. 我是那个我想成为的人 | 1 | 2 | 3 | 4 | 5 |
| 13. 我能感觉与别人的联系 | 1 | 2 | 3 | 4 | 5 |
| 14. 我很快乐 | 1 | 2 | 3 | 4 | 5 |
| 15. 我想我可能感染了那些我所帮助对象的创伤压力 | 1 | 2 | 3 | 4 | 5 |
| 16. 我感觉好像正在经历我所帮助对象所经历的创伤 | 1 | 2 | 3 | 4 | 5 |
| 17. 我的工作没有成效，因为我为我所帮助对象的痛苦经历而失眠 | 1 | 2 | 3 | 4 | 5 |
| 18. 由于我所帮助对象的创伤经历，我感觉沮丧 | 1 | 2 | 3 | 4 | 5 |
| 19. 我很难将我的私人生活与我作为帮助者的生活区分开 | 1 | 2 | 3 | 4 | 5 |
| 20. 作为帮助者，我觉得我被工作困住了 | 1 | 2 | 3 | 4 | 5 |
| 21. 由于我的帮助，我感觉自己对许多事情已经到了暴发的边缘 | 1 | 2 | 3 | 4 | 5 |
| 22. 我避免某些活动和场所，因为他们让我想起我帮助对象的可怕经历 | 1 | 2 | 3 | 4 | 5 |
| 23. 因为从事帮助者的工作，我觉得精疲力尽 | 1 | 2 | 3 | 4 | 5 |
| 24. 因为工作负荷大，我觉得自己快被压倒了 | 1 | 2 | 3 | 4 | 5 |
| 25. 我忙于应对多个需要我帮助的对象 | 1 | 2 | 3 | 4 | 5 |
| 26. 由于我的帮助工作，我有侵入性的可怕想法 | 1 | 2 | 3 | 4 | 5 |
| 27. 我觉得陷在帮助的系统里 | 1 | 2 | 3 | 4 | 5 |
| 28. 我记不住工作中有关创伤受害者的重要部分 | 1 | 2 | 3 | 4 | 5 |
| 29. 遇到意想不到的声音时我会被惊吓倒 | 1 | 2 | 3 | 4 | 5 |
| 30. 我是个非常敏感的人 | 1 | 2 | 3 | 4 | 5 |

共情疲劳简短量表包括职业倦怠和二次创伤两个因素（见表1-1-13），分别包含5个题项和8个题项，采用从1（从来没有）到10（非常频繁）的10点Likert计分法。所得分数越高表明个体患共情疲劳的风险越大。

表 1-1-13 共情疲劳简短量表

| 评估项目 | 从来没有 →非常频繁 | | | | | | | | | |
|---|---|---|---|---|---|---|---|---|---|---|
| 1. 我觉得我的工作困扰着我 | 1 | 2 | 3 | 4 | 5 | 6 | 7 | 8 | 9 | 10 |
| 2. 我认为我没有成功实现我的人生目标 | 1 | 2 | 3 | 4 | 5 | 6 | 7 | 8 | 9 | 10 |
| 3. 我会回想与救助对象有关的画面（如悲痛、痛哭、绝望、受伤、自杀或死亡等一种或多种严重程度不同的情境） | 1 | 2 | 3 | 4 | 5 | 6 | 7 | 8 | 9 | 10 |
| 4. 我觉得我在工作中是一个失败者 | 1 | 2 | 3 | 4 | 5 | 6 | 7 | 8 | 9 | 10 |
| 5. 我会梦见那些类似于救助对象曾体验过的可怕经历（如身患重病、车祸、自杀、死亡、在自然或人为灾害中遇难等可怕经历） | 1 | 2 | 3 | 4 | 5 | 6 | 7 | 8 | 9 | 10 |
| 6. 通过帮助救助对象，我对助人工作产生了绝望 | 1 | 2 | 3 | 4 | 5 | 6 | 7 | 8 | 9 | 10 |
| 7. 作为一名医护人员，我经常感觉虚弱、疲倦或精疲力竭 | 1 | 2 | 3 | 4 | 5 | 6 | 7 | 8 | 9 | 10 |
| 8. 在帮助情况危急的救助对象后，我会出现困扰的想法 | 1 | 2 | 3 | 4 | 5 | 6 | 7 | 8 | 9 | 10 |
| 9. 我的工作让我感觉沮丧 | 1 | 2 | 3 | 4 | 5 | 6 | 7 | 8 | 9 | 10 |
| 10. 我在帮助救助对象时会不自觉地回想起可怕的经历（如身患重病、车祸、自杀、死亡、在自然或人为灾害中遇难等） | 1 | 2 | 3 | 4 | 5 | 6 | 7 | 8 | 9 | 10 |
| 11. 我觉得我没有成功地将工作和个人生活分开 | 1 | 2 | 3 | 4 | 5 | 6 | 7 | 8 | 9 | 10 |
| 12. 救助对象的创伤经历（如身患重病、车祸、自杀、死亡、在自然或人为灾害中遇难等可怕经历）会让我失眠 | 1 | 2 | 3 | 4 | 5 | 6 | 7 | 8 | 9 | 10 |
| 13. 我的工作让我感觉失望，没有价值，甚至会产生怨恨的感觉 | 1 | 2 | 3 | 4 | 5 | 6 | 7 | 8 | 9 | 10 |

【应用现状】

近年来共情疲劳相关研究逐渐增多，大部分研究者采用共情疲劳自我评价量表评估临床护理人员共情疲劳现状，分析其影响因素，以及采用一些措施进行干预研究等。

【评价】

王卫红研究表明共情疲劳自我评价量具有较高的信度和效度，可为我国护理管理者提供一种良好的测评工具，以便了解临床护士的心理状况，从而制订更有效、更有针对性的管理措施。此外，共情疲劳简短量表也具有良好的结构效度。

【应用举例】

汪玲玲选取了几所三级甲等医院急诊科的 138 名护理人员作为研究对象，采用方便抽样法，使用一般情况调查量表、共情疲劳简短量表、Nolen-Hoeksema 反刍思维量表（RRS）、职业生涯成功量表（CSS）对护理人员进行调查，探讨急诊科护理人员职业生涯成功感是否与共情疲劳之间存在相关性，以及反刍思维在其中所发挥的作用是什么。该研究共向调查对象发放 138 份问卷，有效回收率为 96.4%。结果表明急诊科护理人员的共情疲劳与职业生涯成功感呈负相关性，与反刍思维呈正相关。反刍思维在共情疲劳与职业生涯成功感之间是有部分中介影响作用的，其中介效应的大小为0.16。最后结论提示护理管理者要及时甄别出急诊科护理人员的共情疲劳，并积极采取相应的有效应对措施，积极采取内心疏导并缓解护理人员的不良情绪与反刍思维，来提高护理人员的职业生涯成就感。

（王玲）

# 第十节　工作能力指数量表

【概述】

从人力资源管理学来讲，工作能力是指对一个人担任一个职位的一组标准化的要求，用以判断其是否称职。它是劳动者在工作过程中解决和应对劳动任务的一种总体表现。从 20 世纪 80 年代开始，芬兰赫尔辛基职业卫生研究所就已研究"职业与衰老"方面的课题，根据对芬兰职业人群进行纵断面和横断面调查而确立了保持和提高老龄（45 岁以上）职业人群的工作能力这个概念。通过对不同职业人群进行大规模的跟踪调查研究及对大量调查资料的分析与总结，芬兰国家职业卫生研究所提出了一个评价工作能力的实用且有效的综合方法——工作能力指数（Work Ability Index，WAI），它是评估某一个体或群体性职业人员在劳动过程中的综合劳动能力的一种全新工具。经验证，工作能力指数能反映劳动者工作能力的准确性，同时对劳动者工作能力状况判断与实地检查结果具有一致性。工作能力指数量表是判断一个人是否能够继续胜任其工作的一种调查测试工具，调查时要求调查对象根据对一系列有关工作的体力和脑力要求、本人健康及心理资源状况填写问卷，然后在卫生医护人员与其交谈过程中，对填写不完善处进行补遗，并根据评分标准进行判断、分级。1994 年，我国学者马来记等人将工作能力指数量表引入译出后，已被广为使用。本节主要介绍马来记编译的工作能力指数量表。

【适用范围】

工作能力指数量表适用于劳动者个体及职业卫生工作中的群体调查研究。

【评分内容】

工作能力指数量表包括 7 个方面（见表 1-1-14）：①对目前工作能力的自我评价（0~10 分）；②自身身体状况对目前工作的体力和脑力要求的适应情况（2~10

分）；③自身目前的病伤情况（1~7分）；④病伤对所从事工作的影响（1~6分）；
⑤一年内因病伤的缺勤天数（1~5分）；⑥对两年后工作能力的预测（1~7分）；
⑦心理健康状况（1~4分）。工作能力指数量表的总得分为7~49分，其评分标准为：
44~49分为"优"，指调查对象能很好地胜任所从事的工作；37~43分为"良"，指
调查对象能胜任所从事的工作；28~36分为"中"，指调查对象工作能力有待提高；
7~27分为"差"，指调查对象不能胜任工作要求（见表1-1-15）。

表1-1-14 工作能力指数量表

指导语：请你仔细填写这份表格并回答每个问题，在你认为最能反映你的意见的位置上划圈或写在空格里。

姓名 _____；职业和工种 _____；日期 _____ 年 ____ 月 ___ 日；

工作单位 _____；你的工作要求是什么？体力1；脑力2；体力和脑力混合3

| 1. 背景 | |
|---|---|
| 性别 | 男1 女2 |
| 出生 | ___ 年 __ 月 _ 日 |
| 1.1 婚姻状况 | |
| 未婚 | 1 |
| 已婚 | 2 |
| 离婚 | 3 |
| 丧偶 | 4 |
| 1.2 职业培训 | |
| 上班前的职业课程（至少4个月） | 1 |
| 其他职业课程（至少4个月） | 2 |
| 职业（中专或技校）学校 | 3 |
| 大学 | 4 |
| 其他：培训是什么 | 5 |
| 1.3 文化程度 | |
| 小学 | 1 |
| 初中 | 2 |
| 高中或中专 | 3 |
| 大专及以上 | 4 |
| 1.4 业余爱好（可选1个以上） | |
| 文学 | 1 |
| 音乐 | 2 |
| 体育 | 3 |
| 影视 | 4 |
| 棋牌麻将 | 5 |
| 其他 | 6 |
| 1.5 体育锻炼 | |

**续表**

| | |
|---|---|
| 3次/周及以上 | 4 |
| 2次/周 | 3 |
| 1次/周 | 2 |
| 0次/周 | 1 |
| 1.6 经济状况（平均月收入） | |
| 小于500元 | 1 |
| 500~1 000元 | 2 |
| 1 000~1 500元 | 3 |
| 1 500~2 000元 | 4 |
| 大于2 000元 | 5 |

2. 工作能力指数

2.1 目前的工作能力与身体状况最好的时候相比

假设你工作能力最好的时候评分为10分，你给你目前的工作能力打几分？ 0；1；2；3；4；5；6；7；8；9；10（完全不能工作到工作能力最好）

2.2 工作能力与工作要求的关系

2.2.1 你认为你目前工作能力适应所从事工作的体力要求状况

| | |
|---|---|
| 非常好 | 5 |
| 比较好 | 4 |
| 中等 | 3 |
| 比较差 | 2 |
| 非常差 | 1 |

2.2.2 从事工作的脑力要求状况

| | |
|---|---|
| 非常好 | 5 |
| 比较好 | 4 |
| 中等 | 3 |
| 比较差 | 2 |
| 非常差 | 1 |

2.3 目前所患疾病的情况

下列选择中选出你目前疾病或损伤。（医生诊断选1；自己感觉选2；没有则不选）

| 2.3.1 在事故中受伤 | 自己感觉 | 医生诊断 |
|---|---|---|
| ①腰部 | 2 | 1 |
| ②手或胳膊 | 2 | 1 |
| ③腿或脚 | 2 | 1 |
| ④身体其他部位受伤 | 2 | 1 |
| 2.3.2 肌肉骨骼疾病 | | |
| ①上背部或颈椎反复发作的疼痛 | 2 | 1 |
| ②腰部反复发作疼痛 | 2 | 1 |

**续表**

| | | |
|---|---|---|
| ③坐骨神经痛，一种从腰部放射至腿的疼痛 | 2 | 1 |
| ④影响到四肢（手、脚）的反复发作的疼痛 | 2 | 1 |
| ⑤风湿性关节炎 | 2 | 1 |
| ⑥其他：肌肉骨骼疾病是什么 | 2 | 1 |
| **2.3.3 心血管疾病** | | |
| ①高血压 | 2 | 1 |
| ②冠心病，锻炼时胸痛 | 2 | 1 |
| ③冠脉血栓，心肌梗死 | 2 | 1 |
| ④心肌功能不全 | 2 | 1 |
| ⑤其他：心血管疾病是什么 | 2 | 1 |
| **2.3.4 呼吸系统疾病** | | |
| ①反复的上呼吸道感染，例如感冒、扁桃体炎、急性鼻窦炎、急性支气管炎 | 2 | 1 |
| ②慢性支气管炎 | 2 | 1 |
| ③慢性鼻窦炎 | 2 | 1 |
| ④支气管哮喘 | 2 | 1 |
| ⑤肺气肿 | 2 | 1 |
| ⑥肺结核 | 2 | 1 |
| ⑦其他：呼吸系统疾病是什么 | 2 | 1 |
| **2.3.5 心理健康问题** | | |
| ①心理疾病和严重的心理健康问题（如压抑、严重心理障碍） | 2 | 1 |
| ②轻微的心理失调（轻度的压抑、紧张、焦虑、失眠） | 2 | 1 |
| **2.3.6 神经和感觉器官问题** | | |
| ①听力的损失 | 2 | 1 |
| ②视觉的损害（不包括屈光不正，如近视） | 2 | 1 |
| ③神经系统疾病（如中风、神经痛、偏头痛、癫痫） | 2 | 1 |
| ④其他：神经和感觉器官疾病是什么 | 2 | 1 |
| **2.3.7 消化系统疾病** | | |
| ①胆结石或胆囊疾病 | 2 | 1 |
| ②肝脏或胰脏疾病 | 2 | 1 |
| ③胃或十二指肠溃疡 | 2 | 1 |
| ④胃炎或十二指肠炎 | 2 | 1 |
| ⑤结肠激惹或结肠炎 | 2 | 1 |
| ⑥其他：消化系统疾病是什么 | 2 | 1 |
| **2.3.8 生殖泌尿器官疾病** | | |
| ①尿道感染 | 2 | 1 |
| ②肾脏疾病 | 2 | 1 |
| ③生殖器官疾病（如女性输卵管感染或男性前列腺感染） | 2 | 1 |
| ④其他：生殖泌尿器官疾病是什么 | 2 | 1 |

**续表**

| 2.3.9 皮肤病 | | |
|---|---|---|
| ①过敏性皮疹或红斑 | 2 | 1 |
| ②其他：皮疹是什么 | 2 | 1 |
| ③其他：皮肤病是什么 | 2 | 1 |
| 2.3.10 肿瘤 | | |
| ①良性肿瘤 | 2 | 1 |
| ②恶性肿瘤（癌症）在什么部位 | 2 | 1 |
| 2.3.11 内分泌和代谢系统疾病 | | |
| ①肥胖 | 2 | 1 |
| ②糖尿病 | 2 | 1 |
| ③甲状腺肿瘤或其他甲状腺疾病 | 2 | 1 |
| ④其他：内分泌和代谢性疾病是什么 | 2 | 1 |
| 2.3.12 血液病和出生缺陷 | | |
| ①贫血 | 2 | 1 |
| ②其他：血液异常是什么 | 2 | 1 |
| ③其他：先天性缺陷是什么 | 2 | 1 |
| 2.3.13 其他：疾病是什么 | 2 | 1 |
| 2.4 由于疾病而造成对工作的影响 | | |
| 你的疾病或损伤对目前工作有妨碍吗？可做如下选择 | | |
| 没有妨碍或没有疾病 | 6 | |
| 能坚持工作，但有时会引起一些症状 | 5 | |
| 有时必须放慢工作节奏或改变工作方式 | 4 | |
| 经常必须放慢工作节奏或改变工作方式 | 3 | |
| 由于疼痛只能做一会儿工作 | 2 | |
| 依我感觉根本不能工作 | 1 | |
| 2.5 在过去一年因病缺勤情况 | | |
| 过去一年（12 个月）因健康关系一共缺勤多少天 | | |
| 没有 | 5 | |
| 最多 9 天 | 4 | |
| 10~24 天 | 3 | |
| 25~99 天 | 2 | |
| 100 天及以上 | 1 | |
| 2.6 从现在起对两年后工作能力的预测 | | |
| 以你目前健康状况，两年后你能胜任现在的工作吗 | | |
| 不能 | 1 | |
| 不能肯定 | 4 | |
| 绝对能 | 7 | |
| 2.7 心理资源 | | |

续表

| 2.7.1 近来日常活动能保持愉快 | |
| --- | --- |
| 经常能 | 4 |
| 比较经常能 | 3 |
| 有时能 | 2 |
| 很少能 | 1 |
| 从来不能 | 0 |
| 2.7.2 近来很活跃且能集中注意力 | |
| 一直能 | 4 |
| 比较经常能 | 3 |
| 有时能 | 2 |
| 很少能 | 1 |
| 从来不能 | 0 |
| 2.7.3 近来自己对未来充满希望 | |
| 一直是 | 4 |
| 经常是 | 3 |
| 有时是 | 2 |
| 很少是 | 1 |
| 从来没有 | 0 |

表 1-1-15　工作能力指数量表计算方法

| 条目 | 问题数 | 得分计算 |
| --- | --- | --- |
| 1. 目前工作能力与身体状况最好时候比较 | 1 | 0~10 分 |
| 2. 工作能力与工作要求的关系 | 2 | ①体力劳动者：得分 = 体力要求得分 × 1.5+ 脑力要求得分 × 0.5 |
| | | ②脑力劳动者：得分 = 体力要求得分 × 0.5+ 脑力要求得分 × 1.5 |
| | | ③体力脑力混合劳动者：得分 = 体力要求得分 + 脑力要求得分 |
| 3. 经医生诊断目前所患疾病数 | 1 | ①大于 5 种疾病得 1 分 |
| | （包括 51 种疾病） | ②4 种疾病得 2 分 |
| | | ③3 种疾病得 3 分 |
| | | ④2 种疾病得 4 分 |
| | | ⑤1 种疾病得 5 分 |
| | | ⑥没有疾病得 7 分 |

续表

| 条目 | 问题数 | 得分计算 |
|------|--------|---------|
| 4.估计由于疾病而造成对工作影响 | 1 | 1~6（按所选择分数最小的为准） |
| 5.在过去一年因病缺勤情况 | 1 | 1~5 分 |
| 6.从现在起对自己两年后的工作能力预测 | 1 | 1，4，或 7 分 |
| 7.心理资源（包括工作和休闲时总情况） | 3 | 根据 3 个条目总分计算： |
|  |  | ①总和 0~3=1 分 |
|  |  | ②总和 4~6=2 分 |
|  |  | ③总和 7~9=3 分 |
|  |  | ④总和 10~12=4 分 |

【应用现状】

我国对工作能力指数研究较晚，近年来多采用工作能力指数量表对不同职业群体的工作能力进行调查，如教师、医务工作者、舰员、驾驶员等。

【评价】

工作能力指数量表的构成考虑了劳动者体力和脑力、心理状态、疾病状态、工作需求等方面，测量方法简便易行，为研究职工工作能力提供了较为有效的工具。

【应用举例】

为了解急诊科护理人员的工作能力情况与职业相关性的肌肉骨骼损伤，分析两者之间的关系，任琳莉于 2019 年进行了相关研究，采用整群抽样法，以几家三级综合性医院的 260 位急诊科护理人员作为调查对象，采用职业性肌肉骨骼疾患调查量表和工作能力指数量表两个量表进行调查分析。结果表明，不同工作能力级别护士的工作能力指数之间比较、不同工作能力级别的护士职业性肌肉骨骼疾患的患病率比较均有统计学意义，其中发生职业性肌肉骨骼疾患患病率最高的是工作能力差的护理人员。此外，不同分组的护士在工作能力级别、工作能力级别构成比之间均存在明显差异，其中非患病组评分为"中""差"的比例明显低于患病组。最终结论为急诊科护理人员的工作能力处于中、良的状态，工作能力下降的危险因素之一是职业性肌肉骨骼疾患。

（王玲）

# 第二章 护理工作量评估

## 第一节 治疗干预评分系统

**【概述】**

1974 年，美国学者 Cullen 基于 57 项治疗程序提出了治疗干预评分系统（Therapeutic Intervention Scoring System，TISS）来评估重症监护患者病情的严重程度，以帮助量化护理工作量。TISS 最初是作为病情严重程度的评估工具，但在临床运用以后逐渐演变为一种用作评估医务人员工作负担及指导人力资源配置的有效方法。

TISS 共 57 项，主要通过计算 24 小时内护理活动来评估重症监护室患者疾病严重程度，计算护理人员工作量，调整护士配置。这是根据患者所需要采取的监测、治疗、护理和诊断性措施进行评分的一种方法。TISS 在一般护理人力资源测算中运用较少，主要使用对象为重症监护室接受多项治疗干预的患者。1983 年 TISS 扩展到 76 项，1996 年又简化为 28 项。1989 年 TISS 被引进我国，用于评价重症监护室的治疗效果，之后又被广泛用于评价重症监护室护理工作量，并且许多评价护理工作的评分系统都是在 TISS-28 的基础上制定的。TISS 与直接护理时间有很强的正相关性，可以量化护理人员的工作，能较为科学、客观和有效地反映重症监护室的护理工作量，并预测每名患者的护理需求，动态观察工作量的变化规律，预见性地进行弹性排班，有效提高护理人员的工作满意度和护理服务质量。但 TISS 应用于评估护理工作量时也存在一些缺陷，如操作性差，某些项目有多种解释；耗时长；TISS 所列条目只包括42.7% 的护理工作时间，只能反映出部分患者需求的直接护理及他们对护理的依赖；且评分多数以治疗活动为中心，没有及时反映与治疗无直接相关的护理活动；条目里没有充分包括重症监护室护理活动，如业务和行政管理等其他日常护理活动。本节主要介绍 TISS 衍生的 TISS-76 和 TISS-28。

【适用范围】

TISS-76 和 TISS-28 均适用于所有的住院患者，但多用于重症监护室的护理工作量的测量。

【评分内容】

TISS-76 通过量化 24 小时内的医疗活动来测量护理工作强度，76 项治疗任务分别赋予 1~4 的分值（见表 1-2-1），76 项治疗任务分值的总和即为总得分，每天同一时间评估或患者入院 24 小时内评估患者 TISS-76 得分，用每天的分值测量护士的工作量（表 1-2-2）。

TISS-28 主要包括基础护理、通气支持、心血管支持、肾脏支持、神经系统支持、代谢支持、特殊干预 7 个评估项目构成的 28 项护理操作，每个项目又由一个或几个治疗护理措施组成（见表 1-2-3）。将患者实际治疗项目输入 TISS-28 内，得出相应的分值，分值越高，表明患者所需治疗护理措施越多，并根据工作负荷程度换算为 1~8 分值，总分 88 分，28 项治疗任务分值的总和即为 TISS-28 的最后得分。分数越高，患者疾病程度越严重，护理工作量就越大，需要护士人数就越多。

表 1-2-1 TISS-76

| 评分 | 项目 |
| --- | --- |
| 4 分 | 1. 心搏骤停和 / 或心脏电除颤后（48 小时内） |
| | 2. 控制通气使用或不使用呼气末正压通气 |
| | 3. 控制通气中间歇或持续用肌肉松弛药 |
| | 4. 食管胃底曲张静脉气囊压迫 |
| | 5. 持续动脉内输液 |
| | 6. 使用漂浮导管 |
| | 7. 心房和 / 或心室起搏 |
| | 8. 不稳定患者行血液透析 |
| | 9. 腹膜透析 |
| | 10. 人工低温 |
| | 11. 加压输液 |
| | 12. 抗休克裤 |
| | 13. 检测颅内压 |
| | 14. 输血小板 |
| | 15. 主动脉球囊反搏术 |
| | 16. 急诊手术（24 小时内） |
| | 17. 急性消化道出血灌洗 |
| | 18. 急诊行内镜或纤维支气管镜检查 |
| | 19. 应用血管活性药物（大于 1 种） |

续表

| 评分 | 项目 |
|------|------|
| 3分 | 1. 静脉高营养（包括肾、心、肝衰的输液） |
| | 2. 随时准备安装起搏器 |
| | 3. 放置胸腔引流管 |
| | 4. 间歇指令通气或辅助通气 |
| | 5. 持续呼吸道正压通气治疗 |
| | 6. 经中心静脉输高浓度钾溶液 |
| | 7. 经鼻或口气管内插管 |
| | 8. 无人工气道者行气管内吸引 |
| | 9. 代谢平衡复杂，频繁调整出入量 |
| | 10. 频繁或急查动脉血气，出凝血指标（高于4次/班） |
| | 11. 频繁输入血液制品（高于5个单位/24小时） |
| | 12. 临时静脉单次注药 |
| | 13. 静脉输入一种血管活性药物 |
| | 14. 持续静脉滴注抗心律失常药 |
| | 15. 心律转复（非除颤） |
| | 16. 应用降温毯 |
| | 17. 动脉置管测压 |
| | 18. 48小时内快速洋地黄化 |
| | 19. 测定心排血量 |
| | 20. 体液超负荷或脑水肿，采取积极利尿 |
| | 21. 积极纠正代谢性碱中毒 |
| | 22. 积极纠正代谢性酸中毒 |
| | 23. 紧急胸、腹或心包穿刺 |
| | 24. 48小时内积极抗凝治疗 |
| | 25. 容量负荷静脉切开放血 |
| | 26. 静脉给予2种以上的抗生素（不包括2种） |
| | 27. 癫痫或代谢性脑病发作48小时内的积极治疗 |
| | 28. 复杂的矫形牵引术 |
| 2分 | 1. 监测中心静脉压 |
| | 2. 同时开放2条静脉输液 |
| | 3. 病情稳定者行血液透析 |
| | 4. 48小时内的气管切开 |
| | 5. 气管内插管或气管切开者接T形管或面罩自主呼吸 |
| | 6. 鼻饲 |
| | 7. 因体液丢失过多行补液治疗 |
| | 8. 静脉化疗 |
| | 9. 每小时记录生命体征 |
| | 10. 频繁更换敷料 |
| | 11. 静脉滴注垂体后叶素 |

续表

| 评分 | 项目 |
|---|---|
| 1分 | 1. 心电图监测 |
| | 2. 每小时记录生命体征 |
| | 3. 开放 1 条静脉输液 |
| | 4. 长期抗凝治疗 |
| | 5. 常规记录 24 小时出入量 |
| | 6. 急查血常规 |
| | 7. 定时间断静脉用药 |
| | 8. 常规更换敷料 |
| | 9. 常规矫形牵引术 |
| | 10. 气管切开护理 |
| | 11. 压疮护理 |
| | 12. 留置导尿管 |
| | 13. 吸氧治疗（鼻导管或面罩） |
| | 14. 静脉应用抗生素（小于 2 种） |
| | 15. 胸部物理治疗 |
| | 16. 伤口、瘘管或肠瘘加强冲洗包扎或清创 |
| | 17. 胃肠减压 |
| | 18. 外周静脉营养或脂肪乳剂输入 |
| 得分 | |

表 1-2-2 TISS-76 得分分级

| TISS 分级 | TISS 分值 | 需要护士人数 | 病情概括 |
|---|---|---|---|
| Ⅰ 级 | 0~9 分 | 0.25 人 | 病情稳定，接受无创观察 |
| Ⅱ 级 | 10~19 分 | 0.5 人 | 病情稳定，接受有创观察和一些治疗措施 |
| Ⅲ 级 | 20~29 分 | 0.5 人 | 病情不稳定，接受有创观察和治疗，无立即生命危险 |
| Ⅳ 级 | ≥ 40 分 | ≥ 1 人 | 病情不稳定，接受有创观察和生命支持治疗，有立即生命危险 |

表 1-2-3　TISS-28

| | 评估项目 | 分值 |
|---|---|---|
| 基础项目 | 1. 标准监测：每小时生命体征、液体平衡的常规记录和计算 | 5 |
| | 2. 实验室检查：生化和微生物检查 | 1 |
| | 3. 单一药物：静脉、肌内、皮下注射和 / 或口服（例如经胃管给药） | 2 |
| | 4. 静脉多重给药：单次静脉或持续输注 1 种以上药物（注：3 和 4 只能选择一项） | 3 |
| | 5. 常规更换敷料：压疮的护理和预防，每日更换一次敷料 | 1 |
| | 6. 频繁更换敷料（每个护理班至少更换一次）和 / 或大面积伤口护理 | 1 |
| | 7. 引流管的护理：除胃管以外的所有导管的护理 | 3 |
| 得分 | | 16 |
| 通气支持 | 1. 机械通气：任何形式的机械通气 / 辅助通气，无论是否使用呼气末正压通气或肌肉松弛药；加用呼气末正压通气的自主呼吸 | 5 |
| | 2. 经气管插管自主呼吸，不应用 PEEP；除机械通气外，任何形式的氧疗（注：1 和 2 只能选择一项） | 2 |
| | 3. 人工气道的护理：气管插管或气管切开的护理 | 1 |
| | 4. 肺部理疗：刺激性肺量计、吸入疗法、气管内吸痰 | 1 |
| 得分 | | 9 |
| 心血管支持 | 1. 单一血管活性药物：使用任何血管活性药物 | 3 |
| | 2. 多种血管活性药物：使用一种以上的血管活性药物，不论种类和剂量（注：1 和 2 只能选择一项） | 4 |
| | 3. 静脉补充丢失的大量液体：液体量高于 3 L/d，不论种类和剂量 | 4 |
| | 4. 放置外周动脉导管 | 5 |
| | 5. 左心房监测：放置肺动脉漂浮导管，不论是否测量心排血量 | 8 |
| | 6. 中心静脉置管 | 2 |
| | 7. 在过去 24 小时内进行过心跳骤停后心肺复苏（单次心前区叩击除外） | 3 |
| 得分 | | 29 |
| 肾脏支持 | 1. 血液滤过：血液透析 | 3 |
| | 2. 定量测量尿量（经导尿管测量） | 2 |
| | 3. 积极利尿，例如呋塞米高于 0.5 mg/（kg·d）；治疗液体超负荷 | 3 |
| 得分 | | 8 |
| 神经系统支持 | 颅内压监测 | 4 |
| 得分 | | 4 |

续表

| | 评估项目 | 分值 |
|---|---|---|
| 代谢支持 | 1. 复杂性代谢性酸中毒或碱中毒的治疗 | 3 |
| | 2. 静脉高营养支持 | 4 |
| | 3. 胃肠内营养：经胃管或其他胃肠道途径（如空肠造瘘） | 2 |
| 得分 | | 9 |
| 特殊干预措施 | 1. 重症监护室内单一特殊干预措施：经鼻或口气管插管、放置起搏器、心律转复、内镜检查、过去24小时内急诊手术、洗胃（对患者临床情况不产生直接影响的常规干预措施如X线检查、超声检查、心电图检查、更换敷料、放置静脉或动脉导管等不包括在内） | 3 |
| | 2. 重症监护室内多种特殊干预措施：上述项目中一种以上的干预措施（注：1和2只能选择一项） | 5 |
| | 3. 重症监护室外的特殊干预措施：手术或诊断性操作 | 5 |
| 得分 | | 13 |
| 总分 | | |

【应用现状】

TISS 目前主要应用于对患者疾病严重程度的评估、护理工作量的评估、为科室总体及不同时间段护理人力资源的合理配置提供参考依据。

【评价】

TISS 具有可操作性强，评估消耗的时间较短，所得的数据客观、重复性好，具有良好的信度和效度等特点，在危重患者的疾病严重程度和护理工作量的评定中得到越来越多的临床应用，同时也为依据护理工作量分配护理人力资源提供可量化的客观指标。但 TISS 反映的是患者直接性的治疗护理需求，而非直接性的护理工作量无法计算在内，需要在工作中继续改进和完善。

【应用举例】

庄丽娟等人随机选取重症监护室 5 周内收治的患者共 133 例次作为研究对象，进行 TISS-28 评分和护理工时测量，通过简单线性相关分析及简单线性回归分析建立 TISS-28 评分和直接护理工时之间的关系模型，并进一步通过护理人力资源配置数量公式建立护理人力资源配置数量与 TISS-28 评分的数学模型，为合理、有效地配置重症监护室护理人力资源提供依据。结果显示，TISS-28 评分越高，患者所需直接护理工时越多；直接护理工时与 TISS-28 评分的 Pearson 相关系数为 0.811，具有线性正相关关系。结论为建立的护理人力资源配置数量与 TISS-28 评分的数学模型可有效、简单、快速地预测重症监护室所需护理人员数量。

（王玲）

<h1>第二节　护理活动评分量表</h1>

**【概述】**

1974 年，美国学者 Cullen 基于 57 项治疗程序提出了治疗干预评分系统（Therapeutic Intervention Scoring System，TISS）来评估重症监护患者病情的严重程度，以帮助量化护理工作量。TISS 出现后被许多国家广泛应用，并随着该量表的不断修订、完善，也相继衍生出其他量表，如 TISS-6、TISS-28 和护理活动评估量表（Nursing Activity Score，NAS）等，其中 NAS 是 TISS 发展的最新版本量表。护理活动评估量表为他评量表，23 个条目评估所得分数为占 24 小时重症监护室护士工作时间的百分比，总分表示 24 小时护士的工作量。护理活动评估量表最初应用于 15 个地区的 99 个重症监护室，经验证在临床实践过程中使用起来更加方便。护理活动评估量表也存在一些不足之处，如过重的工作负荷、收集的人员数量不够等都会导致护理人员应用该量表的积极性不高，从而影响所收集的数据客观真实性。此外，护理活动评估量表的产生是在国外文化背景下，其倡导的是 8 小时护理工作时间，而国内多数重症监护室都实行的是 12 小时工作时间，可能在一些条目上出现偏差。

**【适用范围】**

护理活动评估量表可用于评估重症监护室中危重患者、病情较为复杂患者所存在的护理问题及该类患者所需要的护理工作量。

**【评分内容】**

护理活动评估量表主要包括五个方面的护理活动：监护与输液、卫生保健、活动与体位、患者与家属的支持、护理行政与管理，共 23 个条目，与 TISS-28 的护理项目合并而成（见表 1-2-4）。每一条按照其所花费的时间占护士一天工作时间的百分比，赋予相应的 1~32 分来计算，各个条目相加总和即为总分，分值越高，说明工作量越大。总分 177 分相当于 1.8 名护士 24 小时的工作量（护理活动评估量表将护士一天的工作量看作 100 分）。

护理活动评估量表是通过测量护士与患者相关的护理操作过程的总数来决定每一个过程所需要护士的人数，即 1 个给定的分值决定需要的护士人数。按照护理活动评估量表上的护理工作项目，将护士为一名患者所做的各项护理活动分值之和计为一名患者的总体护理活动评估量表得分，所有患者的总得分之和即为当天总体工作量，再根据当天直接参与护理患者的护士数量计算平均护理工作量。将每天所有患者的护理活动评估量表得分总和除以 100，就得出每天所需要直接参与护理患者的理想护士人数。

表 1-2-4　护理活动评分量表

| 评估项目 | 分值 |
| --- | --- |
| 1. 监测和输液 | |
| ①每小时的生命体征测量，常规的记录和计算液体出入量等 | 4.5 |
| ②为保证患者的安全和进行各种治疗，每个班次均需要为患者进行至少 2 小时以上的观察或治疗活动 | 12.1 |
| ③为保证患者的安全和进行各种治疗，每个班次均需要为患者进行至少 4 小时以上的观察或治疗活动 | 19.6 |
| 2. 实验性诊断：生物化学和微生物学的调查 | 4.3 |
| 3. 给药：血管活性药物的排除 | 5.6 |
| 4. 卫生保健 | |
| ①执行卫生保健工作，更换敷料或血管内管、换床单、洗澡、某些传染病患者出院后的终末消毒 | 4.1 |
| ②保健工作在每个班次均超过了 2 小时 | 16.5 |
| ③保健工作在每个班次均超过了 4 小时 | 20 |
| 5. 除胃管之外的所有管道的护理 | 1.8 |
| 6. 活动和体位，包括为患者翻身，协助患者从床上移动到椅子上，搬运不能活动、牵引及俯卧位患者等 | |
| ①在 24 小时内进行 3 次活动 | 5.5 |
| ②在 24 小时内进行 3 次以上活动，或者是由 2 名护士进行 | 12.4 |
| ③由 3 名或更多护士进行以上护理活动 | 17 |
| 7. 对患者及其家属的支持护理活动，包括电话和面对面咨询等。通常这种支持咨询并不影响其他护理活动，如可在护理操作过程中与患者及其家属进行交流 | |
| ①在每一班次为患者及其家属提供支持或护理的时间约 1 小时 | 4 |
| ②在每一班次为患者及其家属提供支持或护理的时间需要 3 小时及以上的时间 | 32 |
| 8. 行政管理工作 | |
| ①执行常规的工作，如审核临床护理记录、组织检查、各种专业性的交流活动 | 4.2 |
| ②需要每班次认真投入约 2 小时来进行行政管理工作，包括研究活动、诊断使用、入院和出院活动 | 23.2 |
| ③需要每班次认真投入 4 小时或更多时间来进行行政管理工作，包括死亡和器官捐献、与临床工作进行配合和协调 | 30 |
| 9. 辅助呼吸，包括任何形式的机械通气伴有或不伴有正性终末压力、自主性呼吸伴有正性终末压力、氧气支持治疗 | 1.4 |
| 10. 人工气道的护理，气道内插管和气管切开套管的护理 | 1.8 |
| 11. 改善肺功能的各种治疗，如肺部的物理疗法、雾化疗法和吸痰法 | 4.4 |

续表

| 评估项目 | 分值 |
|---|---|
| 12. 心血管系统的支持护理和用药 | 1.2 |
| 13. 大剂量的静脉给药，每日液体量在 3 L 以上 | 2.5 |
| 14. 左心房监测和肺动脉导管监测（包括或不包括心排血量的测量） | 1.7 |
| 15. 在过去 24 小时内心脏骤停后的心肺复苏 | 7.1 |
| 16. 肾脏功能的支持（血液透析技术） | 7.7 |
| 17. 记录排尿量（通过尿管测量） | 7 |
| 18. 神经功能的支持（颅内压测定） | 1.6 |
| 19. 代谢功能的支持包括并发代谢性酸碱中毒的治疗 | 1.3 |
| 20. 静脉高营养治疗 | 2.8 |
| 21. 肠道喂养（通过肠管或其他管道） | 1.3 |
| 22. 其他干预治疗包括 24 小时内的气管插管、安装起搏器、心脏复律、内镜检查、洗胃。常规的检查对患者临床没有直接的影响，如 X 线检查、超声检查、心电图、静脉置管等不纳入 | 2.8 |
| 23. 在重症监护室病房外的具体干预措施，包括手术和诊断过程 | 1.9 |

【应用现状】

由于国内护理工作与国外略有不同，相同的工作内容，在国内会需要更多的人力。例如在国内为患者翻身每次都要由至少两名护士共同完成，而在国外这些操作完全可以由机械来代替。此外，更换敷料、换药等在国内都不属于护士的工作职责范围。类似内容都需要进一步的商榷，需要修改其中部分内容以真正适用于我国护理工作的现状，因此护理活动评分量表尚未广泛应用于国内的临床护理工作中。

【评价】

护理活动评分量表是评估护理人力资源的重要工具之一，它能将患者分类与护理的具体活动紧密联系起来，也能够较为准确地测量护理工作量。其优点在于该量表不仅可以针对每一位患者所需要的护理工作量进行测量，还可以测量整个重症监护室或某一组患者所需要的护理工作量。这将有利于为临床护理人力资源的配置提供可靠的理论依据和相关数据支撑。

【应用举例】

陈皎为了探讨在重症监护室使用护理活动评估量表结合分层管理的派班模式进行床位配给的效果，为重症监护室护理人力资源使用提供参考，在《基于护理活动评估量表结合分层管理的重症监护室派班模式的应用》一文中，以某三级甲等医院重症监护室为研究对象，通过工作量评分工具结合护士的分层管理建立规则，以护理活动评分量表得分的高低匹配当班通过分层管理确定的各层护士，比较实施前后护士满意度、患者家属满意度及护理质量。结果为实施该模式派班后护士满意度由（93.79±10.83）分提升到（96.43±7.75）分，患者家属满意度由（94.48±6.93）分提高到（97.54±4.42）分。得出结论，基于护理活动评估量表结合分层管理的重症监护室派班模式，能有效提高护士及家属满意度，提高护理质量，是可行的重症监护室人力资源使用方法。

（王玲）

# 第三节　工时测定法

## 【概述】

护理工作质量关系到患者的救治结局，其中影响护理质量的一个重要因素就是护理人员的配置问题，而护士工作量的测定又是决定护士人力配置的一个重要因素。近年来，我国护理人员对于护理工作量的测量方法进行了大量研究。虽然现有的护理测量方法多种多样，但每一种方法都有其局限性，主要有工时测定法、计分法、负荷权重法等。总的来讲，我国使用计数法和计时法来统计护理工作量占绝大多数。其中，门诊注射室的工作量统计则多是通过简单的计数法；计时法又称为工时测定法，它将某项工作的全过程梳理为每一个环节，测定完成每一环节所必须进行的流程和操作所消耗的时间，最终每项操作耗费时间的总和就是所测量工作项目消耗的总时间，这是确定劳动量最基本，也是目前我国医院最常使用的一种测量方法。如今，护理人员在完成护理本职工作以外，还承担了大量非护理性工作任务，难以明确界定工作范围，各个医院的具体情况也有所差异，因此在对工作量进行测量时，需要对直接或间接护理项目作适当的添加或删改。国内常用的测量方法为工时测定法，主要包括直接护理项目（如晨间护理、晚间护理、口腔护理、床旁交接班、整理床单位、大小便护理、输血输液、给药、生命体征的测量、安置心电监护、标本采集等）和间接护理项目（晨会、物资交接、护理查房、书写交班报告、抄写及处理医嘱、核对及整理医嘱、护理查房、出院病历整理、记录24小时出入量、工休座谈会等）实践的测定。直接护理工时是护士直接为患者提供护理所需要的时间，包括记录患者24小时直接护理项目、频次及所需时间。间接护理工时是护士为直接护理做准备的时间。巩玉秀、么莉等计算24小时护理总工时数 = 直接护理工时 + 间接护理工时 + 机动时间 = $\sum$（每项操作平均工时 × 该项操作24小时内发生的频数）+ 机动时间。

**【适用范围】**

工时测定法主要适用于各个医院护理工作量的测量。

**【评分内容】**

自我记录法和观察法是最常用的护理项目工时测量方法。自我记录法指护理人员自行记录所做的护理活动项目及起止时间，该方法优点在于比较经济且记录信息相对比较完整，但记录的时间不够正确，也会遗漏某些内容。观察法是指由经过前期统一训练的观察员直接观察并使用秒表等设备记录，该方法能得到比较正确的资料，但需要投入大量人力成本，且所需经费昂贵。目前工时测量法中观察法是应用最多的，基本涵盖以下几点：①制定护理项目工时测量表，包括直接、间接护理工时测量表，直接护理项目频率登记表等。②挑选并统一培训观察员，由课题负责人对观察员进行测量前的挑选、培训及考核。培训内容主要包括研究的目的、过程与方法，使得观察员明确调查表格的使用方法、测量时间、注意事项等相关事宜。观察员培训考核合格后方可上岗。③测量方法，观察员采用观察法对科室进行 24 小时现场跟踪调查，使用秒表对每项护理项目所用时间进行测量，时间单位需要精确到秒。④直接护理工时的测量，随机选择在病房工作的护士（不包括护理员）进行观察，若是一名护士操作，则计算对每位患者的每项操作平均所花费的时间，直接护理时间单位为分钟 / 患者；倘若有多名护士同时进行同一项目操作，直接护理时间 = 测得值 × 护士人数。⑤间接护理工时的测量，每个病房连续从周一至周日进行一周测量。间接护理时间单位为分钟 /（患者数 · 24 小时），即每项操作 24 小时所需的总时数除以每项操作涉及的患者数；间接护理时间如果是 1 周或 1 月才进行 1 次或 2 次的操作，则用操作总时间除以 7 或 30 天。

**【应用现状】**

工时测定法被广泛应用于各个医院护理工作量的测量，但目前由于我国的护理工时测量方法缺乏较为统一的标准，且研究样本多仅局限于一家或几家医疗机构，因此研究结果差异很大，所得数据的可比性和推广性不强，亟需多中心大样本的医院间区域性合作护理工时测量研究的开展。

**【评价】**

工时测定法一定程度上为合理配置护理人力资源提供了重要依据，但是用此方法计算护理工作量相对耗时、耗力，且该方法无法正确体现护理操作的技术性和风险性，护理工作的内涵也未得到真正体现，因此在临床实施中仍然存在一定困难。

**【应用举例】**

刘华平等人为了探索一种操作性较强的护理工时的测算方法，在《护理工时测量方法的研究》一文中采用观察法，通过课题组确定要观测的直接和间接护理项目，对

126 所二级以上医院进行人力资源工时测定，记录实践中测定项目所用时间，得出护士工作量及平均工时。得出结论，建议医院相关部门通过对护理工时的测量，来了解所需要的护理人力，为配置护理人力资源提供客观数据支持。

何秀霞等人通过观测某院重症监护室护理工作量来了解所需要的护理人力，为医院配置护理人力资源提供客观数据支持。采用方法为研究者观察法和操作护士自我记录法，测量出每项护理操作平均工时及总护理工作量。结果显示该院重症监护室月平均床护比为 1∶1.97, 平均每日护理总时长为 11 866.67 分钟，平均每位患者每日直接和间接护理时长分别为（410.68±17.74）分钟、（194.03±9.95）分钟，护士个人活动项目时间（33.77±5.53）分钟。因此得出结论目前该院重症监护室配置的护理人员是低于卫生部所规定的护理人力配置标准。

成翼娟等人抽取了某院 36 个病房各一例不同护理级别的患者进行统计，包括 45 项直接护理项目和 33 项间接护理项目，对所需的护理时间采用自我记录法进行测量，最终结果显示，白班时间平均 1 例患者所需的间接护理时间为 36.4 分钟。但此项研究不足在于没有测算出平均一例患者白班时候所需要的直接护理时间是多少，只提出了不同科室、不同护理级别的直接护理时间之间有差异。

（王玲）

## 第四节　护理工作量负荷权重法

【概述】

护理工作量是指在特定时间段以内护士必须进行的工作所需要的护理时间总量，是衡量护理人员工作劳动强度、确定临床护理人力资源配置的重要依据。准确评估护理工作量是合理配置护理人力、科学核算护理成本的重要前提和基础，也是当今护理管理研究的重点和热点问题。医院护理管理工作中非常重要的一项工作就是护理工作量的统计，如何准确、便捷计算护理工作量一直是护理管理者和决策分析者最关心的问题。目前，国内外对护理工作量测定主要采用患者分类系统量表和工作量测定量表，如中国台湾荣民总医院常用的麦迪考斯量表（Rush Medicus Tool，RMT）、欧洲研发的护理活动评分量表（NAS）。目前国内常用的方法属于简单因素型患者分类测量方法。计数法和工时法是指医院管理者对其所选定的护理操作项目进行计数统计或工时统计。计数法即记录护理操作的数量（人次），工时法则是记录护理操作所用的护理时数。这两种方法都存在一定程度的局限性，在临床实施过程中特别是从医院宏观测量的角度看存在一定的困难。目前国内对各项护理操作的标准工时仍无较为统一、科学的标准。负荷权重法,又可称为赋分法,与赋分法实质相同,是主要的护理工作量测量方法之一。当统计分析护理工作量时,应当引入权重的概念,对护理操作的工作负荷量进行加权,此方法称为护理工作量负荷权重法,此权数则称为护理操作负荷权重。

**【适用范围】**

护理工作量负荷权重法主要适用于各个医院护理工作量的测量。

**【评分内容】**

护理工作量负荷权重法主要根据护理工作负荷程度综合考虑即完成护理项目所需投入的时间、风险度、技术难度等因素,通过专家会议法或德尔菲法对护理项目赋值,最终确定每项护理项目的分值,并统计护理工作量。其加权的系数就称之为护理操作权重,加权后的护理工作量称为护理工作当量。计算公式为:护理工作当量 = 护理工作计数 × 护理操作负荷权重。

**【应用现状】**

目前临床主要将护理工作量负荷权重法应用于病区护理工作量的研究,综合测量护理共性项目和护理专科项目,以便较为全面、准确、客观反映病区的护理工作量。但近几年国内临床相关研究较少。

**【评价】**

依据护理工作量负荷权重法和使用工时测定法来统计护理工作量的区别在于:加权的数据对于实际工作量的评估是综合考虑了多种影响因素的,避免各项不同负荷强度护理操作所造成工作量统计的不合理及不公平性,但各项护理项目的赋值由临床的护理专家来打分,主要依赖其自身的临床经验,仍存在一定的主观局限性。

**【应用举例】**

牛丽华等人将护理工作量负荷权重法应用到医院的护理工作量统计之中,探讨其应用效果。使用医院的信息系统(Hospital Information System,HIS)数据库,调用数据库表,采用专家评估法和护理工作量负荷权重法,对该院的护理工作量进行了统计与分析。结果表明护理操作项目的工作量在引入负荷权重前后比较是存在一定差距的。结论为通过护理工作量负荷权重法所获得的信息是更加科学且合理的,同时所得信息对临床护理实践及人力、物力等综合管理更具有现实指导意义,也利于护理管理从传统、经验式管理向信息技术化管理方向转变。此外,还提出研究人员仍然需要长期不懈努力及通过反复临床护理实践的检验、修订、完善,从而使护理操作负荷权重的合理性、有效性、科学性得到社会公认,充分发挥其积极作用。

(童嘉乐)

# 第五节 重症监护护理评分系统

**【概述】**

TISS 及其衍生出的 TISS-76、TISS-28、九等护理人力使用评分等量表（NEMS）主要是从机体的重要功能角度出发来测量护理干预的强度。而重症监护室护理的核心不仅包括护理活动的评估、TISS 及 NEMS 所反映的直接护理干预项目，还应将帮助患者应对由疾病、治疗导致及病程经历所产生的各种健康问题纳入其中，并将患者亲属或其他重要关系人员的需求及患者自身除生理需求以外的其他需求均考虑在内。2000年，芬兰护理专家 Pyykk 对奥鲁大学医院的外科手术后监护室、综合性重症监护室、心脏内科监护室这三个成人监护病房的护理干预方法与效果评估进行了相关研究，提出重症监护护理评分系统（Intensive Care Nursing Scoring System，ICNSS），用于促进重症监护室护理实践过程中的信息交流并测量其护理工作负荷量。2006年，裴先波等人翻译并修订了该量表，并对其信度、效度进行检测。结果表明，ICNSS 的 16 个问题较全面地反映了重症监护室直接护理工作的各个方面，是重症监护室护理工作量评估的有效工具。同时，该量表各条目和评分内容的效度指数均大于 0.80，量表总的内部一致性为 0.83，各问题的内部一致性为 0.62~0.76。ICNSS 的核心是应用评分表计算护理工作量，在保证护理质量的前提下，将总的工作量合理分配给每名护士，必要时增加护士数量或采用弹性排班制度。

**【适用范围】**

ICNSS 适用于重症监护室护理工作量的计算。

**【评分内容】**

ICNSS 是指独立于医嘱之外、护士职责范围内的干预措施，包括了在日常工作中护理人员帮助患者应对健康问题进行的自主干预措施，如体位护理、基础护理、健康指导、支持鼓励、与家属的沟通等。具体评估项目为：与患者相关的 15 个健康问题及与患者家属或重要关系人员相关的护理问题；与重要功能异常有关的问题；与疾病、治疗引起的限制有关的问题；与病程经历而引起的患者体验有关的问题；与亲属或重要关系人物的不良应激有关的问题（见表 1-2-5）。

每个问题的护理干预评分分为四个等级，1 分——预防性护理，即患者有潜在的健康问题，检查未发现临床症状或体征，通过护理干预维持机体的重要功能，预防潜在的健康问题发展为实际问题；2分——支持性问题，即患者症状轻，表现为单一的症状或体征，通过护理干预支持各项重要功能，协助患者通过自己的能力应对因疾病、治疗、病程带来的轻度的健康问题；3分——补偿、缓解性护理，即患者病情严重，表现为多项临床症状与体征，通过护理干预补偿重要功能，减少和减轻因疾病、治疗、病程带来的健康问题，患者需要比2分水平更多的、更有效的、更耗时的护理干预；4分——代偿、救助性护理，即患者病情极其危重，明显表现为多种不同的、比3分水平更严重的症状和体征，并引起了其他的健康问题，通过干预代偿重要功能，几乎采取了所有的护理干预来解决患者的健康问题。分别对每个健康问题进行护理干预评分评估，最终通过计算总和即为总护理工作量，总分为16~64分。分数越高说明患者病情越重，护理工作量就越大。当护理工作量评分在16~22分时，合理的护患比为0.5：1；23~32分时，合理的护患比为1：1；33~40分时，合理的护患比是1.5：1；大于40分时，合理的护患比为2：1。

表1-2-5　重症监护护理评分系统

| 评估项目 | 1分 | 2分 | 3分 | 4分 |
|---|---|---|---|---|
| 1. 组织灌注改变 | | | | |
| 2. 气体交换受损 | | | | |
| 3. 无效呼吸形态 | | | | |
| 4. 排泄清除改变 | | | | |
| 5. 容量改变 | | | | |
| 6. 心律改变 | | | | |
| 7. 营养改变 | | | | |
| 8. 清理呼吸道无效 | | | | |
| 9. 皮肤完整性受损 | | | | |
| 10. 躯体活动改变 | | | | |
| 11. 睡眠形态紊乱 | | | | |
| 12. 交流改变 | | | | |
| 13. 疼痛 | | | | |
| 14. 疲劳 | | | | |
| 15. 焦虑、恐惧 | | | | |
| 16. 亲属、重要关系人的不良应激 | | | | |

**【应用现状】**

重症监护护理评分系统近年来多用于重症监护室护理人力资源配置、分层护理的评价中。研究显示重症监护室护理人力资源配置中应用重症监护护理评分系统能够巩固重症监护室治疗和护理效果,缩短患者治疗时间,降低治疗成本,有利于确保人力资源的合理配置,提高护理的效果。同时,将重症监护护理评分系统与分层护理相结合的护理方法应用于重症监护室患者,能有提升护理质量,对于患者及护理人员都能实现双赢。

**【评价】**

重症监护护理评分系统的优势在于简单易懂,实际时间短,也可随时调整评价时间,及时反映护理工作量。该量表在提高重症监护室护理质量和护士满意度方面获得了较好的效果。其缺陷在于量表的检验是基于与其他量表进行比较,相关性不够,因此难以得出确切结论,并且由研究者或护理人员进行可靠性评估,变量给出的评分由研究者主观判断得出,可靠性稍低。量表在应用过程中,临床护理人员和量表研发者双方评分结果不一致则导致量表中某些问题的评分效度较低。另外,重症监护护理评分系统研究的是 8 小时班制,而现在国内普遍采用的是 12 小时班制,这可能带来研究结果上的偏差。

**【应用举例】**

陈敏将分层护理与重症监护护理评分系统相结合,对重症监护病房患者采用这一方式进行护理,评价其效果并分析该种方式对护士的影响。将 2017 年 1 月至 9 月在南方医科大学第三附属医院重症监护病房的 80 位住院治疗患者作为对照组,2017 年 10 月至 2018 年 6 月的 80 例住院患者作为观察组,纳入研究的所有患者均由 20 名护理人员进行护理操作。观察组应用分层护理与重症监护护理评分系统相结合方式实施护理,对照组给予常规护理,比较两组患者不同护理时间的护理结果及护理质量,并采用职业倦怠量表对护理人员的职业倦怠感在方案实施前后进行比较。结果显示观察组在护理第 3 天和第 5 天,对照组的多项评分均明显低于观察组;同时对照组患者的健康教育、护理文书质量等方面各维度评分也明显高于观察组。最后得出结论为重症监护病房患者采用分层护理与重症监护护理评分系统相结合的护理方法能够有效改善护理人员职业倦怠感,提升护理质量,并对患者的行为、状态等多方面产生积极影响。

（童嘉乐）

# 第六节 Utrecht 工作投入量表

【概述】

工作投入这一概念最早由学者 Kahn 于 1990 年提出，Kahn 将其定义为组织成员控制自我以使自我与工作角色相结合。工作投入作为一种重要的积极特质，一直受到研究者和实践者的广泛青睐。后来，Maslach 等认为工作投入是工作倦怠的对立面，工作倦怠的三个维度即情绪衰竭、愤世嫉俗和职业自我效能感低落分别与工作投入的精力、卷入、效能感三个特征直接相对。但 Schaufeli 等不完全同意此观点，他们认为二者并非是简单的直接对立，而应该是既相对独立又是相互联系的两种心理状态，而使用同一测量工具，将难以考察工作投入与工作倦怠之间的关系。Schaufeli 等将工作投入定义为个体的一种持久、积极的情绪并且与工作相关的心理状态，表现为活力、奉献、专注三方面特征。为独立地测量工作投入，Schaufeli 和 Bakker 基于活力、奉献和专注的工作投入模型，编制了 Utrecht 工作投入量表（the Utrecht Work Engagement Scale，UWES）。该量表最初版本包括 24 条项目，后来对西班牙的员工和学生两类不同的样本进行咨询测量研究发现，其中的 7 个项目不稳定，便将这 7 个项目删除，只保留了 17 个项目，包括活力（6 个项目）、奉献（5 个项目）和专注（6 个项目）三个分量表。有研究表明，UWES 三个维度的内部一致性信度均大于 0.80，再测信度在 0.65~0.70。2006 年，Schaufeli、Bakker 和 Salanova 又对 UWES 进行缩减，得到 UWES-9 版本，即只有 9 道题的简版量表。研究表明，UWES-9 与 UWES-17 的心理测量学特征非常一致，但是简化的版本尚未被广泛推广使用。2005 年，我国学者张轶文、甘怡群以中学教师为研究对象，对 UWES 进行修订，删去两个鉴别度过低的项目，经验证修订后的中文版 UWES 信度、效度较高，各项指标均符合心理测量学要求，具有较好跨文化适应性，可以应用于国内相关研究。UWES 目前已经被翻译成多国语言，得到国际数据的验证，成为相关实证研究领域中应用最为广泛的工作投入测量工具。

【适用范围】

UWES 适用于测量企业、事业单位员工的工作投入。

【评分内容】

UWES-17 共 17 道题（见表 1-2-6），可以分别计算各自量表所包括题目的总分或平均分，每个分量表题目如下：①活力（共 6 道题），具体包括第 1、4、8、12、15、17 题；②奉献（共 5 道题），具体包括第 2、5、7、10、13 题；③专注（共 6 道题），具体包括第 3、6、9、11、14、16 题。

表 1-2-6　Utrecht 工作投入量表 –17（UWES–17）

| 评估项目 | 从来没有 | 几乎没有过 | 很少 | 有时 | 经常 | 十分频繁 | 总是 |
|---|---|---|---|---|---|---|---|
| | 0 | 1 | 2 | 3 | 4 | 5 | 6 |
| 1. 在工作中，我感觉自己迸发出能量 | | | | | | | |
| 2. 我觉得我所从事的工作目的明确且很有意义 | | | | | | | |
| 3. 当我工作时，时间总是过得飞快 | | | | | | | |
| 4. 工作时，我感觉自己强大并且充满活力 | | | | | | | |
| 5. 我对工作富有热情 | | | | | | | |
| 6. 当我工作时，我忘记了周围的一切事情 | | | | | | | |
| 7. 工作激发了我的灵感 | | | | | | | |
| 8. 早上一起床，我就想要去工作 | | | | | | | |
| 9. 当工作紧张的时候，我会感觉快乐 | | | | | | | |
| 10. 我为自己所从事的工作感觉自豪 | | | | | | | |
| 11. 我沉浸于我的工作之中 | | | | | | | |
| 12. 我可以一次连续工作很长时间 | | | | | | | |
| 13. 对我来说，我的工作是具有挑战性的 | | | | | | | |
| 14. 我在工作时会达到忘我的境界 | | | | | | | |
| 15. 工作时，即使感觉精神疲劳，我也能够很快地恢复 | | | | | | | |
| 16. 我感觉到自己离不开工作 | | | | | | | |
| 17. 在工作中，即使事情进展不顺利，我也总能锲而不舍 | | | | | | | |

UWES–9 共 9 道题（见表 1-2-7），可以分别计算各自量表所包括题目的总分或平均分，每个分量表题目如下：①活力（共 3 道题），具体包括第 1、2、5 题；②奉献（共 3 道题），具体包括第 3、4、7 题；③专注（共 3 道题），具体包括第 6、8、9 题。

表 1-2-7　Utrecht 工作投入量表 -9（UWES-9）

| 评估项目 | 从来没有 | 几乎没有过 | 很少 | 有时 | 经常 | 十分频繁 | 总是 |
|---|---|---|---|---|---|---|---|
| | 0 | 1 | 2 | 3 | 4 | 5 | 6 |
| 1. 在工作中，我感觉自己迸发出能量 | | | | | | | |
| 2. 工作时，我感觉自己强大并且充满活力 | | | | | | | |
| 3. 我对工作富有热情 | | | | | | | |
| 4. 工作激发了我的灵感 | | | | | | | |
| 5. 早上一起床，我就想要去工作 | | | | | | | |
| 6. 当工作紧张的时候，我会感觉快乐 | | | | | | | |
| 7. 我为自己所从事的工作感觉自豪 | | | | | | | |
| 8. 我沉浸于我的工作之中 | | | | | | | |
| 9. 我在工作时会达到忘我的境界 | | | | | | | |

【应用现状】

工作投入概念被广泛应用于管理心理学和人力资源领域，UWES 目前多用于测量员工的工作投入现状与影响因素分析。

【评价】

UWES 在欧洲国家之间存在较好的一致性，中文版的 UWES 也有很好的跨文化一致性，三因素的内部一致性也很好。工作投入的相关研究不但在构念上逐步深入，而且研究者已逐渐获得了对其作用机制和路径的认识，UWES 则是研究工作投入最常用的量表。

【应用举例】

迟红丽等为调查急诊护理人员工作投入的现状，并分析工作投入主要的影响因素，于 2019 年在《中华现代护理杂志》上发表了《急诊科护士工作投入现状及影响因素分析》一文。作者于 2017 年 6 月至 9 月，采用便利抽样法选取某市多家三级医院的急诊科护士进行研究，使用了自行设计的一般情况调查表、护理组织氛围量表及 UWES 对这 146 名护理人员进行调查。结果为该研究共计发放问卷 146 份，问卷有效回收率为 94.5%，138 名急诊科护士的 UWES 总分为（70.28±13.72）分。急诊科护理人员工作投入水平的影响因素包括学历、月收入、有无子女、夜班频次、身体状况及护理组织氛围。最后得出结论是急诊科护理人员工作投入尚处于中等水平，护理管理者应该高度重视这一情况，并积极采取个体化的干预策略来提高急诊科护理人员的工作投入水平。

（童嘉乐）

# 第三章　工作环境评估

## 第一节　护理工作环境指数量表

**【概述】**

20 世纪美国面临着严重的护理人员短缺的状况，但部分医院的护理工作却呈现出勃勃生机的状态。美国护理学会对磁性医院的护理管理者及护士进行访谈，研究在全国护士紧缺的情况下为什么这些医院能够留住优秀护士的原因。所谓"磁性"指医院能够像磁铁一样牢牢吸引与保留优秀人才。1989 年，Kramer 和 Hafner 基于这些特点和 25 年来有关工作满意度和工作价值衡量文献，编制了护理工作评价指标（Nursing Work Index,NWI）量表。在此量表的基础上，宾夕法尼亚大学 Lake 副教授于 2002 年运用实证研究法，编制出护理工作环境指数量表（Practice Environment Scale of the Nursing Work Index，PES-NWI），成为测量工作环境最常用的工具。

**【适用范围】**

护理工作环境指数量表适用于衡量工作满意度、提供优质护理的能力、对现有工作环境的感知和组织特征。

**【评分内容】**

护理工作环境指数量表共 5 个维度 31 个条目（见表 1-3-1），包括护士参与医院事务（9 个条目），优质护理的基础（10 个条目），护理管理者的能力、领导方式和对护士的支持（5 个条目），充足的人力、物力（4 个条目），医护间的合作（3 个条目）。评分采用 likert 四级计分法，完全不同意——1 分，不同意——2 分，同意——3 分，完全同意——4 分。每个分量表的得分是通过将每个分量表的项目得分相加并取其平均值得到的，分界值为 2.5 分。4 个及以上维度的平均分值大于 2.5 分，表示执业环境较好；2 个或 3 个维度的平均分值大于 2.5 分，表示执业环境为中等；1个或任何维度的平均分值大于2.5分，表示执业环境为不良，得分越高表明专业护理工作环境越好。

表1-3-1 护理工作环境指数量表

| 项目 | 完全不同意 | 不同意 | 同意 | 完全同意 |
|---|---|---|---|---|
| 1.科室有充足的支持设备让我有更多时间护理患者 | | | | |
| 2.科室的医生和护士工作关系融洽 | | | | |
| 3.科室的管理者支持护理人员工作 | | | | |
| 4.医院对护士有积极的员工发展或继续教育计划 | | | | |
| 5.我有职业发展或临床晋升的机会 | | | | |
| 6.护理人员有机会参与医院的管理决策 | | | | |
| 7.护士犯错时领导更注重对其进行指导改进，而非一味地批评 | | | | |
| 8.我有足够的时间和机会与科室其他护士讨论患者的护理问题 | | | | |
| 9.科室有足够的注册护士，可为患者提供高质量的护理 | | | | |
| 10.护士长是一位优秀的管理者和领导者 | | | | |
| 11.护理部主任平易近人 | | | | |
| 12.科室有充足的人员（医生、护士、护工等）完成工作任务 | | | | |
| 13.当我圆满完成工作时能获得鼓励和认可 | | | | |
| 14.医院管理部门期望各病区为患者提供高标准的护理服务 | | | | |
| 15.主管护理的领导与医院其他高层领导享有同样的权利和权威 | | | | |
| 16.科室的护士和医生具有良好的团队合作精神 | | | | |
| 17.我有进修学习的机会 | | | | |
| 18.有明确的护理理念贯穿于科室的护理工作中 | | | | |
| 19.我有机会与临床工作能力强的护士一同工作 | | | | |
| 20.护士长支持科室护士做出的决定，即使与医生的相冲突 | | | | |
| 21.管理部门会倾听和反馈护理人员的意见和建议 | | | | |
| 22.护士能参与医院内部（医疗质量委员会、患者安全委员会、患者病历委员会等）的管理 | | | | |
| 23.医院有完善的护理质量控制程序 | | | | |
| 24.科室的护士和医生经常密切配合协调工作 | | | | |
| 25.医院对新进护士有指导培训计划 | | | | |

续表

| 项目 | 完全不同意 | 不同意 | 同意 | 完全同意 |
|---|---|---|---|---|
| 26. 医院的护理工作具有自己独特鲜明的护理模式而不是遵循医疗模式 | | | | |
| 27. 护士有机会成为医院和护理委员会的一员 | | | | |
| 28. 护士长经常会与护士商讨日常的工作问题和程序 | | | | |
| 29. 我能及时书写患者的护理记录 | | | | |
| 30. 责任床的分配促进了护士对患者进行连续性的护理 | | | | |
| 31. 我在护理工作中经常使用护理诊断 | | | | |

【应用现状】

护理工作环境指数量表已在 2004 年被全国质量论坛（National Quality Forum）认可为护理实践环境的标准指标。2010 年联合委员会将其纳入医院的筛查指标，以潜在地发现加强护理实践和患者预后的机会。2006 年，护理工作环境指数量表被纳入国家护理质量指标数据库的护士调查指标中。

【评价】

护理工作环境指数量表具有信度高、效度高、项目简洁、可操作性强等特点，已成为使用最多的工具。

【应用举例】

葛翠霞等使用护理工作环境指数量表调查护理工作环境满意度在支持与离职倾向之间的关系，结果表明其起部分中介作用。刘闻捷等使用护理工作环境指数量表对四川省综合医院进行调查，结果表明护理工作环境的各维度与工作满意度呈正相关。其他研究结果显示良好的护理工作环境使患者发生跌倒的机会下降，保证给药安全。护士对实践的控制、自主性、合作性、连续性或护理的专业性的有效认识，可以减少尿路感染、肺炎、心搏骤停等医院内并发症的发生。赵珊等的调查结果表明临床工作中以初级职称的护师为主，缺乏高年资有经验护士的指导，社区医疗需求无法得到满足。刘秀娜等调查结果显示不足的护士数量、不合理的结构配置，造成社区护士工作量大、负担重。2012 年，Shang J 等运用护理工作环境指数量表进行调查，结果显示肿瘤科患者多为癌症患者，以为肿瘤科护士会疲溃；相反，肿瘤科护士在工作环境感知的得分上更高。2012 年，Liu K 等对广东省 1 104 名护士进行调查，结果表明对工作不满意的护士达到 54%，良好的工作环境能使护士工作满意度提高及护士职业倦怠感降低。

（叶磊）

## 第二节 护理执业环境感知量表

【概述】

护理工作评价指标（Nursing Work Index，NWI）量表问世后，不同年代的学者在该量表基础上研究与开发了一系列相关的量表，各个国家的学者又相继开发了该量表的其他语言版本，使得护士工作环境量表不断完善与发展。Aiken 等于 2000 年对护理工作评价指标量表进行了修正，并编制了护理工作指标修订量表（Nursing Work Index-Revised，NWI-R），用来测量护士的专业环境。2004 年美国哥伦比亚大学护理学院 Jeungok 等 5 位教授在护理工作指标修订量表的基础上编制出护理执业环境感知量表（Perceived Nursing Work Environment，PNWE）。采用护理执业环境感知量表对美国重症监护室的 2 324 名护士进行调查，得出该量表的心理测量学指标基本初步建立，但仍需在不同的科室中对该量表进行进一步运用与检验。

【适用范围】

护理执业环境感知量表适用于检测重症监护室执业环境状况，反映医院执业环境的特点，区分出磁性医院与非磁性医院的环境差异。

【评分内容】

护理执业环境感知量表包括专业实践、人力与物力、护理管理、专业发展及参与决策、医护协作、护理能力、合理排班共 7 个维度 42 个条目（见表 1-3-2）。每个条目有 4 个选项，从"完全不同意"到"完全同意"分别计 1 ~ 4 分，分数越高，说明执业环境越好。

表 1-3-2 护理执业环境感知量表

| 维度 | 项目 | 完全不同意 | 不同意 | 同意 | 完全同意 |
|------|------|------|------|------|------|
| 专业实践 | 1. 护理人员有较多的职业发展的机会 | | | | |
| | 2. 护理人员有参与政策制定的机会 | | | | |
| | 3. 护理人员有晋升的机会 | | | | |
| | 4. 护理人员能参与医院管理 | | | | |
| | 5. 护理人员在工作中的创新想法能得到支持 | | | | |
| | 6. 医院支持护理人员攻读护理学位 | | | | |
| | 7. 护理人员有机会在医院或护理学会任职 | | | | |
| | 8. 管理部门能倾听和回应护理人员所关心的事 | | | | |
| | 9. 医院能主动为护理人员提供在职进修 / 继续教育项目 | | | | |
| | 10. 医院能公开肯定护理人员在照顾患者时所做的贡献 | | | | |
| | 11. 医院有积极的护理质量保证措施 | | | | |
| | 12. 临床护理专家为护理人员提供护理患者方面的相关资讯 | | | | |
| | 13. 护理部主任与医院其他高层领导者有平等的权力 | | | | |

续表

| 维度 | 项目 | 完全不同意 | 不同意 | 同意 | 完全同意 |
|---|---|---|---|---|---|
| 人力与物力 | 1. 有足够的员工完成工作 | | | | |
| | 2. 有足够的护理人员来为患者提供高质量护理 | | | | |
| | 3. 有充分的支持保障系统使护理人员有时间来照顾患者 | | | | |
| | 4. 护理人员有充分的时间及机会与同事讨论患者护理方面的问题 | | | | |
| | 5. 工资令人满意 | | | | |
| 护理管理 | 1. 护士长是一位好的管理者及领导者 | | | | |
| | 2. 护理人员在做决策时能得到护理管理者的支持 | | | | |
| | 3. 护士长会与护理人员讨论日常工作计划 | | | | |
| | 4. 护士长是护理人员的支持者 | | | | |
| | 5. 工作表现好能够被认可和奖励 | | | | |
| 专业发展及参与决策 | 1. 护理工作中应用护理诊断 | | | | |
| | 2. 护理人员之间口头交接护理计划 | | | | |
| | 3. 及时更新患者的护理计划 | | | | |
| | 4. 使用以问题为导向的护理记录 | | | | |
| | 5. 每个护理单元有自己专科的工作制度和流程 | | | | |
| | 6. 以小组护理为护理模式 | | | | |
| 医护协作 | 1. 很多工作需要医生与护士合作来完成 | | | | |
| | 2. 护士与医生之间有良好的工作关系 | | | | |
| | 3. 护士与医生是一种平等协助的关系 | | | | |
| | 4. 医生提供规范的医疗工作，易于护士协作 | | | | |
| 护理能力 | 1. 科室有新护士带教制度 | | | | |
| | 2. 与经验丰富的资深护理人员一起工作 | | | | |
| | 3. 有标准化的护理工作制度和流程 | | | | |
| | 4. 有完善的新护士培训制度 | | | | |
| | 5. 每班次人员调配合理 | | | | |
| | 6. 排班是很公平的 | | | | |
| 合理排班 | 1. 有护理人员机动调配制度，以保持科室间人力平衡 | | | | |
| | 2. 护理人员能够参与排班 | | | | |
| | 3. 排班遵循弹性原则 | | | | |

【应用现状及评价】

陈雪蕾等开发了中文版的护理执业环境感知量表用来评价我国护士工作环境总体状况，具有良好的信度、效度。

【评价】

护理执业环境感知量表具有良好的心理测量学的特性，可以用于测量重症监护室护士对工作环境感知状况，但是是否适用于其他科室，还需要检验论证。

【应用举例】

Jeannie P 教授使用护理执业环境感知量表测量了美国磁性医院、非磁性医院和正在申请磁性医院的工作环境的不同特征。Cimiotti 则使用护理执业环境感知量表对这三类医院 2 000 多名护士进行了问卷调查，比较了三类医院护士工作环境的差异。结果显示，磁性医院的护士有更为积极的认知。余霞使用护理执业环境感知量表和医务工作者敬业度量表对某院肿瘤科 235 名护士进行调查，分析肿瘤科护士执业环境与工作投入的现状及两者的相关性。司海龙采用护理执业环境感知量表对湖北省某三级甲等医院急诊科护士情绪耗竭现状及影响因素进行调查，为制定有针对性的干预措施、降低急诊科护士情绪衰竭提供了参考。

（叶磊）

# 第三节　中国版护理执业环境感知量表

【概述】

对于医院管理者来说，如何吸引和留住人才是医院经营管理的重要环节之一。研究表明，磁性医院能够表现出较强的群体凝聚力，吸引和留住护士，降低护士的流失率，稳定护理队伍。多数关于磁性医院组织背景的研究大多是以护理工作指标修订量表作为一个定量指标。在该量表的基础上，学者们又相继编制了职业环境量表（PEI）、护理工作环境指数量表（PES-NWI）、护理执业环境感知量表（PNWE）等，用来区别磁性和非磁性医院。我国学者已经认识到，磁性医院的管理理念可以借鉴，由此建立符合我国国情的护理服务和护理环境的评价体系和标准。陈雪蕾等通过对护理执业环境感知量表进行汉化编译后形成中国版护理执业环境感知量表（Chinese version of Perceived Nursing Work Environment，C-PNWE）。

【适用范围】

中国版护理执业环境感知量表适用于评价我国护理执业环境状况。

【评分内容】

中国版护理执业环境感知量表包括专业发展与参与决策、人力和物力资源、护理管理、专业实践、医护协作、临床工作制度 6 个维度共 41 个条目（见表 1-3-3）。遵循护理执业环境感知量表的四分制法，得分越高，护理执业环境感知越好。

表 1-3-3　中国版护理执业环境感知量表

| 项目 | 完全<br>不同意 | 不<br>同意 | 同意 | 完全<br>同意 |
|---|---|---|---|---|
| 1. 护理人员有较多的职业发展的机会 | | | | |
| 2. 护理人员有参与政策制定的机会 | | | | |
| 3. 护理人员有晋升的机会 | | | | |
| 4. 护理人员能参与医院管理 | | | | |
| 5. 护理人员在工作中的创新想法能得到支持 | | | | |
| 6. 医院支持护理人员攻读护理学位 | | | | |
| 7. 护理人员有机会在医院或护理学会任职 | | | | |
| 8. 管理部门能倾听和回应护理人员所关心的事 | | | | |
| 9. 医院能主动为护理人员提供在职进修 / 继续教育项目 | | | | |
| 10. 医院能公开肯定护理人员在照顾患者时所做的贡献 | | | | |
| 11. 医院有积极的护理质量保证措施 | | | | |
| 12. 临床护理专家为护理人员提供护理患者方面的相关资讯 | | | | |
| 13. 护理部主任与医院其他高层领导者有平等的权力 | | | | |
| 14. 有足够的护理人员来为患者提供高质量护理 | | | | |
| 15. 有充分的支持保障系统使护理人员有时间来照顾患者 | | | | |
| 16. 护理人员有充分的时间及机会与同事讨论患者护理方面的问题 | | | | |
| 17. 工资令人满意 | | | | |
| 18. 护士长是一位好的管理者及领导者 | | | | |
| 19. 护理人员在做决策时能得到护理管理者的支持 | | | | |
| 20. 护士长会与护理人员讨论日常工作计划 | | | | |
| 21. 护士长是护理人员的支持者 | | | | |
| 22. 工作表现好能够被认可和奖励 | | | | |
| 23. 护理工作中应用护理诊断 | | | | |
| 24. 护理人员之间口头交接护理计划 | | | | |
| 25. 及时更新患者的护理计划 | | | | |
| 26. 使用以问题为导向的护理记录 | | | | |
| 27. 每个护理单元有自己专科的工作制度和流程 | | | | |
| 28. 以小组护理为护理模式 | | | | |
| 29. 很多工作需要医生与护士合作来完成 | | | | |
| 30. 护士与医生之间有良好的工作关系 | | | | |
| 31. 护士与医生是一种平等协助的关系 | | | | |

续表

| 项目 | 完全<br>不同意 | 不<br>同意 | 同意 | 完全<br>同意 |
|---|---|---|---|---|
| 32. 医生提供规范的医疗工作，易于护士协作 | | | | |
| 33. 科室有新护士带教制度 | | | | |
| 34. 与经验丰富的资深护理人员一起工作 | | | | |
| 35. 有标准化的护理工作制度和流程 | | | | |
| 36. 有完善的新护士培训制度 | | | | |
| 37. 有护理人员机动调配制度，以保持科室间人力平衡 | | | | |
| 38. 护理人员能够参与排班 | | | | |
| 39. 排班遵循弹性原则 | | | | |
| 40. 排班是很公平的 | | | | |
| 41. 每班次人员调配合理 | | | | |

【应用现状】

中国版护理执业环境感知量表经过严格的翻译和回译，文化调适，信度、效度检验等，验证其具有良好的信度与效度，符合心理测量学的特性，在评价与改善我国护士的工作环境方面具有一定应用价值，适用于从客观上评价我国的护士工作环境状况。仅从中国版护理执业环境感知量表汉化角度来讲，其研发过程严谨科学，逻辑清晰，论据充分。然而，从研究对象来讲，护理执业环境感知量表作者反复提到，该量表是以重症监护室的护士为对象进行编制的，是否适用于其他科室，能否反映医院整体的环境感知状况，则有待进一步检验和论证。因此，中国版护理执业环境感知量表也只能适用于重症监护科室，不能测量整个医院的工作环境感知状况。

【评价】

中国版护理执业环境感知量表进一步的完善，使之符合心理测量学特性，在评价和改善中国护士工作环境方面具有一定的应用价值，适用于客观评价中国护士的工作环境。目前国内关于工作环境测量的报道较少，且中国版护理执业环境感知量表在国内的实际应用还处于起步阶段。

（代敏）

## 第四节　护理工作环境量表（国内邵静版）

【概述】

护士是医疗保健体系的重要组成部分，直接关系着患者的生命安全。随着人口老龄化和慢性病患者数量的增加，全球对护理人才的需求也越来越大，护士短缺已经成为世界性问题。因此，有学者提出将改善护理工作环境作为减少护士流失、缓解护士短缺的有效策略，以期为改善护士工作环境，减少护士职业地位负面影响的研究和实践提供理论依据。

人与环境的和谐理论指出，如何使个人和环境相匹配，一要与组织文化和谐，二要与团队和谐，其中最重要的是与工作相匹配，即医院在招聘、选择、聘用时要考虑与组织文化相匹配的护士。当护士与其工作环境相合时，两者可以相互促进、共同进步。这样才能称为健康的护理工作环境。在这样的背景下，通过文献回顾、头脑风暴法及专家咨询法编制出护理工作环境量表。护理工作环境量表分为 9 个维度，即专业自主权、工作量、职业发展、医护关系、领导与管理、制度完善与创新、权利与保障、充足的人力和认可氛围。邵静等根据各维度操作的可行性来定义各维度的条目，在国内外相关的问卷的基础上，增加了符合我国文化特征的条目，最终编制了 7 个维度共 26 个条目的护理工作环境量表。

【适用范围】

护理工作环境量表适用于调查护士工作环境及其职业状况。

【评分内容】

护理工作环境量表包括医护关系、领导与管理、基本保障、职业发展、专业自主、认可氛围、充足的人力共 7 个维度 26 个条目（见表 1-3-4）。采用 Likert 六分法评分，非常不同意计 1 分、不同意计 2 分、有点不同意计 3 分、有点同意计 4 分、同意计 5 分、非常同意计 6 分。

表 1-3-4 护理工作环境量表

| 维度 | 条 目 | 非常不同意 | 不同意 | 有点不同意 | 有点同意 | 同意 | 非常同意 |
|---|---|---|---|---|---|---|---|
| 职业发展 | 1. 医院支持我进行在职教育 | | | | | | |
| | 2. 医院能为我提供所需的参考书籍和网络资源 | | | | | | |
| | 3. 医院能为我提供个性化的发展空间 | | | | | | |
| | 4. 医院能为我进行职业规划指导，鼓励我设定学习目标和职业规划 | | | | | | |
| | 5. 医院能为我提供完善的岗前培训和带教计划 | | | | | | |

续表

| 维度 | 条　目 | 非常<br>不同意 | 不<br>同意 | 有点<br>不同意 | 有点<br>同意 | 同意 | 非常<br>同意 |
|---|---|---|---|---|---|---|---|
| 领导<br>与<br>管理 | 1. 在决策上，领导会听取我的建议 | | | | | | |
| | 2. 出现差错时，领导鼓励我吸取教训而非谴责 | | | | | | |
| | 3. 领导善于倾听，并能对我所关心的问题给予<br>相应答复 | | | | | | |
| | 4. 领导会适时适当称赞我的想法 | | | | | | |
| 医护<br>关系 | 1. 医生尊重我的观察和判断 | | | | | | |
| | 2. 医生尊重我的专业性 | | | | | | |
| | 3. 医生认可我在患者康复中所做的贡献 | | | | | | |
| | 4. 我和医生之间的关系融洽 | | | | | | |
| 认可<br>氛围 | 1. 我在工作中受到患者及其家属的肯定 | | | | | | |
| | 2. 我在工作中受到其他医务人员的认可 | | | | | | |
| | 3. 我觉得自己的工作是有价值的 | | | | | | |
| 专业<br>自主 | 1. 我能独立决定患者的照护及工作上的问题 | | | | | | |
| | 2. 我有权对自己负责的患者提出个性化的<br>护理措施 | | | | | | |
| | 3. 我有机会参与质量改进项目 | | | | | | |
| | 4. 遇到问题时，我首先依靠自己的能力来解决 | | | | | | |
| 基本<br>保障 | 1. 我对所获得的福利感觉满意 | | | | | | |
| | 2. 我对所获得的休假时间感觉满意 | | | | | | |
| | 3. 我对所获得的薪资报酬感觉满意 | | | | | | |
| 充足<br>的<br>人力 | 1. 我有足够的时间与患者沟通交流 | | | | | | |
| | 2. 我有足够的时间和机会与其他护士讨论患者<br>的护理问题 | | | | | | |
| | 3. 科室的护理人力资源配置能满足临床的需求 | | | | | | |

**【应用现状】**

通过对护理工作环境情况的调查，了解护士工作环境的现状，探讨其与护士工作满意度、职业倦怠与离职意愿等的相关性，采取相应措施以改善护士职业状况，为护理管理提供参考依据。

**【评价】**

邵静等在明确护理工作环境要素框架，基于人与环境和谐理论，并结合我国社会文化特点的基础上，编制了护理工作环境量表。该量表能为优化护理工作环境提供依据，从而提高护士的工作满意度和留任率，缓解护士短缺的问题。

【应用举例】

以邵静的护理工作环境量表为框架，同时参照《社区护理学》中社区卫生服务工作模式和内容，涂妹婷等编制了社区卫生服务机构护理工作环境量表，并对其信度和效度进行了检验。张怡妮等采用护理工作环境量表调查护士工作环境及其职业状况，探讨护理工作环境对护士职业倦怠、工作满意度和离职意愿的影响。同年，邵静运用该量表调查精神专科医院护理工作环境及护士工作满意度现状，并分析了二者的相关性。

（代敏）

# 第五节　护理工作环境量表（中文版）

【概述】

1992 年，Zelauskas 将护理工作环境定义为在护士提供护理服务时，护士有自主性、责任感和对工作控制的环境。有相关的研究证实，专业的护理工作环境一方面能提高工作满意度，降低工作带来的疲倦感，提高临床护理质量，从而减少护士的离职率；另一方面专业的护理工作环境与病死率的降低有密切关系。在护理临床中，专业的护理工作环境具有以下特点：较高的自主性、充足的护理人员、对实践的控制性强、职业关系良好等。Lake 编制的护理工作环境量表（Practice Environment Scale，PES）具有较高的信度、效度，简明的条目和较强的可操作性，已成为应用最广泛的工具。2010 年，我国谢小鸽引进护理工作环境量表，在原表的基础上编制了符合我国国情的护理工作环境量表（中文版）。根据专家意见，将原文中"护理管理者"改为"护士长"，"护理首席执行官"改为"护理部主任"。其中，中文版护理工作环境量表和原版护理工作环境量表在充足的人力和物力维度方面完全一致；在高质量护理服务的基础维度、护士长的能力及领导方式、医护合作维度方面基本一致；在护士参与医院事务维度方面呈现不同程度的差异，如原本属于护士长的能力及领导方式维度的条目"科室的管理者支持护理人员的工作"进入医护合作维度，可能的原因是由于国内科室的主要负责人是科主任；本属于护士参与医院事务维度的条目"护士长经常会与护士商讨日常的工作问题和程序"进入护士长的能力及领导方式维度，可能与护理传统管理理念"专制式管理"有关；本属于高质量护理服务的基础维度的条目"我有机会与临床工作能力强的护士一同工作"进入护士长的能力及领导方式维度，这可能与护士长负责排班有关；本属于高质量护理服务的基础维度的条目"医院对护士有积极的员工发展或继续教育计划"进入护士参与医院事务，可能与中外文化差异有关。

**【适用范围】**

护理工作环境量表（中文版）适用于护士所在医院护理工作环境的评测。

**【评分内容】**

护理工作环境量表（中文版）是一个自我评定量表（见表1-3-5），共5个维度28个条目，包括护士参与医院事务、高质量护理服务、护理管理者的能力及领导方式维度、充足的人力和物力维度、医护合作维度。每个条目有4个选项，"完全不同意"计1分，"不同意"计2分，"同意"计3分，"完全同意"计4分。总分范围为31~124分，得分越高，表示护理工作环境越好。

表1-3-5 护理工作环境量表（中文版）

| 维度 | 条目 | 完全不同意 | 不同意 | 同意 | 完全同意 |
|---|---|---|---|---|---|
| 护士参与医院事务 | 1. 我有职业发展或临床晋升的机会 | | | | |
| | 2. 护理部主任主任平易近人 | | | | |
| | 3. 我有进修学习的机会 | | | | |
| | 4. 管理部门会倾听和反馈护理人员的意见和建议 | | | | |
| | 5. 护理人员有机会参与医院的管理决策 | | | | |
| | 6. 护士能参与医院内部的管理 | | | | |
| | 7. 护士有机会成为医院和护理委员会的一员 | | | | |
| | 8. 医院对护士有积极的员工发展或继续教育计划 | | | | |
| 高质量服务的基础 | 1. 医院管理部门期望各病区为患者提供高标准的护理服务 | | | | |
| | 2. 医院有完善的护理质量控制程序 | | | | |
| | 3. 医院对新进护士有指导培训计划 | | | | |
| | 4. 医院的护理工作具有自己独特鲜明的护理模式 | | | | |
| | 5. 我能及时书写患者的护理记录 | | | | |
| | 6. 责任床的分配促进了护士对患者进行连续性的护理 | | | | |
| | 7. 我在护理工作中经常使用护理诊断 | | | | |
| 能力及领导方式 | 1. 护士长是一位优秀的管理者和领导者 | | | | |
| | 2. 当我圆满完成工作时能获得鼓励和认可 | | | | |
| | 3. 护士长支持科室护士做出的决定，即使与医生的相冲突 | | | | |
| | 4. 护士长经常会与护士商讨日常的工作问题和程序 | | | | |
| | 5. 我有机会与临床工作能力强的护士一同工作 | | | | |

续表

| 维度 | 条目 | 完全不同意 | 不同意 | 同意 | 完全同意 |
|---|---|---|---|---|---|
| 充足的人力和物力 | 1. 科室有充足的支持设备让我有更多的时间护理患者 | | | | |
| | 2. 我有足够的时间和机会与科室的其他护士讨论患者的护理问题 | | | | |
| | 3. 科室有足够的注册护士可为患者提供高质量的护理 | | | | |
| | 4. 科室有充足的人员完成工作任务，如医生、护士、护理员等 | | | | |
| 医护合作 | 1. 科室的医生和护士工作关系融洽 | | | | |
| | 2. 科室的护士和医生具有良好的团队合作精神 | | | | |
| | 3. 科室的护士和医生经常密切配合协同工作 | | | | |
| | 4. 科室的管理者支持护理人员的工作 | | | | |

【应用现状】

目前，护理工作环境量表被美国医疗质量机构包括国家质联合委员会推荐用于评估执业环境最多的评估工具。护理工作环境量表（中文版）更加注重测量环境变量对患者和护士结果的影响，从侧面反映护理人员存在的不足之处，让护理管理者间接了解护理人员的离职或留任趋势，为提高留任率提供相关依据。

【评价】

护理工作环境量表（中文版）具有较好的信度和效度，各指标均符合心理测量量表的要求。不过仍然需要根据我国国情和文化特色，进一步地适当增减相关项目，从而更准确地评价我国护理工作环境。

【应用举例】

陈竞萌等利用护理工作环境量表（中文版）对全国随机抽取的 81 所医院 969 名护士进行调查，以比较护士对不同病区护理执业环境的评价有无差别，结果表明存在差异。王璐采用护理工作环境量表（中文版）对天津市 4 所三级甲等医院的手术室护士进行问卷调查，调查手术室护理工作环境现况及其对护士工作满意度的影响。徐艳等采用护理工作环境量表（中文版）、自我效能量表和护士工作满意度评定量表，对 856 名临床护士进行调查，研究在临床护士工作环境与工作满意度之间自我效能的中介作用，为临床护士的管理提供有效依据。范惠等采用一般资料调查表、护理工作环境量表（中文版）、护士安全行为问卷对咸阳市 7 所综合医院 816 名护士进行调查，了解医院护理工作环境及护士安全行为现状，探讨护理工作环境与护士安全行为的关系，旨在为提高患者安全提供参考。

（代敏）

# 第六节　健康工作环境评价量表

## 【概述】

重症监护室作为一个高要求、高强度、高压力的特殊科室，在收治对象、护理人员的工作模式、护理人力的配比、病房环境布置方面具有特殊性，重症监护室护士工作压力大、对工作满意度不高。大量研究表明，不健康的工作环境一方面导致增加护士疲倦感、降低工作满意度、增加护士的离职率，另一方面与患者的高死亡率和不良事件发生率有密切关系。因此，创建健康的工作环境显得尤为重要。美国重症护理学会对重症监护室护理工作环境进现状调查和评价，在此基础上提出了重症监护室健康工作环境的六项核心指标，发布了重症监护室健康工作环境评价工具——《重症监护室健康工作环境标准》，并得到广泛应用。健康工作环境评价量表由美国重症护理学会根据其创建的《重症监护室健康工作环境标准》为框架而编制成。我国缺乏重症监护室护理健康工作环境评价的有效工具，因此丁茱萸于 2019 年将健康工作环境评价量表进行汉化，并进行了信度和效度检验。

## 【适用范围】

健康工作环境评价量表适用于重症监护室健康工作环境的测评。

## 【评分内容】

健康工作环境评价量表包括 6 个维度：专业的沟通、真正的合作、有效的决策制定、合适的人员配置、价值的认可、真诚的领导力，共 18 个条目，每个维度有 3 个条目（见表 1-3-6）。采用 Likert 五级计分法，即非常不同意、不同意、中立、同意、非常同意分别计 1~5 分。总分小于 54 分为需要改进、54~72 分为良好、大于 72 分为优秀，如其中某个维度的总分小于 9 分，则可针对该维度的相关内容进行改进。

表 1-3-6 健康工作环境评估量表

| 维度 | 项目 | 非常不同意 | 不同意 | 中立 | 同意 | 非常同意 |
|---|---|---|---|---|---|---|
| 专业的沟通 | 1. 行政管理者、护士长、医生、护士及其他员工会保持频繁的沟通，防止做出的决定让对方惊讶或猝不及防 | | | | | |
| | 2. 行政管理者、护士长、医生、护士及其他员工会确保他们的行为符合他们的话语即言行一致 | | | | | |
| | 3. 行政管理者、护士长、医生、护士及其他员工对待不尊重和虐待行为"零容忍"。如果他们看到或听到某人有不尊重的行为，无论这个人是什么角色或职位，都要追究其责任 | | | | | |
| 真正的合作 | 1. 护士及其他员工感觉自己能影响其周围的政策、程序和官僚制度 | | | | | |
| | 2. 行政管理者、护士长、医生、护士及其他员工谈话时，不适单向沟通或指令传达，而是征询意见形成决策 | | | | | |
| | 3. 行政管理者、护士长、医生、护士及其他员工适当程度地参与重要决策的制定 | | | | | |
| 有效的决策制定 | 1. 在制定重要决策时，行政管理者、护士长、医生、护士及其他员工会认真考虑患者及家属的观点 | | | | | |
| | 2. 正确的部门、专业及团队共同参与重要决策 | | | | | |
| | 3. 行政管理者、护士长、医生、护士及其他员工一致地运用数据资料和符合逻辑的决策制定过程，来确保做出的决策是最高质量的 | | | | | |
| 合适的人员配置 | 1. 行政管理者、护士长、医生、护士及其他员工确保有足够的员工来保证患者的安全 | | | | | |
| | 2. 行政管理者及护士长会确保护士及其他人员的正确配比以达到最优结果 | | | | | |
| | 3. 在一定程度上提供支持性服务允许护士及其他员工花时间在患者和家属的首要护理问题及需求上 | | | | | |
| 价值的认可 | 1. 正式的奖励和认可系统会让护士和其他员工感觉被重视 | | | | | |
| | 2. 有激励个人成长、发展和进步的机会 | | | | | |
| | 3. 行政管理者、护士长、医生、护士及其他员工在出色完成工作后会说出来让大家知道 | | | | | |
| 真诚的领导力 | 1. 大多数护士及其他员工与他们的护理领导者（护士长、护理部主任、高级实践护士等）拥有一种积极的关系 | | | | | |
| | 2. 护理领导者（护士长、护理部主任、高级实践护士等）呈现出对护理方面需求和动态的理解，并利用这些知识营造一个健康的工作环境 | | | | | |
| | 3. 给予护理领导者途径和权利，以便在制定关键决策中发挥作用 | | | | | |

**【应用现状】**

现阶段，国内多采用健康工作环境评价量表对我国重症监护室的工作环境进行调查评价。

**【评价】**

经过十几年的临床实践，相当多的研究表明《重症监护室健康工作环境标准》为组织机构建立健康的工作环境提供了一个循证的框架。经过严格的检验，表明健康工作环境评价量表的信度和效度高，适合于重症监护室健康工作环境的评价。

**【应用举例】**

Huddleston 等的研究表明，健康工作环境评价量表在一定程度上能对重症室工作环境进行评价，也能评价重症监护室护士对危重症工作环境的认知情况。

（代敏）

# 第七节　工作场所暴力频度测量量表监护

**【概述】**

医院工作场所暴力是指在工作场所中医务人员所受到的危及自身的安全、幸福感、健康的明显的或者潜在的行为，如虐待、威胁或人身攻击。近来年，世界各国的医疗卫生系统都普遍存在工作场所暴力事件，医院工作场所，由中国医院协会发布的《医院场所暴力伤医情况调查报告》显示，我国医院暴力事件发生率逐年上涨。因此，一线工作的医务人员的处境，在医院暴力冲突下显得极其危险。随着护理专业化的深入发展，人们越来越关注"患者安全"部分，却忽视了医务人员的安全。医院工作场所暴力的主要来源是患者及其家属。在受伤人群中护士所占比例最高。国际护理协会认为遭受医院工作场所暴力的护士身心方面会受到严重影响，工作积极性会降低，从而降低护理质量，甚至影响整个医疗服务体系。经历过医院工作场所暴力的护士会产生工作倦怠等一系列不良后果，导致护士严重流失，最终影响患者的健康。

工作场所暴力频度测量量表（Workplace Violence Frequency Measurement Scale）由 Schat 等人编制，并由国内学者王培席翻译和修订。王培席根据压力模型、专业知识和逻辑方法，建立了工作场所暴力的理论模型。他认为，工作场所暴力与害怕暴力之间呈正相关，在对工作满意度影响方面，工作场所暴力和应对方式的影响更大。

**【适用范围】**

工作场所暴力频度测量量表适用于评价研究对象在过去 1 年内在工作场所遭受暴力的情况。

**【评分内容】**

工作场所暴力频度测量量表包括躯体攻击、情感虐待、威胁恐吓、言语性骚扰和躯体性骚扰五个条目（见表 1-3-7）。采用 Likert 四级评分法，按遭受暴力的次数由少到多设立 4 个选项，0 分——没有遭受过暴力，1 分——遭受过 1 次，2 分——遭受过 2~3 次，3 分——遭受过 4 次及以上。量表总分为各条目分数的总和，分数越高，说明遭受工作场所暴力频度越高。量表的频度分级：零频度（0 分）、低频度（1 ~ 5 分）、中频度（6 ~ 10 分）、高频度（11 ~ 15 分）。

表 1-3-7 工作场所暴力频度测定量表

| 项　目 | 没有遭受过暴力 | 遭受过 1 次 | 遭受过 2~3 次 | 遭受过 4 次及以上 |
|---|---|---|---|---|
| 1.遭受躯体攻击情况（如吐唾沫、咬、打等攻击性行为） | | | | |
| 2.情感虐待情况（如辱骂、羞辱、吵闹等行为） | | | | |
| 3.遭受威胁恐吓情况（如口头、书面、肢体、手持武器等威胁行为） | | | | |
| 4.遭受言语的性骚扰情况（如反复谈论不想提及的性隐私或性行为） | | | | |
| 5.遭躯体的性骚扰情况（如不愿接受的抚摩，爱抚及其他形式的性行为） | | | | |

**【应用现状】**

近年来，我国也逐渐开始重视工作场所暴力的研究，但对工作场所暴力研究的内容和方法还需进一步完善。现阶段，大多数以患者和环境为对象进行对工作场所暴力及其危险因素的研究，缺乏对医务人员自身沟通方面的研究。部分研究显示，工作场所暴力的发生在一定程度上与沟通能力有关，但缺乏相关的数据支撑，更缺乏对暴力发生与沟通之间关系的研究。在已发表的文献中，工作场所暴力的定义、暴力类型、数据收集方法都存在差异。因此，建立统一定义和标准的工作场所暴力问卷是很有必要的。查询国内相关文献，结果显示国内学者多是针对暴力的来源、暴力的特点和暴力的后果进行研究，而缺乏对护士自身情绪管理和沟通能力方面的研究。因此，工作场所暴力的重要发展方向可以从护士自身因素上进行探讨。

**【评价】**

工作场所暴力频度测量量表对于测量工作场所暴力发生的频率，定量分析工作场所暴力与其他研究变量之间的关系具有重要意义。然而，国内外还没有一个广泛使用的具有良好信度和效度的工作场所暴力量表。究其原因，在于不同的文化背景导致了对工作场所暴力的不同理解（如内涵、分类等）。例如，工作场所暴力频度测量量表存在不足之处是总分由各种暴力行为得分相加而得，没有考虑不同类型暴力行为严重程度的差异。同时，该量表是否适用于中国所有职业群体，还有待进一步研究。

**【应用举例】**

邹珂使用工作场所暴力频度测量量表了解工作场所暴力、护士职业认同感对工作投入的影响，为临床护理管理工作提供依据。庄鹞采用护士工作压力源量表、工作场所暴力频度测定量表、心理弹性量表和留职意愿量表对上海市三甲医院的护士进行调查，了解上海市三甲医院住院部临床护士留职意愿的现况、探究影响护士留职意愿的因素，为优化护理人力资源管理提供依据。李惠艳采用该量表对肿瘤医院护士工作场所暴力、共情疲劳进行调查，并分析影响肿瘤医院护士共情疲劳的因素，为预防护士职业倦怠和离职提供参考。

（代敏）

# 第八节　患者攻击和暴力行为管理态度量表

**【概述】**

随着我国医疗卫生体制改革的不断深入，在医疗服务、预防疾病、促进健康、维护健康等方面取得了巨大成就。但是，在体制改革的过程中，也存在着许多矛盾和冲突。医患冲突和暴力医疗是当前最严重、最亟待解决的问题。国内对医院暴力的研究大多是基于研究者自己设计的问卷。2003 年，陈祖辉教授编制了医院工作场所暴力调查问卷，目的是调查医院工作场所暴力。然而，医院工作场所暴力调查问卷并没有清楚地解释护士应该如何应对暴力行为，因此不能仅仅依靠问卷调查的结果对护士进行有针对性的培训和教育。同年，英国 Joy Duxbury 博士编制的攻击及暴力管理态度量表（the Management of Aggression and Violence Attitude Scale，MAVAS）用于测量精神科医护人员对精神病患者攻击性和暴力行为原因及处理的态度。这也是唯一能衡量护士对医院暴力管理方法态度的量表。

柯芳等人将攻击及暴力管理态度量表引入并进行汉化，并将其应用于急诊科护士中，并进行信度和效度的评价，以检验国内急诊科护士对患者攻击和暴力管理的理解。攻击及暴力管理态度量表中文版在语义、语言习惯等方面与原表最大限度保持一致。

【适用范围】

攻击及暴力管理态度量表适用于医务人员对工作场所患者产生攻击和暴力行为原因的看法、医务人员对管理者采取相关管理措施的看法、医务人员对患者攻击和暴力行为的原因及其管理的认识。

【评分内容】

攻击及暴力管理态度量表包括 4 个维度共 27 个条目：患者个体因素（5 个条目）、环境相关因素（3 个条目）、人际互动因素（4 个条目）和管理措施（15 个条目）。采用 Likert 五级评分法，从"非常同意"到"非常不同意"分别赋值 1~5 分。

表 1-3-8　攻击和暴力管理态度量表

| 项目 | 非常不同意 | 不同意 | 一般 | 同意 | 非常同意 |
|---|---|---|---|---|---|
| 1. 出于对患者自身安全的考虑，暴力的患者常被约束 | | | | | |
| 2. 药物是一个治疗攻击和暴力行为的有效方法 | | | | | |
| 3. 身体约束有时使用过多 | | | | | |
| 4. 攻击性的表达并不总是需要医护人员的干预 | | | | | |
| 5. 应当更多地使用药物的方法帮助具有攻击性和暴力的患者 | | | | | |
| 6. 在管理攻击和暴力行为的时候，可以更有效地使用谈判 | | | | | |
| 7. 除了控制和镇静外，还可以更多地使用替代方法来管理患者暴力 | | | | | |
| 8. 控制事态升级的做法可以成功地预防暴力发生 | | | | | |
| 9. 患者的攻击行为可以在病房得到更有效的处理 | | | | | |
| 10. 医生开的药物有时会导致患者的攻击和暴力行为 | | | | | |
| 11. 可用不同的方法在病房管理患者的攻击和暴力行为 | | | | | |
| 12. 独自一人的时候，攻击性的患者会自动平静下来 | | | | | |
| 13. 患者具有攻击性是因为他们生病了 | | | | | |
| 14. 对医护人员具有攻击性的患者应当尽力控制他们的病情 | | | | | |
| 15. 患者出现攻击通常是因为医务人员不听他们说话 | | | | | |
| 16. 患者变得暴力或具有攻击性是难以预防的 | | | | | |
| 17. 有一些患者可能会经常对医务人员有攻击性 | | | | | |
| 18. 改善医务人员和患者之间一对一的关系可以降低患者攻击和暴力的发生率 | | | | | |
| 19. 其他人导致患者出现攻击或暴力行为 | | | | | |
| 20. 医患间的不良沟通导致了患者的攻击行为 | | | | | |
| 21. 在很大程度上，某些情境容易导致患者出现攻击行为 | | | | | |
| 22. 限制性的护理环境容易导致患者的攻击和暴力行为 | | | | | |
| 23. 要是物理环境不同，患者的攻击性可能会降低 | | | | | |
| 24. 患者因其所处的环境而出现攻击性 | | | | | |

**【应用现状】**

攻击及暴力管理态度量表因具有良好的信度、效度，已经被普遍用于世界各国的精神科或急诊科。

**【评价】**

我国医疗卫生行业对工作场所暴力的研究有赖于攻击及暴力管理态度量表中文版的引入使用，以往的研究大多集中在工作场所攻击性暴力的发生及其对医务人员身心健康的影响。然而，定量研究很少用于分析患者攻击性、暴力行为的成因及管理，为组织决策提供参考。

验证结果表明，中文版攻击及暴力管理态度量表同样具有良好的信度和效度，符合心理学特性，适用于评估我国急诊科或精神科医护人员对患者攻击性暴力行为管理的看法。

**【应用举例】**

柯芳等用攻击及暴力管理态度量表测试研究对象对患者攻击和暴力管理的认识。祝春亚采用攻击性暴力管理态度量表和护士工作疏离感量表，调查急诊护士工作疏离状况，分析其对医院暴力管理态度的影响。

（代敏）

# 第九节　医院磁性要素量表第二版

**【概述】**

磁性医院是指在护士极其缺乏的现况下，医院仍能像磁铁一样牢牢吸引护士，从而提供高质量的临床护理服务。研究发现，美国磁性医院与非磁性医院相比，前者护士的满意度更高、临床护理质量更好、辞职率更低、工作压力更小。因此，磁性医院才能最大限度地留住护士，减少护士人员流失，从而减少护士缺口，这证实了为护士提供健康工作环境的重要性。与国外相比，我国对护理执业环境的研究起步较晚。同时，由于护理执业环境评价内容的复杂性和多样性，有必要定期对护理执业环境进行评价，并对评价结果进行分析，以创造一个健康的执业环境，从而使护士的工作满意度提升，降低护士的流失率，进一步提高护理质量。2004年，国外学者Kramer等在结构—过程—结果模型的基础上编制了医院磁性要素（the Essentials of Magnetism，EOM）量表，以协助医院建造磁性医院的护理工作环境，评估工作环境的磁性水平。最终目的是为了维护护理人才梯队的稳定，最终提高护理服务质量。医院磁性要素量表关注工作环境特点，被学者翻译成多国语言，在不同医学背景下进行护理工作环境的研究。目前，虽然我国已广泛开展磁性医院的建设，但是磁性水平工具的缺乏导致我国临床护士工作环境的改善止步不前。因此，为了有根据地对我国磁性医院进行评价，潘月帅等学者对医院磁性要素量表进行汉化，并进行信度和效度分析。2008年修订的医院磁性要素量表第二版（EOM-Ⅱ）被公认为适用于护士工作环境健康状况的量表。2019年，中国学者潘月帅等人对EOM-Ⅱ进行了规范翻译、回译和专家验证，形成了EOM-Ⅱ（中文版）。

【适用范围】

EOM-Ⅱ（中文版）适用于调查护士在整个护理工作过程中对健康工作环境的评价。

【评分内容】

原EOM-Ⅱ包含文化价值、护理管理者的支持、可控的护理实践、临床自主性、充足的人员、医护关系、护理人员临床能力、教育支持8个维度共58个条目。EOM-Ⅱ（中文版）包含7个维度共计45个条目（见表1-3-9）护理，包括管理者的支持（13个条目）、文化价值观（10个条目）、护理工作的自主性（7个条目）、医护关系（4个条目）、护理实践的管理（4个条目）、教育支持（4个条目）、护理人力资源的合理配置（3个条目）。采用Likert四级评分法，从"完全不同意"到"非常同意"分别占分值1~4分，其中医护关系维度为反向计分，分值越高表示工作环境越健康，医院磁性水平越高。

【应用现状】

EOM-Ⅱ（中文版）不同于其他执业环境评估工具，该量表以医疗卫生系统评价的三个必要组成部分为基础，即结构、过程和结果，因此它为管理者判断医院是否具备申请磁性医院认证的资格和资格提供了依据。近年来，EOM-Ⅱ（中文版）也越来越引起相关学者的关注，已在不同的医疗机构应用，对护理执业环境进行测量和评价。但目前我国相关文献中，研究对象仅仅只有重症监护室护士，也只对重症监护室护士的健康工作环境进行了现状调查，缺乏其他科护士健康工作环境的研究，也缺乏健康工作环境的其他调查。

【评价】

EOM-Ⅱ（中文版）不但重视了医院的结构特征，也测量护理工作的整个过程，而且完善了很多条目共性理解和定义。可采取EOM-Ⅱ（中文版）对我国医院的磁性水平进行评估，并提供磁性医院的建设依据。

表 1-3-9　医院磁性要素量表第二版（中文版）

| 维度 | 条目 | 完全不同意 | 不同意 | 同意 | 完全同意 |
|---|---|---|---|---|---|
| 护理管理者的支持 | 1. 护士长根据工作量调配护理人员，排班灵活机动，以保持科室的工作量均衡 | | | | |
| | 2. 科室重视护理人员的分层使用 | | | | |
| | 3. 护士长激励护士团结，注重团队建设 | | | | |
| | 4. 在其他科室和行政部门人员面前，护士长代表科室和护士的地位和利益，他（她）能保证我们的利益不受损 | | | | |
| | 5. 护士长能通过有技巧、公正和诚实的方式来解决医生、护士和（或）其他部门之间的冲突 | | | | |
| | 6. 护士长能满足我们工作所需的医疗资源，比如仪器或物资支持 | | | | |
| | 7. 护士长支持和鼓励不同学科的人员（如医生、护士及其他学科相关人员）共同实施医疗计划和实践 | | | | |
| | 8. 护士长排班合理灵活，能保证我们有足够且有资质的护士来完成护理工作 | | | | |
| | 9. 护士长通过具体的正反面实例为护士提供反馈意见 | | | | |
| | 10. 护士长灌输照顾患者的价值观，并以身作则，说到做到 | | | | |
| | 11. 护士长寻求最佳的循证实践，以促进做出合理决策 | | | | |
| | 12. 护士长平易近人且能倾听护士倾诉，护士可以安全、无所顾虑地与其交谈 | | | | |
| | 13. 护士长与护士共同定制个人职业规划 | | | | |
| 文化价值观 | 1. 以患者为中心，患者利益高于一切 | | | | |
| | 2. 经济效益固然重要，但患者的护理质量总排第一位 | | | | |
| | 3. 医院愿意尝试新事物、鼓励创新 | | | | |
| | 4. 随着医疗体系的不断变化，行政部门期望科室不断转变，确保医疗水平处于领先 | | | | |
| | 5. 所有医护人员（包括注册护士、技术人员、护工等）的贡献都是重要和有价值的 | | | | |
| | 6. 护护之间、医护之间及护士与其他人员之间团结努力，共同工作 | | | | |
| | 7. 护士对护理工作充满热情，不畏惧承担风险 | | | | |
| | 8. 医院范围内大家都期望有良好的工作表现和结果 | | | | |
| | 9. 医院管理者有意识并尽力地向医生、护士、医技人员、护工等人员传播医院的文化价值观 | | | | |
| | 10. 科室以价值观为导向且这种价值观是广为人知的 | | | | |

续表

| 维度 | 条目 | 完全不同意 | 不同意 | 同意 | 完全同意 |
|---|---|---|---|---|---|
| 护理工作的自主性 | 1. 工作中，我能自主执行护理实践 | | | | |
| | 2. 在护理专业领域内，我可以针对患者病情自主做出决策 | | | | |
| | 3. 在与其他交叉学科的领域里，我会与其他学科人员共同做出决策 | | | | |
| | 4. 循证护理实践为我提供了知识基础，从而帮助我做出合理的临床决策 | | | | |
| | 5. 在实施诊疗决策之前，我必须得到权威部门的批准和同意 | | | | |
| | 6. 工作中，我会以积极的方式为自己的自主护理实践负责 | | | | |
| | 7. 在科室内，护士拥有胜任临床工作的能力 | | | | |
| 医护关系 | 1. 医护关系如师生般，医生愿意给护士解释问题，并教授护士相关知识 | | | | |
| | 2. 医护关系如师生般，高年资护士会给予年轻医生工作上的指导与帮助 | | | | |
| | 3. 医护间是愉快的合作关系，两者相辅相成，更好地服务患者 | | | | |
| | 4. 医护间平等，相互信任、尊重 | | | | |
| 护理实践的管理 | 1. 医生、管理者和其他专业人员认可护士对临床护理实践的管理 | | | | |
| | 2. 在医院里，护士可以发表意见并参与和护理相关的人事决策，如工作调动、排班和优质护理服务改革 | | | | |
| | 3. 护士能列举出由共同决策而获得的成果 | | | | |
| | 4. 护士的胜任能力受到医院的认可和嘉奖 | | | | |
| 教育支持 | 1. 科室为护士参加继续教育、学术交流、进修学习等项目提供经济和时间支持 | | | | |
| | 2. 护士长鼓励护士参加继续教育、业务学习和继续攻读学位等教育项目，并为护士创造机会 | | | | |
| | 3. 科室以多种形式（如晋升、增加绩效或认可能力等）支持护士参加继续教育、学术交流、进修学习等教育项目 | | | | |
| | 4. 其他专业人员（如医生、医技人员等）支持护士参加继续教育、学术交流、学历提升等项目，以拓宽知识和提高能力 | | | | |
| 护理人力资源的合理配置 | 1. 科室的护理人力资源配置能满足临床需求 | | | | |
| | 2. 在现有护士配备的水平上，依靠团队合作和小组凝聚力，我们能提供有质量的护理服务 | | | | |
| | 3. 医院会根据科室的特点配备护士数量 | | | | |

【应用举例】

张禹念等人采用EOM-Ⅱ（中文版）对广东省三级甲等综合医院急诊科护士卫生工作环境现状进行调查，结果显示急诊科护士在健康工作环境的8个维度中，只有一个维度低于国外磁性医院，其他维度得分及总分均高于国外磁性、非磁性医院及国内其他医院的重症监护室。成磊等使用EOM-Ⅱ（中文版）对重症监护室护士对健康工作环境评价的现状进行调查，结果显示重症监护室护士对健康工作环境评价较高，但是在对工作的总体满意度和护理质量评价明显低于国外常模。护理管理者应加大对中间层重症监护室护士的支持力度，关注健康工作环境的过程指标，创造符合重症监护室护士需求的健康工作环境，提高临床护理质量。

（代敏）

## 第十节　健康工作环境评估工具

【概述】

根据美国重症护理学会的定义，健康工作环境必须确保患者安全，提高员工满意度和忠诚度并维持组织的财务生存能力，强调以患者和家庭为中心的医疗服务，并以证据为基础，重点是持续改善质量。理想情况下，医院的护理环境应是安全、可治愈且人道的。但是，医疗费用报销下降、法规要求增加、患者复杂性增加及医疗操作限制增加等外部压力，对工作环境产生了负面影响。因此，需要使用可靠且有效的工具来全面捕捉工作环境，以实现并维持卓越的环境。2009年，美国重症护理学会开发了基于网络的健康工作环境评估工具（HWEAT）作为衡量基线状态及医院单位实施和维持标准的后续过程的资源。迄今为止，健康工作环境评估工具已在临床环境中进行了有限的可靠性和有效性测试。

【适用范围】

健康工作环境评估工具适用于任何组织或机构确定其工作环境中存在的需要改进的领域。

【评分内容】

健康工作环境评估工具将健康工作环境应该具备的沟通技巧、真正的合作、有效的决策、合适的员工、有意义的认可、真正的领导6个特点作为维度，每个维度包括3个条目（见表1-3-10）。评分采用Likert五级评分法，从"非常不同意"到"非常同意"占分值1~5分。

表 1-3-10 健康工作环境评估工具

| 维度 | 项目 | 非常<br>不同意 | 不<br>同意 | 中<br>立 | 同<br>意 | 非常<br>同意 |
|------|------|------|------|------|------|------|
| 沟通<br>技巧 | 保持频繁的沟通 | | | | | |
| | 行动匹配语言 | | | | | |
| | 对不尊重和虐待的零容忍 | | | | | |
| 真正的<br>合作 | 参与决策的人员 | | | | | |
| | 能够影响政策、程序和官僚主义 | | | | | |
| | 寻求决策的投入 | | | | | |
| 有效的<br>决策 | 数据驱动、逻辑决策过程的一致使用 | | | | | |
| | 正确的部门、专业团体都参与其中 | | | | | |
| | 在做重要决定时要考虑患者的观点 | | | | | |
| 合适的<br>员工 | 有足够的医护人员来保证患者的安全 | | | | | |
| | 正确的护士和其他医护人员的组合，以确保最佳<br>的结果 | | | | | |
| | 支持服务水平允许护士和医护人员专注于护理 | | | | | |
| 有意义<br>的认可 | 正式的认可制度让员工感觉被重视 | | | | | |
| | 医护人员让人们知道他们做得很好 | | | | | |
| | 激励个人成长的机会 | | | | | |
| 真正<br>的领导 | 员工与护士长关系良好 | | | | | |
| | 护理组长了解护理点的动态 | | | | | |
| | 护士领导在关键决策中发挥作用 | | | | | |

【应用现状】

现在国内健康工作环境评估工具主要在急诊科和重症监护室使用，可以考虑在多种医疗机构中更广泛地使用该工具。

【评价】

健康工作环境评估工具的内部一致性和验证性因素分析的结果为18项工具的内部可靠性和有效性提供了有力的证据。

（代敏）

# 第四章　医护合作评估

　　影响医疗安全质量和患者安全的原因很多，其中医生和护士是重要的影响因素之一。医学模式逐渐转变为以患者为中心，因此使得医生护士之间的联系更加密切。医生不是只解决医疗问题，护士不只是打针输液，两者都有责任为患者解决问题，提高医疗服务。一方面医护积极向上、有效的合作能降低死亡率，促进康复，从而保障患者的安全；另一方面，还能使医务人员满意度提升，从而降低护士的流失率。本章节主要是对医护合作相关内容进行评估，为今后的研究提供参考依据。

　　现阶段，医护合作的定义尚未统一，我国社会文化、经济水平等制约着医护合作的维度内容，因此医护合作具有文化依赖性和相对稳定性。国外医护合作的相关研究探讨了护士辞职率、满意度之间的关系，为进一步的干预措施提供了理论支撑。我国主要是针对多中心、大数据的横断面的研究，目的是为了探讨临床护理质量、护士离职率与工作满意度之间的联系，从而为管理者在提升医护合作水平上提供理论支撑依据。但目前，我国还没有将医护合作的水平进行常态评估。由此建议将医护合作纳入专业医疗合作量表中进行评估，从而制定出能改善工作环境的有效措施。

## 第一节　Jefferson 医护合作态度量表

**【概述】**

　　医疗和护理既相互联系又相互独立，在医疗卫生系统均发挥重要的作用，缺一不可。良好的医护合作水平是促进患者康复的重要保障，也是提高临床医疗质量、护理质量的重要保障。医护合作的态度是指医护人员对医患合作的评价和一致的心理倾向，积极的医护合作态度能引导双方的行为。1985 年，Hojat 编制了 Jefferson

医护合作态度量表（Jefferson Scale of Attitudes Toward Physician–Nurse Collaboration，JSAPNC）。该量表最开始只适用于评估护士的护理服务的态度，1999 年时对该量表新增心理特性的测量，从而进行重新修订。2006 年，杨晓莉等将 Jefferson 医护合作态度量表汉化形成中文版引进国内。

【适用范围】

Jefferson 医护合作态度量表适用于测量医生和护士对医护合作所持有的态度，通过对医护合作态度的评价间接反映医护合作状况。

【评分内容】

Jefferson 医护合作态度量表共有 15 个条目，分为 4 个维度：共有的教育和团队合作、护理和治疗的对照、护士的工作自主性、医生的支配（见表 1-4-1）。评分采用 Likert 四级计分法，从"完全不同意"到"完全同意"分别计 1~4 分，分数越高，说明医护合作的态度越积极。

表 1-4-1　Jefferson 医护合作态度量表

| 维度 | 项目 | 完全不同意 | 不同意 | 同意 | 完全同意 |
|------|------|-----------|--------|------|---------|
| 共有的教育和团队合作 | 1. 护士应被看作是医生的同事而不仅是助手 | | | | |
| | 2. 在学校教育过程中，医学生和护士应融入团队工作中，以便理解各自的角色 | | | | |
| | 3. 医生和护士的职责有很大部分是重叠的 | | | | |
| | 4. 医生和护士都应参与决定患者的出院事宜 | | | | |
| | 5. 当护士对某项医嘱有疑问，怀疑可能对患者会有损害时，护士须与医生再次核实医嘱 | | | | |
| | 6. 医生应接受培训，学习与护士建立合作关系 | | | | |
| | 7. 双方教育课程中应有关于医护关系的内容 | | | | |
| 护理和治疗的对照 | 1. 护士应对为患者提供的护理负责 | | | | |
| | 2. 护士应具有健康教育和心理护理的能力 | | | | |
| | 3. 护士也有责任监控治疗的效果 | | | | |
| 护士的工作自主性 | 1. 护士有评估和应对患者的心理需求的能力 | | | | |
| | 2. 护士应参与将对他们的工作条件发生影响的有关政策的决策 | | | | |
| | 3. 护士应参与有关医院后勤服务的政策决定 | | | | |
| 医生的支配 | 1. 在所有的卫生服务事务中，医生应占有主导的权威地位 | | | | |
| | 2. 护士的基本职责是执行医生的医嘱 | | | | |

**【应用现状】**

Jefferson 医护合作态度量表主要用于调查医护双方对医护合作的态度及分析影响医护合作态度的原因。经验证结果显示，医护合作的内容应该加入到医护的教育课程中，从而为培训医护合作提供参考价值。

**【评价】**

Jefferson 医护合作态度量表因其多元化的检验是目前使用最多的测量医护合作态度的量表，但是在某些方面也存在局限性，即该量表的信度、效度只在护生和医学生中进行验证，未对其他群体进行验证。

**【应用举例】**

陈静等采用 Jefferson 医护合作态度量表调查内科护士和外科护士对于医护合作态度的差异，结果显示内科护士的医护合作态度更好。McCaffrey 等对护士和住院医生进行跨学科教育项目，提高了交流合作的效率，从而使医护人员对医护合作的态度更为积极。赵静通过以北京协和医院保健医疗部的内科、外科、重症监护室等 7 个病区的医生、护理人员为研究对象，采用 Jefferson 医护合作态度量表进行问卷调查，对所得结果进行分析，调查和比较保健医疗部医生和护士对医护合作所持有的态度，找寻影响医护合作的主要因素。

（代敏、童嘉乐）

## 第二节 临床实务合作量表

**【概述】**

医护合作是为医生和护士为患者提供医疗服务，在平等、独立、相互尊重、相互信任的基础上，通过沟通协调、共同承担、共同分担形成的可靠的合作和过程。在这个过程中，医生和护士明确自身的职责范围，相互帮助，最终实现共同的目标。良好的医护合作关系不仅可以提高医疗护理质量，提高工作效率，缩短患者住院时间，提升患方满意度，减少纠纷，还可以控制医疗费用，提升医务人员满意度，减少医务人员的流失率。

随着医疗逐渐发展，医疗体制改革逐步进行，全国推行医护一体化的模式，在此基础下，如何科学有效评估医护合作显得尤为重要，因此亟需医护合作评估工具来进行评估。国外学者对医护合作的问卷进行了大量的研究和实验，然而，我国常采用的是没有经过信度、效度检验的自制问卷进行医护合作的评估，缺乏成熟的可以用来评估医护合作的工具，使得评估的结果缺乏科学性和可比性。

1985年，美国学者Weiss等编制研发了临床实务合作量表（Collaboration Practice Scale，CPS）。2002年中国台湾学者尹祚芊等将该量表进行修订汉化形成中文版的CPS。

【适用范围】

临床实务合作量表适用于评价医生和护士在临床实践中的合作关系，问卷包括护士和医生两个版本。

【评分内容】

临床实务合作量表分为护士版（10个条目）（见表1-4-2）和医生版（10个条目）（见表1-4-3）。所有条目均采用Likert六分制计分法，1分——从不如此，2分——偶尔如此，3分——很少如此，4分——时常如此，5分——经常如此，6分——总是如此。总得分越高，表明医护合作程度越好。按照Best和Kahn的层次分级理论将合作总分为三个水平：低（1.00~2.66分）、中（2.67~4.33分）、高（4.34~6.00分）。

表1-4-2 临床实务合作量表（护士版）

| 项　目 | 从不如此 | 偶尔如此 | 很少如此 | 时常如此 | 经常如此 | 总是如此 |
|---|---|---|---|---|---|---|
| 1. 当我认为医生的医嘱可能不妥时，我会及时与其沟通 | | | | | | |
| 2. 我与医生合作时，能够明确对患者进行各种处置所担负的责任 | | | | | | |
| 3. 有关提供患者最好健康照顾，我与医生有共同工作理念 | | | | | | |
| 4. 为了患者更好的康复，我会从护理角度向医生表达我的看法 | | | | | | |
| 5. 我适时向医生建议可能对患者有效的护理措施 | | | | | | |
| 6. 我向医生请教属于医疗领域的工作内容 | | | | | | |
| 7. 我与医生讨论患者康复过程中涉及护理领域的相关知识 | | | | | | |
| 8. 我与医生共同讨论患者病情的进展情况 | | | | | | |
| 9. 在工作中，我能够站在医生的立场上考虑他（她）们的利益 | | | | | | |
| 10. 我适时向医生建议可能有效的患者照顾方案 | | | | | | |

表 1-4-3　临床实务合作量表（医生版）

| 项　目 | 从不如此 | 偶尔如此 | 很少如此 | 时常如此 | 经常如此 | 总是如此 |
|---|---|---|---|---|---|---|
| 1. 我与护士合作时，能够明确对患者进行各种处置所担负的责任 | | | | | | |
| 2. 在工作中，我能够站在护士的立场上考虑他（她）们的利益 | | | | | | |
| 3. 当我认为护士的护理措施不当时，我会及时与其沟通 | | | | | | |
| 4. 有关提供患者最好健康照顾，我与护理人员有共同工作理念 | | | | | | |
| 5. 我主动与护士探讨患者可能面临的治疗方面的困难及后果 | | | | | | |
| 6. 我适时向护士建议可能有效的患者照顾方案 | | | | | | |
| 7. 我适时与护士讨论患者康复过程中涉及护理领域的相关知识 | | | | | | |
| 8. 我与护士讨论属于医疗领域的工作内容 | | | | | | |
| 9. 我与护士共同讨论患者病情的进展情况 | | | | | | |
| 10. 为了患者更好的康复，我会从医生角度向护士表达我的看法 | | | | | | |

【应用现状】

我国缺乏统一的医护合作测量工具，国际上测量医护合作的量表广泛使用的是临床实务合作量表。

【评价】

临床实务合作量表是自我评定的量表，受个人主观因素的影响容易出现不实的答案，有一定的局限性。

【应用举例】

Quinlan 采用临床实务合作量表和 Jefferson 医护合作态度量表调查护士工作年限与跨专业合作实践的关系，结果显示护士工作年限越长，跨专业合作越好，但是合作的态度与合作实践之间无明显的关系。刘丽丽采用临床实务合作量表调查分析影响医生和护士的医护合作行为的因素，从而为提高医护合作意识和提升工作质量提供理论支撑依据。穆素红使用临床实务合作量表对医护人员进行医护临床合作行为感知的调查及影响因素的研究，目的是为提高医生和护士的合作意识和临床工作质量，增加患者和家属的满意度。

（代敏、童嘉乐）

# 第三节　医护合作量表

**【概述】**

目前，国外许多学者对医护合作相当重视，医护合作也是医院管理研究的热点问题。研究表明，积极的医护合作不仅是医疗和护理质量改进的重要保障，也能减少并发症，缩短住院时间，提升工作满意度，减少离职率。医护合作实践量表（CPS）、护理决策的医护合作及满意度量表（CSACD）、合作行为量表（CBS）等是国外较为成熟的医护合作量表，但这些量表是衡量医生和护士之间合作的态度或频率，不是研究医护人员在治疗和护理的相关行为。在此背景下，日本 Rei Ushiro 教授于 2009 年根据信息管理理论研发了医护合作量表（Nurse Physician Collaboration Scale，NPCS），通过调查医护人员在提供医疗服务过程中的合作频率和程度来衡量医生和护士之间的合作。2014 年，廖春丽等将医护合作量表翻译成中文版并进行汉化。

**【适用范围】**

医护合作量表适用于评价医生和护士之间的合作状况。

**【评分内容】**

医护合作量表包括：患者信息的交流（8 个条目）、共同参与治疗或护理的决策过程（10 个条目）和护士和医生的关系（3 个条目）共 3 个维度 21 个条目（见表1-4-4）。采用 Likert 五分制计分法，1 分——从不如此，2 分——很少如此，3 分——有时如此，4 分——经常如此，5 分——总是如此。总分范围为 27 ~ 135 分，得分越高，表示医护合作的状况越好。

表 1-4-4　医护合作量表

| 维度 | 项　目 | 从不如此 | 很少如此 | 有时如此 | 经常如此 | 总是如此 |
|---|---|---|---|---|---|---|
| 患者信息的交流 | 1. 护士和医生都能与患者就其治疗和护理的期望达成共识 | | | | | |
| | 2. 护士和医生都清楚哪些是已经给患者解释过的病情或治疗情况 | | | | | |
| | 3. 护士和医生对于患者未来的治疗方向有共同的认识 | | | | | |
| | 4. 如需改变治疗方案，护士和医生对其原因有相同的认识 | | | | | |
| | 5. 护士和医生能通过交流相关信息确认治疗效果 | | | | | |
| | 6. 护士和医生能够互相核查，确认患者是否出现不良反应或并发症的迹象 | | | | | |
| | 7. 解释了病情和治疗方案后，护士和医生能够交流患者对这些解释的反应 | | | | | |
| | 8. 护士和医生能通过交流了解患者独立进行日常活动的水平 | | | | | |

续表

| 维度 | 项 目 | 从不如此 | 很少如此 | 有时如此 | 经常如此 | 总是如此 |
|---|---|---|---|---|---|---|
| 共同参与治疗或护理的决策过程 | 9. 患者未来的治疗或护理方向是在护士和医生达成一致意见后决定的 | | | | | |
| | 10. 如对患者治疗或护理的方向存在分歧,护士和医生能共同商讨并解决分歧 | | | | | |
| | 11. 护士和医生能交换意见并解决患者治疗或护理方面的问题 | | | | | |
| | 12. 如遇到一个不易相处的患者,护士和医生能共同商讨解决方法 | | | | | |
| | 13. 如患者不再信任某位医护人员,护士和医生能用一致的态度对待患者并解决这一问题 | | | | | |
| | 14. 如患者出现意想不到的副作用或并发症,护士和医生能共同商讨对策 | | | | | |
| | 15. 如治疗方案没有达到预期效果,护士和医生能共同商讨是否继续该方案 | | | | | |
| | 16. 护士和医生能一起考虑各自提出的关于患者未来治疗或护理方向的建议 | | | | | |
| | 17. 如患者即将出院,护士和医生能共同商讨患者继续就医的地点及患者须遵循的生活方式 | | | | | |
| | 18. 护士和医生能共同讨论如何避免医疗事故的发生 | | | | | |
| 护士和医生的关系 | 19. 护士和医生能够互相帮助 | | | | | |
| | 20. 当护士或医生一方出现疲惫时,另一方能表示对对方的关心 | | | | | |
| | 21. 当共同制订治疗方案时,护士和医生能考虑到对方的日程安排 | | | | | |

【应用现状】

目前,医护合作量表主要用于对医护合作进行现状调查及分析医护合作行为的相关影响因素,从而加强医护合作质量,也为提升患者满意度、促进医护人员之间的关系,提供理论支撑依据。

【评价】

医护合作量表从多角度评价医护之间的关系与合作,维度清晰,组织清晰,医生和护士共享,使用方便,适用性广,但医护合作量表是一个自评量表,有一定的局限性,如在人口测量中存在一定的局限性,仅适用于医疗合作行为研究。

【应用举例】

Nair 等采用医护合作量表对医护人员进行医护合作行为频率的调查,结果显示,护士和医生对医护各做行为频率的认知有差异。护士认为"患者信息的交流"是发生频率最高的医护合作行为，医生认为"医生和护士的关系"是发生频率最高的医护合作行为；医护双方均认为"共同参与治疗或护理的决策过程"是发生频率最低的医护合作行为。王雯婷采用医护合作量表了解神经外科营养支持中的医护合作现状，分析其影响因素，为进一步改善医护人员合作关系提供参考。胡义婷等使用中文版的医护合作量表和医护合作态度量表对5所社区医院护士和医生进行问卷调查，对影响医护合作的各种因素进行方差分析，筛选出医护合作情况的影响因素。目的是为了解社区医院医护合作的现况，比较医生和护士医护合作的差异，分析影响医护合作的因素，为提高社区医院医护合作水平提供参考依据。

（代敏、童嘉乐）

# 第四节　重症监护室医护问卷

## 【概述】

卫生服务研究越来越需要可靠和有效的管理做法和组织过程的措施。随着对患者结果和医疗实践差异的了解越来越多，对解释这些差异的研究的需求也越来越大。有了这样的理解，干预措施可以被设计成改善医疗护理实践，并最终改善患者的结果。考虑到患者疾病严重程度的差异，结果的差异通常可归因于提供者技能、保健团队的运作或提供护理的更大组织的结构和过程的差异。治疗过程越复杂，个体从业者、保健团队和更大的组织或单位都需要干预的可能性就越大。这些干预措施超越了临床技能的改进，包括管理实践和组织属性，以促进更复杂的治疗方案的有效执行。制定可靠和有效的管理实践和组织过程的措施是必要的，以平行于在评估临床技能、患者结果和患者满意度方面所做的工作。然而，人们普遍认识到在可靠和有效地衡量这些管理和组织过程的能力方面存在着明显的差距。

重症监护室是医院抢救急危重症患者的重要场所重。重症监护室要求医护人员具有专业的急救知识、良好的心理素质及良好的适应能力。研究表明，重症监护室医护人员出现职业应激和创伤后应激障碍（PTSD）的危险性显著高于普通病房的医护人员，并且更容易出现工作倦怠、人际冲突的情况。因此，如何提高重症监护室护士工作积极性，提高改善护理质量，已成为医院管理者关注的焦点之一。以往研究表明，医护人员的积极配合可以降低重症监护室患者的病死率、并发症及不良事件发生率等，对提高工作投入度和工作满意度具有积极作用。医院管理者应注重提高医护合作的积极性、提高护士参与治疗方案制定的积极性，促进医患并置互补关系的构建；另一方面，鼓励医生和护士之间的沟通与合作的管理策略有利于形成良好的工作环境。1991 年，Shortell 等研发了重症监护室医护问卷用以测量医护间的合作积极性。

【适用范围】

重症监护室医护问卷适用于测量医护合作的组织因素。

【评分内容】

重症监护室医护问卷包括 3 个分量表即领导力、问题解决及感知有效性和 7 个维度即团队导向、人员安全、任务安全导向、领导力文化、病区协作交流冲突管理、团队协作及病区效能（见表 1-4-5）。评分采用 Likert 五分制计分法，即"非常不同意"到"非常同意"分别计 1~5 分，得分越高，反映医护合作越积极。

表 1-4-5　重症监护室医护问卷

| 维度 | 项目 | 标　准 | 非常<br>不同意 | 不<br>同意 | 一般 | 同意 | 非常<br>同意 |
|---|---|---|---|---|---|---|---|
| 领导力 | 护理领导 | 1. 重症监护室护理领导向医护人员强调卓越的标准 | | | | | |
| | | 2. 重症监护室护理领导层对单位成员的不同需求足够敏感 | | | | | |
| | | 3. 重症监护室护理领导未能明确他们对单位成员的期望 | | | | | |
| | | 4. 重症监护室护理领导不鼓励护士采取主动 | | | | | |
| | | 5. 单位护士不确定他们在重症监护室护理领导层的位置 | | | | | |
| | | 6. 重症监护室护理领导层与护士的看法和关切脱节 | | | | | |
| | | 7. 重症监护室护理领导经常在没有单元护士投入的情况下做出决定 | | | | | |
| | | 8. 重症监护室护理领导有效地调整其解决问题的方式以适应不断变化的环境 | | | | | |
| | 医生领导 | 1. 重症监护室医生领导强调员工优秀的标准<br>2. 重症监护室医生领导对单位成员的不同需求有足够的敏感性 | | | | | |
| | | 3. 重症监护室医生领导层没有明确他们对单位成员的期望 | | | | | |
| | | 4. 重症监护室医生的领导阻止医生采取主动 | | | | | |
| | | 5. 单位医生不确定他们在重症监护室医生领导层的位置 | | | | | |
| | | 6. 重症监护室医生的领导与医生的看法和关切脱节 | | | | | |
| | | 7. 重症监护室医生的领导往往在没有单位医生投入的情况下做出决定 | | | | | |
| | | 8. 重症监护室医生领导有效地调整其解决问题的风格，以适应不断变化的环境 | | | | | |

**续表**

| 维度 | 项目 | 标　准 | 非常<br>不同意 | 不<br>同意 | 一般 | 同意 | 非常<br>同意 |
|---|---|---|---|---|---|---|---|
| 问题解决 | 群体内解决问题的冲突战略 | 1. 在达成问题的最佳解决方案时，将仔细考虑所有观点 | | | | | |
| | | 2. 所有的护士都会努力找到最好的解决方案 | | | | | |
| | | 3. 在所有人都对裁决感觉满意之前，涉案护士不会解决纠纷 | | | | | |
| | | 4. 每个人都从自己的经验和专业知识中贡献出高质量的解决方案 | | | | | |
| | 群体间解决问题的冲突策略 | 1. 在达成问题的最佳解决方案时，将仔细考虑所有观点 | | | | | |
| | | 2. 护士和医生将努力工作，以找到最好的解决方案 | | | | | |
| | | 3. 在所有人都对裁决感觉满意之前，当事双方不会解决争端 | | | | | |
| | | 4. 每个人都从自己的经验和专业知识中贡献出高质量的解决方案 | | | | | |
| | 集团内转介（仲裁）冲突策略 | 1. 当两个护士不同意时，他们会让他们的上级来解决这个问题 | | | | | |
| | | 2. 上级必须解决护士之间的纠纷 | | | | | |
| | | 3. 护士之间的一个问题会被推荐给上级 | | | | | |
| | 群体间转介（仲裁）冲突策略 | 1. 当护士和医生不同意时，他们会让他们的上级参与解决这个问题 | | | | | |
| | | 2. 一个上级必须解决护士和医生之间的纠纷 | | | | | |
| | | 3. 护士和医生之间的一个问题将被转介到上级 | | | | | |
| | 群体内避免冲突战略 | 1. 当护士们不同意的时候，他们会忽视这个问题，假装它会"消失" | | | | | |
| | | 2. 护士将退出冲突 | | | | | |
| | | 3. 护士之间的分歧将被忽视或避免 | | | | | |
| | 群体间避免冲突的策略 | 1. 当护士和医生不同意的时候，他们会忽视这个问题，假装它会"消失" | | | | | |
| | | 2. 双方将退出冲突 | | | | | |
| | | 3. 护士和医生之间的分歧将被忽视或避免 | | | | | |
| | 集团内强制冲突战略 | 1. 一个护士会迫使其他人屈服于他或她的位置 | | | | | |
| | | 2. 一个护士会努力通过压制位置他人来赢得胜利 | | | | | |
| | | 3. 相关护士将坚定立场 | | | | | |
| | 群体间强制冲突战略 | 1. 一个人会迫使别人屈服于他或她的立场 | | | | | |
| | | 2. 每个人都会努力争取自己的位置 | | | | | |
| | | 3. 当事双方将采取坚定立场 | | | | | |

续表

| 维度 | 项目 | 标 准 | 非常不同意 | 不同意 | 一般 | 同意 | 非常同意 |
|---|---|---|---|---|---|---|---|
| 感知有效性 | 绝对技术护理质量 | 1. 我们的单位几乎总是达到其患者护理治疗目标 | | | | | |
| | | 2. 根据我们治疗的患者的严重程度，我们单位的患者会有很好的结果 | | | | | |
| | | 3. 我们单位很好地运用了最新的技术来满足患者的护理需求 | | | | | |
| | | 4. 总的来说，我们的单位作为一个团队运作得很好 | | | | | |
| | | 5. 我们单位非常擅长应对紧急情况 | | | | | |
| | 满足家庭成员的需要 | 1. 我们单位做好了满足家庭成员需求的工作 | | | | | |
| | | 2. 与该地区的其他重症监护室相比，我们单位做好了满足家庭成员需求的工作 | | | | | |

【应用现状】

重症监护室医护问卷关注医护合作环境的调查，在应用时学者多对其进行了修订。目前国内未对该量表进行汉化与使用。

【评价】

重症监护室医护问卷调查内容覆盖面广，但内容条目众多，填写时间较长。

【应用举例】

2001 年，Miller 等在重症监护室医护问卷的基础上适当增减条目和增加开放性问题，形成了重症监护室医护问卷的简易问卷，用以对重症监护室医护人员合作情况进行调查，并根据相关因素提出相应的措施，以改善医患合作。王明雪运用重症监护室医护问卷研究重症监护室医护合作水平、职业获益感与工作参与三者之间的关系，分析了医疗合作水平与工作参与之间是否存在职业利益中介作用。

（代敏、童嘉乐）

# 第五章　不良事件报告评估工具

　　安全不仅是患者的基本需要之一，也是医疗护理质量监管的核心。然而，医疗不良事件时有发生，不仅对人造成伤害，也造成严重的社会经济不良后果。不同学者对不良事件定义有不同的见解，美国学者认为，由护理引起的伤害导致患者住院时间的延长和或残疾即为护理不良事件。我国对护理不良事件的定义：患者在住院期间发生的护理意外事件，如用药错误、窒息、烫伤、压疮、跌倒、走失及其他与患者安全相关的问题。护理不良事件报告系统对保护患者安全、减少护理差错的发生具有重要的作用。合理有效的报告体系包括不良事件的报告、原因分析、危害控制和反馈四个方面。目前，国内外对除了不良事件的报告以外的三个方面的研究相对较少。护理不良事件分析模型的建立是对原因进行归类，并作为原因分析方法的理论来源。护理管理者可以采用前瞻性或回顾性的研究方法来分析原因。在分析过程中，护士需要借助一定的可视化分析工具来指导研究过程和标准的提高。不良事件原因分析的实践基础是护理不良事件数据的上报。但目前，大多数医院上报过程不是自动的和非自愿的，护理不良事件上报率普遍较低。提高护理人员上报主动性是亟需解决的问题。国内外学者已经开发了相关的评价工具对医务人员的态度和行为进行了评价。

## 第一节　临床不良事件报告量表

**【概述】**

　　患者安全是医疗服务的基本要求，也是医疗质量监控与管理的核心目标。据调查，在医疗不安全的问题上，40%为护理安全问题。不良事件是指在医疗保健过程中，对患者产生负面影响的事件，不是疾病发展的一部分，也不是患者自身行为的结果。不良事件会导致患者住院时间延长、医疗费用增加、身体功能不全甚至死亡。研究报告，美国每年有 4.4 万 ~9.8 万人因可预防的不良事件而死亡，但是，收到的不良事件报告每年仅 100 多份。虽然我国对于不良事件报告没有准确的数字，但因各种原因，我国的上报率也很低。近年来，护理不良事件越来越受到医务工作者的重视，这些不良事件会危害患者的健康，甚至威胁到患者的生命安全，另一方面，也会给医疗机构的形象和声誉带来负面影响和损失。因此，建立一个顺畅无障碍的护理不良事件报告管理系统是保证患者安全的重要手段，也是提高护理服务质量的必然趋势。

临床不良事件报告量表（the Reporting of Clinical Adverse Events Scale， RoCAES）是由英国利兹大学 Wilson 等人于 2003 年开发的，用于研究医务人员报告不良事件的态度和行为。中文版临床不良事件报告量表于 2015 年由周越等在原量表的基础上进行了翻译和修订。

【适用范围】

临床不良事件报告量表适用于研究医护人员报告不良事件的态度和行为。

【评分内容】

临床不良事件报告量表包括一般资料、不良事件的经过、上报态度 3 个部分（见表 1-5-1）。一般资料问卷为自设问卷，内容包括护士年龄、工作时间、职称、工作科室等。不良事件的经过包含 3 个问题：你是否亲眼见过或参与过不良事件，是否上报过不良事件，今后上报不良事件的可能性。上报态度由 5 个维度共 25 个条目构成，包括责备作为上报的结果、上报的标准、同事的期望、上报事件的益处、上报流程清晰。评分采用 Likert 四级评分法，1 分——非常同意，2 分——同意，3 分——不同意，4 分——非常不同意，得分越高提示不良事件的上报意愿越低。

表 1-5-1　临床不良事件报告量表

| 项　目 | 非常同意 | 同意 | 不同意 | 非常不同意 |
|---|---|---|---|---|
| 1. 上报不良事件是为了找出需要额外培训的同事 | | | | |
| 2. 是否上报不良事件依靠于有多少人意识到错误已经发生 | | | | |
| 3. 上报不良事件并不是我及我的同事的责任 | | | | |
| 4. 上报不良事件是为了保护患者 | | | | |
| 5. 上报不良事件会让其他人来检查我 | | | | |
| 6. 只要我周围的人能从不良事件里学习经验就不需要上报 | | | | |
| 7. 上报不良事件会使同事的事业受挫 | | | | |
| 8. 医院的上报程序清晰 | | | | |
| 9. 没有做好我的工作除非我上报不良事件 | | | | |
| 10. 小的不良事件不需要上报 | | | | |

**续表**

| 项 目 | 非常<br>同意 | 同意 | 不<br>同意 | 非常<br>不同意 |
|---|---|---|---|---|
| 11. 我的同事期望我上报不良事件 | | | | |
| 12. 上报不良事件对我产生影响 | | | | |
| 13. 医院对于需要上报事件流程清晰 | | | | |
| 14. 仅仅是不常见的不良事件需要上报 | | | | |
| 15. 在不良事件刚发生后填写患者备忘录与填写单独的上报表是一样的 | | | | |
| 16. 我从高年资的同事鼓励我上报不良事件中收获信心 | | | | |
| 17. 医院成立不良事件督导组鼓励上报差错事故 | | | | |
| 18. 上报不良事件会让每个人都知道我犯了错误 | | | | |
| 19. 我没有被允许上报不良事件 | | | | |
| 20. 应该仅上报可以从中学习经验的不良事件 | | | | |
| 21. 上报不良事件是问责的一种方法 | | | | |
| 22. 不良事件不能预防所以不需要上报 | | | | |
| 23. 上报不良事件会让同事议论我 | | | | |
| 24. 上报不良事件会让人约束自己的行为 | | | | |
| 25. 不良事件发生时同事们并不关心 | | | | |

【应用现状】

研究显示医护人员由于不积极的上报态度以至于上报不良事件的行为受到一定的影响，目前该量表应用相对较少。

【评价】

临床不良事件报告量表在我国护士中的应用具有较好的信度、效度，它包括报告标准、报告环境、报告影响和报告目的四个维度，全面、客观地评价护士对报告临床不良事件的态度。但其在样本量和样本人群方面存在一定的局限性，在其他地区和其他等级的医院的测量效果有待进一步研究证实。

【应用举例】

徐禹等使用临床不良事件报告量表研究重症监护室护士对护理不良事件上报态度的现况及其影响因素，为护理管理者对不良事件的管理策略提供参考。祝志邦等采用临床不良事件报告量表以 58 名手术室护士作为研究对象，对手术室护士不良事件上报态度进行评估，采用 Logistic 回归分析影响不良事件上报的相关因素。

（代敏）

# 第二节  给药差错报告量表

【概述】

关于不良事件的研究，从最开始关注点在于不良事件引起的一系列后果，如产生的不良后果、社会、经济损失等，逐渐转变成分析不良事件的原因，并建立不良事件报告系统，为不良事件的预防和干预提供有效信息。跌倒、压疮、走失等不良事件的范围逐渐纳入医疗服务范围。患者安全性涉及多种患者护理过程和结果，包括安全使用外科手术程序、药物、物理和化学约束及预防有害事件（如患者跌倒和自杀）。药物治疗是医生使用的最常见的干预措施，药物的分配和管理是医院药剂师和护士的主要职责。据报道，在一家大型教学医院的 3 个医疗单位的 51 天中，共签发了 11 602 份用药处方，每位患者每天几乎要用 7 份药物，入院时要接近 31 份。迄今为数不多的针对医院不良事件的大型研究发现，药物的使用是第二大的与患者相关的安全性问题。因为每剂药物都有可能发生错误，必须检测并报告此类错误。基于此背景，美国爱荷华大学 Wakefield 等研制了给药差错报告量表（Medication Administration Error Reporting Scale，MAER）。

【适用范围】

给药差错报告量表适用于了解影响护士上报不良事件的因素。

【评分内容】

给药差错报告量表涉及 3 个领域，包括为什么错误会发生、错误未被上报的原因和错误实际上报率（见表 1-5-2 和表 1-5-3）。前两个部分采用 Likert 六分级评分，从"完全不同意到"到"完全同意"分别计 1~6 分。第三部分要求被调查者使用 10 分制来评估特定类型的错误在各自单位上报告的错误百分比。为了对调查评分，可以为调查的前两个部分的单个项目或子量表计算平均值和标准差。通过将每个项目的值相加并除以该子规模中的项目数，即计算该子规模中各项的平均值，也可以计算出子规模值。对于第三部分，报告的错误的估计百分比由每个百分比增量的频率表示。

表 1-5-2 给药差错报告量表（第一二部分）

| 问题 | 要素 | 内 容 | 非常不同意 | 不同意 | 有点不同意 | 有点同意 | 同意 | 非常同意 |
|---|---|---|---|---|---|---|---|---|
| 为什么错误会发生 | 医生沟通 | 医生的用药顺序不清晰 | | | | | | |
| | | 医生的用药顺序尚不清楚 | | | | | | |
| | | 内科医生经常更改订单 | | | | | | |
| | | 使用缩写而不是完全写出订单 | | | | | | |
| | | 使用口头命令代替书面命令 | | | | | | |
| | | 护士和医生之间的沟通不畅 | | | | | | |
| | 药物包装 | 许多药物的名称相似 | | | | | | |
| | | 不同的药物看起来相似 | | | | | | |
| | | 许多药物的包装是相似的 | | | | | | |
| | 转录相关 | 医嘱未正确转录到系统上 | | | | | | |
| | | 医嘱系统出错 | | | | | | |
| | 药学过程 | 药房会向此装置提供不正确的剂量 | | | | | | |
| | | 药房无法正确准备药物 | | | | | | |
| | | 药房没有正确标记药物 | | | | | | |
| | 护士人员配备 | 护士在团队之间和其他部门之间被拉扯 | | | | | | |
| | | 护士在服药以执行其他职责时被打断 | | | | | | |
| | | 单位人员配备不足 | | | | | | |
| | | 一组患者的所有药物都不能在可接受的时间内通过 | | | | | | |
| 错误未被上报的原因 | 对"差错"的理解 | 护士不同意医院对用药错误的定义 | | | | | | |
| | | 护士不承认发生了错误 | | | | | | |
| | | 药物错误没有明确定义 | | | | | | |
| | | 护士可能认为该错误没有重要到可以报告的程度 | | | | | | |
| | 恐惧 | 护士认为，其他护士如果犯了用药错误，会认为自己没有能力 | | | | | | |
| | | 患者或家人可能对护士产生消极态度，或者如果报告用药错误，可能会起诉护士 | | | | | | |
| | | 护士们担心医生会因用药错误而谴责他们 | | | | | | |
| | | 护士担心由于报告用药错误而产生的不良后果 | | | | | | |
| | | 如果由于用药错误导致患者出了什么事，可能会责怪护士 | | | | | | |
| | 管理层所作出的反应 | 没有给出正确通过药物的正面反馈 | | | | | | |
| | | 过度重视医疗错误是衡量所提供护理质量的一种方法 | | | | | | |
| | | 当发生医疗错误时，护理管理将重点放在个人身上，而不是将系统视为错误的潜在原因 | | | | | | |
| | | 护理管理部门的响应与错误的严重性不匹配 | | | | | | |
| | 上报成本 | 为药物错误填写事故报告会花费太多时间 | | | | | | |
| | | 就药物错误与医生联系会花费太多时间 | | | | | | |

表 1-5-3　给药差错报告量表（第三部分）

| 类型 | 项目 | 报告比例（%） | | | | | | | | |
|------|------|------|------|------|------|------|------|------|------|------|
| | | 0~20 | 21~30 | 31~40 | 41~50 | 51~60 | 61~70 | 71~80 | 81~90 | 91~99 | 100 |
| 非静脉注射错误百分比 | 错误的给药途径 | | | | | | | | | | |
| | 错误的给药时间 | | | | | | | | | | |
| | 错误的给药患者 | | | | | | | | | | |
| | 错误的给药剂量 | | | | | | | | | | |
| | 错误的给药药物 | | | | | | | | | | |
| | 遗漏给药 | | | | | | | | | | |
| | 未遵医嘱给药 | | | | | | | | | | |
| | 给药日期错误 | | | | | | | | | | |
| 静脉注射错误百分比 | 错误的给药途径 | | | | | | | | | | |
| | 错误的给药时间 | | | | | | | | | | |
| | 错误的给药患者 | | | | | | | | | | |
| | 错误的给药剂量 | | | | | | | | | | |
| | 错误的给药速度 | | | | | | | | | | |
| | 给药日期错误 | | | | | | | | | | |
| | 遗漏给药 | | | | | | | | | | |
| | 未遵医嘱给药 | | | | | | | | | | |
| | 错误的给药药物 | | | | | | | | | | |

【应用现状】

给药差错报告量表目前多用于针对护理工作中出现的给药差错进行了回顾性调查分析，分析差错的严重程度、差错发生的班次、人员变动情况、工作量增加与护理差错、差错类型、护理差错与职称、护理差错与科室等。

【评价】

给药差错报告量表的应用，为差错分析的原因和处理方式提供了依据，也能从中找出薄弱环节，并针对薄弱环节进行纠正和避免；确定差错的严重程度，对其进行分级，根据差错的结果进行不同的处理。

【应用举例】

黄军玲运用给药差错报告量表分析基层医院给药差错的原因，从而制定对策。高玉华运用给药差错报告量表对护理给药差错进行量化管理，根据差错的不同情况标定相应分值，对给药差错进行量化管理，取得良好成效。

（代敏）

# 第三节 医院患者安全文化评估问卷

**【概述】**

患者安全是卫生保健质量的重要组成部分。当今，发达国家将患者安全包括对患者安全文化的测量作为头等大事。研究表明，安全和有效的护理要求医疗保健系统的各个要素都必须很好地集成和协调。在美国医学研究所（IOM）发表《人为出错：建立更安全的卫生系统》报告后，医疗机构中的患者安全进一步得到了强调。该报告主张建立一种安全文化，在这种文化中可以报告不良事件。因此，如果医院想改善患者安全，重要的是要更多地了解员工对患者安全文化的看法。患者安全文化，也称为患者安全氛围，是个人和组织的总体行为，其基础是一组旨在减少患者伤害机会的共同信念和价值观。相关研究表明，如果存在积极的患者安全文化，它将促进患者安全并有助于提高患者安全标准，包括报告轻微错误、自我报告错误、安全行为和安全审核等级的能力和意愿。迄今为止，许多发达国家已经开始研究患者安全文化的作用研究。

国外医疗机构对患者安全文化评价进行了大规模的研究，并开发了多种衡量组织患者安全文化的工具。目前，有 20 多种患者安全文化评价工具。其中比较成熟和广泛应用的有 4 种：医院患者安全文化评估问卷（Hospital Survey on Patient Safety Culture，HSOPSC）、安全态度问卷、医疗机构患者安全氛围调查表和曼彻斯特患者安全框架。我国对患者安全文化的研究相对国外而言起步较晚，研究对象主要是教学医院的护理人员。目前，国内安全文化评价工具主要有两种，一种是引进国外成熟的评价工具，另一类是由国内学者自制的测评量表。2009 年，中山大学周娟将美国卫生保健研究和质量机构于 2004 年发布的医院患者安全文化评估问卷进行汉化并形成了医院患者安全文化评估问卷中文版，经验证其具有良好的信度和效度，但问卷的部分条目表达不准确。因此，张琼于 2015 年由对该问卷再次进行修订。

**【适用范围】**

医院患者安全文化评估问卷适用于评估医院医护人员对患者安全问题、医疗差错及安全事件报告的态度。

**【评分内容】**

医院患者安全文化评估问卷由 12 个维度共 42 个条目，2 个自变量和 1 个开放性问题组成（见表 1-5-4 和表 1-5-5）。开放式问题主要收集被调查医院对患者安全、差错或不良事件报告方面的意见或建议。问卷中的项目包括两种类型：正向问题和反向问题。根据 Likert 的五级评分法，答案按升序排列。12 个维度中 9 个维度从"强烈不同意"到"非常同意"，3 个维度从"从不"到"总是"，分别赋值 1~5 分。有两个独立的单位项目衡量被调查医院对安全文化的总体看法和过去 12 个月报告的安全事故数量。

积极反应率及得分计算方法：积极得分反应率 = 积极反应数 / 应答数。正向问题的积极反应率：同意或者强烈同意 / 应答数；反向问题的积极反应率：不同意或者强烈不同意 / 应答数。反向条目方向积分，维度得分计算该维度多有条目得分的平均值。患者安全积极反应率 > 75% 为组织内患者安全文化优势领域，< 50% 为患者安全文化有待改进领域。积极反应率越高，表明患者安全文化氛围越好。

表 1-5-4　医院患者安全文化评估问卷（第一部分）

| 维度 | 项　目 | 强烈不同意 | 不同意 | 中立 | 同意 | 非常同意 |
|---|---|---|---|---|---|---|
| 1.科室内团队合作 | 我们科室的医护人员相互支持 | | | | | |
| | 当大量工作需要尽快完成时，我们齐心协力，发挥团队作用，做好工作 | | | | | |
| | 在我们科室，人们能相互尊重 | | | | | |
| | 当科室中的某个环节缺失很忙时，其他人会来协助 | | | | | |
| 2.管理者促进安全的期望和行动 | 我的领导看到员工按照规范的患者安全程序工作时，他（她）会及时进行口头表扬 | | | | | |
| | 我的领导会认真思考员工对改善患者安全的建议 | | | | | |
| | 每当工作量增加时，我的领导希望我们快速完成，即便是走捷径 | | | | | |
| | 我的领导忽略了重复发生的患者安全问题 | | | | | |
| 3.组织学习与持续改进 | 我们正主动开展一些改善患者安全的活动 | | | | | |
| | 差错发生后总是能做出一些正面改善 | | | | | |
| | 在我们采取措施改善患者安全时，会评估其成效 | | | | | |
| 4.对患者安全的管理支持 | 医院提供了促进患者安全的工作环境 | | | | | |
| | 医院管理的行动表明，保障患者安全是第一位的 | | | | | |
| | 只有在不良时间发生后，医院管理似乎才关注到患者安全 | | | | | |
| 5.对患者安全的总体感受 | 我们从来不会以牺牲患者安全为代价而完成工作 | | | | | |
| | 我们的工作流程和系统能有效避免差错发生 | | | | | |
| | 我们科室只是幸运没有发生更严重的差错 | | | | | |
| | 我们科室存在患者安全问题 | | | | | |

续表

| 维度 | 项 目 | 强烈<br>不同意 | 不<br>同意 | 中立 | 同意 | 非常<br>同意 |
|------|-------|------|------|------|------|------|
| 6. 科室<br>间协作 | 医院各科室之间需要协作时，合作良好 | | | | | |
| | 医院各科室协调合作，旨在为患者提供最好的照护 | | | | | |
| | 医院不同科室间协调性差 | | | | | |
| | 和医院其他科室人员一起工作时常常不愉快 | | | | | |
| 7. 人员<br>配置 | 我们有充足的人员来完成繁重的工作 | | | | | |
| | 本科室医护人员上班时间过长，对患者照顾不利 | | | | | |
| | 我们忙时过多临时借用其他科室人员，对患者照顾不利 | | | | | |
| | 我们在"危机模式"下工作，总是试着做得太多太快 | | | | | |
| 8. 交接<br>班与转<br>科 | 患者转科时容易发生交接不良 | | | | | |
| | 在交接班时，常常漏掉患者重要的照护信息 | | | | | |
| | 医院各科室之间交换信息时，常常出现问题 | | | | | |
| | 在本院，交接班时最容易出现患者安全问题 | | | | | |
| 9. 对差<br>错的非<br>惩罚反<br>应 | 员工感觉会因为犯错而受到歧视 | | | | | |
| | 当报告不良事件时，好像针对人，而不是针对发生的问题 | | | | | |
| | 员工担心所犯差错会记录在自己的人事档案 | | | | | |

表 1-5-5　医院患者安全文化评估问卷（第二部分）

| 维度 | 项 目 | 从不 | 很少 | 有时 | 经常 | 总是 |
|------|-------|------|------|------|------|------|
| 1. 对差<br>错的反<br>馈和<br>沟通 | 我们会得到依据不良时间报告而制定的改进措施<br>及干预效果评价 | | | | | |
| | 我们会被告知发生在我们科室的差错 | | | | | |
| | 我们会在科室里探讨防止差错再次发生的方法 | | | | | |
| 2. 沟通的<br>公开性 | 当员工发现影响患者安全的事件时，能当面指出 | | | | | |
| | 员工能对权威部门的决定或行动自由提出意见 | | | | | |
| | 当对事情优疑问时，员工都不敢提出意见 | | | | | |
| 3. 事件<br>报告频率 | 当发生某个错误，但对患者造成损害前已纠正，<br>该情况报告的频率如何 | | | | | |
| | 当某个错误未对患者造成任何损害时，该情况报<br>告的频率如何 | | | | | |
| | 当发生某个错误，可能对患者有潜在伤害的，该<br>情况报告的频率如何 | | | | | |

**【应用现状】**

医院患者安全文化评估问卷已被许多国家翻译成多种语言,并广泛使用。截至目前,它已经在全球 1 000 多家医院进行了评估,均证实有良好的信度、效度。目前已开发出适合医院、诊所、护理学院等不同场所的版本。然而,医院患者安全文化评估问卷仅分析了护士报告不良事件的背景信息、报告频率和惩罚性报告文化分析,无法全面了解护士报告不良事件的态度和行为。

**【评价】**

医务人员在发现系统隐患和自己或他人所犯错误后,主动举报或隐瞒态度,反映了医院的安全文化水平的高低。可以借鉴国外患者安全教育模式,不断完善医院患者安全文化建设,提高护理质量。在患者安全文化方面国内与国外有差异,因此在不同的文化环境中使用安全文化测量工具时,都应考虑文化的独特性。

**【应用举例】**

徐小平使用医院患者安全文化评估问卷进行定量调查,并结合半结构访谈法对部分人员进行半结构访谈,研究香港大学深圳医院在引进香港患者安全文化理念及做法后其患者安全文化现状。陈琪琦采用医院患者安全文化评估问卷对重庆市 18 所三级甲等综合医院的新入职护士进行问卷调查,目的是了解重庆市新入职护士的患者安全文化现状,为安全文化教育提供理论依据。

(代敏)

# 第四节　通报文化量表

**【概述】**

医疗保健组织具有事件报告的文化,这些文化使一线专业人员能够坦率地报告事件,公开学习错误,有效地处理事件并全心全意地致力于安全和质量。与组织文化一样,事件报告文化代表了一组专业人员之间的共同价值观、信念和原则,这可能会影响他们的组织沟通、社会关系及报告事件(如错误、不良事件和临近事件)的个人行为和动机,而且这种文化鼓励一线从业者增强安全意识并认识到人类的脆弱性,同时培育一种非惩罚性的学习文化和报告的意愿。大多数事件得到护士的认可和报告,这些护士占医疗保健医护人员的 40%~60%,并且在保障患者安全方面起着重要作用。但是,护士指出安全事件漏报是由于临床环境中不利的文化和组织因素造成的。

护士对组织文化的看法及这些看法影响事件报告的方式值得深入探讨。这种探索可以提高自愿事件报告的质量，并为政策和实践的变化提供信息。一直以来，医疗机构采取了各种举措包括改变领导层、政府政策、研究经费、质量管理和医院认证程序，以改善患者安全和事故报告文化。但是，官方报告指出医务人员低估了医疗错误和报告不足的问题。护士漏报的因素包括繁琐的报告过程、害怕报复、管理人员的不支持态度、怪异的文化及对报告数据产生的系统纠正的不信任感。这些因素受传统的专业文化和组织运作文化的影响，是报告文化的体现。对报告文化的一种适用和有效的度量可以提供对事件报告的组织文化的宝贵见解，并且可以帮助减轻护理工作场所中报告不足的问题。基本上，报告文化取决于患者安全文化，通常被视为亚文化或患者安全绩效的指标。因此，很少单独和彻底地检查报告文化。

在中国台湾，两种公认的翻译工具——安全态度问卷和医院患者安全文化调查表被公认为是有效的衡量方法。但是，它们的维度结构不能完全捕捉报告文化的特征，例如在给定的工作环境中共享的信念、价值观和看法。此外，研究表明，医护人员对事件报告的态度和行为因专业学科而异。这表明护理人员对事件和报告的看法取决于他们的传统专业文化、工作特征和实践环境。然而，关于一线护士在多大程度上将事件报告现象视为其工作环境的一部分的信息有限。在探究中国台湾医院护士感知的报告文化之后，Chiang 等于 2011 年编制了通报文化量表（Incident Reporting Culture Questionaire，IRCQ）。

【适用范围】

通报文化量表适用于医护人员对通报文化感知的研究。

【评分内容】

通报文化量表从差错中学习、及时反馈、惩罚性组织管理氛围、匿名性或系统导向性 4 个维度共 20 个条目评价护士对通报文化的态度（见表 1-5-6）。采用 Likert 五级评分法，从"非常不同意"到"非常同意"分别计 1~5 分。

【应用现状】

目前通报文化量表的应用较少，多被当作研究报告不良事件的测评工具。

【评价】

通报文化量表具有令人满意的可靠性和有效性。不同专业领域可根据具体运用环境对量表条目进行适当修改后，广泛运用于医护人员对通报文化感知的研究。项目修改后，需要对不同的医疗专业人员进行进一步的现场测试。

表 1-5-6  通报文化量表

| 维度 | 项 目 | 非常不同意 | 不同意 | 中立 | 同意 | 非常同意 |
|---|---|---|---|---|---|---|
| 差错中学习 | 有关差错的信息会定期公布,以帮助员工谨慎地提供医疗服务 | | | | | |
| | 需要报告的事件在医院政策中有明确的定义和认可 | | | | | |
| | 在本护理单元中,事故报告用于识别质量改进的问题 | | | | | |
| | 通过事故报告获得的知识被用作在职培训 | | | | | |
| | 对于员工来说,他们的专业竞争是通过事件报告机制进行的 | | | | | |
| 及时反馈 | 医护人员愿意找出事故的原因 | | | | | |
| | 事故报告系统易于使用 | | | | | |
| | 事故报告有很好的临床实践文件 | | | | | |
| | 医院通过事故报告机制促进系统安全和护理质量 | | | | | |
| | 数据上报及时准确 | | | | | |
| | 涉及事故的单位将在报告后立即通知 | | | | | |
| 惩罚性组织管理氛围 | 报告意外事件会引起同事之间关系的紧张 | | | | | |
| | 报告错误可能导致部门之间的紧张和不和谐 | | | | | |
| | 犯错误的员工容易受到责备 | | | | | |
| | 事件报告系统的目的和原则不是很明确清楚 | | | | | |
| | 无论做什么报告,对发生事故的单位或部门的改进都是无效的 | | | | | |
| 匿名性或系统导向性 | 做报告的人的身份是保密的 | | | | | |
| | 报告的数据在公开讨论和披露之前是匿名的 | | | | | |
| | 对错误报告的态度是"系统驱动"而不是"个人驱动" | | | | | |
| | 员工可以轻松地报告各种安全事件 | | | | | |

【应用举例】

孙晓等对不良事件的测评工具进行研究,从必要性和科学性角度分析和构建适合中国文化特点的测评工具,为改善医护人员报告行为、降低不良事件发生率提供理论依据,从而改善安全文化氛围。

(代敏)

# 第五节　安全态度调查问卷

**【概述】**

国内外医疗行业将患者安全视为重点。促进患者医疗安全，医疗机构需要做到，一定期评估安全文化状况，二识别并确认有限要解决的安全问题。安全文化是指在医患相互信任的基础上进行沟通，同时就安全的重要性达成共识，并对所采取的预防措施的效果充满信心。研究结果显示，安全文化与医疗事故、医疗差错和针刺伤等不良事件呈正相关。安全文化改善的第一步是安全文化的评估和测量，为了促进安全文化的积极发展，国际上许多机构如世界卫生组织等已经开展安全文化评估、干预等措施。

美国医学研究所指出错误是不可避免的，是人就会犯错，重要的是从错误中吸取经验教训，不断改善，这就是安全文化的精髓。Sexton 等于 2006 年编制了安全态度调查问卷（Safety Attitudes Questionnaire，SAQ）。2017 年张凤等将安全态度调查问卷进行汉化，并进行信度、效度检验。

**【适用范围】**

安全态度调查问卷适用于护理人员的患者安全文化认知评价。

**【评分内容】**

安全态度调查问卷包括 6 个维度：团队合作、安全氛围、管理感知、工作满意度、工作条件和压力感知，共计 31 个条目和 1 个开放性问题（见表 1-5-7）。开放性问题要求医护人员用自己的观点陈述切实改善患者安全的最重要的措施。除开放性问题外，各条目均采用 Likert 五级计分法，即从"非常不认同"到"非常认同"依次计 1~5 分，得分越高代表个体安全态度越积极。

表 1-5-7　安全态度调查问卷

| 维度 | 条　目 | 非常不认同 | 有些不认同 | 中立 | 有点认同 | 非常认同 |
|---|---|---|---|---|---|---|
| 团队合作 | 医生和护士工作合作很好 | | | | | |
| | 工作中意见产生分歧时能恰当解决 | | | | | |
| | 科室人员的意见和建议能被充分的接受 | | | | | |
| | 当我需要时，其他同事会帮助我照看我的患者 | | | | | |
| | 对科室成员来说，有事情不懂时，问一下是很容易的事 | | | | | |
| | 在科室里，如果我察觉到与患者治疗或护理有关的问题，我想针对此问题畅所欲言是困难的 | | | | | |

续表

| 维度 | 条　目 | 非常不认同 | 有些不认同 | 中立 | 有点认同 | 非常认同 |
|---|---|---|---|---|---|---|
| 安全氛围 | 同事们会鼓励我报告任何我想到的患者安全问题 | | | | | |
| | 科室的氛围有利于从别人的错误中学习经验 | | | | | |
| | 医疗护理差错能被恰当处理 | | | | | |
| | 我知道怎样合理指导与患者安全有关的问题 | | | | | |
| | 关于我的工作表现我会收到恰当的反馈 | | | | | |
| | 如果我作为一个患者在这里治疗我会感觉很安全 | | | | | |
| | 在科室里开诚布公地探讨差错是件很困难的事 | | | | | |
| 管理感知 | 科室管理工作中视患者安全为第一要务 | | | | | |
| | 科室的管理层支持我的日常工作 | | | | | |
| | 有可能影响我工作的安全事件信息会及时地提供给我 | | | | | |
| | 我所在科室是个工作的好地方 | | | | | |
| 工作满意度 | 在这个科室工作我感觉很自豪 | | | | | |
| | 科室就好像一个大家庭 | | | | | |
| | 科室成员的道德水平很高 | | | | | |
| | 我喜欢我的工作 | | | | | |
| | 各种技术操作规程简洁 | | | | | |
| 工作条件 | 后勤部门对临床科室的支持保障工作到位 | | | | | |
| | 科室培训新职工的工作做得很好 | | | | | |
| | 科室里的实习进修人员能被充分的监督指导 | | | | | |
| | 科室会积极处理犯了错误的医护人员 | | | | | |
| | 科室医护人员水平足以处理当前数量的患者 | | | | | |
| 压力感知 | 超负荷的工作会让我的工作表现变差 | | | | | |
| | 在紧张或敌对的情况下我更可能犯错误 | | | | | |
| | 疲乏会降低我应付紧急情况的能力 | | | | | |
| | 疲劳时我的工作效率较低 | | | | | |

【应用现状】

目前，安全态度调查问卷已经被改编用于重症监护室、手术室、一般住院病房及流动诊所。

【评价】

安全态度调查问卷具有良好的信度、效度，被广泛应用于医疗机构中；它还可以创建在线调查，适用于大型调查甚至是全国性调查；它能反映医疗机构在某个时间点上安全文化的状态，成为安全文化早期的评估工具。

【应用举例】

王平采用安全态度调查问卷、护士心理资本量表和自制的一般资料问卷调查护理人员对患者安全态度和心理资本的现状，分析两者的关系。李艳等探讨了急诊科护理安全多级防御管理体系的构建及其在护理安全事件防范中的应用效果，采用安全态度调查问卷和自制急诊科安全护理项目合格率评价量表，对急诊科实施安全多级防御管理体系，构建活动前后对科室护理人员安全护理态度进行评价和对安全护理项目合格率项目进行了评估，对活动实施前后科室护理安全事件发生率进行统计分析和比较。

（代敏）

# 第六节 不良事件报告障碍问卷

【概述】

国内外大量的研究表明，管理者对不良事件的报告态度是惩罚性文化的表现，医护人员担心报告不良事件后，会导致自己的专业能力受到质疑或带来处罚，所以医护人员可能不愿举报事件。虽然匿名可以提供一些保护，但是研究表明，依靠自愿和／或匿名举报的计划仍然导致许多事件没有被举报。1999 年，英国学者 Vincent 首次使用自行设计的不良事件报告障碍问卷调查影响某院妇产科的医护报告不良事件的原因。结果显示，影响医护人员报告不良事件的原因之一是中层管理者对不良事件的报告更积极，从而导致管理者对不良事件报告不积极。2006 年，澳大利亚学者埃文斯对报告障碍问卷进行了修订，修订后的问卷具有良好的信度和效度，普遍适用。2011 年，田欢欢结合中国的具体情况对问卷进行了重新整理及翻译修订，形成了汉化的不良事件报告障碍问卷。

【适用范围】

不良事件报告障碍问卷适用于测量各科医护人员阻碍其报告不良事件的机构因素。

【评分内容】

不良事件报告障碍问卷包括 3 个维度 23 个条目，其中有 11 个条目是惩罚性文化，6 个条目是报告流程，5 个条目是报告意义。条目 23 是一个开放性问题（见表1-5-8）。采用 Likert 五级计分法，从"非常不同意"到"非常同意"的分值为 1～5分，其中第 15、16、19、20、21、22 为反向条目。该问卷最高分 110，最低得分22，得分越低，说明护士对其报告不良事件的因素越认同。

表 1-5-8 不良事件报告障碍问卷

| 条目 | 非常不同意 | 不同意 | 不确定 | 同意 | 非常同意 |
|---|---|---|---|---|---|
| 1. 护理不良事件报告没有意义 | | | | | |
| 2. 如果我与事件的当事人进行了讨论，那就没有必要报告了 | | | | | |
| 3. 护理不良事件上报后，可能引起不必要的法律纠纷 | | | | | |
| 4. 我害怕纪律处分 | | | | | |
| 5. 我不知道应该由谁负责报告护理不良事件 | | | | | |
| 6. 报告占用太多时间，工作繁忙，我没有时间 | | | | | |
| 7. 报告其他人发生的护理不良事件不是我的责任 | | | | | |
| 8. 我担心报告后主管对我有负面的看法 | | | | | |
| 9. 我会因为主管对报告的态度不积极而不报告 | | | | | |
| 10. 我的同事不支持我报告护理不良事件 | | | | | |
| 11. 我担心报告别人发生的事件后，会影响同事间的关系 | | | | | |
| 12. 护理人员会因发生护理不良事件而受到歧视 | | | | | |
| 13. 报告护理不良事件的时候，感觉像是在报告什么人犯了错，而不是针对临床存在的问题 | | | | | |
| 14. 护理人员都担心发生的护理不良事件会被记录在自己的人事档案里 | | | | | |
| 15. 报告的格式若简单、易填写会增加我报告的意愿 | | | | | |
| 16. 如增加电话、电子邮件、传真等报告方式，会增加我报告的意愿 | | | | | |
| 17. 我对报告的匿名管理没有信心 | | | | | |
| 18. 即使我没有给出我的个人信息，我相信他们也能找到我 | | | | | |
| 19. 如果明确规定需要报告的护理不良事件的范围和内涵，会增加我报告的意愿 | | | | | |
| 20. 如果设立一定的奖金或奖励，会增加我报告的意愿 | | | | | |
| 21. 如果能及时得到反馈（如医院基于报告分析结果采取了相关改进措施），会增加我报告的意愿 | | | | | |
| 22. 如果能对报告进行分析，并定期发布分析结果，会增加我报告的意愿 | | | | | |
| 23. 如有其他影响你报告不良事件的因素，请列出： | | | | | |

【应用现状】

目前，不良事件报告障碍问卷主要用于探讨护士护理不良事件报告的认知、报告意向和报告障碍的关系分析及其影响因素。一般认为，报告认知越强，上报率越高，报告障碍越小。

【评价】

研究者认为不良事件报告障碍问卷缺乏护士地位和不良事件发生原因相关内容，建议在以后的研究中加以补充。

【应用举例】

汤新辉于 2018 年应用不良事件报告障碍问卷探讨不良事件报告认知、报告意向、报告障碍的现状和三者直接的关系，于 2019 年对 553 名护士再次进行问卷调查，分析护理安全文化态度的影响因素。周珺采用不良事件报告障碍问卷及医院护理人员患者安全文化调查表对来自于安徽省 69 家医院的 217 名护士长进行问卷调查，探讨护理不良事件报告障碍与医院患者安全文化的关系。

（代敏）

# 第二篇　护理风险管理

# 第一章　压疮管理

## 第一节　Braden 评估量表

【概述】

　　为判断压力性损伤发生的危险性，美国 Braden 和 Bergstrom 两位学者于 1987 年以经典压力性损伤发生机理为构建依据编制了一种重要的评估量表，即 Braden 评估量表。Bergstrom 对该量表的内容、结构、评分者间信度和预测效度等均进行了相关临床研究。针对不同人群为研究对象，得出 Braden 评估量表的评分者间信度为 0.83 ～ 0.99；以 16 分为临界值时的敏感性和特异度分别为 100% 和 64% ～ 90%；该表的敏感性、特异度、阳性和阴性预测值分别为 83%、64%、61%、86%。Braden 评估量表作为美国健康保健政策研究机构推荐使用的一种预测压力性损伤危险的工具，已被译成日语、汉语、荷兰语、法语等多国语言，被广泛应用于世界各个国家的医疗机构。Braden 评估量表具有较高的敏感性和特异度，已在临床上广泛且使用效果显著，被美国的压力性损伤预防指南推荐应用，被认为是较理想的压力性损伤危险因素评估表。Bergstrom 等证明在患者入院时利用 Braden 评估量表进行压力性损伤危险评估对及时实施预防措施非常重要，可以有效减少压力性损伤的发生，节省护理资源，提高患者生活质量。

【适用范围】

　　Braden 评估量表适用于内科、外科、骨科、老年及长期卧床的住院患者。

【评分内容】

　　Braden 评估量表主要包含 6 个压力性损伤发生的危险因素，即感知觉、潮湿、活动能力、移动能力、营养、摩擦力和 / 或剪切力（见表 2-1-1）。6 个评估项目中，摩擦力和/或剪切力的评分为 1 ~ 3 分，其他每项评分为 1 ~ 4 分，总分范围为 6 ~ 23 分。分值越低表示发生压力性损伤的危险性越高，18 分及以上为无风险，15 ~ 17 分为低危，12 ~ 14 分为中危，9 ~ 11 分为高危，低于 9 分为极高危。

表 2-1-1 Braden 评估量表

| 评分内容 | 评估计分标准 | | | | 评分 |
|---|---|---|---|---|---|
| | 1 分 | 2 分 | 3 分 | 4 分 | |
| 1. 感觉 | 完全受限 | 大部分受限 | 轻度受限 | 未受限 | |
| 2. 潮湿 | 持久潮湿 | 经常潮湿 | 偶尔潮湿 | 很少潮湿 | |
| 3. 活动能力 | 卧床不起 | 局限椅上 | 偶尔行走 | 经常行走 | |
| 4. 移动能力 | 完全不能 | 严重受限 | 轻度受限 | 不受限 | |
| 5. 营养 | 非常差 | 可能不足 | 足够 | 非常好 | |
| 6. 摩擦力和/或剪切力 | 有问题 | 有潜在问题 | 无明显问题 | 无问题 | |

表 2-1-2 Braden 压力性损伤危险因素评估说明

| 项目 | 1 分 | 2 分 | 3 分 | 4 分 |
|---|---|---|---|---|
| 1. 机体对压力所引起的不适感的反应能力 | 由于意识水平下降或用镇静药物后或体表对疼痛刺激没有反应（没有呻吟、退缩或紧握或绝大部分机体对疼痛的感觉受限） | 只对疼痛刺激有反应，能通过呻吟和烦躁的方式表达机体不适，或者机体一半以上的部位对疼痛或不适感觉障碍 | 对其讲话有反应，但不是所有时间都能用言语表达不适感，或者机体的 1~2 个肢体对疼痛或不适感感觉障碍 | 对其讲话有反应，机体对疼痛或不适的感觉未缺失 |
| 2. 皮肤暴露在潮湿环节中的程度 | 由于出汗、小便等原因皮肤一直处于潮湿状态，每当移动患者或给患者翻身时就可见患者的皮肤被分泌物和尿液等浸湿 | 皮肤频繁受潮，床单至少每班更换 1 次 | 每天大概需要更换床单 2 次 | 通常皮肤是干燥的，只需要按常规换床单即可 |
| 3. 躯体活动的程度 | 被限制在床上 | 行走能力严重受限或没有行走能力，不能承受自身的重量和/或必须借助椅子和轮椅活动 | 每个班的大多数时间是在床上或椅上，但在白天偶然可在协助下，或不需要协助自行走动 | 每天至少走出病室 2 次，醒着时至少每 2 小时会在病房内走动 |
| 4. 改变或控制体位的能力 | 无法凭自己的能力对身体或肢体位置做调整，即使是轻微的调整 | 偶尔能轻微的调整身体或肢体位置，无法凭自己的能力经常或做大幅度的调整 | 时常能凭自己的能力小幅度的自由调整身体或肢体位置 | 能凭自己的能力时常改变体位及做大幅度的体位调整 |

**续表**

| 项目 | 1分 | 2分 | 3分 | 4分 |
|---|---|---|---|---|
| 5. 通常的进食型态 | 从未吃完送来的正餐,很少吃超过每餐量的1/3,水分摄取差,未使用液体营养补充品,如太空饮食,每天吃2份或2份以下蛋白质(肉、蛋、奶制品等),无论个案是否接受静脉营养补充,持续以下任意情况5天以上:禁食或进食清流质饮食 | 很少吃完送来的正餐,一般来说只能吃每餐量的1/2,偶尔食用液体营养补充品,每天吃3份蛋白质(肉或豆、奶制品),所摄取的液态食物或管灌未达到理想需要量,如每日灌进食量少于1 500 kcal(6 278 kJ) | 一般能吃完每餐量的1/2以上,每日吃4餐含肉或奶制品的食物,偶尔拒绝吃一餐,或管饲或肠外营养 | 每顿正餐都吃掉大半,从不拒绝用餐,在两餐间,偶尔还吃点心,不需要营养补充品,通常食用4份或以上的蛋白质(肉或豆、奶制品) |
| 6. 摩擦力和/或剪切力 | 需要中度到极大的协助才能移动身体,且无法将身体完全抬起,在床单上不滑动。卧床或坐轮椅上,时常会向下滑动,需要极大协助。痉挛或躁动不安,使个案皮表几乎持续受到摩擦 | 不能有效移动,或只需些许协助,在移动过程中,皮肤可能在床单、椅子、约束带等设备上出现一些滑动。大多数时候,能在床或椅子上维持相当好的姿势,但偶尔会滑下来 | 能凭自己的能力在床上或椅上移动。在移动时,可将自己完全抬起,总是能在床上或椅子上维持良好的姿势 | |

**【应用现状】**

近年来,许多学者将 Braden 评估量表与其他评估方法联合应用于临床研究,其预测能力得到了良好验证。

**【评价】**

Braden 评估表作为单独指标对压力性损伤的预测有效性为中等水平,是美国国家压力性损伤专家组推荐应用的压力性损伤量表,也是我国研究者对照使用最多的经典压力性损伤评估量表。Braden 评估量表使用简便、易行,经临床护士使用发现是它一个信度较高的评估工具,且预测效果较好。但有研究发现,该量表不能很好地预测特定人群的压力性损伤。

**【应用举例】**

任家驹等为了比较 COMHON 量表和 Braden 评估量表在重症监护室纵隔手术后患者压力性损伤风险评估中的预测效能,在《护理学杂志》发表《COMHON 量表和 Braden 评估量表在重症监护室纵隔术后患者压力性损伤风险评估中的比较》一文。作者采用便利选取法选取某院胸腔外科行纵隔手术治疗后入住重症监护室的 232 例患者为研究对象，利用 COMHON 量表和 Braden 评估量表对其进行压力性损伤风险评估。结果在 72 小时观察期内共 29 例（12.5%）患者发生压力性损伤，分期均为 1 期。使用两种量表评估时，压力性损伤组与非压力性损伤组量表总评分差异有统计学意义。最后结论为 Braden 评估量表和 COMHON 量表均可有效评估重症监护室纵隔手术后患者压力性损伤发生风险，而 COMHON 量表的预测效能高于 Braden 评估量表。

（袁震飞）

# 第二节 Norton 量表

【概述】

Norton 量表源自于一项老年患者压力性损伤的研究，由法国学者 Norton 于 1962 年建立，后经过两次修订形成现今常用的 Norton 四分量表。美国卫生保健政策研究机构推荐应用 Norton 量表来预测卧床患者发生压力性损伤的可能性。在国外，如荷兰、瑞士等多个国家和地区，经验证 Norton 量表也是可靠和有效的压力性损伤评估工具。Norton 量表的优点为简单、快速、易于使用，但其在效度和信度方面仅次于 Braden 评估量表。

【适用范围】

Norton 量表普遍适用于评估卧床患者发生压力性损伤的可能性。

【评分内容】

Norton 量表由一般身体状况、精神状况、活动能力、灵活程度、失禁情况共 5 项评估条目构成（见表 2-1-3），每项评分为 1~4 分，总分介于 5~20 分，其总分在 14 分及以下为有发生压疮的危险，12 分及以下为高度风险，8 分及以下为极度危险。同时 14 分以下获得压力性损伤的机会为 32%；12 分以下属高危组，2 周获压力性损伤的机会为 48%。

表 2-1-3 Norton 量表

| 评估项目 | 4 分 | 3 分 | 2 分 | 1 分 |
|---|---|---|---|---|
| 身体情况 | 良好 | 尚可 | 虚弱 | 非常差 |
| 精神状态 | 清醒 | 淡漠 | 混淆 | 木僵 |
| 活动力 | 活动自如 | 扶助行走 | 轮椅活动 | 卧床不起 |
| 移动力 | 移动自如 | 轻度受限 | 严重受限 | 移动障碍 |
| 失禁 | 无 | 偶尔 | 经常 | 二便失禁 |

表 2-1-4　Norton 压力性损伤危险因素评估说明

| 评估项目 | 4分 | 3分 | 2分 | 1分 |
|---|---|---|---|---|
| 身体情况：指最近的身体健康状态（如营养状况、组织肌肉完整性、皮肤状况） | 身体情况稳定，看起来很健康，营养状态良好 | 一般身体状况稳定，看起来健康状况尚可 | 身体状况不稳定，看起来还算健康 | 身体状况很危急，呈现病态 |
| 精神状态：指意识状况和定向感 | 对人、事、地定向感非常清楚，对周围事物敏感 | 对人、事、地定向感只有2~3项清楚，反应迟钝、被动 | 对人、事、地定向感只有1~2项清楚，沟通对话不恰当 | 无感觉、麻木、没有反应、嗜睡 |
| 活动力：指个体可行动的程度 | 能独立走动 | 无人协助则无法走动 | 只能以轮椅代步 | 因病情或医嘱限制而卧床不起 |
| 移动力：个体可以移动和控制四肢的能力 | 可随意自由移动、控制四肢活动自如 | 可移动、控制四肢，但需人稍微协助才能翻身 | 无人协助无法翻身、肢体轻瘫、肌肉萎缩 | 无移动能力，不能翻身 |
| 失禁：个体控制大/小便的能力 | 大小便控制自如，或留置尿管，但大便失禁 | 在过去24小时内有1~2次大小便失禁，之后使用尿套或留置尿管 | 在过去24小时内有3~6次小便失禁或腹泻情形 | 无法控制大小便，且在24小时内有7~10次失禁发生 |

【应用现状】

近年来，国内学者主要集中于应用 Norton 量表对于老年患者的研究，但也有研究用于其他人群，如中青年患者、重型颅脑外伤患者、手术患者等。

【评价】

Norton 评分量表易于掌握，但评估项目较简单，只能作为初步筛选，可作为普查使用。有研究显示，该量表和其他的普适性量表相比其预测能力较差，不建议作为病房使用首选。然而在手术室使用 Norton 量表表现尚佳。

【应用举例】

王亚婷采用 Norton 量表对某院重症监护室低温体外循环心脏外科手术后的患者压力性损伤进行研究，分析该量表对该类患者的预测价值和护理策略。共计 322 例患者被纳入研究，据压力性损伤发生的情况将其分为压力性损伤组/非压力性损伤组。比较这两组患者使用 Norton 量表的总分和各项得分等。结果显示，两组患者的 Norton 量表评分、患者的身体状况、活动能力、失禁情况比较无差异，但量表中移动能力评分是术后患者压力性损伤的独立影响因素。最终结果为重症监护室体外循环心脏术后患者发生压力性损伤的概率较高，但是 Norton 量表用于该类患者压力性损伤的信度及预测价值较低，建议结合其他量表来有效评估压力性损伤发生风险，从而更好地指导指定临床护理策略。

（袁震飞）

# 第三节　Waterlow 量表

## 【概述】

1984 年，英国一家骨科医院进行了一项研究，由 Waterlow 通过对患者皮肤情况进行调查同时在 Norton 评分表基础上建立了 Waterlow 量表。该量表比 Norton 量表评估内容更加全面，特别是在老年长期卧床患者中有很好的应用效果，是欧洲评估老年人压力性损伤危险的主要工具，在英国应用较多，预测效果也得到很多人的验证，具有评分简便、预测效果好等特点。Waterlow 量表对压力性损伤危险性的预测能力和敏感性较高，然而，国外有研究数据表明，其特异性较低，这就意味着被这份量表评估为高危的患者，可能危险度并不高，这可导致在预防措施上的高支出。与 Norton 量表和 Braden 评估量表相比较，这两者仅包含基本的压力性损伤危险因素，然而 Waterlow 量表强调将老年群体消化系统疾病的特殊危险因素纳入其中，因此对于该类群体具有很高的压力性损伤预测能力，而针对脊髓损伤人群预测能力最差。另有研究表明，尽管 Waterlow 量表包括了手术时间、与手术相关的心血管疾病条目，但其对于手术患者评估的信效度未得到有效验证。

## 【适用范围】

Waterlow 量表常被推荐应用于成人和矫形外科患者。

## 【评分内容】

Waterlow 量表主要包括 11 个评分项：性别、年龄、体型、皮肤类型、控便能力、运动能力、饮食食欲、神经缺陷、组织营养及全身情况、手术、特殊用药（见表 2-1-5）。其得分越高，压疮风险越大。总分为 47 分，得分小于 10 分为无危险、10~14 分为轻度危险、15~19 分为高度危险、20 分以上极度危险。

表 2-1-5　Waterlow 量表

| 体形 / 体重与身高 | | 皮肤类型 | | 性别和年龄 | | 脑神经系统不足 | | |
|---|---|---|---|---|---|---|---|---|
| 中等（BMI = 20~24.9） | 0 分 | 健康 | 0 分 | 男 | 1 | A—患者近期有否体重下降 | B— 体重下降 | |
| 超过中等（BMI = 25~29.9） | 1 分 | 薄如纸 | 1 分 | 女 | 2 分 | 有 | 0.5~5 kg | 1 分 |

续表

| 体形/体重与身高 | | 皮肤类型 | | 性别和年龄 | | 脑神经系统不足 | | | |
|---|---|---|---|---|---|---|---|---|---|
| 肥胖（BMI 高于30） | 2分 | 干燥 | 1分 | 14~49岁 | 1分 | 去B | | 5~10 kg | 2分 |
| 低于中等（BMI低于20） | 3分 | 水肿 | 1分 | 50~64岁 | 2分 | 否 0分 | | 10~15 kg | 3分 |
| BMI = 体重（kg）/ 身高（m） | | 潮湿/发热 | 1分 | 65~74岁 | 3分 | 去C | | 高于15 kg | 4分 |
| | | 颜色异常（第Ⅰ期） | 2分 | 75~80岁 | 4分 | 不清楚 2 | | 不清楚 | 2分 |
| | | 破溃/红斑（第Ⅱ~Ⅳ期） | 3分 | ≥81岁 | 5分 | C—患者食欲不佳 | | | |
| | | 该选项只能评一个最高分，例如：皮肤"薄如纸"且伴有水肿，只评1分 | | 年龄评分为患者周岁 | | 无 0分 | | | |
| | | | | | | 是 1分 | | | |
| 控便能力 | | 活动能力 | | 特殊危险 | | | | | |
| 完全控制/导尿 | 0分 | 完全 | 0分 | 组织营养不良 | | 脑神经系统不足 | | | |
| 小便失禁 | 1分 | 躁动不安 | 1分 | 恶病质 | 8分 | 糖尿病/中风 | | 4~6分 | |
| 大便失禁 | 2分 | 冷漠的(活动少) | 2分 | 多器官衰竭 | 8分 | 运动/感觉神经 | | 4~6分 | |
| 大小便失禁 | 3分 | 限制的(活动受限) | 3分 | 单器官衰竭（呼吸、肾脏、心脏） | 5分 | 截瘫 | | 4~6分 | |
| | | 卧床（活动迟缓/牵引） | 4分 | 外周血管病 | 5分 | 大手术/创伤 | | | |
| | | 轮椅（固定体位） | 5分 | 贫血（血红蛋白低于80 g/L） | 2分 | 骨科/脊椎 | | 5分 | |
| | | | | 吸烟 | 1分 | 手术时间高于2小时 | | 5分 | |
| | | | | 该项可多选，分数可叠加 | | 手术时间高于6小时 | | 8分 | |
| | | | | 药物 | | 细胞毒性药物、长期/大量类固醇、抗生素（最高）4分 用上述一种或多种药物时，评分为4分，不可叠加 | | | |

**【应用现状】**

近年来，研究者多采用 Waterlow 量表与其他量表进行对比或联合使用评估患者压力性损伤的发生危险性。

**【评价】**

Waterlow 量表与 Norton 量表、Braden 评估量表相比较，条目众多，涵盖评估项目最全，且每类指标包含相应的描述及对应分值，评估耗时长，对评估者的专业知识要求较高，不同护士的测评结果可能不一致。

**【应用举例】**

刘端等选取某院 2019 年 1~12 月共 101 例造血干细胞移植中心行造血干细胞移植患者为研究对象，将 Norton 量表和 Waterlow 量表用于造血干细胞移植患者，应用 2 种评估量表进行压力性损伤风险评估，记录患者皮肤情况及评估量表得分情况，比较两种量表发生压力性损伤的信效度及预测效果，选取最佳诊断界值及其对应的敏感性、特异度。结果本研究中共发生压力性损伤 3 例。Norton 量表的重测信度为 0.60 ~ 0.88，Waterlow 量表的重测信度为 0.82 ~ 0.98。Norton 量表和 Waterlow 量表分别去掉"失禁情况"和"年龄"后得分最高。因子分析结果证明，两个量表具有较好的结构效度。Norton 量表最佳诊断界值为 14 分，敏感性 0.714 ~ 0.857，特异度 0.993 ~ 1；Waterlow 量表最佳诊断界值为 13 分，敏感性 0.714 ~ 0.857，特异度 0.962 ~ 0.970。两个量表间差异无统计学意义。结论为 Norton 量表和 Waterlow 量在应用于该类患者压力性损伤评估时均具有较好的效度，而量表信度、预测效果方面仍有待提高，Waterlow 量表相对优于 Norton 量表。

（袁震飞）

# 第四节 OH 压疮评估表

**【概述】**

OH 压疮评估表于 2001 年由日本压疮护理专家大浦武彦研制，为日本医院评估住院患者压疮风险度的常用工具，可综合全面评估压疮风险度，容易操作及实施。

**【适用范围】**

OH 压疮评估表适用于评估住院患者及压疮高发的重症监护室患者的压疮评估。

**【评分内容】**

OH 压疮评估表由 4 项条目组成（见表 2-1-6）：自主变换体位能力，骶骨病态突出，浮肿，关节挛缩。OH 压疮评估表满分为 10 分，7 ~ 10 分为高度风险，4 ~ 6 分为中度风险，1 ~ 3 分为低度风险。

表 2-1-6　OH 压疮评估表

| 评估内容 | 最后得分 | | |
|---|---|---|---|
| 1. 自主变换体位的能力 | 能动计 0 分 | 无法判断计 1.5 分 | 不能动计 3 分 |
| 2. 病态骨突出（尾椎骨） | 无（双侧均小于 2 cm）计 0 分 | 轻中度（双侧均为 2 cm，或者一侧小于 2 cm，另一侧为 2 cm）计 1.5 分 | 高度（双侧均大于 2 cm，或者一侧大于 2 cm）计 3 分 |
| 3. 浮肿 | 无计 0 分 | 有计 3 分 | |
| 4. 关节萎缩 | 无计 0 分 | 有计 1 分 | |

【应用现状】

OH 压疮评估表在日本广泛应用于住院患者及压疮高发的重症监护室患者的压疮评估，在我国已逐渐应用于三级医院重症监护室患者的压疮危险评估。

【评价】

OH 压疮评估表是日本医疗机构常用于评估住院患者压疮危险程度的工具，因其条目少、操作简便而受到临床护士的欢迎，被认为是最符合日本实际情况和亚洲人群的一种评估工具。它能快速并较全面地综合评估患者的压疮危险，容易被医护人员和居家照护者掌握。

近年来，简化版 OH 压疮评估表引入中国，其科学简单、评估所需时间短，针对不同的风险等级提供了详尽的干预措施，对每个条目的每个评分等级都提出了相应的对策，临床操作性强，且更加适合亚洲人群。此外，我国大多数卧床不起的老年患者分布在医院、家庭、社区和养老机构中。医护人员和主要护理人员负责预防和护理患有压疮的患者，尤其是对缺乏医学教育的护理人员，OH 压疮评估表更易于接受和掌握，并指导护理人员采取预防压疮的措施。因此，OH 压疮评估表具有良好的推广前景。OH 压疮评估表也有其不足之处，即评估内容缺少有关失禁的内容，因此护理人员需提高对失禁管理的意识，并防止皮肤变湿。

【应用举例】

赵静等分析了 OH 压疮评估表对住院老年患者压疮风险的预测效果。通过选择南京市一家三级甲等医院的住院患者作为研究对象，由双人使用 OH 压疮评估表和 Braden 评估量表评估研究对象发生压疮的风险，最终收集到 286 例病例进行统计分析。结果显示 OH 压疮评估表调查结果和压疮发生的符合率均高于 Braden 评分量表；护士使用 OH 压疮评估表所花费的时间短于 Braden 评估量表；在预测老年患者发生压疮的风险方面，OH 压疮评估表优于 Braden 评估量表。

一些研究人员将 OH 压疮评估表应用于老年泌尿外科患者。缪亚萍等分析并比较了 OH 压疮评估表和 Braden 评估量表在评估老年泌尿科患者压疮风险方面的准确性。将 OH 压疮评估表和 Braden 评估量表应用于 A 组和 B 两组的患者，以评估 100 名在泌尿外科住院的老年患者的压疮风险。结果 A 和 B 组的 OH 压疮评估表应用时间明显少于 Braden 评估量表的应用时间。OH 压疮评估表和 Braden 评估量表显示的压疮风险分布不同，差异具有统计学意义。Braden 评估量表的符合率、特异性和阳性似然比显著低于 OH 压疮评估表。最后得出结论，OH 压疮评估表更利于评估和预测长期卧床泌尿外科老年患者的压疮风险，并且易于应用，评估客观并且花费更少的时间。

杜艾林分析了住院骨科患者压疮风险评估中 Braden 评估量表和 OH 压疮评估表之间的差异和相关性。使用方便抽样的方法选择了 100 名于 2016 年 3 至 9 月在该院骨科住院的患者；2 名护士使用 Braden 评估量表和 OH 压疮评估表来独立评估新入院的骨科患者，评估结果记录在所负责的量表上。结果 Braden 评分量表评得无压疮风险患者 18 例、22 例轻度风险、46 例中度风险和 14 例高度风险；OH 压疮评估表评估了 24 例无压疮风险患者、24 例轻度风险、38 例中度风险、14 例高度风险。两者的差异值为 1.706，差异无统计学意义。两者之间的相关性为 $r = 0.825$，两者之间的相关性差异有统计学意义。因此，OH 压疮评估表和 Braden 评估量表高度相关，可用于评估我国骨科患者的压疮。

除了上述应用领域，还有研究者将 OH 压疮评估表应用于心力衰竭患者。王佳为了及早预防及降低心力衰竭患者压疮的发生率，以提高心力衰竭患者的生活质量。干预组患者使用 OH 压疮评估表进行评估，对照组采用常规的护理方法。结果干预组使用 OH 压疮评估表评估高危患者 100 例，院内发生压疮 1 例，其余 99 例住院期间均未发生压疮，总发生率为 1%；对照组 115 例，院内发生压疮 9 例，发生率为 7.83%，两组差异有统计学意义。结果说明使用 OH 压疮评估表可以及早作出预防措施，降低心力衰竭患者压疮的发生率。

（袁震飞）

# 第五节　Cubbin & Jackson 量表

## 【概述】

Cubbin & Jackson 量表是根据 Norton 量表改进的，专门为重症监护室患者设计，是美国医生协会指南推荐的四大压力性损伤风险评估量表之一。初版 Cubbin &

Jackson 量表包括年龄、体重状况、一般皮肤状况、精神状态、活动能力、血流动力学状态、呼吸状况、营养状况、失禁和个人卫生自理能力 10 个条目。为了进一步提高量表的准确性和有效性，Christine Jackson 于 1999 年在原量表基础上增加既往病史和氧需求量 2 个条目，另外添加手术或扫描检查、输血或血制品及低温 3 项附加内容形成改良版 Cubbin & Jackson 量表。董莲莲等研究显示中文版 Cubbin & Jackson 量表的内容效度为 0.938，评定者间信度为 0.897，具有良好的信度、效度。Cubbin & Jackson 量表专门为重症监护室患者设置，对于重症监护室患者评估的敏感性、阳性预测值和阴性预测值均高于其他量表，然而该量表并没有在国内重症监护室得到应用。

【适用范围】

Cubbin & Jackson 量表适用于重症监护室患者压力性损伤风险评估。

【评分标准】

初版 Cubbin & Jackson 量表包括 10 个条目（见表 2-1-7），每个条目分为 4 个等级，分别赋值 1 分、2 分、3 分、4 分，总分 10 ~ 40 分，24 分为临界值，压力性损伤的发生风险与评分呈负相关。

改良版 Cubbin & Jackson 量表包括年龄、体重状况、皮肤状况、精神状况、活动能力、血流动力学状况、呼吸状况、营养状况、大小便失禁状况、个人卫生自理能力、相关既往史、氧气需求状况 12 个条目（见表 2-1-8）；每个条目分为 4 个等级，分别赋值 1 分、2 分、3 分、4 分。3 条特殊情况附加项目包括过去 48 小时内存在手术/使用平车外出检查的情况、存在需要输注血制品的情况、存在体温不升（低于 35 ℃）的情况，符合 3 种特殊状况其中任意一种需减 1 分。该量表总分为 48 分，评分在 29 分及以下表示压力性损伤高风险，得分越低，说明患者发生压力性损伤的风险越高。

表 2-1-7 初版 Cubbin & Jackson 量表

| 项目 | 分类 | 赋值（分） |
| --- | --- | --- |
| 1. 年龄 | 40 岁以下<br>40 ~ 54 岁<br>55 ~ 70 岁<br>70 岁以上 | 4<br>3<br>2<br>1 |
| 2. 体重状况 | 正常<br>肥胖<br>消瘦<br>以上任意一项 + 水肿 | 4<br>3<br>2<br>1 |

**续表**

| 项目 | 分类 | 赋值（分） |
|------|------|-----------|
| 3. 皮肤状况 | 完整<br>发红<br>擦破<br>坏疽、渗出 | 4<br>3<br>2<br>1 |
| 4. 精神状态 | 意识清楚<br>烦躁、焦虑<br>冷漠 / 镇静但有反应<br>昏迷 / 反应迟钝 / 瘫痪 + 镇静 | 4<br>3<br>2<br>1 |
| 5. 活动力 | 行动自如<br>走路需轻微帮助<br>非常需要帮助 / 轮椅<br>不能活动 / 卧床 | 4<br>3<br>2<br>1 |
| 6. 血流动力学状态 | 不用正性肌力药，病情稳定<br>使用正性肌力药，病情稳定<br>不用正性肌力药，病情不稳定<br>使用正性肌力药，病情不稳定 | 4<br>3<br>2<br>1 |
| 7. 呼吸 | 自主呼吸<br>持续正压通气 / 三通管通气<br>机械通气<br>休息或费力时呼吸急促 | 4<br>3<br>2<br>1 |
| 8. 营养 | 普通饮食 + 流质饮食<br>易消化饮食 / 口腔流质饮食 / 肠内营养<br>肠外营养<br>仅静脉营养 | 4<br>3<br>2<br>1 |
| 9. 失禁 | 无失禁 / 无尿 / 导尿<br>尿失禁<br>大便失禁<br>尿失禁 + 大便失禁 | 4<br>3<br>2<br>1 |
| 10. 个人卫生自理能力 | 独立维持卫生<br>需轻微帮助维持卫生<br>需很多帮助维持卫生<br>完全依赖别人 | 4<br>3<br>2<br>1 |

表 2-1-8　改良版 Cubbin & Jackson 量表

| 项目 | 分类 | 赋值（分） |
|---|---|---|
| 1. 年龄 | 40 岁以下<br>40 ～ 54 岁<br>55 ～ 70 岁<br>70 岁以上 | 4<br>3<br>2<br>1 |
| 2. 体重状况 | 正常<br>肥胖<br>消瘦<br>以上任意一项 + 水肿 | 4<br>3<br>2<br>1 |
| 3. 既往病史 | 无<br>轻微（易受压力影响的皮肤病）<br>严重（激素治疗、类风湿性关节炎、充血性心力衰竭、非胰岛素依赖性糖尿病、自身免疫性疾病、活动受限的慢性阻塞性气道疾病）<br>非常严重（血管疾病、入院前卧病在家、胰岛素依赖性糖尿病、骨筋膜室综合征） | 4<br>3<br><br>2<br><br>1 |
| 4. 皮肤状况 | 完整<br>发红（潜在破损）<br>擦破（表皮）<br>坏疽、渗出（深层组织） | 4<br>3<br>2<br>1 |
| 5. 精神状态 | 意识清楚<br>烦躁、焦虑<br>冷漠 / 镇静但有反应<br>昏迷 / 反应迟钝 / 瘫痪 + 镇静 | 4<br>3<br>2<br>1 |
| 6. 活动力 | 走路需帮助<br>需坐轮椅<br>无法移动但可耐受改变体位<br>不能耐受移动 / 已护理好的卧位 | 4<br>3<br>2<br>1 |
| 7. 血流动力学状态 | 不用正性肌力药，病情稳定<br>使用正性肌力药，病情稳定<br>不用正性肌力药，病情不稳定<br>使用正性肌力药，病情不稳定 | 4<br>3<br>2<br>1 |
| 8. 呼吸 | 自主呼吸<br>持续正压通气 / 三通管通气<br>机械通气<br>休息时呼吸急促 | 4<br>3<br>2<br>1 |
| 9. 氧需求状况 | 需氧量小于 40%，活动时氧含量稳定<br>需氧量 40% ～ 60%，活动时氧含量稳定<br>需氧量 40% ～ 60%，动脉血气稳定但活动时氧饱和度降低<br>需氧量大于 60%，无法维持动脉血气，休息时氧饱和度降低 | 4<br>3<br>2<br>1 |

续表

| 项目 | 分类 | 赋值（分） |
|---|---|---|
| 10. 营养 | 普通饮食 + 流质饮食<br>易消化饮食 / 口腔流质饮食 / 肠内营养<br>肠外营养<br>仅静脉营养 | 4<br>3<br>2<br>1 |
| 11. 失禁 | 无失禁 / 无尿 / 导尿<br>尿失禁 / 大汗<br>大便失禁 / 偶尔腹泻<br>尿失禁 + 大便失禁 / 长期腹泻 | 4<br>3<br>2<br>1 |
| 12. 个人卫生自理能力 | 独立维持卫生<br>需帮助维持卫生<br>需很多帮助维持卫生<br>完全依赖别人 | 4<br>3<br>2<br>1 |

注：48 小时内有手术或扫描检查减 1 分；需输血或血制品减 1 分；低体温减 1 分。

【应用现状】

Cubbin & Jackson 量表是国外研制的专门应用于重症监护室患者的压力性损伤风险评估表，在国外临床应用中已得到一定验证，然而 Cubbin & Jackson 量表并没有在国内重症监护室得到应用。

【评价】

研究显示初版和改良版 Cubbin & Jackson 量表对重症监护室患者压力性损伤风险均具有良好的预测性，但改良版 Cubbin & Jackson 量表针对性更强，有利于更加全面地评估重症监护室患者压力性损伤发生风险。Cubbin & Jackson 量表对于重症监护室患者压力性损伤评估的敏感性、敏感性、阳性预测值和阴性预测值高于其他量表，整体预测能力优于 Norton 量表、Braden 评估量表。

【应用举例】

Lee 将初版 Cubbin & Jackson 量表在某院 112 例重症监护室患者中与 Norton 量表进行应用比较，研究结果显示 Cubbin & Jackson 量表的敏感性、特异度、阳性预测值、阴性预测值分别为 89%、61%、51%、92%，Norton 量表的敏感性、特异度、阳性预测值、阴性预测值分别为 97%、29%、38%、96%，说明 Cubbin & Jackson 量表对于重症监护室患者压力性损伤整体预测能力优于 Norton 量表。

Sousa 采用改良版 Cubbin & Jackson 量表在某院 90 例重症监护室患者中应用，以 Braden 评估量表为金标准，对改良版 Cubbin & Jackson 量表进行信度、效度检验，研究结果显示临界值取 29 分时，Cubbin & Jackson 量表的敏感性、特异度、阳性预测值、阴性预测值分别为 73.3%、86.7%、52.4%、94.2%，准确度达 84.4%；而

Braden 评估量表的敏感性、特异度、阳性预测值、阴性预测值分别为 100.0%、5.3%、17.4%、100.0%，准确性仅 21.1%。结果提示改良版 Cubbin & Jackson 量表整体预测能力优于 Braden 评估量表。

（陈晓莉）

# 第六节　COMHON 量表

【概述】

COMHON 量表是西班牙的 Cobos Vargas 等于 2011 年为重症监护室患者编制的专用压力性损伤风险评估表。

【适用范围】

COMHON 量表适用于重症监护室的患者。

【评分内容】

COMHON 量表由意识水平、移动度、血流动力学、氧气需求和营养五个部分组成，其中包含与重症监护室相关的风险因素血流动力学和氧气需求。量表的每个项目有 1~4 分，总分 5~20 分，低风险 5~9 分，中等风险 10~13 分，高风险 14~20 分。

表 2-1-9　COMHON 量表

| 分值 | 意识水平 | 移动度 | 血流动力学 | 氧气需求 | 营养 |
|---|---|---|---|---|---|
| 1 | 意识清醒，定向准确，对外界刺激有反应 | 可独立行走或扶走 | 不需要血流动力学支持 | 自主呼吸，氧浓度分数小于 0.4 | 完全经口进食，营养足够 |
| 2 | 意识模糊，烦躁不安，定向不准确 | 活动受限，在床或轮椅上活动，站立需协助 | 需要扩容（如血液制品、晶体、胶体） | 自主呼吸，氧浓度分数大于 0.4 | 肠内或肠外营养 |
| 3 | 中度昏迷（格拉斯哥昏迷评分为 9~13 分）或镇静状态下有反应 | 活动严重受限，需协助才能移动 | 需要多巴胺或去甲肾上腺素或主动脉内气囊泵等维持 | 无创机械通气 | 经口流质饮食，无肠内外营养，营养不足 |
| 4 | 重度昏迷（格拉斯哥昏迷评分小于 9 分）或镇静状态下无反应 | 只能仰卧或因血流动力学和呼吸不稳定不能进行体位变化 | 需要如上 2 项以上的支持 | 有创机械通气 | 禁食 |

注：使用镇静剂的患者在意识水平条目中结合用 RASS 镇静评估表进行评分。

**【应用现状】**

现阶段 COMHON 量表在我国还没有普及应用，有学者将此量表进行汉化后应用于重症监护室，得出此量表有利于根据评分结果对患者进行风险等级的划分，并采用相关的预防措施，对高风险患者进行观察。

**【评价】**

Cobos Vargas 等使用 COMHON 量表评估某院重症监护室 496 例患者压力性损伤风险，结果显示 COMHON 量表的敏感性为 97.1%，特异度为 73.2%。Leal-felipe 等通过一个大样本量（1 595 例患者）的研究发现，COMHON 量表预测压力性损伤的敏感性为 82.86%，特异度 51.55%，阳性预测值 55.2%，阴性预测值 80.6%。Fulbrook 等在重症监护室患者中对 COMHON 量表、Norton 量表、Braden 评估量表及 Waterlow 量表 4 个评估表的信度进行了比较，结果显示 COMHON 量表信度最高。

国内学者使用 COMHON 量表在两所医院对 496 例重症监护室患者进行压力性损伤风险评估，结果显示 COMHON 量表的敏感性为 88.2%、特异度为 79.2%、阳性预测值为 40.0% 及阴性预测值为 97.7%，表现出良好的信度、效度。

杨秀玲对中文版本的 COMHON 量表进行了测评者间信度分析。研究发现该量表的测评者间信度较高，不同护士的评估结果相似。COMHON 量表相对简洁，适合大众，但尚未在重症监护室患者中检验其信度和效度。樊华于 2018 年在重症监护室患者中对其进行了验证，并认为其可靠性、有效性和综合预测能力优于 Barden 评估量表。但是在我国，这种量表的应用较少，仍然需要进行大样本检验。

COMHON 量表的优点之一是可以对压力性损伤的风险进行分级，这有利于临床护理人员根据不同的风险水平采取不同的护理措施，以防止过度护理或护理不足。

**【应用举例】**

国内学者已经在重症监护病房患者的应用中测试了中文版 COMHON 量表的可信度。将原表按照 Brislin 翻译模型进行翻译，并结合原量表对子条目的解析，适当地补充了原量表条目的内容，使中文版的量表易于理解和评分。通过选择某院 2016 年 1 月至 2017 年 1 月入住重症监护室的 50 例患者进行分析，由 3 名训练有素的护士评估每名患者的压疮风险。

（袁震飞）

# 第七节　Munro 围手术期压疮风险评估表

## 【概述】

当外压阻断血液循环时，由于供氧不足和代谢产物积累，皮肤可能受损或坏死。这种由外力长期压迫造成的损伤称为压疮。术中压疮是急性压疮的一种类型，多发生在术后数小时至 6 天内，最常见的是发生在术后 1~3 天。我国综合医院压疮的发病率为 3%~4%，其中 23% 的病例与手术有关。资料显示，我国术中压疮的发病率为 4.7%~66.0%，国外医院获得性压疮发病率在术后 7 天内为 14.3%~23.9%。一旦围手术期发生压疮，将导致患者住院时间延长，严重影响患者术后预后甚至后期生活质量。

压疮风险评估量表是预防压疮评估的工具，在预防和治疗中都发挥了巨大作用。研究表明，压疮风险评估量表的使用加上相应的预防措施，能使压疮发生率下降 60%。20 世纪，压疮的评估仅靠护士的个人经验作为依据，受护士知识水平和主观意识的差异，不能发挥评估的价值。我国以前对压疮的关注点在于压疮发生后的护理管理上，忽略了预防和评估。国外研究者认为预防压疮的关键是积极评估患者皮肤情况，因此，制定了许多压疮风险因素评估量表，但缺乏针对术中的评估量表。近来来，国内也出现了外科压疮风险评估量表，大部分量表是在国外量表的基础上进行改良修订而成，因为未进行信度、效度检测，所以也没有广泛应用于临床中。不同医院使用的量表均不相同，评估标准不同，导致学术交流也形成障碍。2009 年门罗在德弗的流行病学理论模型的基础上，将 Munro 围手术期压疮风险评估表进行汉化。

## 【适用范围】

Munro 围手术期压疮风险评估表适用于围手术期压疮风险评估，根据评分结果判断患者在不同时期的危险程度。

## 【评分内容】

Munro 围手术期压疮风险评估表分为术前、术中、术后 3 个阶段，手术患者压疮风险评估程度由 3 个阶段的分数累计后得出。术前风险从移动能力、营养状况、体重指数（BMI）、体重减轻、年龄、现存并发症 6 个风险因素来确定得分（见表 2-1-10），总分在 6 分及以下表示无风险或者低风险、7 ~ 14 分为中度风险、15 分及以上为高风险。术中风险评估从麻醉分级、麻醉方式、术中体温、低血压、皮肤潮湿程度、手术移动情况 / 体位改变、手术体位 7 个方面进行术中评估（见表 2-1-11），总分在 13 分及以下表示低风险、14 ~ 24 分为中度风险，25 分及以上为高风险。术后风险评估从手术时间和出血量两个方面进行（见表 2-1-12），总分在 15 分及以下为低风险，16 ~ 28 分为中度风险，29 分及以上为高风险。

表 2-1-10　Munro 围手术期压疮风险评估表（术前）

| 风险因素 | 1 分 | 2 分 | 3 分 | 得分 |
|---|---|---|---|---|
| 移动能力（活动度） | 没有受限或轻微受限，可以自主活动 | 非常受限，需要协助移动 | 完全受限，需要完全依靠他人 | |
| 营养状况(空腹时间) | 12 小时或小于 12 小时 | 12~24 小时 | 大于 24 小时 | |
| 体重指数（BMI） | 小于 30 | 30~35 | 大于 35 | |
| 体重减轻（30~180 天） | 少于 7.4% | 7.5%~9.9% | 超过 10% | |
| 年龄 | 39 岁以下 | 40~59 岁 | 60 岁以上 | |
| 健康不利因素（每项不利因素评 1 分，最低 0 分，最高 6 分） | 吸烟（近期） | | | |
| | 高血压前期或高血压（血压 120/80 mmHg） | | | |
| | 血管 / 肾脏 / 心血管 / 周围血管疾病 | | | |
| | 哮喘 / 肺部 / 呼吸系统疾病 | | | |
| | 有过压疮病史 / 目前有压疮 | | | |
| | 糖尿病 / 胰岛素型糖尿病 | | | |
| 术前 Munro 风险评分总计： | | | | |
| 低风险：5~6 分 | 中度风险：7~14 分 | 高风险：15 分及以上 | 风险程度： | |

注：1 mmHg = 0.133 kPa

表 2-1-11　Munro 围手术期压疮风险评估表（术中）

| 风险因素 | 1 分 | 2 分 | 3 分 | 得分 |
|---|---|---|---|---|
| 身体状态 / 麻醉分级（根据麻醉医生提供） | 健康或是轻度系统性疾病，无功能性的限制 | 中度或重度的系统性疾病，有功能性的影响 | 中度或重度的系统性疾病，有严重的功能受限，甚至到威胁生命。或麻醉评分 > 3 分 | |
| 麻醉方式 | 监护局麻、局麻 | 神经阻滞 | 全麻 | |
| 术中体温（根据麻醉医生提供体温高低变化） | 36.1~37.8 ℃ / 体温保持恒温 | 低于 36.1 ℃ / 高于 37.8 ℃ / 体温高低起伏不超过 2 ℃ | 低于 36.1 ℃ / 高于 37.8 ℃ / 体温高低起伏超过 2 ℃ | |

**续表**

| 风险因素 | 1分 | 2分 | 3分 | 得分 |
|---|---|---|---|---|
| 低血压（根据麻醉医生提供收缩压高低百分比变化） | 没有或10%及以下的血压变化 | 高低起伏或11%~20%血压变化 | 持续性变化或21%~50%血压变化 | |
| 皮肤潮湿程度 | 保持干燥 | 有一些潮湿 | 汇集潮湿 | |
| 手术移动情况/体位改变 | 没有/使用毯子固定体位 | 使用体位协助物 | 剪切力/加压力/改变体位 | |
| 手术体位 | 膀胱截石位 | 侧卧位 | 平卧位/俯卧位 | |
| 术中部分评分： | | | | |
| 术前风险评分： | | | | |
| 术中 Munro 风险（术前加术中）评分总计： | | | | |
| 低风险：13分及以下 | 中度风险：14~24分 | 高风险：25分及以上 | 风险程度： | |

### 附：Munro 术后压疮风险评估表

表 2-1-12　Munro 围手术期压疮风险评估表（术后）

| 评分项目 | 术后风险因素评分 | | | 总分 |
|---|---|---|---|---|
| 风险因素 | 1分 | 2分 | 3分 | 得分 |
| 手术时间（整个从患者到达术前准备到离开麻醉恢复室的时间） | 不超过2小时 | 2~4小时 | 超过4小时 | |
| 出血量（手术中加术后麻醉恢复室的切开引流及伤口出血总量） | 不超过200 ml | 201~400 ml | 超过400 ml | |
| 术后部分评分： | | | | |
| 术中 Munro 风险（术前加术中）评分总计： | | | | |
| 术后 Munro 风险评分总计： | | | | |
| 低风险：15分及以下 | 中风险：16~28分 | 高风险：29分及以上 | 风险程度： | |

**【应用现状】**

Munro 围手术期压疮风险评估表虽然术前部分内容需要改进，但目前而言仍是一种可应用于手术压疮风险评估的量表。

**【评价】**

2016 年 Munro 围手术期压疮风险评估表在全美推广，根据评分结果判断患者在术前、术中、术后各阶段患者的危险程度。以前我们只有在术前进行压疮风险评估，Munro 围手术期压疮风险评估表的使用为手术压疮风险评估提供了一种新方法，利于持续的跟踪观察，实现了从病房到手术室到复苏室再到病房连续护理，可用于外科压疮的各个阶段，对早期预警和康复具有良好的指导作用。Munro 围手术期压疮风险评估表在术前压疮风险评估部分敏感性低、特异度高，仍有修订的余地，有待进一步完善，使之更适合于符合我国手术患者。

**【应用举例】**

童琍琍采用 Munro 围手术期压疮风险评估表对全麻手术患者的临床信度、效度和预测能力进行了测定，分析该量表在临床应用的优势和劣势。张艳艳等使用 Munro 围手术期压疮风险评估表探讨在脊柱手术围手术期压疮管理中的效果。李冬雪等使用 Munro 围手术期压疮风险评估表对外科手术患者发生压疮风险的预测的有效性，结果表明，预测效度一般，有待进一步优化，但仍可作为当前外科手术患者的压疮风险评估工具。赵宁等对不同压疮风险评估工具在对预防脊柱手术患者术中预防压疮的效果进行了比较，结果表明 Munro 压疮风险评估量表能够更准确地评估患者压疮发生的风险，从而预防术中压疮的发生。晁晓萍运用 Munro 围手术期压疮风险评估表早期识别手术患者中易发生压疮的高危患者，积极采取有效的防护措施，降低压疮的发生率。贾静等比较 Munro 围手术期压疮风险评估表与 Braden 评估量表预测手术患者压疮的效果，结果表明 Munro 围手术期压疮风险评估表评估压疮更具有针对性，对手术压疮诊断价值高于 Braden 评估量表，但在使用过程中需要与其他医务人员配合，且个别评估指标不是常规监测项目，增加了护理工作量，需进一步研究和加以完善。王亚琼探究 Munro 围手术期压疮风险评估表在结肠癌手术患者中的使用效果，结果表明该量表对结肠癌手术患者的压疮评估更加全面，具有较高的准确性和较强的针对性，临床应用效果较好。

（袁震飞）

## 第八节　手术患者压疮危险因素评估量表

【概述】

现代手术发展日新月异，高难度手术、微创手术的开展提高了患者的生存率，减少了手术创伤，但手术时间也相应延长，患者较长时间处于同一种体位，成为压疮发生的高危人群。全麻手术时由于患者长时间处于强迫体位、知觉丧失等原因导致压疮的风险大大增加。有资料报道，压疮发生的高危因素是手术时间大于 2.5 小时，时间超过 4 小时且每延长 30 分钟发生压疮的危险性增加 33% 左右。因此，压疮评估是预防全麻术中发生压疮的关键，但临床医护人员凭经验或使用一般的量表来评估其风险，缺乏一定的科学性和准确性。为了制定一套较为准确、科学评价指标评估压疮危险因素和指导临床压疮预防和护理工作，钱维明等于 2013 年参照 Braden 评估量表和 Waterlow 量表自制了手术患者压疮危险因素评估量表，结合临床实践筛选出外科手术患者容易发生手术压疮的相关危险因素，并通过专家咨询和德尔菲法进一步验证，编制了汉化版手术患者压疮危险因素评估量表。

【适用范围】

手术患者压疮危险因素评估量表适用于全麻手术患者的术前压疮评估，可确定全麻术中患者压疮发生的危险因素。

【评分内容】

手术患者压疮危险因素评估量表包含患者因素、手术因素和麻醉因素 3 个维度，分为年龄、体重指数、活动能力、手术体位、手术预计时间、失血量、术中施加外力、麻醉方式、受压点皮肤类型、神经感觉障碍 10 个条目（见表 2-1-13）。每个条目根据实际权重分别赋 0~8 分，分值越高说明发生压疮的风险越高；总分高于 11 分为危险，高于 15 分为高度危险，高于 19 分为极度高危。

表 2-1-13　手术患者压疮危险因素评估量表

| 危险因素 | | | 分值 | |
|---|---|---|---|---|
| 患者因素 | 年龄 | 14~49 岁 | 0 | |
| | | 小于 14 岁或 50~69 岁 | 1 | |
| | | 70 岁及以上 | 2 | |
| | 体重指数 | 18.5~22.9 | 0 | |
| | | 23~24.9 | 1 | |
| | | 大于 25 | 2 | |
| | | 16~18.5 | 3 | |
| | | 小于 16 | 4 | |
| | 受压点皮肤类型 * | 健康 | 0 | |
| | | 菲薄 | 2 | |
| | | 干燥 | 2 | |
| | | 水肿 | 2 | |
| | | 潮湿 | 2 | |
| | | 变色 | 3 | |
| | | 裂开 | 4 | |
| | 活动能力 | 经常行走 | 0 | |
| | | 偶尔行走 | 1 | |
| | | 局限于椅 | 1 | |
| | | 卧床不起 | 2 | |
| | 神经感觉障碍 * | 糖尿病 | 1 | |
| | | 多发性硬化 | 1 | |
| | | 脑血管意外 | 1 | |
| | | 截瘫 | 2 | |
| 手术因素 | 手术体位 | 仰卧位 | 1 | |
| | | 斜坡卧位 | 2 | |
| | | 膀胱截石位 | 3 | |
| | | 俯卧位 | 3 | |
| | | 侧卧位 | 4 | |
| | | 前冲俯卧位 | 8 | |
| | 手术预计时间 | 不超过 2 小时 | 1 | |
| | | 2 小时以上 | 3 | |
| | | 4 小时以上 | 5 | |
| | | 6 小时以上 | 8 | |
| | 术中施加外力 | 无 | 0 | |
| | | 存在间歇外力 | 2 | |
| | | 存在持续外力 | 4 | |
| | 失血量 | 不超过 400 ml | 0 | |
| | | 400 ml 以上 | 1 | |
| | | 800 ml 以上 | 2 | |
| 麻醉因素 | 麻醉方式 | 局麻 | 0 | |
| | | 硬膜外麻醉 | 1 | |
| | | 局部神经阻滞 | 1 | |
| | | 全麻 | 2 | |
| 总分 | | | | |

　　备注：①带 "*" 标志的项目，其分数可累加；②受压点皮肤类型项目中，多个受压点中取累计分值最高的，脸面部（包括耳廓）正常皮肤受压点以 "菲薄" 2 分起计，"变色" 指受压引起的皮肤病变。

【应用现状】

目前，手术患者压疮危险因素评估量表在部分医院的手术患者中进行了应用，具有良好的信度、效度。同时，该量表未在其他患者中进行验证，有一定的局限性。

【评价】

手术患者压疮危险因素评估量表克服了既往手术室护理人员使用普通量表或仅凭借经验评估手术压疮的风险，具有准确性、针对性和科学性的特点，是手术室压疮护理科学的评价工具。

【应用举例】

黄利香等采用手术患者压疮危险因素评估量表对手术患者在全麻手术中的应用效果进行研究和评估。护理人员可通过评分结果预测压疮危险性、程度及高危因素，从而提前采取有针对性、可预见性、合理、科学的护理措施，从而有效预防术中压疮的发生，降低压疮的严重程度，最终提高手术室护理工作质量。王英丽等对手术患者压疮危险因素评估量表进行信度和效度检验，结果表明该量表具有良好的信度和效度。戴靖华运用手术患者压疮危险因素评估量表客观评价患者病情，运用循证医学方法，系统评价术中各种危险因素对手术压疮形成的影响，在预防压疮和管理方面提供理论依据。

（袁震飞）

# 第九节　新生儿皮肤风险评估量表

【概述】

压力性损伤又称压疮，是位于皮肤和/或皮下组织的局部损伤，常发生于骨隆突处或医疗设备等器械与皮肤接触处。新生儿是发生压疮的高危人群，由于角质层薄、皮肤屏障未发育成熟易受外界刺激、病情重常合并多种疾病、营养状况不佳、常使用机械通气等原因，住院新生儿易发生压疮，导致患儿疼痛、感染、住院时间延长、病死率上升等严重后果。预防压疮发生是住院新生儿日常护理工作的重点。国内关于新生儿压疮的研究多侧重于使用减压工具降低其发生率，相关风险评估工具的研究较少。但专家共识强调对压疮危险因素进行准确评估是有效预防压疮至关重要的一步。

在新生儿科中，皮肤用于评估新生儿成熟度和新生儿生命力，并可以抵御外界环境的侵害。皮肤是新生儿的主要器官，占新生儿体重的13%，而成年人的皮肤仅占其体重的3%。如今，更小、更不成熟的新生儿的存活率及涉及在皮肤脆弱的新生儿上使用新的、具有潜在侵害性的设备的增加，对于新生儿皮肤的护理管理提出更高的要求。

　　1997 年由 Huffines 等学者编制的新生儿皮肤风险评估量表是首个新生儿群体专用的压疮风险评估量表，也是目前国际上应用最广泛、国内报道最多的新生儿压疮风险评估工具。

【适用范围】

　　新生儿皮肤风险评估量表适用于新生儿科、新生儿重症监护室对新生儿的皮肤评估。

【评分内容】

　　新生儿皮肤风险评估量表是根据预测成人压力性损伤的 Braden 评估量表发展而来的，通过对 32 名新生儿评估试验后证实新生儿皮肤风险评估量表中的 3 个条目在预测住院新生儿的皮肤破裂方面具有高特异性和敏感性，分别为一般身体状况、活动和营养。新生儿皮肤风险评估量表包括 6 个条目，分别为一般生理状况、精神状态、移动度、活动度、营养及潮湿（见表 2-1-14），各条目根据患儿状态程度不同，分值分为 1 ~ 4 分，总分 6 ~ 24 分。得分越高表示压力性损伤发生的风险越大。

表 2-1-14　新生儿皮肤风险评估量表

| 临床状态参数 | 临床表现 | 得分 | |
|---|---|---|---|
| 一般生理状况 | | | |
| 非常差 | 胎龄小于 28 周 | 4 分 | |
| | 胎龄 28~33 周 | 3 | |
| | 胎龄 33~38 周 | 2 | |
| | 胎龄超过 38 周 | 1 | |
| 精神状态 | | | |
| 完全不能 | 无反应（无畏缩、不抓、不呻吟，血压或心率有限增加）因意识减弱或镇静而引起的不适刺激 | 4 | |
| 严重丧失 | 仅仅有疼痛刺激（退缩、抓取、呻吟，血压或心率增加） | 3 | |
| 轻度丧失 | 昏睡，无精打采 | 2 | |
| 未受损害 | 警觉，活跃的 | 1 | |
| 移动度 | | | |
| 完全不能移动 | 在没有帮助的情况轩不会对身体或四肢的位置做出任何微小的改变 | 4 | |

续表

| 临床状态参数 | 临床表现 | 得分 | |
|---|---|---|---|
| 非常受限 | 在身体或肢体上偶有有轻微的改变，但不能经常独立改变 | 3 | |
| 轻微受限 | 身体或肢体位置经常独立发生轻微变化 | 2 | |
| 没有受限 | 在没有他人帮助的情况下，经常在位置上做出重大变动 | 1 | |
| 活动度 | | | |
| 活动能力丧失 | 放在可移动（带透明罩）的辐射保暖台上 | 4 | |
| 活动能力受限 | 放在辐射保暖箱里 | 3 | |
| 活动能力稍差 | 放在有双层挡板的婴儿培养箱里 | 2 | |
| 活动能力正常 | 放在开放的婴儿床上 | 1 | |
| 营养 | | | |
| 严重不良 | 禁食，需要静脉补充营养 | 4 | |
| 不良 | 流质饮食辅以静脉补液 | 3 | |
| 良 | 鼻饲喂养 | 2 | |
| 优 | 母乳或奶瓶喂养 | 1 | |
| 潮湿 | | | |
| 持久潮湿 | 每次移动或翻身时皮肤都是潮湿的 | 4 | |
| 十分潮湿 | 皮肤经常是潮湿的，至少每 3 小时换一次衣服 | 3 | |
| 偶尔潮湿 | 皮肤偶尔是潮湿的，每 12 小时换一次衣服 | 2 | |
| 极少潮湿 | 皮肤通常是干的，24 小时换一次衣服 | 1 | |

## 【应用现状】

国内外尚未研制出专门针对于新生儿的压力性损伤的评估量表，大多数仍将新生儿皮肤风险评估量表用来替代新生儿的压力性损伤风险量表进行评估。国内有学者也将新生儿皮肤风险评估量表进行了改良，但所构建的评估工具多不完善和成熟，并且研制的评估量表未将易发生的部位及随胎龄变化的皮肤的成熟度和医疗器械使用情况作为危险因素列为研究条目，护士只能凭经验来进行新生儿的压力性损伤的观察和护理。因此，未来的研究方向是护理人员需要结合临床实践和经验，进一步分析危险因素，构建出适用于新生儿压力性损伤的评估工具应用于临床，帮助护理人员早期识别和降低产生压力性损伤的风险。

【评价】

新生儿皮肤风险评估量表针对的人群主要是新生儿，对新生儿压力性损伤风险的预测能力相对较高，但是仅着重于对皮肤方面的评估，未将好发部位的评估及相关治疗因素如镇静和应用过血管加压药物、医疗器械的使用情况等方面纳入其中。因此，新生儿皮肤风险评估量表在使用时内容不够完善，护理人员在对新生儿进行压力性损伤评估时，还需要结合患儿个体的特殊情况进行综合评估。

【应用举例】

汪丽平等将新生儿皮肤风险评估量表用于新生儿压力性损伤预防评估，根据评估分值将患者分为小于 13 分者采取常规防压力性损伤措施和 13 分及以上者为试验组采用新生儿皮肤风险护理记录单上相应的护理措施。该研究将危重新生儿压力性损伤的发生率从 15% 降低至 3.8%。通过该表量对新生儿进行评分后，对高风险的患儿采取相应的措施后可以降低新生儿发生压力性损伤的风险，但其同时也发现有些评分高的危重儿并未进入评估范围。黄艳等发现当删除新生儿皮肤风险评估量表中的精神状态、潮湿和移动性 3 个条目时，量表的敏感性为 83%、特异度为 81%，能较好地预测新生儿压疮风险。

（袁震飞）

# 第二章　压疮愈合监测

## 第一节　压力性损伤愈合评价量表

【概述】

　　压力性损伤愈合评价量表是在 1997 年由美国压力性损伤顾问小组根据美国医疗机构中回顾性压力性损伤研究结果、常用的监测压力性损伤愈合的关键识别参数和压力性损伤监测研究数据的统计分析结果 3 方面内容研究形成。1997 年 Thomas 等对压力性损伤愈合评价量表的来源及有效性进行分析，表明其具有较高的内容效度、相关效度及敏感性；1998 年美国保健财政行政局（Health Care Financing Administration,HCFA）组织实施的 2 个多中心回顾试验及预实验，证实了压力性损伤愈合评价量表具有较高的信度、效度及临床实用性。该量表在国内外临床研究中均被认为是一个能够量化评价压力性损伤动态变化，为调整压力性损伤干预方法提供客观依据的可行工具。压力性损伤愈合评价量表自形成以来，由于其简便性和实用性在临床得以广泛应用，美国健康保健政策和研究署在其制定的压力性损伤治疗指南中建议至少每周使用压力性损伤愈合评价量表评价 1 次压力性损伤变化。

　　不同语言版本的压力性损伤愈合评价量表均具有较高的信效度。国内学者蒋琪霞等在 2015 年对压力性损伤愈合评价量表进行翻译并汉化，经验证中文版压力性损伤愈合评价量表总的内容效度系数为 0.965,总分和各条目之间的结构效度系数 0.750~0.954,各条目之间的相关系数 0.666~0.826，具有良好的信度、效度。研究结果证实中文版压力性损伤愈合评价量表为客观评价压力性损伤愈合效果可靠的量化工具。

【适用范围】

　　压力性损伤愈合评价量表适用于 Ⅱ 期及以上压力性损伤的愈合过程评估；评价压

力性损伤、静脉性溃疡、糖尿病足溃疡伤口、急性/慢性创伤性伤口、其他原因所致的各类伤口动态变化评价。

**【评分内容】**

压力性损伤愈合评价量表包括3个项目（见表2-2-1）：①压力性损伤范围，即面积，等于创面的最长长度（cm）乘以最宽宽度（cm），以患者的头至脚为纵轴，与纵轴垂直为横轴，以纵轴最长值表示伤口的长度，横轴最长值表示宽度，根据面积大小分别计分为0~10分。②渗出液量，根据伤口渗出液情况分为无渗液、小量渗液、中量渗液及大量渗液，计分为0~3分。渗液量的评估需要在取下敷料后、清洗或擦拭伤口之前进行，内层敷料无浸渍表示无渗液，计0分；内层敷料有轻微浸渍表示少量渗液，计1分；内层敷料浸渍明显表示中等渗液，计2分；内层敷料潮湿并已渗透或渗出液溢出内层和外层敷料表示大量渗液，计3分。③创面组织类型，创面组织类型包括闭合伤口、表皮伤口、伤口清洁及覆盖有肉芽组织、腐肉组织、坏死组织五类，计分0~4分。闭合伤口表示闭合或新生组织，伤口完全被上皮组织或重新生长的皮肤覆盖，计分为0分；表皮伤口表示上皮组织、浅表性溃疡，有新鲜的粉色或有光泽组织生长在伤口边缘，或如数个小岛分散在溃疡表面，计分为1分；伤口清洁、覆盖有肉芽组织，粉色或牛肉色组织，有光泽，湿润得像颗粒状表面，计分为2分；腐肉组织表示腐肉、黄色或白色组织以条索状或者浓厚结块黏附在伤口床，也可能是黏液蛋白，计分为3分；坏死组织表示黑色、棕色、棕黑色组织牢固附着在伤口床或伤口边缘，与伤口周围皮肤附着牢固或者松软，计分为4分。

压力性损伤愈合评价量表总分范围0~17分，分值越高表示压力性损伤越严重，同一个患者的多部位压力性损伤，应该分开评估记录。每周需评估1次以上，如果患者创面恶化随时进行评估。

表 2-2-1 压力性损伤愈合评价量表

| 评分 | 压力性损伤范围（cm²） | 渗液量 | 创面组织类型 |
| --- | --- | --- | --- |
| 0 | 0 | 无渗液 | 闭合伤口 |
| 1 | 小于0.3 | 少量渗液 | 上皮组织 |
| 2 | 0.3~0.6 | 中量渗液 | 肉芽组织 |
| 3 | 0.7~1.0 | 大量渗液 | 腐肉组织 |
| 4 | 1.1~2.0 | | 坏死组织 |
| 5 | 2.1~3.0 | | |
| 6 | 3.1~4.0 | | |
| 7 | 4.1~8.0 | | |
| 8 | 8.1~12.0 | | |
| 9 | 12.1~24.0 | | |
| 10 | 大于24.0 | | |

**【应用现状】**

宋瑰琦等对护理人员进行压力性损伤愈合评价量表使用规范化培训,将压力性损伤愈合评价量表引入医院电子病历系统(HIS)的压力性损伤动态评估表中。以有明确压力性损伤分期(Ⅱ~Ⅳ期)的患者为研究对象,对患者的每处压力性损伤在入院时/首发时采用压力性损伤愈合评价量表进行首次评价,并每周常规评价一次和末次评价,随时根据伤口动态变化进行动态评价;并由2名院内压力性损伤管理组的专科护士对于压力性损伤管理情况通过信息系统进行全程跟踪。研究结果显示不同期别压力性损伤护理效果不尽相同,其中Ⅱ~Ⅲ期压力性损伤经过护理后明显好转,但Ⅳ期压力性损伤治疗护理前后并没有明显改善。另外压力性损伤愈合评价量表的变化在一定程度上与患者转归呈现一致性,分值下降,患者好转率逐渐上升。研究结果证实压力性损伤愈合评价量表是目前评估压力性损伤较为有效、客观和实用性强的的评价工具,具有较强实用性;其分值的动态变化能反映压力性损伤的动态转变、与疾病转归呈现出一致,可用于压力性损伤愈合过程及护理的监控管理。有研究认为压力性损伤愈合评价量表在对于静脉性溃疡和糖尿病足溃疡的愈合效果的评估、监测是一个有良好信度、效度的评价工具。但该研究的局限性在于样本量偏小、观察周期偏短,因此在今后的研究中,可以通过增加样本量和延长观察周期来进一步验证压力性损伤愈合评价量表用于静脉性溃疡及糖尿病足溃疡伤口评估的效果。

**【评价】**

压力性损伤愈合评价量表容易掌握,使用操作简便快捷、简单实用,护理人员经过短时间培训后便能掌握应用,评估一个伤口需1~4分钟,临床使用时所花时间较少,临床实用性强。不同语言版本的压力性损伤愈合评价量表评价不同人种、不同地域的压力性损伤愈合效果方面均有较好的信度、效度。对于压力性损伤愈合评价,应用压力性损伤愈合评价量表可以帮助护理人员更好地掌握伤口的愈合恢复进程,但该表的项目过于简单,其对于压力性损伤愈合过程的评价能力有一定的局限,如从压力性损伤愈合的炎症期至肉芽形成期,或还存在有少量坏死组织时,压力性损伤愈合评价量表的分值可能存在不会改变的情况,不能精确地反映压力性损伤的愈合进程。

鉴于目前压力性损伤愈合评价量表局限性,今后的研究主要在于对量表进行改良,进一步优化、完善条目和积分标准,例如增加深度计分条目和计分标准、根据面积预测愈合效果的重要性调整面积分量表的计分标准、调整组织类型和渗液量计分标准,进一步提高量化评价的精确度,使之更符合临床需要和更准确反映不同伤口的进展。通过扩大样本量及拓宽使用范畴,完善压力性损伤愈合评价量表评价不同类型伤口的适宜频度和周期进一步在不同类型的伤口护理和临床研究中有效、合理应用愈合量表,为不断完善该量表提供临床依据。研究影响压力性损伤愈合评价量表评价效果的因素,以便更好应用。

【应用举例】

香港学者 Choi 等采用前瞻性纵向观察性研究，评价 PUSH 量表压力性损伤愈合评价量表在急、慢性伤口中的应用效果，研究以至少有 1 处急性或慢性伤口的患者为研究对象，共纳入 541 例患者，应用压力性损伤愈合评价量表对患者伤口进行全程评估。研究结果发现压力性损伤愈合评价量表对于测量急、慢性伤口愈合变化具有较高的敏感性，并通过内外部反应度确认压力性损伤愈合评价量表可以用于追踪不同类型伤口（包括压力性损伤、皮肤撕裂伤、烫伤、撕脱伤、各类创伤伤口、手术切口及各类溃疡）的愈合进展。该研究拓宽了压力性损伤愈合评价量表的应用范围，证实压力性损伤愈合评价量表能够敏感监测压力性损伤、溃疡类伤口和其他急慢性伤口愈合过程中的微小变化。

（陈晓莉）

# 第二节　压力性损伤状态评价及分类量表（DESIGN-Rating 量表）

【概述】

压力性损伤状态评价及分类量表（DESIGN）是由日本压疮学会学术委员会于 2002 年研制的压力性损伤管理工具，主要是用于评价压力性损伤的严重性及对压力性损伤愈合过程进行监测。DESIGN 是深度（Depth）、渗出液（Exudate）、范围（Size）、炎症/感染（Inflammation/Infection）、肉芽组织（Granulation）和坏死组织（Necrotic tissue）6 个项目英文首字母的缩写，当伤口呈口袋状即存在潜行时就会加入 P（Pocket）到这个缩写。Sanada H 等于 2004 年开展的研究显示压力性损伤状态评价及分类量表能够有效地对同一压力性损伤的愈合过程进行较好地监测，但是由于量表各项目评分没有进行统计学上的加权，因此存在不能比较不同压力性损伤间愈合过程的异同的局限。 为了进一步改进量表的不足之处，日本压疮学会学术委员会对压力性损伤状态评价及分类量表进行修订。Yuko Matsui 等对压力性损伤状态评价及分类量表的各项目评分进行了统计学加权，加权系数分别为渗出液（0.543）、范围（1.537）、炎症/感染（0.778）、肉芽组织（0.682）、坏死组织（0.529）、水疱（2.289），伤口深度进行单独评价，形成了修订版压力性损伤状态评价及分类量表，即 DESIGN-Rating 量表。

【适用范围】

DESIGN-Rating 量表适用于压力性损伤严重性及愈合过程预测、评价与监测。

【评分内容】

DESIGN-Rating 量表有深度、渗出物、范围、炎症 / 感染、肉芽组织、坏死组织及水疱 7 个项目（见表 2-2-2），包括伤口严重程度分类表和愈合过程评价表。伤口的严重程度分为轻度和重度，轻度以项目首字母小写表示，重度以项目首字母大写表示，伤口愈合过程评价根据项目内容分为 3~7 级不等。

（1）深度：以伤口内最深的部位来评价，分为 7 级，评分为 0~5 分。皮肤无损伤、无发红计 0 分，持续发红计 1 分，损伤达真皮层计 2 分；；0、1、2 表示轻度，严重度以 d 表示。损伤达皮下脂肪组织计 3 分，损伤超过皮下组织计 4 分，损伤至关节腔、体腔计 5 分，深度不能判断时为 U，3 分、4 分、5 分别和 U 表示重度，严重度以 D 表示。因此当伤口存在坏死组织、深度无法判断时，以 DU 来表示。当压力性损伤的伤口创面有改善、颜色变浅时，通过与相应的深度对比来评价。深度（d、D）的得分不在总计分内。

（2）渗出物：通过每日更换敷料的次数来判断渗出量的多少，分为 4 级，评分为 0、1、2、6 分。没有敷料评为 0 分；少量渗出物、不需每日更换敷料评为 1 分；中等量渗出物、每日更换一次敷料评为 2 分；0、1、2 分表示轻度，以 e 表示。每日更换 2 次及以上敷料评为 6 分，为重度，以 E 表示。评价时不限制敷料材质。

（3）范围：采用直径（cm）× 直径（cm）测定皮肤损伤范围，分为 7 级，根据面积大小评为 0、3、6、8、9、12、15 分。无皮肤损伤时计 0 分，小于 4 cm² 计 3 分，4~6 cm² 计 6 分，16~36 cm² 计 8 分，36~64 cm² 计 9 分，64~100 cm² 计 12 分。12 分以下为轻度，以 s 表示。皮肤损伤范围大于 100 cm² 评分为 15 分，为重度，以 S 表示。

（4）炎症 / 感染：炎症指的是在治疗过程中由于创面的压迫和摩擦等机械刺激，创面产生局部的组织反应、恶化，创面周边呈现红、肿、热、痛等症状。感染指的是在炎症基础上创面污染增加、细菌侵入到创口内并繁殖，创面出现脓液、恶臭，伴随全身发热等症状。炎症 / 感染分为 4 级，评分为 0、1、3、9 分。0 分表示局部无炎症 / 感染，1 分表示存在局部炎症，表现为红、肿、热、痛；0 分和 1 分为轻度，以 i 表示。3 分表示局部明显感染症状，如炎症症状、脓肿、恶臭等，9 分表示伴随全身症状，比如发热等；3 分和 9 分为重度，以 I 表示。

（5）肉芽组织：分为 6 级，评分为 0、1、3、4、5、6 分。0 分表示治愈或创面浅，无肉芽生成；1 分表示良性肉芽占创面的 90% 以上；3 分表示良性肉芽占创面的 50%~ 90%；4 分表示良性肉芽占创面的 10%~50%；5 分表示良性肉芽占创面的 10% 以下；6 分表示无良性肉芽形成。其中 0、1、3 分为轻度，以 g 表示；4、5、6 分为重度，以 G 表示。在评定时要注意区分良性肉芽组织与不良肉芽。良性肉芽组织为鲜红色、呈细颗粒状，适宜在湿润环境中生长。

（6）坏死组织：分为 3 级，评分为 0、3、6 分。0 分表示没有坏死组织，3 分表示坏死组织软，6 分表示坏死组织硬、厚且密集。其中 0 分为轻度，以 n 表示；3、6 分为重度，以 N 表示。N3 的坏死组织呈现黄色和黄白色；N6 的坏死组织硬且密、黑色且干燥的情况居多。在对坏死组织进行评定时，应判断柔软性而不判断颜色。当坏死组织混合存在时从表现多的组织方面来评估。

（7）潜行：创口周围（含溃疡面）采用直径（cm）× 直径（cm）测量，分为 5 级，评分为 0、6、9、12、24 分。无潜行计 0 分，小于 4 $cm^2$ 计 6 分，4~16 $cm^2$ 计 9 分，16~36 $cm^2$ 计 12 分，大于 36 $cm^2$ 计 24 分。其中 0 分为轻度；6、9、12、24 分为重度，以 P 表示。

表 2-2-2　DESIGN-Rating 量表

**深度**

| d | 0 | 皮肤无损伤、无发红 | D | 3 | 损伤达皮下脂肪组织 | 注：坏死组织存在，深度无法判断时，以 DU 来表示 |
|---|---|---|---|---|---|---|
| | 1 | 持续发红 | | 4 | 损伤超越皮下组织 | |
| | 2 | 损伤达真皮层 | | 5 | 损伤至关节腔、体腔 | |
| | | | | U | 深度不能判断时 | |

**渗出物**

| e | 0 | 无 | E | 6 | 大量：每日需要 2 次以上更换敷料 | 注：敷料的材质不限制 |
|---|---|---|---|---|---|---|
| | 1 | 少量：每日不需更换敷料 | | | | |
| | 3 | 中等量：每日一次更换敷料 | | | | |

**范围（$cm^2$）**

| s | 0 | 无皮肤损伤 | S | 15 | 大于 100 | 注：①潜行不测定，只测定肉眼可见的范围；②发红和溃疡混合存在时，测定包含发红部分；③每次测定以同样体位 |
|---|---|---|---|---|---|---|
| | 3 | 小于 4 | | | | |
| | 6 | 4~16 | | | | |
| | 8 | 16~36 | | | | |
| | 9 | 36~64 | | | | |
| | 12 | 64~100 | | | | |

**炎症／感染**

**续表**

深度

| i | 0 | 无局部感染 | I | 3 | 局部明显感染症状（炎症症状、脓、恶臭等） |
|---|---|---|---|---|---|
|  | 1 | 存在局部炎症（红、肿、热、痛） |  | 9 | 造成全身影响（发热等） |

肉芽组织

| g | 0 | 治愈或创面浅，无肉芽生成 | G | 4 | 良性肉芽占创面的10%～50% |
|---|---|---|---|---|---|
|  | 1 | 良性肉芽占创面的90%以上 |  | 5 | 良性肉芽占创面的10%以下 |
|  | 3 | 良性肉芽占创面的50%～90% |  | 6 | 无良性肉芽形成 |

坏死组织

| n | 0 | 无坏死组织 | N | 3 | 坏死组织软 |
|---|---|---|---|---|---|
|  |  |  |  | 6 | 坏死组织硬、厚且密集 |

潜行（cm²）

| 无 | 0 | 无潜行 | p | 6 | 小于4 | 注：只有潜行存在时，以P来记录；每次以同一体位测量 |
|---|---|---|---|---|---|---|
|  |  |  |  | 9 | 4~16 |  |
|  |  |  |  | 12 | 16~36 |  |
|  |  |  |  | 24 | 大于36 |  |

【应用现状】

DESIGN-Rating量表在亚洲国家使用广泛，主要用于预测伤口的愈合情况。该量表操作简单方便，在临床上具有良好的可行性。

【评价】

该量表由7个条目组成，条目数量适当，涵盖了压力性损伤愈合的核心概念，内容全面、简单、实用，具有较良好的信度、效度。DESIGN-Rating量表能对压力性损伤的严重性进行分类，能监测伤口状态的详细变化，通过量化愈合过程辅助临床护理人员进行临床决策，为压力性损伤治疗方案的选择提供依据。

【应用举例】

目前对压力性溃疡愈合过程监测方法的有效性的预测的研究较少。Iizaka等通过

146

一项中心前瞻性队列研究来评估 DESIGN-Rating 量表评分的变化是否能预测压力性损伤的愈合,并确定最佳的截断值。在这项研究中,每周使用 DESIGN-Rating 量表评估伤口严重程度,并计算 1~4 周内的评分变化($n$ 分别为 411、286、224 和 170),对患者压力性损伤愈合情况进行随访,直到伤口愈合或截肢。研究结果显示,在按深度分层的多变量分析中,DESIGN-Rating 量表在任何时期改善与未来 30 天内的压力性损伤愈合呈正相关,与初始伤口严重程度无关。研究表明利用 DESIGN-Rating 量表进行每周监测有助于评估压力性溃疡的预后,而与初始伤口的严重程度和深度无关。

(陈晓莉)

# 第三节 Bates-Jensen 伤口评价工具

【概述】

1990 年,Bates-Jensen 与 20 名多学科的伤口专家研发了压力性损伤状态评估工具(Pressure Sore Status Tool,PSST)。2001 年,Bates-Jensen 对 PSST 进行了修订,并将其重新命名为 Bates-Jensen 伤口评估工具(Bates-Jensen Wound Assessment Tool,BWAT),并在原有评分项目的基础上增加了一个项目,即"无"。Bates-Jensen 伤口评估工具包含 13 个得分项目和 2 个不得分项目,内容比较全面,能对压力性损伤愈合的过程进行详细的评价,在国外各种医疗卫生保健机构中得以广泛使用。

【适用范围】

Bates-Jensen 伤口评估工具适用于伴有感染、水疱的伤口及溃疡形成期以上的压力性损伤愈合评价。

【评分内容】

Bates-Jensen 伤口评估工具包含 13 个得分项目和 2 个不得分项目,13 个得分项目分别是伤口大小、伤口深度、伤口边缘、水疱、坏死组织类型、坏死组织数量、肉芽组织、上皮组织、渗出液类型、渗出液的量、周围皮肤颜色、周围组织水肿程度、周围组织硬结;2 个不得分项目是伤口的部位和形状的描述。13 个得分项目采用改良的 Likert 五级评分法进行评分,赋予分值 1~5 分,1 分表示最健康,5 分表示最不健康。总分为 13~65 分,13 分表示皮肤完好但有损伤的危险,65 分表示深层组织受损。分值越低越好,得分越高说明压力性损伤越严重,建议每周测评一次。

### 表 2-2-3 Bates-Jensen 伤口评估工具

床号：　　　　姓名：　　　　登记号：

| 伤口部位 | | 评估日期 | | | | |
|---|---|---|---|---|---|---|
| 条目 | 分值 | | | | | |
| 创面大小（cm²） | 1分：＜ 4 | | | | | |
| | 2分：4 ~ 16 | | | | | |
| | 3分：16.1 ~ 36 | | | | | |
| | 4分：36.1 ~ 80 | | | | | |
| | 5分：＞ 80 | | | | | |
| 创面深度 | 1分：在完整的皮肤上有压之不褪色的发红 | | | | | |
| | 2分：部分皮肤缺失包括表皮和（或）皮肤 | | | | | |
| | 3分：全层皮肤缺失包括皮肤损害或坏死 | | | | | |
| | 4分：有坏死组织障碍 | | | | | |
| | 5分：全层皮肤缺失伴有广泛的组织坏死或肌肉损害、骨或支持结构的损害 | | | | | |
| 边缘 | 1分：模糊，不能区分创面轮廓 | | | | | |
| | 2分：能够清楚区分创面轮廓 | | | | | |
| | 3分：轮廓分明，创面基底低于创面边缘 | | | | | |
| | 4分：轮廓分明，翻卷增厚，触之柔软 | | | | | |
| | 5分：创面周围有茧样组织或僵硬的瘢痕 | | | | | |
| 潜行 | 1分：创面四周无潜行 | | | | | |
| | 2分：任何区域的潜行＜ 2 cm | | | | | |
| | 3分：潜行 2 ~ 4 cm，涉及的创面边缘＜ 50% | | | | | |
| | 4分：潜行＞ 4 cm | | | | | |
| | 5分：窦道 | | | | | |
| 坏死组织类型 | 1分：未见坏死组织 | | | | | |
| | 2分：白色或灰色失活组织或不黏附的黄色腐肉 | | | | | |
| | 3分：黏附松散的黄色腐肉 | | | | | |
| | 4分：创面床有黏附紧密的黑色软痂 | | | | | |
| | 5分：创面床有黏附紧密的黑色硬痂 | | | | | |
| 坏死组织数量 | 1分：未见坏死组织 | | | | | |
| | 2分：创面床坏死组织＜ 25% | | | | | |
| | 3分：创面床坏死组织 25% ~ 50% | | | | | |
| | 4分：创面床坏死组织＞ 50% 并＜ 75% | | | | | |
| | 5分：创面床坏死组织 75% ~ 100% | | | | | |

续表

| | | | | | | |
|---|---|---|---|---|---|---|
| 渗液类型 | 1分：无渗液 | | | | | |
| | 2分：血性，稀薄的淡红色 | | | | | |
| | 3分：血液血清，水样白红色或粉色 | | | | | |
| | 4分：血清性，稀薄透明，水样 | | | | | |
| | 5分：脓性，黄色或绿色，气味难闻 | | | | | |
| 渗液数量 | 1分：无渗液，创面组织干燥 | | | | | |
| | 2分：创面组织微湿，但无法计量 | | | | | |
| | 3分：创面组织潮湿，浸湿25%的敷料 | | | | | |
| | 4分：创面组织饱和，浸湿敷料的25%~75% | | | | | |
| | 5分：创面组织浸湿，浸湿敷料的75%以上 | | | | | |
| 周围皮肤颜色（距创面4 cm） | 1分：颜色正常或粉色 | | | | | |
| | 2分：淡红色或有压之褪色的发红 | | | | | |
| | 3分：白色或灰白色或色素减退 | | | | | |
| | 4分：深红色或紫色或压之不褪色的发红 | | | | | |
| | 5分：黑色或色素沉着过度 | | | | | |
| 外周组织水肿（距创面4 cm） | 1分：无水肿或肿胀 | | | | | |
| | 2分：周围非凹陷性水肿范围<4 cm | | | | | |
| | 3分：周围非凹陷性水肿范围>4 cm | | | | | |
| | 4分：周围凹陷性水肿范围<4 cm | | | | | |
| | 5分：周围凹陷性水肿范围>4 cm | | | | | |
| 外周组织硬结（化） | 1分：无硬结（化） | | | | | |
| | 2分：创面周围硬结<2 cm | | | | | |
| | 3分：<50%创面周围有硬结（化）2~4 cm | | | | | |
| | 4分：>50%创面周围有硬结（化）2~4 cm | | | | | |
| | 5分：创面周围硬结（化）>4 cm | | | | | |
| 肉芽组织 | 1分：皮肤完整或部分皮层创面 | | | | | |
| | 2分：75%~100%创面填充浅牛肉红色组织或组织过度生长 | | | | | |
| | 3分：>25%并<75%创面填充浅的牛肉红色组织 | | | | | |
| | 4分：粉红色或暗红色或创面填充组织≤25% | | | | | |
| | 5分：无肉芽组织可见 | | | | | |

续表

| 上皮化 | 1分：创面覆盖100%，表面完整 | | | | |
|---|---|---|---|---|---|
| | 2分：覆盖75%~100%或上皮组织长入创面＞0.5 cm | | | | |
| | 3分：覆盖50%~75%或上皮组织长入创面＜0.5 cm | | | | |
| | 4分：创面覆盖25%~500% | | | | |
| | 5分：创面覆盖＜25% | | | | |
| 合计（分） | | | | | |

【应用现状】

Bates-Jensen伤口评价工具是最早研发的压力性损伤愈合评价量表，具有较好的信度及效度，对于伴有感染、水疱的伤口的评价分类非常详细，适用于溃疡形成期以上的压力性损伤愈合评价，在国外各种卫生保健机构中得以广泛使用，既可用于临床使用，又可用于做研究。目前国内未应用。

【评价】

Bates-Jensen伤口评价工具具有良好的信度和效度，内容全面，可以精确地评估压力性损伤愈合过程，可用于监测伤口动态变化、评估伤口愈合情况。但由于其评估项目过多，每次评价所耗费的时间比较长，需要10~15分钟，且评估者需要接受专门的培训并要有一定的评估经验和技能；加上Bates-Jensen伤口评价工具在肉芽形成及坏死组织项目方面判断存在交叉，导致评价者不能有效判断，因此临床实用性相对较差，比较适合作为一种研究工具。但临床护理人员一旦掌握了这种压力性损伤系统的评价方法将会是一种优势，尤其是在治疗类电子文档管理和数据进行精密研究方面。

【应用举例】

Azize Karahan等将Bates-Jensen伤口评价工具翻译为土耳其语言版本，在土耳其中部安那托利亚的一家大学医院的13个重症监护室里面应用，研究对象包括20名患者（压力性损伤分期为Ⅱ、Ⅲ和Ⅳ期压力性损伤）和70名护士。将护士分为具有伤口护理专业知识的专科护士和病房护士2组。由专科护士和病房护士连续对同一名患者的压力性损伤进行评估，采用使用戴维斯技术测量内容的有效性，结果显示土耳其语言版本的Bates-Jensen伤口评价工具内容效度一致率为0.82，可靠性为0.82，具有良好的信度、效度。

（陈晓莉）

# 第三章　跌倒风险管理

## 第一节　Morse 跌倒评估量表

**【概述】**

Morse 跌倒评估量表（Morse Fall Scale,MFS）于 1989 年由美国宾西法尼亚大学 Janice Morse 教授等研制。2010 年学者周君桂将该量表应用于我国老年住院患者中验证其信度、效度，将其修订成中文版。2014 年学者王文兰等对 Morse 跌倒评估量表进行修订，内容包含生理、心理、病理、生物力学、住院环境 5 个维度。Morse 跌倒评估量表有明确的有效性和可靠性，是公认的专门用于测量住院患者跌倒风险的标准评估量表，已经在全世界各个医院广泛使用。

**【适用范围】**

Morse 跌倒评估量表用于预测跌倒可能性，广泛应用于各个医疗场所，适用于成年人群，不适用于儿童和孕妇。

**【评分内容】**

Morse 跌倒评估量表由 6 个条目组成（见表 2-3-1），总分 125 分，得分越高表示跌倒风险越大。评分大于 44 分为跌倒高风险；25～44 分为中度风险；小于 25 分为低风险。

评估时机：①患者入院或转科时评估；②患者病情发生变化时评估；③口服可能导致跌倒的药物时（如降压药、降糖药、麻醉剂等）评估；④患者发生跌倒后评估；⑤得分大于 24 分时每天评估一次。

表 2-3-1  Morse 跌倒评估量表

| 日　期 | | | | |
| --- | --- | --- | --- | --- |
| 时　间 | | | | |
| 患者曾跌倒（3 月内） | 没有 =0 分<br>有 =25 分 | | | |
| 超过一个医学诊断 | 没有 =0 分<br>有 =15 分 | | | |
| 使用助行器具 | 没有需要 =0 分<br>完全卧床 =0 分<br>护士扶持 =0 分<br>拐杖 / 手杖 =15 分<br>助行器 =15 分<br>扶家具行走 =30 分<br>扶家具行走 =30 | | | |
| 静脉治疗 / 肝素钠 | 没有 =0 分<br>有 =20 分 | | | |
| 步态 | 正常 =0 分<br>卧床 =0 分<br>轮椅代步 =0 分<br>虚弱乏力 =10 分<br>残疾或功能障碍 =20 分 | | | |
| 精神状态 | 了解自己能力 =0 分<br>忘记自己限制 /<br>高估自己 =15 分 | | | |
| 得分 | | | | |

【应用现状】

Morse 跌倒评估量表在临床上广泛应用，可适用于急性疾病护理和长期慢病护理，包括急诊科、内科和外科住院病房、老年科、康复科、居家照护和长期照护机构等。该量表在国内外应用时都有较好的信度、效度，但在不同国家和地区、不同文化背景的人群中，信度、效度也是不同的，需要根据不同地区和科室的实际情况，合理、正确的设置跌倒高风险的临界值，最大的发挥该量表的预测价值。

【评价】

Morse 跌倒评估量表条目少，问题简单，且易于被评估者理解，测试花费时间较短。

【应用举例】

吴茜等学者发现全国 55.3% 的医院使用电子版的 Morse 跌倒风险评估量表，其余使用纸质版评估量表，呼吁减少手工合计错误，完善电子护理文书记录。周君桂等学者发现社区护士和老年专科护士比较，评估准确率偏低，容易低估住院患者跌倒风险。李洁峰等学者发现护士在患者病情发生变化时容易漏掉跌倒风险评估，对住院患者跌倒风险预见性不够。

（刘　敏）

# 第二节　Hendrich Ⅱ 跌倒风险评估表

【概述】

Hendrich 跌倒风险评估表（Hendrich Fall Risk Model，HFRM）是德国学者 Ann Hendrich 等于 1995 年研制的，于 2003 年在一家三甲医院进行病例对照研究（355 例 /780 例），并从六百多条跌倒风险因素中筛选出 8 个条目，制定出修订版 Hendrich 跌倒风险评估表，即 Hendrich Ⅱ 跌倒风险评估表。2009 年，北京协和医院学者张聪聪引进 Hendrich Ⅱ 跌倒风险评估表并进行汉化，对我国 989 例老年住院患者进行跌倒风险评估，测试结果显示该量表具有良好的信度、效度，是目前较新的跌倒评估量表。

【适用范围】

Hendrich Ⅱ 跌倒风险评估表是专门针对住院的成年人患者进行跌倒风险评估的，尤其适合于住院老年患者跌倒风险的初步筛查。

【评分内容】

Hendrich Ⅱ 跌倒风险评估表由 8 个条目组成（见表 2-3-2），包括：①意识模糊或定向力障碍或行为冲动（指患者对时间、空间或人有可能产生定向力障碍，因此不能正确接受指令，或者对安全或个人判断存在缺陷）；②抑郁状态（即医学诊断为抑郁）；③排泄方式改变（即临床上界定的排泄方式改变，比如大小便失禁、夜尿、尿频、尿急、压力性尿失禁、腹泻、安置尿管后引起的排泄改变等，但不包括使用弗雷氏尿管或植入性尿管，除非导致了上述症状）；④头晕或眩晕（即医学诊断为眩晕，或者患者自诉感觉自己在旋转或感觉整个房间在旋转）；⑤男性（男性更喜欢拒绝别人的帮助）；⑥服用抗癫痫类药物（如卡马西平、加巴喷丁、苯巴比妥、丙戊酸等）；⑦服用苯二氮䓬类药物（如阿普唑仑、地西泮、咪达唑仑等）；⑧起立—行走测试。

量表的每个条目所赋分值不同，如"存在此症状或现象"条目得分即为条目所赋分值，"不存在此症状或现象"条目得分即赋值0分，各条目得分相加，即为量表总分。条目所赋分值越高，表示跌倒风险越大。最高分16分，得分超过4分被认为是具有跌倒风险的，提示护理人员应给予干预措施，以提早预防跌倒的发生。

表 2-3-2　Hendrich Ⅱ 跌倒风险评估表

| 条　目 | 分　值 | 得　分 |
| --- | :---: | --- |
| 意识模糊 / 定向力障碍 / 行为冲动 | 4 | |
| 抑郁状态 | 2 | |
| 排泄方式改变 | 1 | |
| 头晕 / 眩晕 | 1 | |
| 男性 | 1 | |
| 服用抗癫痫类药物 | 2 | |
| 服用苯二氮䓬类药物 | 1 | |
| 起立—行走测试 | | |
| 不需撑扶可自行站立（步态平稳） | 0 | |
| 撑扶一次即可站立 | 1 | |
| 尝试多次才能站立 | 3 | |
| 在测试中需要他人辅助才能站起或者医嘱要求他人辅助和 / 或绝对卧床（如果不能评估，在病历上注明日期时间） | 4 | |
| 得分超过4分即为跌倒高风险 | 总分 | |

【应用现状】

Hendrich Ⅱ 跌倒风险评估表在国内外医院使用较为广泛，主要应用于神经外科、神经内科、老年科等，具有较高的敏感性和特异性。

【评价】

Hendrich Ⅱ 跌倒风险评估表是他评量表，简洁易懂，使用方便，具有较好的实用性和操作性，测试时间短，易于国内医院的医护人员接受。

【应用举例】

尹湘怡等学者应用 Hendrich Ⅱ 跌倒风险评估表对神经外科患者评估结果准确，应用价值较高。冯艳宁等学者应用 Hendrich Ⅱ 跌倒风险评估表识别高风险的老年人群，以提高护理人员、患者及家属的防范意识，预防老年住院患者跌倒。刘悦等学者应用 Hendrich Ⅱ 跌倒风险评估表对神经外科患者进行评估，具有较高的敏感性和特异性。

（刘　敏）

# 第三节 托马斯跌倒风险评估工具

**【概述】**

托马斯跌倒风险评估工具（St Thomas's Risk Assessment Tool，STRATIFY）是英国的 Oliver 等于 1997 年以循证医学为基础，筛查住院老年患者跌倒风险而编制的。2014 年由朱色等引进翻译成中文版本并检验信度、效度，在我国老年人群中使用具有良好的信度效度。

**【适用范围】**

托马斯跌倒风险评估工具适用于住院老年患者跌倒风险的初步筛查。

**【评分内容】**

托马斯跌倒风险评估工具共有 5 个条目（见表 2-3-3），总分为 5 分，得分大于 1 分属于跌倒高风险，得分越高说明跌倒风险越大。

表 2-3-3 托马斯跌倒风险评估工具

| 条 目 | 分 值 | 得 分 |
|---|---|---|
| 伴随跌倒入院或在住院期间发生过跌倒 | 是 =1，否 =0 | |
| 烦躁不安 | 是 =1，否 =0 | |
| 视力障碍对日常生活功能造成影响 | 是 =1，否 =0 | |
| 频繁如厕 | 是 =1，否 =0 | |
| 转移和活动的得分为 3 分或者 4 分以上 | 是 =1，否 =0 | |
| 总 分 | | |

**【应用现状】**

托马斯跌倒风险评估工具在国外是较常用且相对成熟的跌倒筛查量表之一，在国内使用较少。

**【评价】**

托马斯跌倒风险评估工具条目少，问题简单，容易理解，测试时间短，临床上有较好的可接受性。其缺点是在评估中仅考虑跌倒的内在因素，而忽略了环境等外在因素。

**【应用举例】**

朱色等采用中文版托马斯跌倒风险评估工具对我国老年住院患者进行筛查，具有良好的信度、效度。

（刘　敏）

# 第四节　Berg 平衡量表

**【概述】**

Berg 平衡量表（Berg Balance Scale,BBS）是学者 Katherine Berg 等于 1989 年研制，最初是用于评定老年人和脑卒中患者的平衡能力而设计的。对此类患者动态和静态方面平衡能力能细化到每个动作，通过评估可以发现患者机体功能的不足，进行有针对性的康复训练，从而通过提高患者的平衡能力来预防跌倒的发生。2003 年学者金冬梅等将 Berg 平衡量表应用于我国人群并验证其信度、效度，测试结果显示其具有良好的信度、效度。

**【适用范围】**

Berg 平衡量表适用于老年患者的跌倒风险评估，也适用于脑血管和脑损伤患者平衡能力的评估。

**【评分内容】**

Berg 平衡量表的评定方法：由测试者观察患者的 14 个动作（坐到站、无支撑站立、无支撑坐位、站到坐、转移、闭目站立、并脚站立、手臂前伸、弯腰拾物、转头向后看、原地转圈、双脚交替踏凳、前后脚直线站立和单脚站立）的完成情况（见表 2-3-4）。每个条目包括一项活动，根据动作的完成质量分为 0~4 分五个级别，0 分表示不能完成或需要大量帮助才能完成，4 分表示能够安全独立完成。在测试期间不能使用辅助器械。总分最低分为 0 分，最高分为 56 分，得分越高表示平衡能力越好。总分 0~20 分，提示平衡能力差，患者需要乘坐轮椅；21~40 分，提示有一定的平衡能力，患者可在帮助下步行但有跌倒的风险；41~56 分，提示平衡能力好，患者可独立行走。

表 2-3-4 Berg 平衡量表

| 检查项目 | 指令 | 评分标准 | 分值 |
|---|---|---|---|
| 1. 从坐到站 | 请站起来 | 不用手扶能够独立地站起并保持稳定 | 4 分 |
| | | 用手扶着能够独立地站起 | 3 分 |
| | | 几次尝试后自己用手扶着站起 | 2 分 |
| | | 需要他人小量的帮助才能站起或保持稳定 | 1 分 |
| | | 需要他人中等或最大量的帮助才能站起或保持稳定 | 0 分 |
| 2. 无支撑站立 | 请尽量站稳 | 能够安全站立 2 分钟 | 4 分 |
| | | 在监视下能够站立 2 分钟 | 3 分 |
| | | 在无支持的条件下能够站立 30 秒 | 2 分 |
| | | 需要若干次尝试才能无支持地站立达 30 秒 | 1 分 |
| | | 无帮助时不能站立 30 秒 | 0 分 |
| 3. 无支撑坐位 | 请将上肢交叉抱在胸前并尽量坐稳 | 能够安全地保持坐位 2 分钟 | 4 分 |
| | | 在监视下能够保持坐位 2 分钟 | 3 分 |
| | | 能坐 30 秒 | 2 分 |
| | | 能坐 10 秒 | 1 分 |
| | | 没有靠背支持不能坐 10 秒 | 0 分 |
| 4. 从站到坐 | 请坐下 | 最小量用手帮助安全地坐下 | 4 分 |
| | | 借助于双手能够控制身体的下降 | 3 分 |
| | | 用小腿的后部顶住椅子来控制身体的下降 | 2 分 |
| | | 能够独立坐，但不能控制身体下降 | 1 分 |
| | | 需要他人帮助坐下 | 0 分 |
| 5. 转移 | 请坐到有扶手的椅子上来，再坐回床上；然后再坐到无扶手的椅子上，再坐回床上 | 稍用手扶着就能够安全地转移 | 4 分 |
| | | 绝对需要用手扶着才能够安全地转移 | 3 分 |
| | | 需要口头提示或监视能够转移 | 2 分 |
| | | 需要一个人的帮助 | 1 分 |
| | | 为了安全，需要两个人的帮助或监视 | 0 分 |
| 6. 无支持闭目站立 | 请闭上眼睛，尽量站稳 | 能够安全地站 10 秒 | 4 分 |
| | | 监视下能够安全地站 10 秒 | 3 分 |
| | | 能站 3 秒 | 2 分 |
| | | 闭眼不能达 3 秒，但站立稳定 | 1 分 |
| | | 为了不摔倒而需要两个人的帮助 | 0 分 |

续表

| 检查项目 | 指令 | 评分标准 | 分值 |
|---|---|---|---|
| 7. 双脚并拢无支持站立 | 请将双脚并拢并且尽量站稳 | 能够独立地将双脚并拢并安全站立 1 分钟 | 4 分 |
| | | 能够独立地将双脚并拢并在监视下站立 1 分钟 | 3 分 |
| | | 能够独立地将双脚并拢，但不能保持 30 秒 | 2 分 |
| | | 需要别人帮助将双脚并拢，但能够双脚并拢站 15 秒 | 1 分 |
| | | 需要别人帮助将双脚并拢，双脚并拢站立不能保持 15 秒 | 0 分 |
| 8. 站立情况下双上肢前伸并向前移动 | 将手臂抬高 90°，伸直手指并尽力向前伸，请注意双脚不要移动 | 能够向前伸出 25 cm 以上 | 4 分 |
| | | 能够安全地向前伸出 12 cm 以上 | 3 分 |
| | | 能够安全地向前伸出 5 cm 以上 | 2 分 |
| | | 上肢可以向前伸出，但需要监视 | 1 分 |
| | | 在向前伸展时失去平衡或需要外部支持 | 0 分 |
| 9. 站立位下从地面捡物 | 请把你前面的拖鞋捡起来 | 能够轻易地且安全地将鞋捡起 | 4 分 |
| | | 能够将鞋捡起，但需要监护 | 3 分 |
| | | 伸手向下距鞋 2 ~ 5 cm 且独立地保持平衡，但不能将鞋捡起 | 2 分 |
| | | 试着做伸手向下捡鞋的动作时需要监护，但仍不能将鞋捡起 | 1 分 |
| | | 不能试着做伸手向下捡鞋的动作，或需要帮助免于失去平衡或摔倒 | 0 分 |
| 10. 转身向后看 | 双脚不要动，先向左侧转身向后看，然后再向右侧转身向后看 | 从左右侧向后看，体重转移良好 | 4 分 |
| | | 仅从一侧向后看，另一侧体重转移较差 | 3 分 |
| | | 仅能转向侧面，但身体的平衡可以维持 | 2 分 |
| | | 转身时需要监视 | 1 分 |
| | | 需要帮助以防失去平衡或摔倒 | 0 分 |
| 11. 原地旋转 360° | 请转一圈，暂停，然后再另一个方向转一圈 | 在 4 秒的时间内，安全地转身 360° | 4 分 |
| | | 在 4 秒的时间内，仅能从一个方向安全地转身 360° | 3 分 |
| | | 能够安全地转身 360°，但动作缓慢 | 2 分 |
| | | 需要密切监视或口头提示 | 1 分 |
| | | 转身时需要帮助 | 0 分 |
| 12. 将一只脚放在凳子上 | 请将左、右脚交替放到台阶、凳子上，直到每只脚都踏过 4 次台阶或凳子 | 能够安全且独立地站，在 20 秒的时间内完成 8 次 | 4 分 |
| | | 能够独立地站，完成 8 次需要 20 秒以上 | 3 分 |
| | | 无需辅助具在监视下能够完成 4 次 | 2 分 |
| | | 需要少量帮助能够完成 2 次以上 | 1 分 |
| | | 需要帮助以防止摔倒或完全不能做 | 0 分 |

**续表**

| 检查项目 | 指令 | 评分标准 | 分值 |
|---|---|---|---|
| 13. 无支撑情况下两脚前后站立 | 将一只脚放在另一只脚的正前方并尽量站稳。如果不行，就将一只放在另一只前面尽量远的地方，这样前脚后跟就在后脚脚趾之前 | 能够独立地将双脚一前一后地排列（无距离）并保持 30 秒 | 4 分 |
| | | 能够独立地将一只脚放在另一只脚的前方（有距离）并保持 30 秒 | 3 分 |
| | | 能够独立地迈一小步并保持 30 秒 | 2 分 |
| | | 向前迈步需要帮助，但能够保持 15 秒 | 1 分 |
| | | 迈步或站立时失去平衡 | 0 分 |
| 14. 单腿站立 | 请单腿站立尽可能长的时间 | 能够独立抬腿并保持 10 秒以上 | 4 分 |
| | | 能够独立抬腿并保持 5 ~ 10 秒 | 3 分 |
| | | 能够独立抬腿并保持 3 秒及以上 | 2 分 |
| | | 试图抬腿，不能保持 3 秒，但可维持独立站立 | 1 分 |
| | | 不能抬腿或需要帮助以防摔倒 | 0 分 |

**【应用现状】**

Berg 平衡量表在国外的医院和养老机构广泛应用，是一种评估老年人跌倒风险的重要工具。该量表是一种标准化的评定方法，也广泛应用于国内的临床，显示出较好的信度、效度和敏感性。

**【评价】**

Berg 平衡量表评估内容详细全面，对患者跌倒干预有意义，但条目多，完成评估时间较长，需 15~30 分钟。

**【应用举例】**

杨雅琴等应用 Berg 平衡量表评估帕金森病患者的平衡能力，具有良好的评定者间信度和重测信度。周君桂等应用 Berg 平衡量表评估老年人的跌倒风险时，具有较高的敏感性。金静等应用 Berg 平衡量表预测慢性阻塞性肺疾病患者的跌倒风险。

（刘　敏）

# 第五节　跌倒功效量表（修订版）

**【概述】**

跌倒功效量表（修订版）（Modified Fall Efficacy Scale，MFES）是 1996 年学者 Hill 等在 Tinetti 等于 1990 年研制的跌倒功效量表（FES）基础上修订而成，测试受试者不发生跌倒的信心。2006 年学者郝燕萍将跌倒功效量表（修订版）进行汉化，并应用于我国老年人群。该量表能真实、有效地评价老年人的跌倒效能，有助于早期识别跌倒效能低下的老年人，尽早采取干预措施，降低心理因素导致的跌倒率。

**【适用范围】**

跌倒功效量表（修订版）适用于评估独居或养老院运动能力受限（平衡或移动能力低下）的老年人跌倒自我效能或不发生跌倒的自信程度。

**【评分内容】**

跌倒功效量表（修订版）包括日常室内活动、户外活动 2 个维度共 14 个条目（见表 2-3-5）。各条目分值为 0~10 分，0 分表示一点把握也没有，5 分表示有一定的把握，10 分表示有充足把握，介于二者之间则选择对应数值。得分越高代表对条目越有信心。

表 2-3-5　跌倒功效量表（修订版）

| 条　目 | 一点把握都没有 | | | | 有一定把握 | | | | 有充足把握 | | |
|---|---|---|---|---|---|---|---|---|---|---|---|
| | 0 | 1 | 2 | 3 | 4 | 5 | 6 | 7 | 8 | 9 | 10 |
| 1. 更衣 | | | | | | | | | | | |
| 2. 准备简单的饭菜 | | | | | | | | | | | |
| 3. 沐浴 | | | | | | | | | | | |
| 4. 从椅子上起落 | | | | | | | | | | | |
| 5. 上床与下床 | | | | | | | | | | | |
| 6. 应门或接电话 | | | | | | | | | | | |
| 7. 在房间里走动 | | | | | | | | | | | |
| 8. 伸手到箱子或抽屉里拿东西 | | | | | | | | | | | |
| 9. 做轻体力家务活 | | | | | | | | | | | |
| 10. 简单的购物 | | | | | | | | | | | |
| 11. 乘坐公共交通工具 | | | | | | | | | | | |
| 12. 过马路 | | | | | | | | | | | |
| 13. 做轻体力园艺或晾晒衣服 | | | | | | | | | | | |
| 14. 上下楼梯 | | | | | | | | | | | |
| 总　分 | | | | | | | | | | | |

备注：①如果你因为担心发生跌倒而停止做该项活动，哪怕是部分原因，选 0 分；②如果你仅仅是因为身体方面的原因而不愿意做该项活动，则不填该项；③如果你因其他原因现在暂时不做该项活动，请按你在今天必须做该条目的假定情况下评分。

【应用现状】

跌倒功效量表（修订版）在国内外医疗结构应用广泛，具有良好的信度、效度。

【评价】

跌倒功效量表（修订版）完成时间短，只需 5~10 分钟，对平衡或移动功能低下的老年人的跌倒效能评价有参考意义。

【应用举例】

张俊红等采用跌倒功效量表（修订版）对老年住院患者跌倒危险与预防跌倒效能进行相关性研究，发现预防跌倒效能与跌倒危险得分呈负相关，提示医务人员应高度重视预防跌倒效能低者或过高评估自身活动能力的老年人。周敏等采用跌倒功效量表（修订版）对老年住院患者进行评估，效能得分较低，跌倒发生率高，提示医务人员采取有效措施，预防老年住院患者跌倒发生。

（刘　敏）

## 第六节　约翰霍普金斯跌倒危险评定量表

【概述】

约翰霍普金斯跌倒危险评定量表（Jhon Hopkins Fall Risk Assessment Scale，JHFRAS）是学者 Poe 等于 2007 年编制，广泛应用于美国约翰霍普金斯医院及其合作医院。2015 年学者章梅云等将其引进并汉化，形成中文版约翰霍普金斯跌倒危险评定量表，具有良好的信度、效度。

【适用范围】

约翰霍普金斯跌倒危险评定量表适用于所有住院患者的跌倒风险评估。

【评分内容】

约翰霍普金斯跌倒危险评定量表共有两个部分（见表 2-3-6），第一部分不计分，直接进行跌倒风险分类（低风险和高风险）；若患者不符合第一部分，则进入第二部分评估。第二部分共有 7 个条目，包括患者的年龄、跌倒史、用药史、认知能力、医疗照护设备、大小便排便情况和活动能力。总分 0~35 分，得分越高，提示跌倒风险越大。得分小于 6 分，属于跌倒低风险；6~13 分，属于跌倒中等风险；大于 13 分，属于跌倒高风险。

表 2-3-6　约翰霍普金斯跌倒危险评定量表

| 第一部分 | 低风险 | 高风险 | | | 如果患者不符合第一部分,进入第二部分评定 |
|---|---|---|---|---|---|
| | 患者昏迷或完全瘫痪 | 住院前 6 个月内有 1 次以上跌倒史 | 住院期间有跌倒史 | | |
| 第二部分 | 患者年龄 | 分值 | 大小便排泄 | 分值 | 患者携带管道数量 | 分值 |
| | 60~69 岁 | 1 | 失禁 | 2 | 1 根 | 1 |
| | 70~79 岁 | 2 | 紧急和频繁地排泄 | 2 | 2 根 | 2 |
| | 80 岁及以上 | 3 | 紧急和频繁地失禁 | 4 | 3 根及以上 | 3 |
| | 活动能力 | 分值 | 认知能力 | 分值 | 跌倒史 | 分值 |
| | 患者移动 / 转运或行走时需要辅助或监督 | 2 | 定向力障碍 | 1 | 最近 6 个月有 1 次不明原因的跌倒史 | 5 |
| | 步态不稳 | 2 | 烦躁 | 2 | | |
| | 视觉或听力障碍而影响活动 | 2 | 认知限制或障碍 | 4 | | |
| | 高危药品 | | 分值 | | | |
| | 高危药物如镇痛药、抗惊厥药、降压利尿药、催眠药、泻药、镇静剂和精神类药数量 | | 1 个高危药品 | 3 | | |
| | | | 2 个及以上高危药品 | 5 | | |
| | | | 24 小时内有镇静史 | 7 | | |

**【应用现状】**

约翰霍普金斯跌倒危险评定量表在美国的医疗结构使用较广泛,国内使用较少。

**【评价】**

约翰霍普金斯跌倒危险评定量表条目简单,操作简便,评分容易,完成量表评估仅需 10~15 分钟,适合护士在繁忙临床工作中使用。

**【应用举例】**

张俊红等采用约翰霍普金斯跌倒风险评估量表对住院老年患者的信度和效度进行评价,明确了该量表适合我国住院老年患者使用。

（刘　敏）

# 第七节　简明国际跌倒效能量表

## 【概述】

简明国际跌倒效能量表（Short Fall Efficacy Scale International）是学者 Kempen 等于 2008 年在国际跌倒效能感量表的基础上研制而成，适用于评价受试者的跌倒效能。2015 年学者邓宁等将其引进并汉化，形成中文版简明国际跌倒效能量表，在我国脑梗死患者中进行信度、效度的验证，证实其具有良好的信度、效度和敏感性。

## 【适用范围】

简明国际跌倒效能量表适用于评估不同国家、不同文化背景下的社区和卫生医疗机构的老年人群的跌倒效能。

## 【评分内容】

简明国际跌倒效能量表共有 7 个条目（见表 2-3-7），包括 2 个低水平活动、2 个中等水平活动、2 个高水平活动和 1 个户外活动项目。采用 Likert 四级评分法，从"不关注"到"极度关注"分别赋值为 1~4 分，量表总分 4~28 分，分数越高提示受试者跌倒效能越低。

表 2-3-7　简明国际跌倒效能量表

| 条　目 | 不关注 =1 分 | 一点关注 =2 分 | 很关注 =3 分 | 极度关注 =4 分 |
| --- | --- | --- | --- | --- |
| 穿脱衣服 | | | | |
| 从椅子上站起来 / 坐下 | | | | |
| 上下楼梯 | | | | |
| 洗澡 / 淋浴 | | | | |
| 上下斜坡 | | | | |
| 拿高过头顶 / 捡地上的东西 | | | | |
| 出去参加活动 | | | | |

## 【应用现状】

简明国际跌倒效能量表在国外广泛应用于脑卒中、帕金森病、脊髓侧索硬化症、髋关节骨折患者及社区老年人群等跌倒效能的评估，在国内应用较少。

## 【评价】

简明国际跌倒效能量表条目简单易懂，耗时短，适合临床医务人员筛查。

**【应用举例】**

邓宁等采用简明国际跌倒效能量表对首发脑梗死患者进行跌倒恐惧状况及影响因素的研究，提示医务人员应关注有跌倒史、无配偶、年老、辅助步行和焦虑的患者，预防跌倒发生。

（刘　敏）

# 第八节　跌倒危险评估量表

**【概述】**

跌倒危险评估量表（Falls Risk Assessment Tool，FRAT）是澳大利亚昆士兰大学研制。2011 年刘青青等将该量表翻译汉化，经研究证实其具有良好的信度和效度。2014 年柯小瑜等将该量表进行改良并应用于老年病房，证实其能够更大程度降低老年患者跌倒发生率。本节主要介绍改良后的跌倒危险评估量表。

**【适用范围】**

跌倒危险评估量表适用于老年住院患者跌倒风险评估。

**【评分内容】**

跌倒危险评估量表共有 10 个条目（见表 2-3-8），包括年龄、跌倒史、平衡能力、精神状态、营养及睡眠、视力、表达能力、药物治疗、慢性病、尿失禁。采用 Likert 四级评分法，对应分值 0~3 分，分值越高表示发生跌倒风险越高。得分 0~9 分属于跌倒低度危险性；10~20 分属于跌倒中度危险性；21~30 分属于跌倒高度危险性。

**【应用现状】**

跌倒危险评估量表能反映老年在不同领域功能的实际情况，对跌倒具有一定风险预测性。在国外的医疗结构中应用较广泛，在国内应用较少。

**【评价】**

跌倒危险评估量表设计的条目简单，完成评估花费时间 5~10 分钟，易于临床护理人员接受。

**【应用举例】**

柯小瑜等将跌倒危险评估量表应用于老年病房，研究结果显示该量表能够更大限度降低老年患者跌倒发生率。

表 2-3-8　跌倒危险评估量表

| 评估项目 | 风险度评分 | | | | 得分 |
|---|---|---|---|---|---|
| | 0 分 | 1 分 | 2 分 | 3 分 | |
| 年龄 | 0~19 岁 | 20~59 岁 | 60~70 岁 | 70 岁以上 | |
| 跌倒史 | 1 年内 | 6 个月 | 3 个月 | 1 个月 | |
| 平衡能力 | 活动自如 | 辅助行走 | 需要辅助装置 | 局限于床、椅 | |
| 精神状态 | 定向力良好 | 时间或地点定向力障碍 | 环境定向障碍 | 环境和/或自我定向力障碍 | |
| 营养及睡眠 | 良好 | 中等 | 不良 | 严重不良 | |
| 视力 | 正常 | 佩戴眼睛 | 视力模糊 | 失明 | |
| 表达能力 | 正常 | 语言缺乏 | 言语障碍 | 严重言语障碍 | |
| 药物治疗 | 无 | 心血管药物：降压药、利尿剂 | 中枢神经药物：镇静剂 | 同时应用心血管和中枢神经药物 | |
| 慢性病 | 无 | 1 种 | 2 种 | 多种 | |
| 尿频/尿失禁 | 无 | 频率增加 | 夜尿增多/压迫性尿失禁 | 欲望性尿失禁/留置尿管 | |
| 总分 | | | | | |

（刘　敏）

# 第九节　Tinetti 平衡和步态测试量表

## 【概述】

Tinetti 平衡和步态测试量表（Tinetti POMA）是 Tinetti 等于 1986 年研制，包括平衡和步态测试 2 个部分。平衡部分 10 个条目共 16 分，步态测试部分共 8 个条目共 12 分，总分 28 分。1999 年，Cobbs 对量表进行改良，改良后量表的平衡部分 9 个条目共 16 分，步态测试部分共 7 个条目共 12 分，总分 28 分，得分越高提示平衡能力越好。2014 年，高静等将改良版 Tinetti 平衡和步态测试量表进行翻译和修订，形成中文版 Tinetti 平衡和步态测试量表，经验证其具有良好的信度和效度。

## 【适用范围】

Tinetti 平衡和步态测试量表适用于社区、养老机构、医院老年人群的跌倒风险评估；也适用于中枢神经系统疾病和骨骼系统疾病的跌倒风险评估。

【评分内容】

Tinetti 平衡和步态测试量表包括平衡和步态测试 2 个分量表，平衡部分 9 个条目共 16 分，步态测试部分共 7 个条目共 12 分（见表 2-3-9）。每个条目采用 2 分或 3 分计分法，两个分量表分数相加，总分 28 分。分数越高说明平衡和移动能力越好；总分高于 24 分提示无跌倒风险，19~24 分提示有跌倒风险，低于 19 分提示有高跌倒风险。

表 2-3-9　Tinetti 平衡和步态测试量表

I 平衡评估量表（POMA-B）

| 评估内容 | 评分标准 | 分值 |
| --- | --- | --- |
| 1. 坐位平衡 | 借助于上肢的帮助或不是圆滑的动作 | 0 分 |
| | 稳定，安全 | 1 分 |
| 2. 站起 | 在没有帮助的情况下，不能站起来 | 0 分 |
| | 使用上肢的帮助，能够站起来 | 1 分 |
| | 不借助上肢的帮助，就能够站起来 | 2 分 |
| 3. 试图起身 | 在没有帮助的情况下，不能站起来 | 0 分 |
| | 尝试 1 次以上，可以站起来 | 1 分 |
| | 尝试 1 次就可以站起来 | 2 分 |
| 4. 瞬间的站立平衡 | 不稳定（摇晃、移动了脚、躯干摇摆） | 0 分 |
| | 稳定，但借助于助步器或其他辅助 | 1 分 |
| | 稳定，不借助于助步器或其他辅助 | 2 分 |
| 5. 站立平衡 | 不稳定 | 0 分 |
| | 稳定，但步距宽，需借助其他支撑 | 1 分 |
| | 窄步距站立，无需支撑 | 2 分 |
| 6. 轻推（患者双脚尽可能靠拢站立，用手轻推 3 次） | 开始跌倒 | 0 分 |
| | 摇晃、乱抓 | 1 分 |
| | 稳定 | 2 分 |
| 7. 闭眼站立 | 不稳定 | 0 分 |
| | 稳定 | 1 分 |

**续表**

Ⅰ平衡评估量表（POMA-B）

| | | |
|---|---|---|
| 8. 转身 360° | 脚步不连续 | 0 分 |
| | 脚步稳定 | 1 分 |
| | 步态不稳 | 0 分 |
| | 步态稳定 | 1 分 |
| 9. 坐下 | 不安全 | 0 分 |
| | 借助于上肢的帮助，或不是圆滑的动作 | 1 分 |
| | 安全圆滑的动作 | 2 分 |

平衡测试评分：　　/16 分

Ⅱ步态评估量表（POMA-G）

| | | |
|---|---|---|
| 1. 起步 | 有迟疑，需尝试几次才会启动 | 0 分 |
| | 正常启动 | 1 分 |
| 2. 步伐的长度或高度 | ①左脚跨步 | |
| | 脚拖地，或抬高高于 2.5 cm | 0 分 |
| | 脚完全离地，但不超过 2.5 cm | 1 分 |
| | ②右脚跨步 | |
| | 脚拖地，或抬高高于 2.5 cm | 0 分 |
| | 脚完全离地，但不超过 2.5 cm | 1 分 |
| | ③左脚跨步 | |
| | 跨步的脚未超过站立的对侧脚 | 0 分 |
| | 有超过站立的对侧脚 | 1 分 |
| | ④右脚跨步 | |
| | 跨步的脚未超过站立的对侧脚 | 0 分 |
| | 有超过站立的对侧脚 | 1 分 |
| 3. 步态对称性 | 两脚步长不等 | 0 分 |
| | 两脚步长相等 | 1 分 |
| 4. 步伐连续性 | 步伐与步伐之间不连续或中断 | 0 分 |
| | 步伐连续 | 1 分 |

**续表**

| Ⅰ平衡评估量表（POMA-B） | | |
| --- | --- | --- |
| 5. 走路路径（行走大约 3 m） | 明显偏移至一侧 | 0 分 |
| | 轻微 / 中度偏移或使用辅具 | 1 分 |
| | 走直线或不需要辅具 | 2 分 |
| 6. 躯干稳定 | 身体有明显摇晃或需要使用步行辅具 | 0 分 |
| | 身体不摇晃，但需屈膝或有背痛或张开双臂以维持平衡 | 1 分 |
| | 身体不晃，无屈膝，无需张开双臂 | 2 分 |
| 7. 步宽（脚跟距离） | 脚跟分开（步宽大） | 0 分 |
| | 走路时两脚跟几乎靠在一起 | 1 分 |
| 步态测试评分： | | /12 分 |

【应用现状】

Tinetti 平衡和步态测试量表在国外广泛应用于老年人、脑卒中患者等平衡和步态的评估，是目前评估移动、平衡能力和预测跌倒风险的重要工具。该量表在国内应用较少。

【评价】

Tinetti 平衡和步态测试量表简单易懂、安全，无需专业培训，评价指标可靠、敏感，评估时间在 15 分钟内，具有良好的信度、效度。

【应用举例】

高静等将 Tinetti 平衡和步态测试量表应用于老年人跌倒风险评估，证实其具有良好的信度和效度。章惠英等将 Tinetti 平衡和步态量表用于脑卒中偏瘫患者，证明了该类患者适用于此量表。

（刘　敏）

# 第十节　跌倒风险评估量表

【概述】

跌倒风险评估量表（Fall Risk Questionnaire，FRQ）是郝燕萍等于 2006 年研制，是一种自测型的多级评价的评估量表，用于对受试对象进行跌倒风险的测试。该量表是一种老年普适性跌倒风险评估量表，具有良好的信度、效度。

**【适用范围】**

跌倒风险评估量表适用于社区和住院的老年患者跌倒风险评估。

**【评分内容】**

跌倒风险评估量表包括 2 个部分 35 个条目。第一部分是对研究对象一般情况的调查，共 15 个条目，包括性别、年龄、体重指数、婚姻、学历、职业、居住方式、经济状况、医疗费用、助行器使用、运动锻炼、慢性病史、用药史、跌倒史。第二部分核心内容共有 20 个条目 5 个维度（见表 2-3-10），包含生理维度（4 个条目）、病理维度（8 个条目）、心理维度（2 个条目）、生物力学维度（5 个条目）、环境维度（1 个条目）。采用 Likert 五级评分法，各条目分值为 0~4 分。第 1~16 题正向计分，第 17~20 题反向计分，分值越高，发生跌倒的风险越大。

表 2-3-10　跌倒风险评估量表（第二部分）

| 条　目 | 很好 | 好 | 一般 | 差 | 很差 | 得分 |
|---|---|---|---|---|---|---|
| 1. 你的睡眠好吗 | | | | | | |
| 2. 你的食欲好吗 | | | | | | |
| 3. 你对外界事物的反应能力怎么样 | | | | | | |
| 4. 你进行日常活动时，感觉自己的体力如何 | | | | | | |
| 5. 你的腿脚手臂灵活情况怎么样 | | | | | | |
| 你有下列现象吗，程度如何 | 根本没有 | 很少有 | 一般 | 经常有 | 总是有 | |
| 6. 进行日常活动时你担心跌倒吗 | | | | | | |
| 7. 你有焦虑不安的情绪吗 | | | | | | |
| 8. 你最近有无不能控制大小便的情况发生 | | | | | | |
| 9. 你最近有头晕眼花的症状吗 | | | | | | |
| 10. 你最近有小腿抽筋或骨痛吗 | | | | | | |
| 11. 有无腿脚无力、站立不稳的情况发生 | | | | | | |
| 12. 你有感觉心不在焉的情况吗 | | | | | | |
| 13. 你的视力对你的日常活动有不良影响吗 | | | | | | |
| 14. 你走路受脚部或腿部疾患的不良影响吗 | | | | | | |
| 15. 你能弯腰捡东西吗 | | | | | | |
| 16. 你去人多的地方吗 | | | | | | |
| | 4 | 3 | 2 | 1 | 0 | |
| 17. 你从椅子上站起时： | 需要较大帮助 | 手帮助经过几次努力 | 需要较小的帮助 | 需要用手帮助 | 不用手帮助 | |

**续表**

| 条　目 | 很好 | 好 | 一般 | 差 | 很差 | 得分 |
|---|---|---|---|---|---|---|
| 18. 你的日常活动能力及范围： | 整天卧床，不能走动 | 只能在室内做些轻微活动 | 能在室内随意活动 | 能在住宅周围活动 | 可任意自由活动 | |
| 19. 你参加运动锻炼的情况： | 根本不参加 | 几个月一次 | 几周一次 | 几天一次 | 每天都坚持参加 | |
| 20. 你的居住条件是否方便你进行日常活动（如居住条件、光线是否舒适，地板、楼梯是否太滑、太高，台阶周围是否没有安全扶手或扶手安置不当等） | 很不方便 | 比较不方便 | 一般 | 比较方便 | 很方便 | |
| 总　分 | | | | | | |

【应用现状】

因为各种原因，跌倒风险评估量表在国内应用并不广泛。

【评价】

跌倒风险评估量表接收性能良好，可以反映出老年人不同领域功能的实际情况，具有良好的稳定性和可靠性，完成此量表需要花费 10~15 分钟。

（刘　敏）

# 第十一节　老年人跌倒风险评估量表

【概述】

老年人跌倒风险评估量表（The Fall Risk Assessment Scale for the Elerdly，FRASE）是于 1996 年 Cannand.G 等研制，内容包括性别、年龄、步态、感觉功能、跌倒史、用药史、病史、活动状况等 8 个条目，主要关注患者的步态和移动能力。2016 年郭启云对该量表进行汉化，并测试其信度、效度，证实其具有较好的信度和效度、良好的适用性和可行性。

【适用范围】

老年人跌倒风险评估量表专门用于社区老年人和老年住院患者的跌倒风险评估，适用于老年科、康复科、骨科等。

【评分内容】

老年人跌倒风险评估量表共有 8 个条目（见表 2-3-11），每个条目为 0 ~ 3 分，得分越高跌倒风险越大。总分 3 ~ 8 分表示跌倒低风险；9 ~ 12 分表示跌倒中风险；

大于 12 分表示跌倒高风险。

表 2-3-11 老年人跌倒风险评估量表

| 条目 | 评分标准 | | | | 备注 | 得分 |
|---|---|---|---|---|---|---|
| 性别 | | 男 =1 分 | 女 =2 分 | | | |
| 年龄 | | 60~70 岁 =1 分 | 71~80 岁 =2 分 | 80 岁 以 上 =3 分 | | |
| 步态 | 平稳 =0 分 | 起步困难 =1 分 | 过床过凳需协助 =3 分 | 步态不稳或不安全 =3 分 | 2~4 项同时出现得 7 分 | |
| 感官功能 | 视力退化 =2 分 | 听力退化 =1 分 | 平衡力退化 =2 分 | | 1~3 项同时出现得 3 分 | |
| 跌倒史 | 没有跌倒过 =0 分 | 病房跌倒过 =1 分 | 家中跌倒过 =2 分 | | 2~3 项同时出现得 3 分 | |
| 用药史 | 催眠药 =1 分 | 镇静药 =1 分 | 降压药 / 利尿药 =1 分 | | 1~3 项同时吃得 3 分 | |
| 病史 | 糖尿病 =1 分 | 器质性脑疾病或脑昏迷 =1 分 | | | | |
| 活动状况 | 活动自如 =0 分 | 使用辅具活动自如 =2 分 | 活动受限 / 需协助行走 =3 分 | 卧床 / 不能行走 =1 分 | | |
| 总分 | | | | | | |

【应用现状】

老年人跌倒风险评估量表广泛应用于英国老年人群，在国内应用并不广泛。

【评价】

老年人跌倒风险评估量表评估内容简洁，容易理解，测试方法简单，老年人可接受度高。该量表对风险等级分类比较明确，完成评估花费时间约 10 分钟。

【应用举例】

何喜子等将老年人跌倒风险评估量表应用于住院患者跌倒风险的评估，结果显示该量表对评估患者的跌倒风险具有明显的相关性。

（刘　敏）

# 第十二节　住院患者跌倒风险评估量表

【概述】

住院患者跌倒风险评估量表是黎瑞红等于 2011 年研制，由 4 个维度（病理维度、生理维度、心理维度、生物力学维度）共 12 个跌倒风险因素条目组成，经验证具有良好的信度、效度。

【适用范围】

住院患者跌倒风险评估量表适用于住院患者的跌倒风险评估。

【评分内容】

住院患者跌倒风险评估量表包括 4 个维度 12 个条目（见表 2-3-12），最高分 28 分，最低分 12 分，分值越小提示跌倒风险越小。评分 23~24 分属于轻度危险；21~22 分属于中度危险；18~20 分属于重度危险；低于 18 分属于极度危险。

表 2-3-12 住院患者跌倒风险评估量表

| 参　　数 | | 分　值 | 测试结果 |
|---|---|---|---|
| 下肢肌力 | 3~4 级 | 1 | |
| | 0~2 级 | 2 | |
| | 5 级 | 3 | |
| 平衡协调 | 功能障碍 | 1 | |
| | 功能正常 | 2 | |
| 年龄和性别 | 60 岁及以上女性 | 1 | |
| | 60 岁及以上男性 | 2 | |
| | 小于 60 岁 | 3 | |
| 营养 | 不良 | 1 | |
| | 中等 | 2 | |
| | 良好 | 3 | |
| 慢性病 | 有 | 1 | |
| | 无 | 2 | |
| 下肢骨折 | 有 | 1 | |
| | 无 | 2 | |
| 睡眠 | 失眠 | 1 | |
| | 正常 | 2 | |
| 视力 | 下降 | 1 | |
| | 正常 | 2 | |
| 药物因素 | 有 | 1 | |
| | 无 | 2 | |

**续表**

| 参　　数 | | 分　值 | 测试结果 |
|---|---|---|---|
| 助行器械 | 无 | 1 | |
| | 拐杖 | 2 | |
| | 轮椅 | 3 | |
| 跌倒史 | 有 | 1 | |
| | 无 | 2 | |
| 陪护 | 无 | 1 | |
| | 持续有 | 2 | |

**【应用现状】**

　　住院患者跌倒风险评估量表条目简单易懂，完成测试约花费 5 分钟，既节省时间，又能识别跌倒风险，可接受性强。但该量表在国内应用并不广泛。

（刘　　敏）

# 第四章　血栓管理

## 第一节　Wells DVT 量表和 Wells PTE 量表

【概述】

深静脉血栓（Deep Venous Thrombosis，DVT）又称血栓性静脉炎，是指血液在静脉腔内异常凝结，阻塞静脉腔，导致静脉回流障碍，引起肺栓塞和深静脉血栓后综合征（Post-Thrombotic Syndrome，PTS），严重者还可导致死亡。有效的风险评估工具可以早期筛选出静脉血栓风险的高危人群，提升预防治疗的意识、降低静脉血栓的发病率和致死率。Wells DVT 量表和 Wells PTE 量表就是临床上常使用的深静脉血栓风险评估量表。

【适用范围】

Wells DVT 量表和 Wells PTE 量表均适用于由于存在休克、手术、血管损伤和 / 或血液高凝状态等因素的重症患者。

【评分内容】

评分内容见表 2-4-1、2-4-2。

表 2-4-1　Wells DVT 量表

| 病史及临床表现 | 评分 |
| --- | --- |
| 活动性恶性肿瘤（患者在过去 6 个月内接受过抗肿瘤治疗或者目前正在接受肿瘤姑息治疗） | 1 |
| 下肢瘫痪或近期下肢石膏固定 | 1 |
| 近期卧床超过 3 天或过去 12 周内有需要全身或局部麻醉的大手术史 | 1 |
| 沿深静脉走行的局部压痛 | 1 |

续表

| 病史及临床表现 | 评分 |
|---|---|
| 全下肢肿胀 | 1 |
| 与健侧相比,小腿周径增大超过 3 cm | 1 |
| 深静脉血栓病史 | 1 |
| 凹陷性水肿 | 1 |
| 浅静脉侧支循环(非静脉曲张) | 1 |
| 可做出非深静脉血栓的其他诊断 | −2 |

注:总分为各项之和,0 分及以下为低度,1~2 分为中度,2 分以上为高度;若双侧下肢均有症状,以症状严重的一侧为准。

表 2-4-2 Wells PTE 量表

| 临床情况 | 分值 |
|---|---|
| 深静脉血栓症状或体征 | 3.0 |
| 深静脉血栓后综合征较其他诊断可能性大 | 3.0 |
| 心率超过 100 次 / 分 | 1.5 |
| 4 周内制动或接受外科手术 | 1.5 |
| 既往有深静脉血栓或深静脉血栓后综合征病史 | 1.5 |
| 咯血 | 1.0 |
| 6 月内接受抗肿瘤治疗或肿瘤转移 | 1.0 |

注:Wells 建立了两种解读结果标准:①一种标准便于根据不同的风险程度使用预防措施和深静脉血栓后综合征的早期诊断和治疗。即小于 2 分为低度可能,深静脉血栓发病率为 3.4%;2~6 分为中度可能,深静脉血栓发病率为 27.8%;大于 6 分为高度可能,深静脉血栓发病率为 78.4%。②另一种与 D- 二聚体检测结合使用,易于深静脉血栓后综合征的排除诊断,避免不必要的影像学检查(低度可疑且 D- 二聚体阴性患者);4 分及以下低度可疑,大于 4 分高度可疑。

【应用现状】

Wells DVT 量表是国外学者研究最广、临床应用最广泛的预测深静脉血栓的评分表。研究结果表明,Wells DVT 量表评分诊断效能最高,比较适用于中国人群。

【评价】

Wells DVT 量表和 Wells PTE 量表简单易行,无需静脉系统辅助检查就可进行评估,其诊断依据多以临床症状为主,误诊率相对较低。

(兰林)

# 第二节　Caprini 量表

【概述】

Caprini 量表是 Caprini 教授于 1991 年通过对几千例手术和非手术患者进行回顾性总结分析其风险因素加上实验研究而研制出的血栓风险评估量表。Caprini 量表是国内外对于血栓风险评估应用最广泛的一个量表，具有较好的信度、效度。近年来，Caprini 也进行了进一步的修订，增加了一些其他的危险因素。国内外大量的研究也证实，该量表对于预测静脉血栓风险有较好的预测效果。Caprini 量表在研制之初主要用于外科手术患者，最近大量的研究发现其对内科患者的静脉血栓风险预测也具有同样的预测效果。该量表能够帮助临床医生有效的鉴别静脉血栓高危患者，指导其预防方案的选择，从而减少静脉血栓的发病率，改善患者预后及生活质量，降低医疗费用；同时它也可以作为一个教育工具，用于提高广大临床医生对静脉血栓及其危险因素的认识，增强对患者发生静脉血栓风险的警惕意识。

【适用范围】

Caprini 量表适用于评估外科患者发生静脉血栓的风险因素。

【评分内容】

Caprini 量表对风险进行了有效的风险分层，对不同的高危因素进行不同的分数赋值，共总结出高达 40 个评估项目（见表 2-4-3），评估结果由各项目评分的总和来进行判断。评估结果分为四个层次：0~1 分为低风险，2 分为中风险，3~4 分为高风险，5 分及以上为超高风险。

【应用现状】

周建西等将 Caprini 量表应用于肺癌患者预测深静脉血栓风险，结果显示该量表能够很好地预测肺癌患者的静脉血栓发病风险，D- 二聚体、卧床的内科患者、下肢水肿、中心静脉置管、既往恶性肿瘤、深静脉血栓或肺栓塞病史是肺癌合并静脉血栓的独立危险因素。付天英等应用 Caprini 量表预测颅脑术后患者发生深静脉血栓的风险，结果显示该量表可较好地预测颅脑术后患者发生深静脉血栓的风险，大型开放性手术（超过 45 小时）、脓毒症、恶性肿瘤、卧床不起（超过 72 小时）、中心静脉通路 5 个危险因素是颅脑术后患者发生深静脉血栓的高危因素。

表 2-4-3　Caprini 量表

| 高危评分 | 病史 | 实验室检查 | 手术 |
|---|---|---|---|
| 1 分 / 项 | 年龄 41~60 岁<br>肥胖（BMI ≥ 25）<br>异常妊娠<br>妊娠期或产后（1 个月）<br>口服避孕药或激素替代治疗<br>卧床的内科患者<br>炎症性肠病史<br>下肢水肿<br>静脉曲张<br>严重的肺部疾病，含肺炎（1 个月内）<br>肺功能异常，慢性阻塞性肺疾病<br>急性心肌梗死<br>充血性心力衰竭（1 个月内）<br>败血症（1 个月内）<br>大手术（1 个月内）<br>其他高危因素 | | |
| 2 分 / 项 | 年龄 61~74 岁<br>石膏固定（1 个月内）<br>患者需要卧床大于 72 小时<br>恶性肿瘤（既往或现患） | | 中心静脉置管<br>腹腔镜手术（超过 45 分钟）<br>大手术（超过 45 分钟）<br>关节镜手术 |
| 3 分 / 项 | 年龄 74 岁以上<br>深静脉血栓 / 肺栓塞病史<br>血栓家族史<br>肝素引起的血小板减少症<br>未列出的先天或后天血栓形式 | 抗心磷脂抗体阳性<br>凝血酶 20210A 阳性<br>因子 Vleiden 阳性<br>狼疮抗凝物阳性<br>血清同型半胱氨酸酶升高 | |
| 5 分 / 项 | 脑卒中（1 个月内）<br>急性脊髓损伤（瘫痪 1 个月内） | | 选择性下肢关节置换术<br>髋关节，骨盆或下肢骨折<br>多发性创伤（1 个月内） |
| 总分 | | | |
| 合计评分 | | | |

【评价】

Caprini 量表对重症监护室患者的静脉血栓发病风险具有较好的预测性，但同时也存在一定局限点，比如对极高危患者是否可以进一步分层从而制定更有针对性的预防策略。期待有多中心、大样本研究来证实本次研究结论，并在 Caprini 量表的基础上进行调整来制定出适合重症监护室患者的血栓风险评估模型。

（兰林）

## 第三节 Padua 风险评估量表

### 【概述】

与适用于外科患者的 Caprini 量表对应的则是意大利学者 Barbar 教授研发的关于内科住院患者的 Padua 风险评估量表。评估的时间一般为患者入院当天即采用该量表进行评估。

### 【适用范围】

Padua 风险评估量表适用于评估内科住院患者的静脉血栓发病风险。

### 【评分内容】

Padua 风险评估量表共计 11 个评估条目（见表 2-4-4），包括恶性肿瘤、肥胖、中风 / 急性心肌梗死等项目，每个项目对应相应的内科疾病，每个危险因素根据危险程度评为 1~3 分。将各条目总计得分进行血栓危险分层，小于 4 分为低风险，4 分及以上则为高风险。

表 2-4-4 Padua 风险评估量表

| 危险因素 | 评分 |
| --- | --- |
| 活动性恶性肿瘤，患者首先有局部或远端转移和 / 或 6 个月内接受过化疗和放疗 | 3 |
| 既往静脉血栓病史 | 3 |
| 制动，患者身体原因或遵医嘱需卧床休息至少 3 天 | 3 |
| 有血栓形成倾向，抗凝血酶缺陷症，蛋白 C 或 S 缺乏，Vleiden 因子、凝血酶原 G20210A 突变 | 3 |
| 近期（1 个月内）有创伤或外科手术史 | 2 |
| 年龄 70 岁及以上 | 1 |
| 心脏和 / 或呼吸衰竭 | 1 |
| 急性心肌梗死和 / 或缺血性脑卒中 | 1 |
| 急性感染和 / 或风湿性疾病 | 1 |
| 肥胖（BMI ≥ 30） | 1 |
| 正在接受激素治疗 | 1 |

### 【应用现状】

国外多所医院研究机构充分肯定了 Padua 风险评估量表预测内科患者发生静脉血栓的相关性及严重程度呈正相关，即评分越高，发生静脉血栓的风险越高，且出现静脉血栓的后果严重程度也越高。周冰荣等研究发现，Padua 风险评估量表用于预测非手术肺栓塞症高危人群的价值有限，需进一步研究进展性肿瘤、肥胖、急性感染／风湿疾病、年龄满 70 岁与深静脉血栓的关系，对提高 Padua 风险评估量表的预测准确性可能有一定价值。一项关于 Padua 风险评估量表与急性病患者住院期间静脉血栓发生情况的前瞻性研究证明该量表可有效预测患者发生静脉血栓的风险，并依据风险等级实施预防可有效降低患者住院期间静脉血栓的发生率。但国外有一些专家认为不能单纯依靠 Padua 风险评估量表的评分划分高低风险分组，并据此依据来采取相应的预防措施。刘晓涵等通过调查研究发现，Padua 风险评估量表的预测效果并不十分明显，和指南推荐存在一定的差异。Padua 风险评估量表的有效性在我国还没得到充分的验证，在我国的应用也并不十分广泛，未来需要有大样本多中心的研究来验证其对我国内科患者的静脉血栓发生风险预测的有效性和适用性。

【评价】

Padua 风险评估量表可较好地评估重症监护室患者静脉血栓患病的危险程度，而且可量化 静脉血栓不同的危险等级。但该量表依赖于多项检查结果，且某些检查时间较长才会出结果。另外，由于欧美国家的肥胖患者比例高于中国，且根据科学实践研究肥胖也的确是发生静脉血栓的高风险因素之一，很多国外专家学者研制的血栓风险评估量表均将肥胖作为评估指标，但中国对于肥胖的定义为（BMI 高于 25），因此 Padua 风险评估量表中肥胖（BMI 高于 30）对于我国住院患者静脉血栓的评分权重可能不适用。

（兰林）

# 第四节 Geneva 量表

【概述】

【适用范围】

Geneva 量表是瑞士 Geneva 大学的维基教授通过大样本的临床病例研究，通过对临床一些检验数值进行分析而研制出来的。该量表的测量指标采用的是客观数据，结果准确；但是各项检查结果花费时间较长，且某些指标不易获得，这对该量表的应用增加了一些阻碍。2005 年，Legal 等在维基教授研制的 Geneva 量表基础上增加了一些临床症状和病史，如咯血、恶性肿瘤及深静脉血栓等临床症状的一些表现，删除了一些不易获得的实验室检查指标，从而形成了改良的 Geneva 量表。改良以后的 Geneva 量表具有较强的实用性，可操作性强。我国的杨浩军等通过对 38 例老年患者采用

Geneva 量表进行肺栓塞风险评估，结果显示其具有较好的预测作用。赵莹等通过对 215 例疑似肺栓塞的呼吸内科的患者采用 Geneva 量表并联合 D- 二聚体进行深静脉血栓的风险评估，结果显示其敏感性高达 95%。

【适用范围】

Geneva 量表适用于疑似深静脉血栓患者。

【评分内容】

评分内容见表 2-4-5。评分为 1 ~ 2 分者为低风险，提示发生静脉血栓的风险较低；3 ~ 5 分者为中风险，提示有发生深静脉血栓的风险；6 ~ 10 分者为高风险，提示发生静脉血栓的风险较大，需要积极采取预防措施避免发生深静脉血栓；大于 10 分者为每日 2 次重点关注的超高危人群，提示发生静脉血栓的风险极大，护士需要填写静脉血栓风险评估表，并上报护理部。

表 2-4-5 Geneva 量表

| 危险因素 | 评分 |
| --- | --- |
| 年龄满 65 岁 | 1 |
| 卧床超过 72 小时 | 1 |
| 有深静脉血栓病史 | 1 |
| 静脉曲张 | 1 |
| 肥胖（BMI 高于 25） | 1 |
| 大手术史（1 周内） | 1 |
| 心肌梗死（房颤） | 1 |
| 中心静脉置管 | 1 |
| 下肢或髋关节（骨盆）骨折 | 1 |
| 恶性肿瘤 | 1 |
| 肠炎 | 1 |
| 慢性阻塞性肺疾病急性加重期 | 1 |
| 瘫痪或中风 | 1 |
| 起搏器植入 | 1 |
| 终末期肾病 | 1 |
| 冠心病 | 1 |
| 血纤维蛋白原异常 | 1 |
| 高黏滞综合征 | 1 |
| 肝素引起的血小板减少综合征 | 1 |
| 半胱氨酸异常 | 1 |
| 总分 | |

【应用现状】

程克斌和乔树斌等的一项通过对门诊和急诊患者采用 Geneva 量表进行肺栓塞的评估表明，Geneva 量表适合在基层医院进行推广。吴伟呈等的一项研究显示，由于研究人员事先进行反复的培训，在对研究对象进行评估时会对对其中有一项评价指标"除肺栓塞外其他诊断可能性较小"进行过度的解读，导致评分比实际偏高，这表明研究者对于肺栓塞的认识可能会影响对结果的判断。

【评价】

Geneva 量表不足之处在于注重对深静脉血栓的早期诊断，而非静脉血栓发生风险的评估，不适合用于指导静脉血栓预防措施的使用。

（兰林）

# 第五节　非手术患者深静脉血栓评估量表

【概述】

2015 年北京大学第一医院呼吸科监护室的研究团队根据呼吸系统疾病的特点，选取了 Caprini 量表和 Padua 量表中的一些对于预测静脉血栓风险的危险因素，研制出适合我国国情的非手术患者深静脉血栓评估量表。

【适用范围】

非手术患者深静脉血栓评估量表适用于普通病房非手术患者的静脉血栓风险评估。

【评分内容】

非手术患者深静脉血栓评估量表有 31 项评估条目（见表 2-4-6），各评估项目依据其危险程度分别计分为 1 分、2 分、3 分，如有急性脑梗死导致的偏瘫则评分为 5 分。再根据各评估条目的总分将结果进行危险分层：0 分为无风险，1 分为低风险，2 分为中风险，3 分为高风险，5~8 分为极高风险。

表 2-4-6　非手术患者深静脉血栓评估量表

| 与疾病相关的危险因素 | 评分 |
| --- | --- |
| 肝硬化失代偿期 / 急性哮喘 | 1 |
| 急性炎症性肠道疾病 | 2 |
| 没有瘫痪的缺血性中风 | 2 |
| 休克患者 / 慢性肾功能衰竭急性发作期 | 2 |
| 血液透析的急性肾功能衰竭 | 2 |
| 风湿疾病的急性发作 | 2 |
| 感染性心内膜炎 | 2 |
| 肺炎 / 恶性肿瘤 | 2 |
| 慢性阻塞性肺疾病 / 心力衰竭 / 心功能Ⅲ级 | 3 |
| 深静脉血栓 / 肺栓塞病史 / 肺水肿 / 骨髓异常增生综合征 | 3 |
| 重症感染 / 尿毒症 / 心肌梗死等血栓史 | 3 |
| 急性缺血性中风瘫痪 | 5 |
| 与社会人口学和病史相关的危险因素 | 评分 |
| 年龄 41~59 岁 | 1 |
| 吸烟超过 15 支 / 天 | |
| 静脉曲张 | 1 |
| 怀孕或产后 1 个月内 | 1 |
| 口服避孕药 / 激素替代疗 | 1 |
| 死胎史、反复自然流产 3 次及以上 | 1 |
| 糖尿病史包括Ⅰ型和Ⅱ型 | 1 |
| 年龄 60 ~ 65 岁 | 2 |
| 卧床超过 72 小时 | 2 |
| 年龄大于 75 岁 | 3 |
| 深静脉血栓 / 肺栓塞家族史 | 3 |
| 总分 | |

（兰林）

# 第六节　外科手术患者静脉血栓风险评估量表

【概述】

由于外科手术后的患者大多数需要一定的卧床时间，所以外科手术后的患者发生静脉血栓的风险更高。为了预防外科手术患者发生静脉血栓，临床护士需要对手术患者进行评估，并根据评估结果采取相应的预防措施，因此只适用于外科手术患者的血栓风险评估量非常重要。我国学者盛英在总结 Autar 量表和 Caprini 量表的基础上，增加了外科手术患者可能的相关风险因素，如手术方式、手术时间、血栓病史等，并对不同的风险因素依据其危险性进行不同的赋值，将各条目分值汇总，即编制出外科手术患者静脉血栓风险评估量表。该量表可以科学高效地指导临床护士对手术患者进行评估并采取相应的预防措施，且可有效降低医疗费用。

【适用范围】

外科手术患者静脉血栓风险评估量表适用于手术患者静脉血栓评估及预防工作和静脉血栓风险筛查评估。

【评分内容】

评分内容见表 2-4-7。

表 2-4-7　外科手术患者静脉血栓风险评估量表

| 每项 1 分 | 每项 2 分 | 每项 3 分 | 每项 5 分 |
| --- | --- | --- | --- |
| 肥胖（BMI > 25） | 年龄 60~74 岁 | 年龄满 75 岁 | 髋部、骨盆或下肢骨折 |
| 吸烟超过 20 支 / 天 | 膝关节镜手术 | DVT 或 PE 病史 | 1 个月内有多发性创伤史 |
| 急性心肌梗死病史 | 大手术（超过 60 分钟） | 血栓家族史 | 1 个月内有急性脊髓损伤伴瘫痪史 |
| 1 个月内有大手术史 | 腹腔镜手术（超过 60 分钟） | Leiden V 因子 | 1 个月内有缺血性脑卒中史 |
| 计划做外科手术（超过 60 分钟） | 卧床超过 72 小时 | 凝血因子 A | |
| 静脉曲张 | 石膏固定小于 1 个月 | | |
| 溃疡性结肠炎 | 中心静脉置管 | | |
| 充血性心力衰竭 | 恶性肿瘤 | | |
| 1 个月内有败血症史 | 急性心肌梗死 | | |

**续表**

| 每项1分 | 每项2分 | 每项3分 | 每项5分 |
|---|---|---|---|
| 肺功能异常（慢性阻塞性肺疾病） | | | |
| 糖尿病 | | | |
| 口服避孕药或激素替代疗法 | | | |
| 妊娠或产后1个月 | | | |
| 评估时间： 评估者： 总分： | | | |

**【应用现状及评价】**

外科手术患者静脉血栓风险评估量表是盛英等通过科学的研究方法得出的外科手术患者发生静脉血栓的风险评估量表，其内容全面、科学，可操作性强，可为术前静脉血栓的预防及术后静脉血栓的早期诊断提供重要的参考依据。

（兰林）

# 第五章　非计划拔管评估工具

## 第一节　非计划性拔管风险评估量表

**【概述】**

非计划性拔管是指未在医疗护理治疗计划以内的各种导管的脱出，又称意外拔管，包括气管插管导管、气管切开导管、中心静脉导管、尿管、胃管及各种手术后安置的引流导管；包括患者因自身原因拔出管道，也包括医护人员的操作不当造成的管道脱落。研究表明非计划拔管的发生率在 2.8%~20.6%。在重症监护室里，管道就是患者的生命通道，一旦发生管道脱落可能造成患者的黏膜损伤、延长住院天数、增加患者花费，甚至导致患者死亡。尤其是困难气道的气管插管患者在出现管道意外脱落时，再重新插管的困难程度会再度增加，若不能及时再次建立有效的呼吸通道，患者可能会死亡；且无论什么管道重新进行置管都会增加患者感染的概率，因此管道护理一直是护理管理者质量控制的关键点。在 2016 年的《护理质量敏感指标》已将非计划拔管纳入评价护理质量的敏感指标之一。因此，无论是护理管理者还是临床护士均需要加大对非计划拔管的重视。使用非计划拔管风险评估量表可以有效地预防管道滑脱，提高护理质量和患者满意度，对于防范管道滑脱有良好的效果。

**【适用范围】**

非计划性拔管风险评估量表适用于对有 1 条及以上管道的患者进行非计划拔管的风险评估。

**【评分内容】**

评分内容见表 2-5-1。

表 2-5-1　非计划性拔管风险评估量表

| 条目 | 评估内容及分值 |
| --- | --- |
| 年龄 | 14~65 岁 1 分　　　　65 岁以上 2 分 |
| 意识状态 | 中、深昏迷 1 分，清醒 / 浅昏迷 2 分，嗜睡 3 分；意识模糊（烦躁或谵妄）4 分 |
| 理解程度 | 理解 1 分，部分理解 2 分，不理解 3 分 |
| 情绪状态 | 稳定 1 分，有时稳定 2 分，不稳定 3 分 |
| 合作程度 | 合作 1 分，有时合作 2 分，不合作 3 分 |
| 耐受程度 | 能耐受管道 1 分，疼痛或不适但基本能耐受管道 2 分，疼痛或不适导致不能耐受管道 3 分 |
| 管道数量 | 留置 1 条管道 1 分，留置 2~3 条管道 2 分，留置 3 条以上管道 3 分 |
| 管道类型 | 经外周静脉置入中心静脉导管（PICC）1 分；股静脉穿刺管、锁骨下静脉穿刺管、可分裂导管、心包引流管、T 管、腹部 / 伤口引流管、膀胱及肾造瘘管、肾周引流管 2 分；气管切开导管、胸腔闭式引流管、尿管、胃管、双囊三腔管、桡动脉穿刺管、颈内静脉穿刺管、腰大池引流管、脑室引流管及其他头部引流管 3 分；经口 / 鼻气管插管 4 分 |

注：总评分最低 8 分，最高 26 分。评分越高，风险程度越高。

**【评价】**

国内的一些非计划拔管评估量表，大多是采用自行设计的评估量表，且大多数是针对于住院部普通病房的患者，而重症监护室的患者治疗性管道相较之于普通病房更多一些，需要更有针对性的评估量表来进行评估。而且不同的学者对非计划拔管的高危评估临界点持不同的观点，大多数对于非计划拔管的高风险临界值均是基于前人的回顾性研究基础上或一些经验总结形成适用于自己地区或专业要求形成的，因此评估量表的敏感性也有进一步的研究。

（兰林）

# 第二节　　儿科非计划拔管风险评估量表

**【概述】**

非计划性拔管风险评估量表的基础上，有学者根据儿科的特点修订编制了儿科非计划拔管风险评估量表。

**【适用范围】**

儿科非计划拔管风险评估量表适用于对儿科有 1 条及以上管道的患者进行非计划拔管的风险评估。

**【评分内容】**

儿科非计划拔管风险评估量表的评估时机：患者入院两小时内完成评估，如遇急症手术等特殊情况，手术后及时评估。对低、中风险的患儿每周再进行 2 次评估，而高风险患儿的评估频次为每天评估，转病区、病情发生变化时评估。若发生非计划拔管后则再次对患儿进行评估。最终得分 1 ~ 3 分为轻度危险，4 ~ 6 分为中度危险，大于 6 分为重度危险（见表 2-5-2）。

表 2-5-2　儿科非计划拔管风险评估量表

| 评估内容 | 评估计分标准 | 计分 |
|---|---|---|
| 年龄 5 岁及以内 | 1 | |
| 大于 5 岁 | 0 | |
| 意识 情绪稳定 / 镇静 | 0 | |
| 意识模糊 / 嗜睡 / 谵妄 / 烦躁 | 5 | |
| 高危导管（Ⅰ类导管）<br>气管插管 / 切开<br>脑室引流管<br>心包引流管<br>T 管引流管<br>动静脉插管<br>专科高危导管 | 3<br>3<br>3<br>3<br>3<br>3 | |
| 非高危导管（Ⅱ类导管）<br>鼻胃 / 肠管<br>深静脉置管<br>PICC<br>腹 / 盆腔引流管<br>造瘘管<br>导尿管<br>专科非高危导管 | 2<br>2<br>2<br>2<br>2<br>2<br>2 | |
| 管路穿刺处情况 局部多汗、渗血 / 液、分泌物多 | 2 | |
| 认知 认知能力正常，完全理解或配合<br>认知能力受损 / 无，不理解 / 不配合 | 0<br>3 | |
| 总分 | | |

（兰林）

# 第三篇　患者病情评估

# 第一章　预检分诊评估工具

## 第一节　澳大利亚预检分诊量表

【概述】

澳大利亚预检分诊量表（Australian Triage Scale，ATS）于 1993 年由澳大利亚急诊医学院初步建立，1994 年开始在澳大利亚急诊科推广，原名为国家预检分诊量表（National Triage Scale，NTS）。澳大利亚预检分诊量表根据患者可等候的时间将其分5 级，即评估人员考虑患者等待多长时间而不会发生危险。该量表是第一个实行五级预检分诊的分诊量表。

【适用范围】

澳大利亚预检分诊量表适用于对急诊科就诊患者进行分诊。

【评分内容】

评分内容见表 3-1-1。

表 3-1-1　澳大利亚预检分诊量表

| 分级 | 候诊时间 |
| --- | --- |
| 1 级—复苏 | 立即复苏 |
| 2 级—非常紧急 | 10 分钟内处理 |
| 3 级—紧急 | 30 分钟内处理 |
| 4 级—普通 | 1 小时内处理 |
| 5 级—不紧急 | 2 小时内处理 |

**【应用现状及评价】**

澳大利亚预检分诊量表要求预检分诊护士短时间内根据分级标准及患者的情况对患者进行分级，所以要求护士是经过预检分诊相关培训并且具有非常丰富的经验的高年资护士。对于1~2级的危急患者，分诊护士在分诊后需将患者护送到抢救区域；对于3~5级的患者，为避免患者在候诊的时候发生病情变化，预检分诊的护士在候诊期间应对患者进行重新的评估及分级。在澳大利亚，如果患者在就诊的时候出现了紧急情况需要立即处理的时候，分诊护士有部分权限对患者进行紧急处理，如患者怀疑有心肌梗死的情况，护士可以直接安排患者先做心电图检查。澳大利亚预检分诊量表已广泛应用于澳大利亚及其他国家，大量研究证实澳大利亚预检分诊量表具备了良好的信度、效度。随着世界各国预检分诊系统的发展，澳大利亚预检分诊量表也成为其他五级预检分诊系统发展的依据及基础，对整个预检分诊量表的发展起到了重要的作用。

（周越）

# 第二节　加拿大检伤急迫性分级量表

**【概述】**

1995年，Beveridge在加拿大医生协会的帮助下，在ATS的基础上对其进行了修订，编制了加拿大检伤急迫性分级量表（Canadian Triage and Acuity Scale，CTAS），并在1998年进行发布。2004年，加拿大急诊医生协会对加拿大检伤急迫性分级量表进行了一次修订，将各个级别的临床描述更加细化。预检分诊护士根据患者的主诉及症状将患者分级，并规定了不同级别患者的候诊时间。预检分诊护士在分诊后要定时观察候诊患者的病情变化，以防止在候诊期间出现病情变化。对护士再评估时间也进行了规定，量化了具体指标，使得预检分诊的过程更加科学。2003年，加拿大加拿大检伤急迫性分级国家工作组根据加拿大检伤急迫性分级量表的内容研发了加拿大急诊预检分诊信息系统，使得预检分诊可自动连接电脑系统。护士将患者主诉录入系统中，系统会自动生成与患者主诉相对应的分诊模块，然后自动计算出患者的级别。如果系统分诊的结果与分诊护士的判断有出入，分诊护士可以对分诊级别进行修改，但需要记录更改的原因，便于后期对分诊系统进行优化。

**【适用范围】**

加拿大检伤急迫性分级量表适用于对急诊科就诊患者进行分诊。

【评分内容】

加拿大检伤急迫性分级量表的级数主要是通过以下 5 个方面综合评估得出：①患者的主诉，自动产生最低限制的级数；②第一次修正级数参数，根据患者的生命体征、血流动力学的稳定性、血压、体温、意识及呼吸窘迫等情况来改变预检分诊级数；③疼痛的严重程度，分为中枢性、外周性疼痛及急性、慢性疼痛（预检分诊级数主要是根据严重等级最高的来决定的，例如患者根据主诉及生命征象检伤为 3 级、4 级或者 5 级，但患者出现严重的中枢性疼痛，则预检分诊级数会根据其疼痛严重程度分诊为 2 级）；④外伤机制，在外伤患者中，需考虑高风险及低风险机制，若受伤机制为机动车同一车厢内有人死亡、速度超过 40 km/h（未系安全带）或超过 km/h（系安全带）、乘客被抛出车外或脱困时间大于 20 分钟、行人或自行车被撞或辗过、6 m 以上跌落等高风险受伤机转，则分诊为 2 级；⑤第二次修正级数参数，针对于第一次修正级数无法界定的特殊主诉，如眼睛的化学烧伤等主诉，则分诊为 2 级。2008 年修订版增加了败血症及出血性疾病的第一次修正级数参数，增加了脱水、胸痛及下肢损伤的第二次修正级数参数，增加心理健康有关的主诉。具体评分内容见表 3-1-2。

表 3-1-2　加拿大检伤急迫性分级量表

| 分级 | 处理时间 | 举例 |
| --- | --- | --- |
| 1- 复苏 | 0 分钟 | 意识丧失、心脏骤停 |
| 2- 危急 | 15 分钟 | 中毒、药物过量 |
| 3- 紧急 | 30 分钟 | 呕吐或腹泻（不超过 2 天）<br>急性精神错乱 |
| 4- 较不紧急 | 60 分钟 | 较小外伤<br>中毒疼痛（4~7 小时） |
| 5- 不紧急 | 120 分钟 | 阴道出血、轻度疼痛、单独呕吐或腹泻、无脱水（超过 2 天） |

【应用现状】

加拿大检伤急迫性分级量表除了在加拿大应用外，还广泛应用于其他国家。许多学者的研究证实加拿大检伤急迫性分级量表具备良好的信度、效度，该量表在保证危重患者得到优先救治的同时，兼顾非急诊患者的医疗需求。有研究指出分诊的加拿大检伤急迫性分级量表级数与住院率、停留时间具有相关性，住院率与预检分诊级数呈负相关，停留时间与预检分诊级数呈负相关。近年来在加拿大检伤急迫性分级量表的基础上又发展出儿童的预检分诊标准及相应的电子信息系统。

（周越）

## 第三节　美国急诊严重度指标

【概述】

美国急诊严重度指标（Emergency Severity Index，ESI）于20世纪90年代末兴起，是美国急诊科医生Richard Wuerz和David Eitel提出的将患者分为五级的预检分诊流程。治疗的顺序是根据疾病的严重程度和医疗资源的需求量来决定的，经过反复修订，形成了目前使用广泛的第四版美国急诊严重度指标。该量表使用起来很简单，它利用五级分诊方法通过评估患者的病情和资源耗费来为不同的急诊患者分类，分诊护士只需要评估患者的严重级别。

【适用范围】

美国急诊严重度指标适用于对急诊科就诊患者进行分诊。

【评分内容】

护士需根据美国急诊严重度指标的A、B、C、D 4个问题进行预检分诊（见表3-1-3）。A：是否需要立即抢救处理，若需要，则分级为1级；若不需要立即抢救处理，则进入B。B：是否具有高风险情况或意识状态或疼痛等情况，若有则分级为2级；若没有以上情况，则进入C。C：评估所需要的医疗资源数量，如果不需要任何医疗资源，分级为5级；若评估需要1项医疗资源，则分级为4级；若需要一些的话，则进入D。D：根据患者的生命体征是否稳定，稳定则分为3级；若不稳定，则分为2级。在美国急诊严重度指标中，医疗资源被分为9类（健表3-1-4），包括心电图、X线、B超、实验室检查、静脉用药、吸氧、心电监护、会诊等，分诊护士对患者需的相关医疗资源数进行估计。

表3-1-3　美国急诊严重度指标

| 问题 | 内容 |
| --- | --- |
| A 是否生命垂危 | 心脏骤停 呼吸停止 严重呼吸窘迫 氧饱和度低于90%<br>失去反应的严重损伤 用药过量致呼吸小于6次／分<br>严重呼吸窘迫（痛苦面容或喘气性呼吸）<br>严重心动过缓或心动过速伴低流量灌注<br>低流量灌注所致的血压过低<br>需要立即予胶体和晶体液体治疗的损伤患者<br>胸痛、脸色苍白、大汗、血压70 mmHg以下<br>虚弱、眩晕、心率30次／分 过敏反应 羸弱婴儿<br>乙醇中毒致无反应　低血糖伴神志改变 |

续表

| 问题 | 内容 |
|------|------|
| B 是否不能等待 | 是否存在高风险的情况<br>患者是否意识不清、昏迷或意识障碍<br>患者是否处于严重的疼痛 |
| C 需要多少检查 | 分诊护士根据患者主观及客观资料、既往史、年龄、性别分诊，评估患者需要多少资源。 |
| D 生命体征如何 | 年龄　　　　　　心率（次/分）　　呼吸（次/分）　　氧饱和度<br>小于3个月龄　　大于180　　　　　大于50　　　　　低于92%<br>3个月龄至3岁　大于160　　　　　大于40　　　　　低于92%<br>3~8岁　　　　　大于140　　　　　大于30　　　　　低于92%<br>大于8岁　　　　大于100　　　　　大于20　　　　　低于92% |

表 3-1-4　列入急诊患者病情分级的医疗资源

| 医疗资源 | 非医疗资源 |
|---------|-----------|
| 实验室检查（血、尿）<br>X线、心电图<br>CT、MRI、B超<br>血管造影 | 病史及体检<br>床旁快速检测 |
| 建立静脉通道 | 输生理盐水或肝素封管 |
| 静脉注射<br>肌肉注射<br>雾化治疗 | 口服药物<br>破伤风免疫球蛋白<br>重新开处方 |
| 专科会诊 | 电话咨询检验科 |
| 简单处置（$n=1$）<br>导尿、撕裂伤缝合<br>复杂处置（$n=2$）<br>镇静镇痛 | 简单创口处理<br>（换药、复诊）<br>绷带、夹板、吊带 |

【应用现状】

目前美国、欧洲及部分亚洲国家采用美国急诊严重度指标进行分诊。在中国，首都医科大学附属北京儿童医院将美国急诊严重度指标应用到儿科患者的分诊中。四川大学华西医院基于美国急诊严重度指标研发出急诊预检分诊系统，提高了分诊的准确率及分诊护士的工作效率。

【评价】

对于美国急诊严重度指标的应用来说，护士操作的灵活性会更高，它并没有限定患者在就诊前可能会等待的时间。护士对于非危急的患者，除了对病情的评估，还可以根据患者需要的医疗资源进行评估。在急诊就诊中出现了病情变化或患者情况较复杂的时候，护士用起来更有操作性。

（周越）

# 第四节 曼彻斯特检伤分级量表

【概述】

曼彻斯特检伤分级量表（Manchester Triage System，MTS）于 1898 年由英国急诊的医务人员初步建立，1997 年开始应用于英国，然后被葡萄牙、德国等国家的急诊科应用。曼彻斯特检伤分级量表工作小组分别于 2005 年及 2013 年对其进行修订。

【适用范围】

曼彻斯特检伤分级量表适用于对急诊科就诊患者进行分诊。

【评分内容】

曼彻斯特检伤分级量表是将患者的主诉分为了 52 种，根据患者病情是否威胁患者生命、有无有效通气、有无自主呼吸、有无自主循环、有无活动性出血、疼痛程度、意识、体温等内容进行评估。评分内容见表 3-1-5。

表 3-1-5 曼彻斯特检伤分级量表

| 颜色 | 分级 | 处理时间（分钟） |
| --- | --- | --- |
| 红色 | 危急 | 0 |
| 橙色 | 紧急 | 10 |
| 黄色 | 次紧急 | 60 |
| 绿色 | 一般 | 120 |
| 蓝色 | 非紧急 | 240 |

【应用现状及评价】

曼彻斯特检伤分级量表获取的参数较为简单，评估便捷快速，不仅在英国广泛应用，也在荷兰、葡萄牙、德国等国急诊科应用，是一种国际上公认有效地预检分诊工具。研究显示曼彻斯特检伤分级量表分级与患者病死率及住院率呈相关性。

（周越）

# 第五节　中国医院急诊科规范化流程

## 【概述】

中华人民共和国卫生与计划生育委员会于 2012 年 9 月 3 日发布的《医院急诊科规范化流程》中要求急诊科设置分诊台，对于急诊患者需根据其病情进行分级分区就诊，用红、黄、绿三种颜色进行区分，红区用于复苏和抢救，黄区用于候诊与观察，绿区用于快速处置。分为 4 级 3 个区域，1 级濒危患者及 2 级危重患者进入红区就诊，1 级患者需立即应诊，2 级患者需紧急处理；3 级急症患者进入红区看诊，诊疗过程中需密切观察患者的情况，随时进行调整级数；4 级非急诊患者进入绿区就诊。要求分诊护士在分诊时把患者病情的严重程度和需要占用的医疗资源数均进行评估，综合考虑后给出最终患者的分级。在病情的基础上，根据患者需要占用急诊资源的数量作为分诊依据的补充，原则上为非急诊患者，若占用资源数量超过 2 个，则将其分为3 级。

## 【适用范围】

《医院急诊科规范化流程》适用于对急诊科就诊患者进行分诊。

## 【评分内容】

评分内容见表 3-1-6。

表 3-1-6　医院急诊科规范化流程

| 级别 | 病情严重程度 | 候诊时间 | 就诊区域 | 常见疾病 |
| --- | --- | --- | --- | --- |
| 1 级 | 濒危患者 | 0 分钟 | 抢救区（红区） | 气道梗阻、无呼吸 / 无脉搏、大出血、急性昏迷等 |
| 2 级 | 危重患者 | 0~10 分钟 | 抢救区（红区） | 休克、心绞痛、多发伤、脑卒中、脏器衰竭、临床危象及其他生命体征不平稳 |
| 3 级 | 急性病症患者 | 10~30 分钟 | 诊断室（黄区） | 急性腹痛、肾绞痛、发热、感冒、腹泻等 |
| 4 级 | 轻症患者 | 30~120 分钟 | 诊断室（绿区） | 其他稳定的病情以及开具各种化验单、检查单、临时开药等 |

## 【应用现状及评价】

《医院急诊科规范化流程》给我国未来分诊标准的制定提供了方针性的指导意见，但操作性不强，缺乏量化的指标，难以做到大范围的推广。

（周越）

# 第六节　上海市儿科急诊预检分诊标准和流程

**【概述】**

由于儿科患者年龄小，存在表达及沟通困难，加上某些生理参数及不同疾病临床表现的差异等，均增加了儿科急诊预检分诊的难度。2012 年复旦大学附属儿科医院在加拿大检伤急迫性分级量表的基础上，根据我国的国情进行了修改，制定出上海市儿科急诊预检分诊标准和流程，对患儿的年龄、体温、神经、呼吸、循环、消化 / 泌尿系统、外科、骨科、过敏反应、血液系统及其他这些方面进行评估。

**【适用范围】**

上海市儿科急诊预检分诊标准和流程适用于对儿童医院急诊科、普通医院急诊科就诊儿科患者进行预检分诊。

**【评分内容】**

评分内容见表 3-1-7。

表 3-1-7　上海市儿科急诊预检分诊标准和流程

| 级别 | 1 级 | 2 级 | 3 级 | 4 级 | 5 级 |
|---|---|---|---|---|---|
| 程度 | 危急 | 重症 | 紧急 | 亚急 | 普通 |
| 候诊时间 | 立即 | 15 分钟内 | 60 分钟内 | 120 分钟内 | 3 小时内 |
| 年龄 | | 出生 24 小时内的新生儿 | 超过 24 小时小于 3 个月月龄的婴儿 | 超过 3 个月月龄的婴儿 | 超过 3 个月月龄的婴儿 |
| 体温 | 高热有惊厥发作 | 新生儿发热（耳温 / 口温在 38.0 ℃及以上）；非新生儿发热（耳温 / 口温在 41.0 ℃及以上）；肛温在 35.5 ℃及以下 | 耳温 / 口温为 39.5~41.0 ℃；肛温为 40.0 ℃及以上 | 耳温 / 口温为 38.5~39.5 ℃；肛温为 39.0~ 40.0 ℃ | 耳温 / 口温为 38.0~38.5 ℃；肛温为 38.5~39.0 ℃ |
| 神经 | 深昏迷；惊厥发作 | 嗜睡、浅昏迷；剧烈头痛；烦躁不安（谵妄）；急性偏瘫 | 精神状态有改变；惊厥后 24 小时内；头痛明显 | 意识清楚,对答切题 | 意识清楚,对答切题 |

**续表**

| 级别 | 1级 | 2级 | 3级 | 4级 | 5级 |
|---|---|---|---|---|---|
| 程度 | 危急 | 重症 | 紧急 | 亚急 | 普通 |
| 候诊时间 | 立即 | 15分钟内 | 60分钟内 | 120分钟内 | 3小时内 |
| 呼吸 | 急性呼吸窘迫；呼吸停止或频速；氧饱和度低于90%；危重哮喘发作；气道异物；急性喘鸣伴Ⅲ度喉梗阻 | 呼吸中度困难；气促明显；危氧饱和度低于95%；咯血；重度哮喘发作；明显喘鸣 | 呼吸轻度困难；中度哮喘发作，氧饱和度高于95% | 呼吸稍加快，无呼吸困难；氧饱和度高于95%；轻度哮喘发作 | 呼吸平稳 |
| 循环 | 心脏骤停；严重心律失常；休克 | 严重心律失常伴循环稳定；心力衰竭；严重胸痛、胸闷；高血压伴惊厥、昏迷 | 急性心动过速；明显胸痛；中度高血压 | 期前收缩；胸痛 | 循环稳定，四肢温暖 |
| 消化/泌尿系统 | 消化道出血；严重腹胀 | 重度脱水；消化道出血；腹胀明显；消化道异物伴吞咽困难；急性肾衰竭 | 中度脱水；少尿；消化道异物 | 轻度脱水 | 腹泻，呕吐，不伴脱水症状 |
| 外科、骨科 | 头颈、胸腔、盆腔损伤；四肢离断伤；脏器穿透伤或钝伤合并休克；重度烫伤伴休克 | 血管神经受累的开放性骨折；眼外伤伴眼球损伤；指趾离断伤；严重复合伤；高空坠落伤；急性腹痛合并生命体征异常；严重睾丸疼痛；Ⅱ度烫伤 | 血管神经未受累的骨折；急性腹痛；睾丸疼痛或肿胀；腹股沟肿块；Ⅰ度烫伤 | 青枝骨折；单纯撕裂伤/扭伤；阴囊外伤 | 慢性疼痛 |
| 过敏反应 | 呼吸窘迫；过敏性休克 | 皮肤黏膜皮疹明显；面部广 | 广泛皮疹 | 局部皮疹、肿胀 | |
| 血液系统 | 凝血功能障碍伴全身大出血 | 重度贫血；血小板低于$20 \times 10^9/L$伴活动性出血 | 血小板低于$20 \times 10^9/L$不伴活动性出血 | | |
| 其他 | 溺水、中毒、触电 | 动物咬伤伴全身中毒症状活动性大出血 | | | |

**【应用现状及评价】**

上海市儿科急诊预检分诊标准和流程将年龄列为分诊的指标之一，考虑到新生儿和小于3个月的婴儿这个年龄段患儿病情识别困难、变化快，将其分诊在3级以内。在加拿大检伤急迫性分级量表的基础上，用毛细血管再充盈时间和氧饱和度替代血压和呼吸，缩短了分诊时间，减轻了工作量，也避免了由于患儿不配合导致的测量误差，更符合国内儿科急诊的实际情况。

（周越）

# 第二章　疾病严重程度评估工具

## 第一节　改良早期预警评分量表

**【概述】**

2004 年，我国的楼滨城教授在《世界急危重病医学杂志》上首次提出了"潜在危重病"的概念，即指表面上没有特定某一器官衰竭的明显表现，但若没有及时有效的干预处理，可能在数小时至数天后病情急剧发展。随着急诊医学的不断发展，急诊科拥挤已经成为一个全球性问题。急诊科医务人员每天需要面多许多病情危重程度及部分尚未出现明显的脏器衰竭表现、但具有潜在病情恶化风险甚至可能危及生命的急诊患者做出准确的判断。近年来，国内外的多项研究表明，心跳、呼吸骤停和未预期入住重症监护室等威胁患者生命的不良事件在发生几小时之前可能已经发生了一些生理指标的变化，医护人员如果在早期就能发现这种变化并对患者采取一定的干预措施，可以改善患者的预后。近年来，各国医务工作者提出了多种患者病情评估方法，都有其不同特点及不同的适用范围。

20 世纪 90 年代英国医疗机构首次提出早期预警评分量表（EWS），通过对生命体征（血压、心率、呼吸、体温）及意识进行观察并赋值，将所有参数评分相加得到总分，再根据事先规定的界定值，对不同级别的预警采取相应的医疗方案。早期预警评分量表操作简单方便，临床医护人员可及时收集患者病情变化的大量信息，对制定能真实反映患者病情严重程度变化的信息系统具有重要意义。随后英国诺福克大学与诺维奇大学医院经临床实践后对早期预警评分量表部分内容进行改良，从而形成改良早期预警评分量表（MEWS）。该量表在急诊科、重症监护室及其他领域得到了较大的发展，并被其他国家广泛采纳。

**【适用范围】**

改良早期预警评分量表适用于急诊分诊、院前急救、重症监护室、留观患者、急诊患者院内转运。

**【评分内容】**

评分内容见表 3-2-1、3-2-2。

表 3-2-1　早期预警评分量表

| 参数 | 3分 | 2分 | 1分 | 0分 | 1分 | 2分 | 3分 |
|---|---|---|---|---|---|---|---|
| 收缩压（mmHg） | 低于70 | 71~80 | 81~100 | 101~149 | – | 180及以上 | – |
| 心率（次/分） | – | 低于40 | 41~50 | 51~100 | 101~110 | 111~129 | – |
| 呼吸频率（次/分） | – | 低于9 | 9~14 | 15~20 | 21~29 | 30及以上 | – |
| 体温（℃） | – | 低于35 | 35.1~36.5 | 36.6~37.4 | 37.5及以上 | 38.5及以上 | – |
| 神志 | – | – | – | 清楚 | 对声音有反应 | 对疼痛有反应 | 无反应 |

表 3-2-2　改良早期预警评分量表

| 项目 | 评分（分） | | | | | | |
|---|---|---|---|---|---|---|---|
| | 3 | 2 | 1 | 0 | 1 | 2 | 3 |
| 心率（次/分） | | 低于40 | 41~50 | 51~100 | 101~110 | 111~130 | 高于130 |
| 收缩压（mmHg） | 低于70 | 71~80 | 81~100 | 101~199 | | 200及以上 | |
| 呼吸频率（次/分） | | 低于9 | | 9~14 | 15~20 | 21~29 | 30及以上 |
| 体温（℃） | | 低于35 | 35.1~36.5 | 36.6~37.4 | 37.5 | | |
| 意识 | | | | 清楚 | 对声音有反应 | 对疼痛有反应 | 无反应 |
| 氧饱和度（%） | 85及以下 | 86~90 | 91~95 | 95及以上 | – | – | |

**【应用现状】**

改良早期预警评分量表的应用范围越来越广。英国的医疗机构推荐采用心率、呼吸、血压、氧饱和度等生命体征作为早期预警评分的观察指标，但是各专家也明确指出各个国家应该根据当地的气候、地理条件和人口学特征的基线进行不断的验证，制定出适合自己国家的临界警戒值。改良早期预警评分量表在我国的医疗机构的应用范围也越来广，各大医院的重症监护室及急诊科适用较多，对于判断患者的病情有着较好的应用效果，对保障患者的安全有着较大的作用。

**【评价】**

改良早期预警评分量表对评估的时间及频次没有进行描述，有研究表明，护士通过简单重复的记录指标并加以赋分对病情进行监测，达到某一界定值必须通知医生进行医疗干预措施是最有效率和益处的方法。但是在许多相关文献中都没有对重复测评的时间和时机进行研究报道。急诊护士在抢救患者的时候应在什么时间、多长间隔时间内进行复评以到达最好的效果是进一步研究的方向。

（兰　林）

## 第二节　分流早期预警评分量表

【概述】

改良早期预警评分量表主要应用于西方发达国家的医院内，并不一定适用于亚非拉发展中国家，所以南非经过调研，依据本国急诊科的特点对改良早期预警评分量表进行修订，编制了分流早期预警评分量表。

【适用范围】

分流早期预警评分量表适用对象为身高超过 150 cm 或年龄超过 12 岁的患者。

【评分内容】

评分内容见表 3-2-3。

表 3-2-3　分流早期预警评分量表

| 评分（分） | 3 | 2 | 1 | 0 | 1 | 2 | 3 |
|---|---|---|---|---|---|---|---|
| 入院方式 | | | | 走路 | 需要帮助 | 担架/无法移动 | |
| 呼吸频率（次/分） | | 低于9 | | 9~14 | 15~20 | 21~29 | 30 及以上 |
| 心率（次/分） | | 低于41 | 41~50 | 51~100 | 101~110 | 111~129 | 130 及以上 |
| 收缩压（mmHg） | 低于71 | 71~80 | 81~100 | 101~199 | | 200 及以上 | |
| 体温（℃） | | 低于35 | | 35~38.4 | | 38.5 及以上 | |
| 意识 | | 意识模糊（昏睡） | | 清醒 | 对声音有反应（嗜睡） | 对疼痛有反应（浅昏迷） | 无反应（深昏迷） |
| 创伤 | | | | 无 | 有 | | |
| 年龄（岁） | | | | 50 及以下 | | 51~70 | 70 以上 |
| 呼吸困难 | | | | 无 | 有 | | |
| 排尿功能障碍 | | | | 无 | 有 | | |

**【应用现状】**

田凌云等通过对一家医疗机构的符合条件的创伤患者全部纳入采用分流早期预警评分量表评分，监测这些创伤患者的 28 天病死率，使用的急救措施如（心肺复苏、电击除颤、呼吸机通气）。研究结果发现当患者的分流早期预警评分量表评分小于等于 9 分时，患者的死亡率为 0.98%；评分在 10~13 分时，患者的死亡率为 52.63%；评分大于等于 14 分时患者的死亡率高达 80%。患者的 28 天死亡率随着分流早期预警评分量表评分的增加而逐渐上升，患者的 28 天死亡率的诊断截点值大于 8 分，敏感性度为 87.1%，特异度为 92.47%。研究结果表明分流早期预警评分量表评分可以识别患者病情的严重程度，也可以指导早期对患者进行危重症患者抢救技术。

**【评价】**

分流早期预警评分量表的优点是所需参数简单，非常容易获得。对在急诊科就诊的患者采用分流早期预警评分量表进行评分，可以筛查出潜在的危重患者，并及时采取与之相对应的医疗救护措施。通过分流早期预警评分量表评估客观指标，加强医护对患者病情的共同认知，建立医护间正确的有效的沟通，对患者的转移分流也起到了较大的作用。

（兰林）

# 第三节 儿童早期预警评分

**【概述】**

儿科患者由于其表达能力有限，临床症状不典型，易导致漏诊或误诊；且患儿家属一般会过度渲染患儿的病情，医护人员常常根据自己的经验来判断病情，对于一些潜在威胁患儿健康的疾病往往容易忽视，从而不能及时有效地采取医疗措施，导致不良事件的发生。目前，儿科医生常用以下几种量表对患儿的死亡率进行评估：小儿死亡危险评分量表、急性生理学与慢性健康状况评分系统、小儿死亡指数量表、小儿危重病例评分法。虽然以上几种评估工具可以准确评估患儿的病情，但是评分方法耗时长，部分指标不易获得，评分方法相对较复杂，在临床应用推广方面存在一定的限制。儿童早期预警评分系统（Pediatric Early Warning System，PEWS）由儿童学家 Monaghan 编制而成。该量表是在总结成人早期预警评分基础上，结合儿童的特点，对患儿的呼吸系统、循环系统及意识状态进行评估，采用简单的几项指标来预测病情的严重程度，能够及时发现威胁患儿生命的心肺问题，尽早采用相应的措施进行救治。

【适用范围】

儿童早期预警评分系统适用于对 3~12 岁的患儿进行评估。

【评分内容】

评分内容见表 3-2-4。

表 3-2-4　儿童早期预警评分系统

| 指标 | 0 分 | 1 分 | 2 分 | 3 分（红色） |
|---|---|---|---|---|
| 意识 | 正常 | 嗜睡 | 激惹 | 昏睡／昏迷 |
| 心血管系统 | 肤色粉红<br>CRT 1~2 秒 | 肤色苍白<br>CRT 3 秒 | 肤色发灰<br>CRT 4 秒<br>心率较正常升高 20<br>次／分 | 肤色灰，皮肤湿冷<br>CRT 大于 4 秒<br>心率较正常升高 30 次<br>／分或心动过缓 |
| 呼吸系统 | 正常范围，无吸<br>气性凹陷 | 呼吸频率较正常升<br>高 10 次／分<br>氧浓度分数 0.4 或<br>吸氧流量 4 L/min | 呼吸频率较正常升高<br>20 次／分<br>有吸气性凹陷<br>氧浓度分数 0.4 或吸<br>氧流量 4 L/min | 呼吸频率较正常减少<br>5 次／分伴胸骨吸气性<br>凹陷，呻吟<br>氧浓度分数 0.5 或吸<br>氧流量 8 L/min |

表 3-2-5 儿童早期预警评分系统指导意义（不同的评分对应不同的干预措施）

| 评分 | 干预措施 |
|---|---|
| 0~1 分 | 无需处理，继续观察 |
| 2 分 | 通知主管护士，考虑是否存在疼痛、发热，计算液体平衡、尿量 |
| 3 分 | 在 2 分的基础上动态评估观察患儿，通知专科护士 |
| 4 分或得分增加超过 2 分 | 通知儿科住院医生，必须 15 分钟内到场 |
| 4 分及以上或出现红色一栏中的任何情况 | 通知儿科住院医生转运到儿童重症监护室，通知儿科专家 |

【应用现状及评价】

在住院患儿中常规采用儿童早期预警评分系统进行评分，根据评分结果对患儿采取不同的护理措施，分值越高的患儿需要得到的医疗救护及关注越高。有研究报道，当患儿发生病情变化以至于需要入住重症监护室的前 8 小时，患儿的各项生命体征已经出现细微的变化，早期识别这种变化并采取措施，可以降低患儿的入重症监护室率。

儿童早期预警评分系统也可应用在儿科急诊分诊，但也有研究表明该量表对于儿科患者的急诊预检分诊的敏感性不够的问题。当患儿在急诊就诊时由于早期药物的使用及医务人员的干预，可能使评估不够准确，因此儿童早期预警评分系统在急诊科的预检分诊作用还有待进一步的研究。总体来说，儿童早期预警评分系统对于急诊预检分诊的工作有较大的帮助，该量表可以提升临床医护工作者对患儿病情的有效评估，减轻医护人员的压力，增强应对患儿病情的信心，可结合其他评估量表及监测手段同时使用，增强评估的准确性。

（兰林）

# 第四节　急性生理学和慢性健康评分（第二版）

## 【概述】

危重疾病严重程度的把握对于医护策略、药物疗效观察、疾病预后的判断及重症监护室人力物力的运筹都至关重要。急危重症患者的疾病严重程度评估是根据患者的重要临床症状、生命体征及生理指标进行加权赋分，以此来进行量化评估疾病的严重程度。急性生理学和慢性健康评分（Acute Physiology and Chronic Health Evaluation,APACHE）是临床使用的一种客观的、简便而实用的、能评估病情并对预后作出预测的评分方法。

Knaus 等认为，重症监护治疗的重要功能就是监测和治疗急性生理学异常变化。疾病严重程度分类系统应当满足以下几个条件。第一，评价病情严重程度的指标应易于获得；第二，对于多系统的生理指标应有相对应的可量化的指标进行衡量；第三，评分系统中的指标应以各生理指标为基础，且尽可能不受治疗的较大的影响。因此，他们提出了急性生理学和慢性健康评分（第二版），即 APACHE- Ⅱ。

APACHE- Ⅱ设计合理、简便可靠、预测准确，已被广泛用于危重病患者的病情分类和预后的预测。它可以对患者的病情做出定量的评价，分值越高，表明病情越严重，预后越差，病死率越高。

## 【适用范围】

APACHE- Ⅱ适用于对重症监护室的危重症患者进行评估。

## 【评分内容】

评分内容见表 3-2-6。

表 3-2-6　APACHE-Ⅱ

| 参数 | A 项 急性生理学评分 (APS) | | | | |
|---|---|---|---|---|---|
| | 分值 | | | | |
| | 0 分 | 1 分 | 2 分 | 3 分 | 4 分 |
| 直肠温度（℃） | 36.0~38.4 | 34~35.9<br>38.5~38.9 | 32~33.9 | 30.0~31.9<br>39~40.9 | ≤ 29.9<br>≥ 41.0 |
| 平均动脉压（kPa） | 9.33~14.53 | | 6.67~9.2<br>14.67~17.2 | 17.33~21.2 | ≤ 6.53<br>≥ 21.33 |
| 心率（次 / 分） | 70~109 | | 55~69<br>110~139 | 40~54<br>140~179 | ≤ 39<br>≥ 180 |
| 呼吸频率（次 / 分） | 12~24 | 10~11<br>25~34 | 6~9 | 35~49 | ≤ 5<br>≥ 50 |
| 氧合作用 $PaO_2$(kPa)<br>(A~a)$DO_2$(kPa) | > 9.33<br>< 26.67 | 8.13~9.33 | 26.67~46.53 | 7.33~8.0<br>46.67~66.53 | < 7.33<br>≤ 66.67 |
| 动脉血 pH 值 或<br>$HCO_3$(mmol/L) | 7.33~7.49<br>22.0~31.9 | 7.50~7.59<br>32.0~40.9 | 7.25~7.32<br>18.0~21.9 | 7.15~7.24<br>7.60~7.69<br>15.0~17.9<br>41.0~51.9 | < 7.15<br>≥ 7.7<br>< 15.00<br>≥ 52.0 |
| 血清钠（mmol/L） | 130~139 | 150~154 | 120~129<br>155~159 | 111~119<br>160~179 | ≤ 110<br>≥ 180 |
| 血清钾（mmol/L） | 3.5~5.4 | 3.0~3.4<br>5.5~5.9 | 2.5~2.9 | 6.0~6.9 | < 2.5<br>≥ 7.0 |
| 血清肌酐（μmol/L） | 53.04~123.76 | | < 53.04<br>132.6~167.96 | 176.80~300.56 | ≥ 309.4 |
| 白细胞比容 | 0.30~0.45 | 0.46~0.49 | 0.2~0.29<br>0.5~0.59 | | < 0.20<br>≥ 0.6 |
| 白细胞计数 | （3.0~14.9）<br>×$10^9$/L | （15.0~19.9）<br>×$10^9$/L | （1.0~2.9）×$10^9$/L<br>（20.0~39.9）$10^9$/L | | < 1.0×$10^9$/L<br>≥ 40.0×$10^9$/L |
| 格拉斯哥昏迷评分 | 等于 15 减去实际格拉斯哥昏迷评分分值 | | | | |
| B 项 年龄评分 | | | | | |
| 年龄（岁） | ≤ 44 | 45~54 | 55~64 | 65~74 | ≥ 75 |
| 分数 | 0 分 | 2 分 | 3 分 | 5 分 | 6 分 |
| C 项 慢性健康评分 | | | | | |
| 存在严重的器官功能不全或免疫损害 | 无器官损害——0 分<br>常规手术前存在器官损害或免疫损害——2 分<br>急诊手术前或无手术，但存在器官损害或免疫损害——5 分 | | | | |

注：（A~a）$DO_2$：肺泡动脉氧分压差；$PaO_2$：氧分压。

**【应用现状】**

APACHE Ⅱ与疾病严重程度密切相关，可以评价急诊内科危重患者的病情，且可以准确地预测危重患者的病死率。APACHE Ⅱ在国内的各大医院应用范围较大，具有较好的应用前景。

**【评价】**

APACHE Ⅱ具有一定的局限性，群体敏感性好，个体预测准确率较低。联合应用其他评价系统，提高预测准确性。

**【应用举例】**

近年来，大部分研究均采用APACHE Ⅱ和其他评分表及相关参数联合运用来对重症患者的预后进行评分。莫必华等发现APACHE Ⅱ评分在预测重症肺炎患者撤机结局方面有一定价值，可作为撤机参考指标之一。孙秀华等研究发现APACHE Ⅱ可以预测脓毒症患者死亡的危险因素，有助于针对性给予相关护理干预，以改善患者预后。更多护理学者通过APACHE Ⅱ评估危重症患者，根据其分值等级对患者实施不同级别的监护和护理。

（兰林）

# 第五节 多器官功能障碍综合征评分系统

**【概述】**

多器官功能障碍综合征（Multiple Organ Dysfunction Syndrome，MODS）又称为多系统器官功能衰竭，是指机体遭受严重创伤、感染、休克、外科大手术损害24小时后连续出现两个或两个以上的器官或系统功能障碍或衰竭以致不能维持内环境稳定的临床综合征，是临床常见的危重症，主要表现为进行性的呼吸困难、发绀、烦躁不安或是反应迟钝、意识混乱、败血症等肾功能衰竭、低血容量性休克等症状。其发病急骤，进展迅速，病死率高，花费高，严重威胁人类健康和生命。目前，国内外有多个诊断多器官功能障碍综合征的评分标准及评分系统，如加拿大学者Marshall制定的多器官功能障碍综合征评分系统、欧洲危重病学会制定的序贯器官衰竭估计（Sequential Organ Failure Assessment，SOFA）、中国"95庐山会议"制定的适用于中国国情的多器官功能障碍综合征评分标准等。本节主要介绍加拿大学者Marshall制定的多器官功能障碍综合征评分系统及其改良版。

**【适用范围】**

多器官功能障碍综合征评分系统适用于急危重症系统、重症监护室等科室。

**【评分内容】**

多器官功能障碍综合征评分系统主要对患者的 6 个器官系统的功能状态进行评估（表 3-2-7），评分越高表明该系统功能状态的问题越严重。0 分表示处于正常的器官状态，死亡率小于 5%；1~4 分表明患者的器官功能状态逐渐下降；4 分提示功能显著损害，死亡率在 50% 及以上。6 个指标除了心血管系统的血小板凝集率（PAR）需要测得中心静脉压（CVP）以外，其余均易获得。在以前，中心静脉压需要通过 Swan-Ganz 漂浮导管技术的应用才能测得，因此阻碍了该量表的使用，随后多器官功能障碍综合征评分系统（改良版）应运而生（见表 3-2-8）。多器官功能障碍综合征评分系统（改良版）与死亡率的关系见表 3-2-9。

表 3-2-7　多器官功能障碍综合征评分系统

| 器官 | 评分（分） | | | | | 分数 |
|---|---|---|---|---|---|---|
| | 0 | 1 | 2 | 3 | 4 | |
| 呼吸/氧合指数（mmHg） | 高于 300 | 226~300 | 151~225 | 76~150 | ≤ 75 | |
| 肾脏/血肌酐（mmol/L） | ≤ 100 | 101~200 | 201~350 | 351~500 | > 500 | |
| 肝脏/血胆红素（μmol/L） | ≤ 20 | 21~60 | 61~120 | 121~240 | > 240 | |
| 心血管/血小板凝集率（%） | ≤ 10 | 10.1~15.0 | 15.1~20 | 20.1~30 | > 30.0 | |
| 血液/血小板计数 | > 120×10$^9$/L | 81~120×10$^9$/L | 51~80×10$^9$/L | 21~50×10$^9$/L | ≤ 20×10$^9$/L | |
| 神经系统/格拉斯哥昏迷评分（分） | 15 | 13~14 | 10~12 | 7~9 | ≤ 6 | |

表 3-2-8　多器官功能障碍综合征评分系统（改良版）

| 器官/系统 | 指标 | 0 分 | 1 分 | 2 分 | 3 分 | 4 分 |
|---|---|---|---|---|---|---|
| 心血管 | 收缩压（mmHg） | ≥ 90 | 75~90 | 65~74 | ≤ 64 | |
| 肺 | 氧合指数（mmHg） | ≥ 300 | 260~300 | 190~259 | 90~189 | ≤ 89 |
| 脑 | 意识状态 | | 躁动或淡漠 | 嗜睡或浅昏迷 | 浅昏迷 | |
| 凝血 | 血小板计数 | ≥ 100×10$^9$/L | 80~99×10$^9$/L | 60~81×10$^9$/L | ≤ 60×10$^9$/L | |
| 肝脏 | 血胆红素（μmol/L） | ≤ 22.2 | 22.3~34.1 | 34.2~102.5 | 102.6~203.4 | ≥ 203.5 |
| 肾脏 | 血肌酐（mmol/L） | ≤ 124 | 125~177 | 178~265 | 266~486 | ≥ 487 |
| 胃肠 | 症状/体征 | 肠鸣音无减弱，大便潜血试验阴性，无黑便或呕血 | 肠鸣音减弱或消失，或大便潜血试验阳性 | 肠鸣音减弱或消失，或大便潜血试验阳性 | 肠鸣音减弱或消失，有黑便或呕血 | |

**表 3-2-9 多器官功能障碍综合征评分系统（改良版）与死亡率的关系**

| 多器官功能障碍综合征评分系统（改良版）的评分 | 死亡率 |
| --- | --- |
| 0 分 | 0 |
| 9~12 分 | 低于 25% |
| 13~16 分 | 50% |
| 17~20 分 | 75% |
| 高于 20 分 | 100% |

【应用现状】

由于多器官功能障碍综合征评分系统是由发达国家医疗系统通过对本国医疗资源及现状进行研发而得，而我国的医疗技术在 20 年前还处于发展阶段，当时并没有单独针对我国医疗制度及医疗水平的评分系统。2007 年，北京市科委的一项重大基金课题提出研发适合于我国诊疗水平的多器官功能障碍综合征评分系统。该评分系统通过改良神经功能评估系统中的格拉斯哥昏迷评分为意识状况进行评估，对于心血管系统仅采用收缩压来进行判断，其他需要评估的系统和 Marshall 研发的多器官功能障碍综合征评分系统相一致。

【评价】

多器官功能障碍综合征评分系统具有较好的应用价值，应用范围较广。

【应用举例】

有研究者通过对重症监护室患者联合采用 APACHE Ⅱ 及多器官功能障碍综合征评分系统进行评分发现，两个评分表之间有较好的相关性，对于预测患者疾病严重程度及死亡率均具有较大的价值。研究还发现，两个评分表的联合应用可以指导医护工作者选择不同医疗辅助手段对危重患者进行救治，如进行气管插管、指导用药等。

（兰林）

# 第六节 高原地区多器官功能障碍综合征评分系统

【概述】

由于高原地区海拔较高，空气中氧含量较低；当地百姓对于缺氧的耐受程度不同，加之缺氧对其他器官系统的打击存在一定的代偿，因此高原地区患者的多器官功能障碍综合征的发病机制、诊疗策略均存在一定的差异，平原地区的多器官功能障碍综合征评分系统并不适用于高原地区的患者。因此张世范等收集高原地区患者的生理参数的基线水平，制定出高原地区多器官功能障碍综合征评分系统。

【适用范围】

高原地区多器官功能障碍综合征评分系统适用于高海拔地区的患者多器官功能障碍综合征的诊断。

【评分内容】

高原地区多器官功能障碍综合征评分系统的评估指标包括了 7 个脏器系统中的 8 个指标（见表 3-2-10）。评分标准的判断是基于高原地区患者的基线资料，咨询专家后形成不同程度的评分。正常状态是 0 分，根据 6 个系统的衰竭严重程度分别计 1~4 分，总分最高为 24 分。

表 3-2-10    高原地区多器官功能障碍综合征评分系统

| 指标 | 0 分 | 1 分 | 2 分 | 3 分 | 4 分 |
|---|---|---|---|---|---|
| 肺/氧合指数（mmHg） | ≥ 250 | 151~240 | 101~150 | 75~100 | ≤ 74 |
| 心血管/血小板凝集率（%） | ≤ 9 | 10~15 | 16~21 | 22~28 | 29~35 |
| 脑/格拉斯哥昏迷评分（分） | 15 | 13~14 | 10~12 | 8~9 | ≤ 9 |
| 肾/血肌酐（mmol/L） | ≤ 90 | 91~120 | 121~200 | 201~300 | ≥ 301 |
| 胃肠（症状/体征） | 肠鸣音正常，无自觉腹胀 | 肠鸣音弱，腹胀 | 腹胀痛，大便潜血试验弱阳性 | 急性胆囊炎，胰腺炎，大便潜血试验阳性 | 应激性消化道出血 |
| 代谢/血糖（mmol/L） | 3.9~6.5 | ≤ 3.8 或 ≥ 7 | ≤ 3 或 ≥ 7.5 | ≤ 2.5 或 ≥ 8.0 | > 9.0 |
| 血钠（mmol/L） | 135~145 | ≤ 134 或 ≥ 146 | ≤ 130 或 ≥ 150 | ≤ 125 或 ≥ 155 | ≤ 110 或 ≥ 160 |
| 肝/血胆红素（μmol/L） | ≤ 19 | 20~40 | 41~60 | 61~80 | > 81 |
| 合计 | 3~9 | 10~15 | 16~21 | 22~28 | 29~35 |

【评价】

近 5 年临床试验表明高原地区多器官功能障碍综合征评分系统在预测高原地区患者多器官功能障碍综合征结局准确性方面要优于其他诊断标准、同时对指导高原地区多器官功能障碍综合征早期诊断及早期找到治疗切入点方面更具优势。

（兰林）

# 第七节　牛津急性疾病严重程度评分量表

【概述】

危重患者病情重、病情变化迅速、死亡风险高，临床医生工作的重点之一便是对危重患者病情进行评估。牛津急性疾病严重程度评分（Oxford Acute Severity of Illness Score,OASIS）量表是由 Johnson 等建立的疾病严重程度评分系统，其计算仅涉及 10 个参数，且不依赖于任何实验室检查指标。

【适用范围】

牛津急性疾病严重程度评分量表适用于对危重患者的病情评估。

【评分内容】

评分内容见表 3-2-11。

表 3-2-11　牛津急性疾病严重程度评分量表

| 指标 | 评估标准及得分 | | | | |
|---|---|---|---|---|---|
| 转入重症监护室住院时间（小时） | ≤ 0.16（5分） | 0.17~4.9（3分） | 5~24（0分） | 24.1~312（2分） | ≥ 312.1（1分） | |
| 年龄（岁） | < 24（0分） | 24~53（3分） | 54~77（6分） | 78~89（9分） | > 90（7分） | |
| 格拉斯哥昏迷评分（分） | 3~7（10分） | 8~13（4分） | 14（3分） | 15（0分） | | |
| 心率（次/分） | ≤ 32（5分） | 33~88（3分） | 89~106（0分） | 107~125（2分） | ≥ 126（1分） | |
| 平均动脉压（mmHg） | ≤ 20（4分） | 21~50.9（3分） | 51~61（2分） | 61.1~143（0分） | > 143（3分） | |
| 呼吸频率（次/分） | ≤ 5（10分） | 6~12（1分） | 13~22（0分） | 23~30（1分） | 31~44（6分） | ≥ 45（9分） |
| 体温（℃） | ≤ 33.1（3分） | 33.2~35.9（4分） | 36~36.3（2分） | 36.4~36.9（0分） | 37~39.9（2分） | ≥ 40（6分） |
| 尿量（ml/d） | < 671（10分） | 671~1 426（5分） | 1 427~2 543（1分） | 2 544~6 896（0分） | >6 896（8分） | |
| 机械通气 | 无（0分） | 有（9分） | | | | |
| 手术 | 择期手术（0分） | 急诊手术（6分） | | | | |

**【应用现状】**

牛津急性疾病严重程度评分量表目前大多应用于重症监护室。

**【评价】**

牛津急性疾病严重程度评分量表相对 APACHE Ⅱ 评分更简单、依从性好，对于患者病情的严重程度有着较好的预测效果。

**【应用举例】**

孙燕等使用牛津急性疾病严重程度评分量表对重症监护室的危重老年患者的病情进行评估，结果显示牛津急性疾病严重程度评分量表评分与老年患者的病死率呈显著正相关，死亡组患者的评分显著高于存活组。当评分大于或等于 34.5 分时死亡风险最高，但是能否将其作为预后不良的诊断截点值有待于更多的研究来证实。

Chen 等认为牛津急性疾病严重程度评分量表可作为脓毒症患者临床结果的初步预测指标，但应用于病情较重的患者时应谨慎。胡畅等通过评价牛津急性疾病严重程度评分量表（OASIS）、简化急性生理评分（SAPS-Ⅱ）、序贯器官衰竭评分（SOFA）、Logistic 器官功能障碍系统（LODS）四种评分系统来预测重症监护室脓毒症患者死亡的风险，发现 SOFA、SAPS-Ⅱ 和 OASIS 三种评分系统均能预测脓毒症患者重症监护室死亡风险，但 SAPS-Ⅱ 评分和 OASIS 评分预测价值优于 SOFA 评分及 LODS 评分。

（兰林）

# 第八节　脓毒症相关序贯器官衰竭评分量表和脓毒症初筛快速识别工具

**【概述】**

脓毒症是由于患者遭受各种原因的感染而引起的异常反应失调的器官功能障碍综合征，临床症状包括寒战、发热或低体温和心慌气促等。脓毒症若治疗不及时可演变成严重脓毒症和脓毒性休克。脓毒性休克是在脓毒症的基础上，出现持续性低血压，在充分容量复苏后仍需使用血管活性药来维持平均动脉压在 65 mmHg 及以上，以及血乳酸水平高于 2 mmol/L，其病死率较高。若早期识别脓毒性休克并采取相应的抗感染及抗休克治疗，可以挽救患者生命。临床上常用来对患者进行脓毒症及脓毒症休克的评估和诊断的工具有使用脓毒症相关序贯器官衰竭评分（SOFA）量表和脓毒症初筛快速识别工具（qSOFA）。

【适用范围】

两种工具均适用于对脓毒症及脓毒症休克患者的诊断。

【评分内容】

由于脓毒症相关序贯器官衰竭评分量表操作起来比较复杂，临床上现多先采用脓毒症初筛快速识别工具（见表 3-2-12）来早期迅速识别重症患者。如果感染或疑似感染患者符合脓毒症初筛快速识别工具中的 2 项及以上时，即可怀疑脓毒症，应立即采用脓毒症相关序贯器官衰竭评分量表（见表 3-2-13）进行评估。若脓毒症相关序贯器官衰竭评分量表评分结果较基线上升 2 分及以上即可诊断为脓毒症。

表 3-2-12　脓毒症初筛快速识别工具

| 项目 | 标准 |
| --- | --- |
| 呼吸频率 | ≥ 22 次 / 分 |
| 意识 | 改变 |
| 收缩压 | ≤ 100 mmHg |

【应用现状】

脓毒症相关序贯器官衰竭评分量表主要用于脓毒症患者的诊断及筛选，现多项研究联合脓毒症相关序贯器官衰竭评分量表与其他检验指标进行不同脓毒症患者的预后预测。

表 3-2-13　脓毒症相关序贯器官衰竭评分量表

| 系统 | 0 分 | 1 分 | 2 分 | 3 分 | 4 分 |
| --- | --- | --- | --- | --- | --- |
| 呼吸系统 / 氧合指数（mmHg） | ≥ 400 | < 400 | < 300 | < 200，有机械通气 | < 200，有机械通气 |
| 凝血系统 / 血小板计数 | ≥ 150×10⁹/L | < 150×10⁹/L | < 100×10⁹/L | < 50×10⁹/L | < 20×10⁹/L |
| 肝脏 / 血胆红素（$\mu$mol/L） | < 20 | 20~32 | 33~101 | 102~204 | ≥ 204 |
| 心血管系统 | 平均动脉压 ≥ 70 mmHg | 平均动脉压 < 70 mmHg | 使用多巴胺 < 5 $\mu$g/（kg·min）或多巴酚丁胺（任何剂量） | 使用多巴胺 5.1~15 $\mu$g/（kg·min）或肾上腺素 0.1 $\mu$g/（kg·min）或去甲肾上腺素 0.1 $\mu$g/（kg·min） | 使用多巴胺 > 15 $\mu$g/（kg·min）或肾上腺 > 0.1 $\mu$g/（kg·min）或去甲肾上腺素 > 0.1 $\mu$g/（kg·min） |
| 中枢神经系统 / 格拉斯哥昏迷评分（分） | 15 | 13~14 | 10~12 | 6~9 | < 6 |
| 肾脏 / 血肌酐（mmol/L） | < 110 | 110~170 | 171~299 | 300~440 | > 440 |
| 尿量（ml/d） | | | | < 500 | < 200 |

**【评价】**

高崇莹等研究脓毒症相关序贯器官衰竭评分量表及 APACHE Ⅱ 评分对心肺复苏后患者的预后预测时发现，脓毒症相关序贯器官衰竭评分量表在心肺复苏早期没有发挥良好的预测功能，但发病 72 小时后的脓毒症相关序贯器官衰竭评分量表显示了良好的神经结局预测功能。该量表的另一局限性在于其未能考虑到患者年龄和既往疾病史等情况，所以在评估中也存在局限性。

**【应用举例】**

徐伟干等使用脓毒症相关序贯器官衰竭评分量表联合血糖变异度对老年脓毒症患者病情预后发现，老年脓毒症患者病情越严重，其评分越高，血糖变异度越高，临床预后效果越差。杨雪芳等通过脓毒症相关序贯器官衰竭评分量表研究肺移植术后患者的预后时得出，基于脓毒症相关序贯器官衰竭评分量表对患者的病情进展进行动态评估，依据病情轻重动态调整肺移植患者重症监护室的护理级别，可以提高患者的生存率，降低护理缺陷及并发症的发生率，有效提高护理质量。

（兰林）

# 第三章　神志评估工具

## 第一节　格拉斯哥昏迷评分量表

**【概述】**

意识是大脑功能活动的综合表现，是人对自身及外界环境进行认识和做出适宜反应的基础，包括觉醒状态与意识内容。意识障碍是脑和脑干功能活动的抑制状态，表现为人对自身及外界认识状态以及知觉、记忆、定向和情感等精神活动不同程度的异常。自 1974 年以来，国际上常用格拉斯哥昏迷评分量表（Glasgow Coma Scale，GCS）来评价意识障碍的程度。该量表旨在临床实践易于使用，并取代以往定义不清和不一致的方法。40 多年来，格拉斯哥昏迷评分量表已成为全球临床实践和研究的重要组成部分。

**【适用范围】**

格拉斯哥昏迷评分量表可广泛用于患者的神志状况的评估。

**【评分内容】**

格拉斯哥昏迷评分量表（见表 3-3-1）最高分 15 分（无昏迷），最低 3 分，分数越低昏迷程度越深。通常 8 分以上恢复机会较大，7 分以下预后不良，3~5 分者有潜在死亡危险。

**【应用现状】**

目前，格拉斯哥昏迷评分量表较少单独运用于患者的意识状态评估，通常联合其他量表对患者的病情危重程度及预后进行评估，有较好的相关性。

表 3-3-1 格拉斯哥昏迷评分量表

| 评分项目 | 评分标准 | 评分 |
|---|---|---|
| 睁眼反应 | 正常睁眼（自动睁眼）<br>对声音刺激有睁眼<br>对疼痛刺激有睁眼反应<br>对任何刺激无睁眼反应 | 4<br>3<br>2<br>1 |
| 运动反应 | 可按指令动作<br>对疼痛刺激能定位<br>对疼痛刺激有退缩反应<br>疼痛刺激时肢体过度屈曲（去大脑强直）<br>疼痛刺激时肢体过度伸展（去皮质强直）<br>对疼痛刺激无反应 | 6<br>5<br>4<br>3<br>2<br>1 |
| 语言反应 | 能准确回答时间、地点人物等定向问题<br>能说话，但不能准确回答时间、地点、人物等定向问题<br>言语不当，但言语可辨<br>言语模糊不清，语意难辨<br>任何刺激无语言反应 | 5<br>4<br><br>3<br>2<br>1 |
| 总分 | | |

（兰林）

# 第二节 昏迷恢复量表

【概述】

目前大多数的重症监护室对各种原因所致脑损伤患者的意识评估主要采用格拉斯哥昏迷评分量表来进行，但该量表有一定的局限性。格拉斯哥昏迷评分量表一般对急性脑损伤的意识评估较准确，但是对脑损伤一个月以上的评估效果不太好，对于植物状态的患者意识评估也不到位。Aspen 工作组为了鉴别植物状态和最小意识状态的差别制定了昏迷恢复量表（CRS-R），是目前国际上公认的鉴别诊断量表。该量表得到了较好的推广，目前已翻译成了多国语言，成为了全世界应用范围最广的鉴别患者意识状态和植物状态的工具。

【适用范围】

昏迷恢复量表适用于意识障碍患者植物状态和最小意识状态的鉴别。

【评分内容】

昏迷恢复量表包括听觉、视觉、运动、言语、交流和觉醒水平 6 个分量表共 23 条目，得分范围 0 ~ 23 分（见表 3-3-2）。植物状态的诊断标准：听觉 ≤ 2 分，视觉≤1分，运动≤2分，言语≤2分，交流0分，觉醒≤2分；同时满足以上条件则为植物状态。最小意识状态的诊断标准：听觉3~4分或视觉2~5分，或运动3~5分，言语3分或交流1分。

表3-3-2　昏迷恢复量表

| 昏迷恢复评估项目及标准 | 评估得分 |
| --- | --- |
| 听觉<br>　对指令有稳定的反应 4分<br>　可重复执行命令 3分<br>　声源定位 2分<br>　对声音有眨眼反应 1分<br>　无 0分 | |
| 视觉<br>　识别物体 5分<br>　物体定位：够向物体 4分<br>　眼球追踪性移动 3分<br>　视觉对象定位 2分<br>　对威胁有眨眼反应（惊吓反应） 1分<br>　无 0分 | |
| 运动<br>　会使用对象 6分<br>　自主性运动反应 5分<br>　能摆弄物体 4分<br>　对伤害性刺激定位 3分<br>　回撤屈曲 2分<br>　异常姿势（屈曲/伸展） 1分<br>　无 0分 | |
| 言语反应<br>　表达可理解 3分<br>　发声/发声动作 2分<br>　反射性发声运动 1分<br>　无 0分 | |
| 交流<br>　功能性（准确的） 2分<br>　非功能性（意向性的） 1分<br>　无 0分 | |
| 唤醒度<br>　能注意 3分<br>　睁眼 2分<br>　刺激下睁眼 1分<br>　无 0分 | |
| 测试者 | |

**【应用现状】**

张永红等通过研究昏迷恢复量表中各项目在意识状态评定中的重要性发现，运动、听觉、视觉与意识状态的相关性最高。各个条目的相关性比较，运动与其他项目之间的差异具有统计学意义，听觉、视觉与其他项目之间的差异也具有统计学意义，但听觉与视觉之间的差异无统计学意义。

**【评价】**

昏迷恢复量表对患者意识状态的评估与格拉斯哥昏迷评分量表有着较好的相关性，不管是急性期还是慢性期脑损伤意识障碍的患者均可采用该量表来评估其意识状态，有别于格拉斯哥昏迷评分量表只能对早期脑功能障碍的患者进行意识的评估。虽然格拉斯哥昏迷评分量表是我国公认对患者意识障碍进行评估的工具，但是根据国内外的研究表明，格拉斯哥昏迷评分量表对于慢性期意识障碍的判断不准确，推荐将昏迷恢复量表代替格拉斯哥昏迷评分量表对慢性意识障碍的患者进行评估。

但昏迷恢复量表的缺点是操作的时间需 20 ~ 30 分钟，对于操作者及患者来说，都显得时间略长，患者容易感觉疲劳，不能很好的配合，最终导致评估结果的差异。因此未来的研究应侧重于寻找敏感的测量指标，使量表简单、易于操作，力争在较短的时间内完成评估，加大该量表使用的可及性。

**【参考文献】**

（兰林）

# 第三节  Rancho Los Amigos 认知功能分级表

**【概述】**

脑外伤（Traumatic Brain Injury,TBI）是临床常见的一种损伤，是发达国家年轻人死亡和致残的主要疾病之一。脑外伤可导致严重的功能障碍，其中认知功能障碍是脑外伤患者最常见的表现之一，也是现代康复医学的难点和热点。认知是指人类各种有意识的精神活动，它在觉醒状态下时刻存在，包括从简单对自己和环境的确定、感知、理解、判断到完成复杂的数学计算等。认知功能障碍泛指由各种原因（从生理性老化到意识障碍）导致的不同程度的认知功能损害的临床综合征，类似的名称包括认知功能衰退、认知功能缺陷或认知残疾。脑外伤患者主要的认知障碍包括：①信息处理的速度和效率降低；②注意力和专注力容易分散；③学习和记忆障碍；④知觉混乱，丧失自我意识，不能忽略不感兴趣的感觉输入；⑤交流障碍；⑥执行功能障碍。而脑外伤患者认知功能的评价是认知功能康复的一个重要环节，脑外伤认知功能的评价方法主要是使用各种神经心理量表进行检测。本节主要介绍 Rancho Los Amigos 认知功能分级表。

【适用范围】

Rancho Los Amigos 认知功能分级表适用于对脑外伤患者进行认知功能评价。

【评分内容】

评分内容见表 3-3-3。评定结果分级越高，患者觉醒程度越高。

表 3-3-3 Rancho Los Amigos 认知功能分级表

| I | 没有反应 | 患者处于深睡眠，对任何刺激完全无反应 |
|---|---|---|
| II | 一般反应 | 患者对无特定方式的刺激呈现不协调和无目的反应，与出现的刺激无关 |
| III | 局部反应 | 患者对无特定方式的刺激呈现不协调和无目的反应，与出现的刺激无关，以不协调延迟方式（如闭着眼睛或握着手）执行简单命令 |
| IV | 烦躁反应 | 患者处于躁动状态，行为古怪，毫无目的，不能辨别人与物，不能配合治疗，词语常与环境不相干或不恰当，可以出现虚构症，无选择性注意，缺乏短期和长期的记忆 |
| V | 错乱反应 | 患者能对简单命令取得相当一致的反应，但随着命令复杂性增加或缺乏外在结构，反应呈现无目的、随机或零碎的；对环境可现出总体上的注意，但精力涣散，缺乏特殊注意能力，用词常常不恰当并且是闲谈，记忆严重障碍常显示出使用对象不当；可以完成以前常有结构性的学习任务，如借助帮助可完成自理活动，在监护下可完成进食，但不能完成新信息 |
| VI | 适当反应 | 患者表现出与目的相关的行为，但要依赖外界的传入与指导，遵从简单的指令，过去的记忆比现在的记忆更深更详细 |
| VII | 自主反应 | 患者在家中和医院表现恰当，能自主地进行日常生活活动，很少差错，但比较机械，对活动回忆肤浅，能进行新的学习，但速度慢，借助结构能够启动社会或娱乐性活动，判断力仍有障碍 |
| VIII | 有目的反应 | 患者能够回忆并且能整合过去和最近的时间，对环境有认识和反应，能进行新的学习，一旦学习活动展开，不需要监视，但仍未完全恢复到发病前的能力，如抽象思维，对应急的耐受性，对紧急或不寻常情况的判断等 |

（兰林）

# 第四节 Ramsay 评分法

【概述】

Ramsay 评分法为临床上最早提出、应用最为广泛、分级明确、易于掌握的镇静评分标准。自 1974 年 Ramsay 等首次提出 Ramsay 评分法以来，已经成为其他镇静评估方法的基础，具有很高的信度。

【适用范围】

Ramsay 评分法适用于评估患者的镇静效果来帮助医护人员调整镇静药物以达到

最合理的镇静效果。

【评分内容】

Ramsay 评分法分为 6 个与神志有关的等级（见表 3-3-4），分别反映 3 个层次的清醒状态和 3 个层次的睡眠状态。评分为 1~6 分，其中 1 分为镇静不足，2~4 分为镇静满意，5~6 分为镇静过度。

表 3-3-4　Ramsay 评分法

| 分值 | 描述 |
| --- | --- |
| 1 | 患者焦虑，躁动不安 |
| 2 | 患者配合，有定向力，安静 |
| 3 | 患者对指令有反应 |
| 4 | 嗜睡，对轻叩眉间或大声听觉刺激反应敏捷 |
| 5 | 嗜睡，对轻叩眉间或大声听觉刺激反应迟钝 |
| 6 | 嗜睡，无任何反应 |

【评价】

虽然 Ramsay 评分法被广泛认可和使用，但缺乏特征性的指标来区分镇静水平，导致其在临床上存在评估差异的情况。

（兰林）

# 第五节　Richer 镇静躁动评分量表

【概述】

病情危重的患者在进行气管插管或气管切开后，由于气道异物或伤口疼痛通常会出现烦躁不安，严重者会出现拔管等行为。这时就需要对患者进行镇静，以防患者出现意外拔管，导致患者病情得不到及时的治疗、再次插管出现一系列的高风险事故等。因此对患者的镇静显得格外重要，但是镇静过深可能会出现呼吸抑制的情况，因此需要对患者的镇静有一个量化的指标。本节主要介绍 Richer 镇静躁动评分量表。医护人员应在镇静治疗开始时就明确患者所需的镇静水平，定时对患者的镇静水平进行评估和记录，并随时调整镇静用药以达到并维持所需镇静水平。重症监护室患者理想的镇静水平是既能保证患者安静入睡又容易唤醒。

【适用范围】

Richer 镇静躁动评分量表适用于气管插管或气管切开的使用镇静药物的危重患者。

**【评分内容】**

评分内容见表3-3-5。通常情况下较为理想的状态应是3~4分，超过4分应适当增加镇静药物的剂量，低于3分可适当减少镇静药物的剂量。

评估频次：在患者开始使用镇静药物、改变镇静药物持续流量、镇静治疗方案后的1小时内每20分钟评估1次患者的镇静状态；随后每小时再进行评估。管理者也可根据临床上相关的镇静治疗方案和情况进行镇静评估频次的信度、效度检验，得出最适合的使用方法。

表3-3-5　Richer镇静躁动评分量表

| 分值 | 描述 | 定义 |
| --- | --- | --- |
| 7 | 危险躁动 | 拉拽气管内插管，试图拔除各种导管，翻越窗栏，攻击医护人员，在床上辗转挣扎 |
| 6 | 非常躁动 | 需要保护性束缚并反复语言提示劝阻，咬气管插管 |
| 5 | 躁动 | 焦虑或身体躁动，经言语提示劝阻可安静 |
| 4 | 安静合作 | 安静，容易唤醒，服从命令 |
| 3 | 镇静 | 嗜睡，语言刺激或轻轻摇动可唤醒，并能服从简单命令，但又迅速入睡 |
| 2 | 非常镇静 | 对躯体刺激有反应，不能交流及服从命令，有自主运动 |
| 1 | 不能唤醒 | 对恶性刺激（吸痰或用力按压眼眶、胸骨或甲床5秒钟）无或仅有轻微反应，不能交流及服从命令 |

**【应用现状】**

目前国内较多通过Richer镇静躁动评分量表来评估镇静药物的使用剂量及有效性，临床上适用于各种手术前镇静评估及评估重症监护室插管的镇静效果。

**【评价】**

Richer镇静躁动评分量表本身较简单，仅有几项指标，只需对照患者的实际情况即可对患者进行评估；但也有研究表明Richer镇静躁动评分量表受评估者本人主观的影响较大。

（兰林）

# 第六节　肌肉运动评分量表

**【概述】**

肌肉活动评分量表（Motor Activity Assessment Scale，MAAS）自Richer镇静躁动评分量表演化而来，通过7项指标来描述患者对刺激的行为反应，对危重病患者也有很好的可靠性和安全性。

**【适用范围】**

肌肉活动评分量表适用于重症监护室机械通气的患者的镇静评估。

**【评分内容】**

评分内容见表 3-3-6。

表 3-3-6　肌肉活动评分量表

| 分值（分） | 定义 | 描述 |
|---|---|---|
| 7 | 危险躁动 | 无外界刺激就有活动，不配合，拉扯气管插管及各种导管，在床上翻来覆去，攻击医务人员，试图翻越床栏，不能按要求安静下来 |
| 6 | 躁动 | 无外界刺激就有活动，试图坐起或将肢体伸出床沿，不能始终服从命令（如能按要求躺下，但很快又坐起来或将肢体伸出床沿） |
| 5 | 烦躁但能配合 | 无外界刺激就有活动，摆弄床单或插管，不能盖好被子，能服从命令 |
| 4 | 安静、配合 | 无外界刺激就有活动，有目的的整理床单或衣服，能服从命令 |
| 3 | 触摸、叫姓名有反应 | 可睁眼抬眉，向刺激方向转头，触摸或大声叫名字时有肢体运动 |
| 2 | 仅对恶性刺激有反应 | 可睁眼抬眉，向刺激方向转头，恶性刺激时有肢体运动 |
| 1 | 无反应 | 恶性刺激（指吸痰或用力按压眼眶、胸骨或甲床 5 秒钟）时无运动 |

**【评价】**

肌肉活动评分量表对于长期镇静患者的评估具有较好的信度、效度，不过该量表需要医护人员对患者采取恶性刺激，由于每个人的刺激方法和刺激深度不同，可能会出现评估结果的差异。

（兰林）

# 第七节　Richmond 躁动镇静评分表

**【概述】**

为了评估重症监护室患者的意识和激动行为等级，Sessler 等于 2002 年编制了 Richmond 躁动镇静评分表（Richmond Agitation-Sedation Scale，RASS）。大量的研究表明，Richmond 躁动镇静评分表具有良好的信度和效度，且无论患者是否进行机械通气，该量表都有很强的适用性。

【适用范围】

Richmond 躁动镇静评分表适用于对手术室、重症监护室的成人患者进行镇静监测。

【评分内容】

Richmond 躁动镇静评分表分为 10 个镇静等级（见表 3-3-7）。其中 –3 至 0 级为轻度镇静水平，是临床上所期望的镇静水平；–4 至 –5 级为过度镇静；1~4 级为镇静不足。为了防止复杂情况下产生评估偏差，该量表对镇静水平细化，并将言语刺激和身体刺激区分开来，临床护士只需要简单的观察、交流和刺激就能准确地评估患者的镇静状态。

表 3-3-7　Richmond 躁动镇静评分表

| +4 | 有攻击性 | 有暴力行为 |
|---|---|---|
| +3 | 非常躁动 | 试着拔出呼吸管，胃管或静脉点滴 |
| +2 | 躁动焦虑 | 身体激烈移动，无法配合呼吸机 |
| +1 | 不安焦虑 | 焦虑紧张但身体只有轻微的移动 |
| 0 | 清醒平静 | 清醒自然状态 |
| –1 | 昏昏欲睡 | 没有完全清醒，但可保持清醒超过 10 秒 |
| –2 | 轻度镇静 | 无法维持清醒超过 10 秒 |
| –3 | 中度镇静 | 对声音有反应 |
| –4 | 重度镇静 | 身体刺激有反应 |
| –5 | 昏迷 | 对声音及身体刺激都无反应 |

【应用现状】

目前 Richmond 躁动镇静评分表在重症患者中应用广泛，因此需要护士更为严谨地从评估频次、镇静目标值及个体化的镇静效果观察三个方面入手，以确保该量表的有效实施。但目前重症患者镇静过程中，医护人员使用 Richmond 躁动镇静评分表进行评估的频次存在较大区别。例如美国重症医学会指南要求每班护士使用 Richmond 躁动镇静评分表至少完成 4 次镇静评估（即 2~3 小时评估 1 次），必要时可以增加评估次数。而国内的研究则侧重于在患者开始使用镇静药物或改变镇静药物治疗方案后的 1 小时内，每 10~30 分钟使用 Richmond 躁动镇静评分表评估 1 次患者的镇静状态，随后每小时再评估；达到镇静目标后，再动态评估。但是这种评估频次在各大医院实施的现状尚不清楚。

【评价】

有研究表明根据 Richmond 躁动镇静评分表调整镇静药物及剂量，实现充分合理的镇静可有效预防重症监护室机械通气患者非计划性拔管等不良护理事件的发生，对提升护理质量安全、提升患者的救治成效有重要意义。

（兰林）

# 第四章 创伤管理

## 第一节 胸部创伤严重度评分表

【概述】

胸部创伤严重度（Thoracic Trauma Severity，TTS）评分表是由 Pape 等人于 2000 年提出的。此评分表区别于其他单纯应用解剖结构等来评估胸部创伤严重程度的方法，它将年龄、生理指标、解剖结构等因素综合纳入评分标准，更全面地评价患者胸部损伤的严重程度。根据评分结果对患者采取相应的干预措施，不仅能改善预后，还可降低并发症的发生、提高患者的住院存活率，是目前较为理想的评分系统。

【适用范围】

胸部创伤严重度评分表适用于胸部损伤患者的评估，尤其是对钝性胸部损伤的评价效果更显著。

【评分内容】

胸部创伤严重度评分表包括年龄、氧合指数、肋骨骨折数量、肺挫伤受累面积、胸腔受累情况 5 项指标（见表 3-4-1）。每项指标根据其具体情况被赋予 0~5 分，5 项指标分值相加即为总分，分值越大表示损伤越严重，预后也越差。

表 3-4-1 胸部创伤严重度评分表

| 分级 | 年龄（岁） | 氧合指数（mmHg） | 肋骨骨折数（根） | 肺挫伤 | 胸腔受累 | 评分（分） |
|---|---|---|---|---|---|---|
| I | < 30 | > 400 | 0 | 无 | 无 | 0 |
| II | 30~40 | > 300 且 ≤ 400 | 1~3 | 1 个肺叶 | 气胸 | 1 |
| III | 41~54 | > 200 且 ≤ 300 | 4~6 | 2 个肺叶 | 单侧血胸或血气胸 | 2 |
| IV | 55~70 | > 150 且 ≤ 200 | 双侧 > 3 | 双肺，每侧 < 2 个肺叶 | 双侧血胸或血气胸 | 3 |
| V | > 70 | ≤ 150 | 连枷胸 | 双肺，每侧 > 2 个肺叶 | 张力性气胸 | 5 |

**【应用现状】**

胸部创伤严重度评分表是融入了生理指标、解剖学指标等因素的复合评分表，对损伤及预后的评估更准确、更全面。有研究表明，对于胸部钝性伤早期没有呼吸衰竭表现的患者，胸部创伤严重度评分表可在临床早期准确预测迟发性急性呼吸窘迫综合征（ARDS）的发生风险。总分 13 分及以上时，发生急性呼吸窘迫综合征的风险极高；总分 7 分及以下时，发生急性呼吸窘迫综合征的风险较低。此外，胸部创伤严重度评分表对胸部损伤后可能发生多器官功能障碍综合征（MODS）的患者也具有较独立的预测作用。

（代　月）

# 第二节　新损伤严重度评分量表

**【概述】**

新损伤严重度评分（New Injury Severity Score，NISS）量表是由 Osler T 及 Baker SP 等于 1977 年在创伤严重程度评分（ISS）量表的基础上做了改良提出的评分方法。与创伤严重程度评分量表相比，新损伤严重度评分量表不但提高了准确率，而且计算方法也较简便。

**【适用范围】**

创伤严重程度评分量表主要适用于严重多发伤患者的病情评价。多数研究表明，新损伤严重度评分量表在预测严重创伤的程度和死亡率方面优于创伤严重程度评分量表，推荐临床广泛使用。特别是在生存判断参数角度比较时，有替代创伤严重程度评分量表的可能。

**【评分内容】**

不同于创伤严重程度评分量表在人体 6 个区域选择其中损伤最严重的 3 个区域计算每一区域最高简明损伤评分（AIS）值，新损伤严重度评分量表则是选择身体任何区域包括同一区域，计算 3 个最高 AIS 值（见表 3-4-2）。新损伤严重度评分量表得分范围与创伤严重程度评分量表相同（1~75 分），16 分以内无生命危险，16 ～ 30 分为严重损伤，31 ～ 50 分为危重损伤，50 分以上为极重损伤；任何一个损伤 AIS 值达到 6 分，则不论其他损伤情况如何，新损伤严重度评分量表分值自动确定为 75 分。

**【应用现状及评价】**

在预测预后方面，新损伤严重度评分量表不但提高了准确率，而且计算方法简单，在预测的全过程中提供了较创伤严重程度评分量表更好的拟合度，因此推荐用新损伤严重度评分量表替代创伤严重程度评分量表作为创伤评分的标准。最新研究表明，新损伤严重度评分量表与创伤严重程度评分量表相比，在判断严重创伤患者在是否需要插管、机械通气和机械通气时间等方面有更高的准确度。新损伤严重度评分量表可有效避免创伤严重程度评分量表评分仅可反应同一解剖区域一处最严重损伤部位的不足之处，具有计算简化、预后判断准确率较高等特点，已广泛应用于临床，在判断多发伤患者病情过程中取得显著效果。

【应用举例】

表 3-4-2　某成年多发伤患者各部位 AIS 值及 NISS 得分计算表

| 区域 | 损　伤 | AIS 编码 | 最高 AIS | AIS 平方 |
|------|--------|---------|---------|---------|
| 头部或部 | 脑干挫伤 | 140204.5 | 5 | 25 |
| | 大脑挫伤 | 140602.3 | | |
| 面部 | 鼻骨开放性骨折 | 251002.2 | 2 | |
| 胸部 | 右侧第 8、9 肋骨骨折 | 450202.2 | 2 | |
| 腹部或盆腔脏器 | 肝实质破裂累及 2 个库氏段 | 541826.4 | 4 | 16 |
| | 脾门撕裂致 50%脾失血供 | 544226.4 | 4 | 16 |
| 四肢或骨盆 | 右胫骨开放性骨折 | 854222.3 | 3 | |
| | 右腓骨开放性骨折 | 854442.2 | | |
| 体表 | 头皮裂伤，伤口长 21 cm | 110604.2 | 2 | |

NISS 得分=25+16+16=57 分

（代　月）

# 第三节　创伤评分量表

【概述】

创伤评分（Trauma Score，TS）量表是由 Champion 于 1981 年首次提出，最初是用于战场伤员的分类，现主要应用于院前现场检伤分类。

【适用范围】

创伤评分量表可反映创伤的严重性及生理损害程度，还可预示伤员的生存可能性，特别在钝器伤和穿透伤方面，多用于院前急救中对伤员的检伤分类。

**【评分内容】**

创伤评分量表包括意识状态、呼吸频率、呼吸幅度、循环收缩压、毛细血管充盈度5个部分（见表3-4-3）。将5项变量积分相加为创伤评分，总分为1~16分，总分越小，伤情越重。总分14~16分者，生理紊乱小，存活率高达96%；4~13分者，生理紊乱显著，抢救价值大；1~3分者，生理紊乱大，死亡率高达96%。

表3-4-3　创伤评分量表

| 分值（分） | 0 | 1 | 2 | 3 | 4 | 5 |
|---|---|---|---|---|---|---|
| 呼吸频率（次/分） | 0 | 低于10 | 高于35 | 25~35 | 10~24 | |
| 呼吸幅度 | 浅或困难 | 正常 | | | | |
| 循环收缩压（mmHg） | 0 | 低于50 | 50~69 | 70~90 | 高于90 | |
| 毛细血管充盈 | 无充盈 | 充盈迟缓 | 正常 | | | |
| 意识状态/格拉斯哥昏迷评分（分） | | 3~4 | 5~7 | 8~10 | 11~13 | 14~15 |

注：①呼吸幅度浅为胸部呼吸运动或换气明显减弱，呼吸困难为辅助肌肉或肋间肌均有收缩；②毛细血管充盈度正常为压前额或唇黏膜后2秒内再度充盈，超过2秒为迟缓。

**【应用现状及评价】**

创伤评分量表主要在用于现场急救和检伤，它依据伤后生理指标的改变来反映创伤的严重程度。其评价敏感性为63%~85%，特异性为75%~99%，准确度为98.7%。创伤评分量表主要使用生理参数来评估伤者的病情，未使用解剖学因素，也没有考虑患者年龄及伤前的健康状况，所以不能区分少数严重的创伤，且其敏感性较低，毛细血管充盈度和呼吸幅度在创伤现场不易测定，故有其自身局限性。

（代　月）

# 第四节　修正创伤评分量表

**【概述】**

修正创伤评分（Revised Trauma Score,RTS）量表是由Champion于1989年在创伤评分量表基础上提出。该评分去掉了创伤现场难以判断的呼吸幅度和毛细血管充盈度两项指标，其敏感性明显高于创伤评分量表。

**【适用范围】**

修正创伤评分量表多用于院前急救中对伤员的检伤分类。

**【评分内容】**

修正创伤评分量表仅由格拉斯哥昏迷评分、收缩压和呼吸频率三项构成（见表3-4-4）。总分计算有两种方法，一是用于院前分拣，即总分为三项指标分数相加；总分高于11分为轻伤，低于11为重伤。二是在此基础上再将格拉斯哥昏迷评分、收缩压和呼吸频率三项指标分数分别乘以权重系0.9368、0.7326、0.2908。

表3-4-4　修正创伤评分量表

| 呼吸频率（次/分） | 收缩压（mmHg） | 格拉斯哥昏迷评分（分） | 分值（分） |
| --- | --- | --- | --- |
| 10~29 | >90 | 13~15 | 4 |
| >29 | 76~89 | 9~12 | 3 |
| 6~9 | 50~75 | 6~8 | 2 |
| 1~5 | <50 | 4~5 | 1 |
| 0 | 0 | 3 | 0 |

**【应用现状及评价】**

修正创伤评分量表采用量化的方法客观地对患者的伤情进行评估，可以预见性地开展救治工作。由于其在伤员评估中具有简便快速的特点，因而在早期的院前评估中广泛应用。修正创伤评分量表在院前急救现场分拣患者的敏感性显著高于格拉斯哥昏迷评分，而其特异性稍低于创伤评分量表。修正创伤评分量表也有局限性，其变化同损伤部位关系密切，对多发伤、复合伤的评价效果较差，在颅脑损伤患者的的伤情评估时会有差异。

（代　月）

# 第五节　院前指数评估表

**【概述】**

院前指数（PHI）评估表是由Koehler等经计算机分析处理后于1986年提出的用于入院前创伤急救检伤分类的一种评分方法。

**【适用范围】**

院前指数评估表是目前灾害现场检伤分类体系中较好的一种院外定量分类法，适用于15岁以上的创伤患者。

**【评分内容】**

院前指数评估表应用收缩压、脉搏、呼吸和意识4个生理指标作为评分参数（见表3-4-5），每项评分0~5分，4个参数评分之和即为总分，总分愈高，伤情愈重。总分 0~3 分者为轻伤，死亡率为 0，手术率为 2%；4~20 分者为重伤，死亡率为 16.4%，手术率为 49.1%。如患者有胸部或腹部穿透伤需另加 4 分。每一位伤员的评估过程尽量在 2 分钟之内。

表 3-4-5　院前指数评估表

| 参数 | 评估标准 | 赋值（分） |
|---|---|---|
| 收缩压（mmHg） | 高于 100 | 0 |
| | 86~99 | 1 |
| | 75~85 | 3 |
| | 低于 74 | 5 |
| 脉搏（次/分） | 51~119 | 0 |
| | 高于 120 | 3 |
| | 低于 50 | 5 |
| 呼吸 | 正常（14~28 次/分） | 0 |
| | 费力或浅表高于 30 次/分 | 3 |
| | 缓慢，低于 10 次/分或需插管 | 5 |
| 意识 | 正常 | 0 |
| | 模糊或烦躁 | 3 |
| | 不可理解的言语 | 5 |
| 附加伤及伤型 | 胸或腹部穿通伤 | |
| | 无 | 0 |
| | 有 | 4 |

**【应用现状及评价】**

院前指数评估表主要基于生理学变化来评估病情，是一种简便易行的院前分类方法。对患者采用院前指数评估表进行评估，可提醒急救人员对严重创伤患者及早实施急救复苏和转送途中的监护治疗，提高院前急救的效率。院前指数评估表操作简单，易于掌握，反映病情及时可靠，但需注意以下因素的影响：创伤后至完成评估的时间；伤员的年龄；某些较重创伤可得出较低的评分。

# 第六节　CRAMS 评分表

**【概述】**

1982 年 Gormican 等研制了用于现场分类的 CRAMS 评分表，包括 5 个评估项目即循环（Circulation）、呼吸（Respiration）、腹部（Abdomen）、活动（Motor）和语言（Speech）。CRAMS 就是取自以上 5 个参数的第一个英文字母。CRAMS 评分表简单易行，不受主观因素影响指标客观，敏感性高，对快速甄别患者伤情的轻重缓急、立即合理安排救治有积极意义。

**【适用范围】**

CRAMS 评分表适用于院前创伤急救评估。

**【评分内容】**

CRAMS 评分表包括 5 个评估项目（见表 3-4-6），每个项目按正常、轻度异常和严重异常分别计 2 分、1 分和 0 分。最后 5 项分数相加，总分 9 ~ 10 分为轻度创伤，8 分以下为重度创伤。

表 3-4-6　CRAMS 评分表

| 评估项目 | 正常（2 分） | 轻度异常（1 分） | 严重异常（0 分） |
|---|---|---|---|
| 循环 | 毛细血管充盈正常收缩压高于 100 mmHg | 毛细血管充盈迟缓收缩压为 85~99 mmHg | 无毛细血管充盈收缩压低于 85 mmHg |
| 呼吸 | 正常 | 费力，浅表呼吸高于 35 次 / 分 | 无自主呼吸 |
| 胸腹 | 正常 | 有压痛 | 连枷胸、板状腹或有穿通伤 |
| 运动 | 无压痛 | 只对疼痛刺激有反应 | 无反应 |
| 语言 | 正常 | 言语错乱、语无伦次 | 说话听不懂或不能发音 |

（代　月）

# 第七节　简明损伤评分量表

**【概述】**

简明损伤评分（Abbreviated Injury Scale，AIS）量表是现在全球通用的创伤损伤严重度评分量表。该量表有四个基本原则：①以解剖学位置的损伤为评分依据，根据损伤程度进行评分；②只对损伤的严重度进行分级，分值与预后无关；③能为评估患者预后提供参考，但不能直接用于计算患者死亡率；④在评估的时候需准确地对损伤程度进行评估，才能得出准确的评分。简明损伤评分量表至今已有 AIS 71、AIS 75、AIS 80、AIS 89、AIS 90、AIS 95 六个版本，奠定了它在创伤评估中的重要地位，为后续发展出来的各种创伤评分提供了依据和思路，在创伤评估的发展史上起到了关键作用。

【适用范围】

简明损伤评分量表适用于对患者创伤严重程度的评估。

【评分内容】

评分内容见表 3-4-7。

表 3-4-7　简明损伤评分量表

| 分值（分级） | 头部/颈部 | 面部 | 胸部 | 腹部 | 四肢/骨盆 | 体表 |
|---|---|---|---|---|---|---|
| 1分（轻度） | 头部外伤后头晕/头痛，无意识丧失；颈椎扭伤，无骨折 | 口腔内裂伤；鼻骨骨折；牙齿折断/撕脱/脱位 | 肋骨骨折；胸椎扭伤；胸壁/胸椎挫伤（伴血气胸或纵隔气肿加1分） | 皮肤擦伤/裂伤；阴囊、阴唇、会阴、尿道浅表裂伤；腰扭伤；血尿 | 挫伤：肘、肩、腕、踝；骨折/脱位：指、趾；扭伤：肩锁、肩、肘、指、腕、髋、踝、趾 | 擦/挫伤面积：手/面≤25 cm²，躯干≤50 cm²；裂伤长度：手/面≤5 cm，躯干≤10 cm；I度烧伤100%，Ⅱ~Ⅲ度烧伤<10% |
| 2分（中度） | 意识丧失不超过1小时，健忘、嗜睡/迟钝，呼之能醒；单纯颅骨骨折（开放性骨折3分）；中耳/内耳损伤，鼓膜破裂；甲状腺挫伤；臂丛神经损伤；颈椎棘突或横突骨折/脱臼；颈椎骨折/脱臼（2个锥体以上3分） | LeFort I型骨折；颧骨、眶骨、下颌体、髁状突骨折；巩膜、角膜裂伤 | 2~3根肋骨骨折；胸骨骨折；胸椎棘突或横突骨折/脱臼（椎弓/椎间关节突骨折3分）；1个胸椎体骨折（2个椎体以上3分，椎体压缩性骨折在20%以上3分，椎体脱臼3分） | 胃、肠系膜、小肠、膀胱、输尿管、尿道挫伤/浅表裂伤；肝、脾、胰、肾轻度挫伤；腹腔内出血；肛门损伤（穿通伤3分）；腰椎棘突或横突骨折；腰椎体骨折、脱臼（2个椎体以上3分） | 腕、尺、桡骨、锁骨、肩峰、肩胛骨、手指骨、手掌骨、胫腓骨、膝盖骨、足跟、跗骨、跖骨骨折；耻骨或骨盆单纯性骨折；肩、肘、手脱臼；筋、肌腱断裂；股关节、膝关节、踝关节脱臼；血管内膜裂伤/轻度撕裂：腕、肱、腘动脉，腕、腹、腘静脉（开放性骨折加1分） | 裂伤：躯干>10 cm、手/足>5 cm（此标准以下1分）；挫伤：躯干>50 cm、手/足>25 cm（此标准以下1分）；Ⅱ度或Ⅲ烧伤10%~19% |

续表

| 分值<br>（分级） | 头部/颈部 | 面部 | 胸部 | 腹部 | 四肢/骨盆 | 体表 |
|---|---|---|---|---|---|---|
| 3分<br>（中度，<br>不危及生<br>命） | 昏睡1~6小时；凹陷性骨折、颅顶骨折；脑挫裂伤、蛛网膜下腔出血、脑水肿、脑梗死、小脑挫伤；咽喉损伤；颈内动脉内膜撕裂/血栓形成；颈髓损伤（一过性麻痹）；颈椎或椎板、椎弓根或关节突骨折；1个以上椎体的压缩性骨折或前缘性骨折压缩超过20% | LeFort Ⅱ型骨折；视神经损伤 | 开放性或4根以上肋骨骨折；单侧血气胸（1 000 ml以上4分）；肺挫伤或肺裂伤1叶；膈肌破裂；锁骨下或无名动脉或肺动脉轻微裂伤、内膜损伤或血栓形成；无名静脉、肺静脉、锁骨下静脉裂伤（动静脉主要损伤4分）；轻度吸入性烧伤；胸椎脱位或锥板或椎弓根或关节突骨折；1个以上椎体压缩性骨折或前缘高度超过20% | 十二指肠、结肠、直肠轻度裂伤；小肠、肠系膜、膀胱、输尿管、尿道穿孔（浆膜损伤2分）；肝、脾、胰、肾挫伤或裂伤伴腹腔内出血超过1 000 ml；髂动/静脉轻度裂伤/内膜损伤/血栓形成；后腹膜血肿；腰椎脱位或椎板/椎弓根/关节突骨折；1个以上椎体压缩性骨折或前缘高度超过20% | 上肢或膝以下部分离断；骨盆粉碎性骨折或股骨骨折；腕/踝/膝/髋脱位；坐骨神经裂伤；膝韧带断裂；股动脉内膜损伤/裂伤或血栓形成；腋/腘动脉或股/腘静脉内膜损伤/裂伤或血栓形成 | Ⅱ度或Ⅲ度烧伤/脱套伤20%~29% |
| 4分<br>（重度危及生命） | 昏迷6~24小时；昏迷1~6小时伴神经障碍；仅对疼痛刺激有反应；凹陷性颅骨骨折＞2 cm；硬膜外/下血肿＜100 ml；脑膜破裂或组织缺失；颈髓不全伤；喉压伤/轧伤；颈内动脉/椎骨动脉/颈内静脉裂伤或血栓形成 | LeFort Ⅲ型骨折 | 肺多叶挫伤或裂伤；双侧血气胸/张力性气胸/纵隔血肿或积气/连枷胸；心肌挫伤或心包破裂；气管断裂；主动脉内膜撕裂；锁骨下或无名动脉重度裂伤；胸髓不完全损伤（一过性麻痹3分） | 重度肝破裂；胃、十二指肠/结肠、直肠穿孔（胃浆膜损伤2分，其余的3分）；胆管损伤伴胆囊穿孔；腹主动脉内膜损伤/轻微裂伤；髂动脉或静脉重度裂伤；腰髓不完全损伤；胎盘剥离 | 骨盆辗压性骨折；膝以上部分离断或辗压；股/肱动脉中度裂伤 | Ⅱ度或Ⅲ度烧伤/脱套伤30%~39% |

续表

| 分值<br>（分级） | 头部/颈部 | 面部 | 胸部 | 腹部 | 四肢/骨盆 | 体表 |
|---|---|---|---|---|---|---|
| 5分<br>（危重，<br>存活不确<br>定） | 昏迷超过24小时；大脑强直或去脑强直；穿通性脑损伤；脑干损伤；硬膜外/下血肿＞100ml；颈总/椎骨动脉断裂；呼吸障碍伴喉损伤；颈髓损伤（颈4以下完全麻痹） | 无 | 气管/支气管断裂；重度肺破裂（2叶以上或1 000 ml的血胸或伴纵隔血气肿）；心脏破裂；连枷胸/吸入性烧伤需机械通气；重度主动脉裂伤；胸髓完全损伤 | 肝/脾/胰/肾破裂；十二指肠/结肠/直肠重度裂伤伴组织缺失或严重污染；腹主动脉重度裂伤；腰髓完全损伤 | 骨盆开放性辗压性骨折；股动脉重度裂伤伴组织缺失 | Ⅱ度或Ⅲ度烧伤/脱套伤40%~49% |

表 3-4-8　简明损伤评分量表评分原则

| 分值（分级） | 意义 | 举例 | 标记 |
|---|---|---|---|
| 1 | 轻度伤 | 一般区域皮肤伤（10 cm 或100 cm²） | AIS 1 |
| 2 | 中度伤 | 脾浅表的挫伤 | AIS 2 |
| 3 | 较重伤 | 包膜下脾破裂 | AIS 3 |
| 4 | 严重伤，但无生命危险 | 脾段破裂，组织丢失 | AIS 4 |
| 5 | 危重伤，具有死亡可能 | 脾门破裂，大块毁损 | AIS 5 |
| 6 | 极重伤，基本无法抢救 | 脑干伤、头颈离断、躯干横断、肝撕脱 | AIS 6 |
| 9 | 有伤不详（NFS） | 资料不详，无法评分者 | AIS 9 |

**【应用现状及评价】**

简明损伤评分量表对于评价死亡率有重要的意义，是当前世界上判断创伤组织严重程度的金标准。简明损伤评分量表为解剖评分，创伤早期和手术前常难以准确评分，因此，主要适用于院内评分，院前急救中不宜采用。最初仅用于交通伤的评价，之后扩大到对烧伤及穿透伤等各种创伤的使用；也因其计算方式的原因，不能用于评定多发伤，仅适用于单个损伤的评定。

（周越）

# 第八节 损伤严重度评分

**【概述】**

1974 年，Baker 等在研究中证实患者的损伤程度和病死率与简明损伤评分有关，据此在简明损伤评分量表的基础上研制了损伤严重度评分（Injury Severity Score，ISS）量表。该量表除了用于预测创伤患者死亡率之外，还可用于评估创伤患者治疗效果、预测康复时间、估计治疗费用、住院时间等多个方面，是迄今为止应用最广泛的创伤患者伤情严重度的评价工具。

**【适用范围】**

损伤严重度评分量表适用于评价损伤严重度和生存概率之间的关系。

**【评分内容】**

损伤严重度评分量表把人体区域分为 6 个部分进行评分（见表 3-4-9），即头颈部（包括颅骨和颈椎）；面部（包括口腔、眼、耳、鼻和面骨）；胸部（包括膈肌、肋骨和胸椎）；腹部（包括腰椎和盆腔脏器）；四肢 / 骨盆（不包括脊椎）；体表（包括任何部位的皮肤损伤）。损伤严重度评分量表得分是取身体上 3 个最严重损伤区域的最高 AIS 值的平方和，总分为 0 ~ 75，得分低于 16 为轻伤，16 及以上为重伤；25 分及以上为危重伤，病死率极高。当简明损伤评分量表得分为 6 时，则损伤严重度评分量表自动确定得分为 75 分。

**【应用现状及评价】**

损伤严重度评分量表是相对客观和容易计算的评分工具，目前已被世界所公认并广泛应用。但是，该量表不能反映伤员的生理变化、年龄、伤前健康状况对损伤程度和预后的影响，以及对身体同一区域的严重多发伤权重不足。

表 3-4-9　损伤严重度评分量表

| 损伤部位 | 简明损伤评分量表分值（分级） | | | | | |
| --- | --- | --- | --- | --- | --- | --- |
| | 轻度（1分） | 中度（2分） | 重度（3分） | 严重（4分） | 危重（5分） | 目前无法救治（6分） |
| 头颈部 | ①头部外伤后，头痛头晕，无骨折；②颈椎损伤，无骨折 | ①意外事故致记忆丧失；②嗜睡、木僵、迟钝，能被语言刺激唤醒；③昏迷不超过1小时；④单纯颅顶骨折；⑤甲状腺损伤；⑥臂丛神经损伤；⑦颈椎棘突或横突骨折或移位；⑧颈椎轻度压缩骨折（≤20%） | ①昏迷1~6小时；②昏迷不超过1小时伴神经障碍；③颅底骨折；④粉碎、开放或凹陷性颅顶骨折，脑挫裂伤，蛛网膜下腔出血；⑤颈动脉内膜撕裂、血栓形成；⑥喉、咽挫伤；⑦颈髓挫伤；⑧颈椎椎板、椎弓根或关节突脱位或骨折；⑨1个以上椎体的压缩骨折或椎前缘压缩高于20% | ①昏迷1~6小时，伴神经障碍；②昏迷6~24小时；③仅对疼痛刺激有恰当反应；④颅骨骨折性凹陷高于2cm；⑤脑膜破裂组织缺失；⑥颅内血肿≤100ml；⑦颈髓不完全损伤；⑧喉压轧伤；⑨颈动脉内膜撕裂、血栓形成伴神经障碍 | ①昏迷伴有不适当的动作；②昏迷高于24小时；③脑干损伤；④颅内血肿>100ml；⑤颈4或以下颈髓完全损伤 | ①碾压骨折；②脑干碾压撕裂；③断头；④颈3以上颈髓下轧，裂伤或完全断裂，有或无骨折 |
| 面部 | ①角膜擦伤；②舌浅表裂伤；③鼻骨或颅骨骨折；④牙齿折断、撕裂或脱位 | ①颧骨、眶骨、下颌体或下颌关节突骨折；②LeFort I型骨折；③巩膜、角膜裂伤 | ①视神经挫伤；②LeFort II型骨折 | LeFort III型骨折 | | |

续表

| 损伤部位 | 简明损伤评分量表分值（分级） | | | | | |
| --- | --- | --- | --- | --- | --- | --- |
| | 轻度（1分） | 中度（2分） | 重度（3分） | 严重（4分） | 危重（5分） | 目前无法救治（6分） |
| 胸部 | ①肋骨骨折；<br>②胸椎扭伤；<br>③胸壁挫伤；<br>④胸骨挫伤 | ①2～3根肋骨骨折；<br>②胸骨骨折；<br>③胸椎脱位，棘突或横突骨折；<br>④胸椎轻度压缩性骨折（≤20%） | ①单叶肺挫伤、裂伤；<br>②单侧血胸或气胸；<br>③膈肌破裂；<br>④肋骨骨折≥4根；<br>⑤锁骨下动脉或无名动脉内膜裂伤、血栓形成；<br>⑥轻度吸入性损伤；<br>⑦胸椎脱位、椎板、椎弓根或关节突骨折；<br>⑧1个以上椎体压缩骨折高度高于20% | ①多叶肺挫伤、裂伤；<br>②纵隔血肿或气胸；<br>③双侧血或气胸；<br>④连枷胸；<br>⑤心肌挫伤；<br>⑥张力性气胸；<br>⑦血胸≥1 000 ml及以上；<br>⑧气管撕裂；<br>⑨主动脉内膜撕裂；<br>⑩锁骨下动脉重度损伤或破裂；<br>⑪脊髓不完全损伤综合征 | ①重度主动脉裂伤；<br>②心脏裂伤；<br>③支气管、气管破裂；<br>④连枷胸，吸入烧伤需机械通气；<br>⑤喉、气管分离；<br>⑥多叶肺撕裂气伤伴张力性气胸，纵隔积血，积气或血胸＞1 000 ml<br>⑦脊髓裂伤或完全性损伤完全损伤 | ①主动脉完全离断；<br>②胸部广泛碾压 |
| 腹部 | ①擦伤、挫伤、浅表裂伤：阴囊、会阴、阴道、阴唇；<br>②腰扭伤；<br>③血尿 | ①挫伤、浅表裂伤：胃、肠系膜、小肠、膀胱、输尿管、尿道；<br>②轻度挫伤：胃、肝、脾、胰；<br>③挫伤：十二指肠、结肠；<br>④腰椎脱位、横突或棘突骨折；<br>⑤腰椎轻度压缩性（≤20%）；<br>⑥神经根损伤 | ①浅表裂伤：十二指肠、结肠、直肠；<br>②穿孔、小肠系膜、膀胱、输尿管、尿道；<br>③大血管中度挫伤或血伤出血腹＞1 000 ml；<br>④轻度脾裂伤、静脉裂伤后腹膜血肿；<br>⑤腰椎脱位或椎板、椎弓根关节突骨折；<br>⑥1个以上椎体压缩骨折前缘高度大于20% | ①穿孔：胃、十二指肠、结肠、直肠；<br>②穿孔伴组织缺失：胃、膀胱、小肠、输尿管、尿道；<br>③肝裂伤（浅表性）；<br>④严重髂动脉裂脉破裂；<br>⑤不全截瘫；<br>⑥胎盘剥离 | ①重度裂伤或严重组织缺失或严重污染：十二指肠、结肠；<br>②复杂破裂：肝、脾、肾、胰；<br>③完全性腰髓损伤 | 躯干横断 |

续表

| 损伤部位 | 简明损伤评分量表分值（分级） | | | | | |
|---|---|---|---|---|---|---|
| | 轻度（1分） | 中度（2分） | 重度（3分） | 严重（4分） | 危重（5分） | 目前无法救治（6分） |
| 四肢 | ①挫伤：肘、肩、腕、踝；②骨折、脱位：指、趾；③扭伤：肩锁、肘、指、腕、髋、踝、趾 | ①骨折：肱、桡、尺、腓、胫、锁骨、肩胛、跗、跟、趾、掌骨支或骨盆单纯骨折；②脱位：肘、手、肩、锁关节；③严重肌肉、肌腱裂伤；④内膜裂伤，轻度撕裂：腕、肱、腘动脉、腕、股、腘静脉 | ①骨盆粉碎性骨折；②股骨骨折；③脱位：腕、踝、膝、髋；④膝下和上肢断裂；⑤膝韧带断裂；⑥坐骨神经断裂；⑦内膜撕裂、轻度撕裂伤：股动脉；⑧重度裂伤伴或不伴血栓形成：腋、腘、胭、股静脉 | ①骨盆碾压性骨折；②膝下外伤性离断、碾压伤；③重度撕裂伤：股动脉或胭动脉 | 骨盆开放粉碎性骨折 | |
| 体表 | ①擦/挫伤：面/手≤25 cm²，身体≤50 cm²；②浅表裂伤：面/手≤5 cm，身体≤10 cm；③Ⅰ度烧伤面积≤100%；④Ⅱ/Ⅲ度烧伤或脱套伤面积＜10% | ①擦/挫伤：面/手＞25 cm²，身体＞50 cm²；②裂伤：面/手＞5 cm，身体＞10 cm；③Ⅱ/Ⅲ度烧伤或脱套伤面积为10%～19% | Ⅱ/Ⅲ度烧伤或脱套伤面积为20%～29% | Ⅱ/Ⅲ度烧伤面积为30%～39% | Ⅱ/Ⅲ度烧伤面积为40%～89% | Ⅱ/Ⅲ度脱套伤或烧伤面积≥90% |

（周越）

# 第九节　器官损伤定级量表

**【概述】**

器官损伤定级量表（Organ Injury Scale，OIS）是由美国外伤医学会提出的。该量表基于对损伤的解剖学描述，为的是提供一个共同的标准来描述损伤及其严重程度，经过了多个专家的评定和修改，最终达成一致。器官损伤定级量表将每个器官伤害程度分为 6 级，即 I 级（最小）、II 级（轻度）、III 级（中等）、IV 级（严重）、V 级（块状）和 VI 级（致死）；并将分级的内容与 ICD-10 和 AIS-2005 做出对照。

**【适用范围】**

器官损伤定级量表比简明损伤评分量表更适合于临床，且可与简明损伤评分量表进行快速转换，对临床医生诊断的标准化、治疗方案和预后评价均有指导意义。

**【评分内容】**

见表 3-4-10 至表 3-4-41。

表 3-4-10　器官损伤定级量表（颈部血管损伤分级）

| 伤情 | ICD-10 | AIS-2005 分值 | OIS 分级 |
|---|---|---|---|
| 甲状腺静脉<br>面总动脉<br>颈外静脉<br>无名称的动/静脉分支 | SI5.9<br>SI5.9<br>SI5.2<br>SI5.9 | 1~3<br>1~3<br>1~3<br>NFS（有伤不详） | I |
| 颈外动脉的分支（咽升动脉、甲状腺上动脉、舌动脉、面动脉、上颌动脉、枕动脉、耳后动脉）<br>甲状腺干及其一级分支<br>颈内静脉 | SI5.0<br><br>SI5.9<br>SI5.3 | NFS<br><br>NFS<br>1~3 | II |
| 颈外动脉<br>锁骨下静脉<br>椎动脉 | SI5.0<br>S25.3<br>SI5.1 | 2~3<br>3~4<br>2~5 | III |
| 颈总动脉<br>锁骨下动脉 | SI5.0<br>S25.1 | 3~5<br>3~4 | IV |
| 颈内动脉（颅外段） | SI5.0 | 3~5 | V |

注：多处 III、IV 级损伤，累及血管周径＞ 50% 者，其级别增加一级；IV、V 级损伤，血管裂伤＜ 25% 者，其级别降低一级；以上取分（如 1~3 分）按损伤头、面、颈部位多少来分。

表 3-4-11 器官损伤定级量表（胸壁损伤分级）

| 伤情 | AIS-2005 分值 | ICD-10 | OIS 分级 |
|---|---|---|---|
| 挫伤 任何大小 | 1 | S20.20 | I |
| 裂伤 皮肤及皮下 | 1 | S21.91 | |
| 骨折 肋骨 < 3 根，闭合性<br>无锁骨移位，闭合性 | 1<br>2 | S22.3/S22.4 | |
| 裂伤 皮肤、皮下及肌肉 | 2 | S21.91 | II |
| 骨折 ≥ 3 根相邻的肋骨，闭合性 | 3 | S22.30 | |
| 锁骨，移位或开放性 | 2 | S42.0 | |
| 胸骨，无移位，闭合性 | 2 | S22.2 | |
| 肩胛体，开放性或闭合性 | 2 | S42.1 | |
| 裂伤 全层，包括胸膜穿透伤 | 3 | S21.92 | III |
| 骨折 胸骨，开放性或闭合性，浮动胸骨 | 2 | S22.2 | |
| 单侧浮动胸壁（< 3 肋） | 2 | S22.7 | |
| 裂伤 胸壁组织撕脱，合并深部肋骨骨折 | 4~5 | S22.7 | IV |
| 骨折 单侧浮动胸壁（≥ 3 肋） | 3~4 | S22.7 | |
| 骨折 双侧浮动胸壁（两侧均 ≥ 3 肋） | 5 | S22.7 | V |

注：此表只适用于胸壁损伤，未反映胸腔内或腹部损伤，因此未涉及胸壁的上下、前后比较，且未提及Ⅵ损伤。胸部挤压伤并非描述性的专用词，而以骨折与软组织损伤的部位和程度来确定损伤等级。双侧损伤，其级别增加一级。

表 3-4-12 器官损伤定级量表（肺损伤分级）

| 伤情 | AIS-2005 分值 | ICD-10 | OIS 分级 |
|---|---|---|---|
| 挫伤 单侧，小于 1 叶 | 3 | S27.3 | I |
| 挫伤 单侧，1 叶 | 3~4 | S27.3 | II |
| 裂伤 单纯气胸 | 3 | S27.0 | |
| 挫伤 单纯，大于 1 叶 | 3 | S27.3 | III |
| 裂伤 肺裂伤，远端漏气高于 72 小时 | 3~4 | S27.0 | |
| 血肿 实质内，无扩展 | 3~4 | S27.3 | |
| 裂伤 大气道（肺段或肺叶支气管）漏气 | 4~5 | S27.0 | IV |
| 血肿 实质内，扩展性 | 4~5 | S27.3 | |
| 血管 肺内血管一级分支破裂 | 3~5 | S25.4 | |
| 血管 肺门血管破裂 | 5~6 | S25.4 | V |
| 血管 全肺门横断 | 5~6 | S25.4 | VI |

注：双侧损伤增加一级；血胸参见胸部血管损伤分级。依据准确的尸检，手术或放射学检查来确定。

表 3-4-13 器官损伤定级量表（心脏损伤分级）

| 伤情 | AIS-2005 分值 | ICD-10 | OIS 分级 |
|---|---|---|---|
| 钝性伤致轻度心电图改变（非特异性 ST 或 T 波改变，房性或室性早搏，或持续窦性心动过速） | 3 | S26.9 | I |
| 钝性或穿透性心包损伤，但无心肌受累、心脏压塞或疝出 | 3 | S26.9 | |
| 钝性伤致心脏阻滞（右或左束支，左前束支，或房室束），或缺血性改变（ST 降低，T 波倒置），无心力衰竭 | 3 | S26.9 | II |
| 穿透性心肌切线伤，达心内膜但未穿透，无心脏压塞 | 3 | S26.9 | |
| 钝性伤致连续（≥ 5 次 / 分）或多灶性室性早搏 | 3~4 | S26.9 | |
| 钝性或穿透性损伤致房、室间隔破裂，肺动脉瓣或三尖瓣功能不全，乳头肌功能不全，或远端冠脉阻塞，无心力衰竭 | 5 | S26.9 | III |
| 钝性心包裂伤致心脏疝出 | 5 | S26.8 | |
| 钝性心脏损伤伴心力衰竭 | 3~4 | S26.8 | |
| 穿透性心肌切线伤，达心内膜但未穿透，伴心脏压塞 | 4 | S26.0 | |
| 钝性或穿透性损伤致房、室间隔破裂，肺动脉或三尖瓣功能不全，乳头肌功能不全，或远端冠脉阻塞，致心力衰竭 | 5 | S26.9 | IV |
| 钝性或穿透性损伤伴主动脉瓣或二尖瓣功能不全 | 5 | S26.9 | |
| 钝性或穿透性损伤累及右心室、右心房或左心房 | 5 | S26.9 | |
| 钝性或穿透性损伤致近端冠状动脉阻塞 | 5 | S26.9 | V |
| 钝性或穿透性损伤致左心室穿孔 | 5 | S26.9 | |
| 星状伤致右心室、右心房或左心房组织缺失 | 5 | S26.9 | |
| 钝性伤致全心脏撕脱；穿透伤致单个房、室组织缺失 > 50% | 6 | S26.9 | VI |

注：单个心房、心室的多发性穿透伤或多个心房、心室的损伤者增加一级。

表 3-4-14 器官损伤定级量表（胸部血管损伤分级）

| 伤情 | AIS-2005 分值 | ICD-10 | OIS 分级 |
|---|---|---|---|
| 肋间动、静脉 | 2~3 | S25.5 | I |
| 内乳动、静脉 | 2~3 | S25.8 | |
| 支气管动、静脉 | 2~3 | S25.8 | |
| 食管动、静脉 | 2~3 | S25.8 | |
| 半奇静脉 | 2~3 | S25.9 | |
| 无名称的动、静脉 | 2~3 | S25.9 | |
| 奇静脉 | 2~3 | S25.8 | |
| 颈内静脉 | 2~3 | S15.3 | |
| 锁骨下静脉 | 3~4 | S25.3 | II |
| 无名静脉 | 3~5 | S25.3 | |

续表

| 伤情 | AIS-2005 分值 | ICD-10 | OIS 分级 |
|------|------|------|------|
| 颈动脉 | 3~5 | S15.0 | |
| 无名动脉 | 3~4 | S25.1 | Ⅲ |
| 锁骨下动脉 | 3~4 | S25.1 | |
| 降主动脉 | 4~5 | S25.0 | |
| 下腔静脉胸内段 | 3~5 | S25.2 | Ⅳ |
| 肺动、静脉及其一级分支 | 3~6 | S25.4 | |
| 升主动脉及主动脉弓 | 5 | S25.0 | |
| 上腔静脉 | 3~5 | S25.2 | Ⅴ |
| 肺动静脉主干 | 3~6 | S25.4 | |
| 主动脉完全离断 | 5~6 | S25.0 | |
| 肺门完全离断 | 5~6 | S25.4 | Ⅵ |

注：多处Ⅲ、Ⅳ级损伤，累及血管周径＞50% 者，其级别增加一级；Ⅳ、Ⅴ级损伤，血管裂伤＜25% 者，其级别降低一级；依据准确的尸检、手术或放射学检查来确定。

表 3-4-15　器官损伤定级量表（食管损伤分级）

| 伤情 | AIS-2005 分值 | ICD-10 | OIS 分级 |
|------|------|------|------|
| 挫伤或血肿<br>部分裂伤 | 2<br>3 | S27.8<br>S27.8 | Ⅰ |
| 裂伤≤ 50% 周径 | 3 | S27.8 | Ⅱ |
| 裂伤高于 50% 周径 | 4 | S27.8 | Ⅲ |
| 组织缺失或失血供≤ 2 cm | 5 | S27.8 | Ⅳ |
| 组织缺失或失血供＞ 2 cm | 5 | S27.8 | Ⅴ |

注：Ⅲ级以下多处损伤，其级别增加一级。

表 3-4-16　器官损伤定级量表（膈肌损伤分级）

| 伤情 | AIS-2005 分值 | ICD-10 | OIS 分级 |
|------|------|------|------|
| 挫伤 | 2 | S27.8 | Ⅰ |
| 裂伤＜ 2 cm | 3 | S27.8 | Ⅱ |
| 裂伤 2~5 cm | 3 | S27.8 | Ⅲ |
| 裂伤面积≤ 25 cm$^2$ 伴组织缺失 | 4 | S27.8 | Ⅳ |
| 裂伤面积＞ 25 cm$^2$ 伴组织缺失 | 4 | S27.8 | Ⅴ |

注：双侧损伤增加一级。

表 3-4-17　器官损伤定级量表（肝脏损伤分级）

| 伤情 | AIS-2005 分值 | ICD-10 | OIS 分级 |
|---|---|---|---|
| 血肿 包膜下，表面积 < 10% | 2 | S36.10 | I |
| 裂伤 包膜裂伤，实质深度 < 1 cm | 2 | S36.11 | |
| 血肿 包膜下，表面积 10%~50%；实质内，表面积 < 10% | 2 | S36.10 | II |
| 裂伤 实质内深 1~3 cm，长 10 cm | 2 | S36.11 | |
| 血肿 包膜下，表面积 > 50% 或呈扩展性；包膜下或实质内血肿破裂；实质内血肿直径 > 10 cm 或呈扩展性 | 3 | S36.10 | III |
| 裂伤 实质深度 > 3 cm | 3 | S36.11 | |
| 裂伤 实质破裂累及一叶的 25%~75% 或局限于一叶内的 1~3 个库氏段 | 4 | S36.11 | IV |
| 裂伤 实质破裂累及一叶的 75% 或一叶内多于 3 个库氏段 | 5 | S36.11 | V |
| 血管 肝后静脉损伤，如肝后下腔静脉，肝中央主静脉 | 5 | S35.1 | |
| 血管 肝脏完全撕脱 | 6 | S35.1/ S35.2 | VI |

表 3-4-18　器官损伤定级量表（肝外胆管损伤分级）

| 伤情 | AIS-2005 分值 | ICD-10 | OIS 分级 |
|---|---|---|---|
| 胆囊挫伤 | 2 | S36.1 | I |
| 肝门三角挫伤 | 2 | S36.1 | |
| 胆囊自肝床部分撕脱，未累及胆囊管 | 2 | S36.1 | II |
| 胆囊裂伤或穿孔 | 2 | S36.1 | |
| 胆囊自肝床完全撕脱 | 3 | S36.1 | III |
| 胆囊管裂伤或横断 | 3 | S36.1 | |
| 右肝管部分或完全裂伤 | 4 | S36.1 | IV |
| 左肝管部分或完全裂伤 | 4 | S36.1 | |
| 肝总管部分裂伤（≤ 50%） | 4 | S36.1 | |
| 胆总管部分裂伤（≤ 50%） | 4 | S36.1 | |
| 肝总管或胆总管横断（> 50%） | 4 | S36.1 | V |
| 左右肝管联合损伤 | 4 | S36.1 | |
| 十二指肠内或胰腺内胆管损伤 | 4 | S36.1 | |

注：III 级以下多处损伤，其级别增加一级。

表 3-4-19　器官损伤定级量表（胰腺损伤分级）

| 伤情 | AIS-2005 分值 | ICD-10 | OIS 分级 |
|---|---|---|---|
| 血肿 轻度挫伤，不伴胰管损伤 | 2 | S36.2 | I |
| 裂伤 浅表裂伤，不伴胰管裂伤 | 2 | S36.2 | |
| 血肿 重度挫伤，不伴胰管损伤或组织缺失 | 3 | S36.2 | II |
| 裂伤 重度裂伤，不伴胰管损伤或组织缺失 | 3 | S36.2 | |
| 裂伤 远端胰腺横断或有胰管损伤的实质伤 | 3 | S36.2 | III |
| 裂伤 近端胰腺横断累及壶腹的实质伤 | 4 | S36.2 | IV |
| 裂伤 胰头广泛毁损 | 5 | S36.2 | V |

注：近端胰腺系指肠系膜上静脉以右者；同一器官多处损伤增加一级；依据准确的尸检、手术或放射学检查来确定。

表 3-4-20　器官损伤定级量表（脾脏损伤分级）

| 伤情 | AIS-2005 分值 | ICD-10 | OIS 分级 |
|---|---|---|---|
| 血肿 包膜下，表面积 < 10% | 2 | S36.00 | I |
| 裂伤 包膜损伤，实质深度 < 1 cm | 2 | S36.01 | |
| 血肿 包膜下，表面积 10%~15%; 实质内，直径 < 5 cm | 2 | S36.00 | II |
| 裂伤 深入实质 1~3 cm，未累及小梁血管 | 2 | S36.01 | |
| 血肿 包膜下，表面积 > 50% 或呈扩展性；包膜下或实质内血肿破裂；实质内血肿直径 > 5 cm 或呈扩展性 | 3 | S36.00 | III |
| 裂伤 深入皮质 > 3 cm 或累及小梁血管 | 3 | S36.01 | |
| 裂伤 波及脾段或脾门血管，导致 25% 以上脾脏失血运 | 4 | S36.01 | IV |
| 裂伤 脾脏完全断裂 | 5 | S36.01 | V |
| 血管 脾门血管损伤致全脾无血运 | 5 | S35.2/S35.3 | |

表 3-4-21　器官损伤定级量表（胃损伤分级）

| 伤情 | AIS-2005 分值 | ICD-10 | OIS 分级 |
|---|---|---|---|
| 挫伤或血肿 | 2 | S36.3 | I |
| 部分裂伤 | 2 | S36.3 | |
| 贲门或幽门部裂伤 ≤ 2 cm | 3 | S36.3 | II |
| 胃近段 1/3 裂伤 ≤ 5 cm | 3 | S36.3 | |
| 胃远段 2/3 裂伤 ≤ 10 cm | 3 | S36.3 | |
| 贲门或幽门部裂伤 > 2 cm | 3 | S36.3 | III |
| 胃近段 1/3 裂伤 > 5 cm | 3 | S36.3 | |
| 胃远段 2/3 裂伤 > 10 cm | 3 | S36.3 | |
| ≤ 2/3 胃组织缺失或失血运 | 4 | S36.3 | IV |
| > 2/3 胃组织缺失或失血运 | 4 | S36.3 | V |

注：III级以下多处损伤，其级别增加一级。

表 3-4-22　器官损伤定级量表（十二指肠损伤分级）

| 伤情 | AIS-2005 分值 | ICD-10 | OIS 分级 |
|---|---|---|---|
| 血肿 限于一处 | 2 | S36.4 | I |
| 裂伤 部分裂伤，无穿孔 | 2 | S36.4 | |
| 血肿 多于一处 | 2 | S36.4 | II |
| 裂伤 < 50% | 2 | S36.4 | |
| 裂伤 50%~70% 周径（第 2 段） | 3 | S36.4 | III |
| 裂伤 50%~70% 周径（第 1、3、4 段） | 3 | S36.4 | |
| 裂伤 第 2 段 > 75% 周径 | 4 | S36.4 | IV |
| 累及壶腹部或胆总管下段 | 4 | S36.4 | |
| 裂伤 十二指肠胰头广泛损伤 | 5 | S36.4 | V |
| 血管 十二指肠完全失血运 | 5 | S36.4 | |

注：同一器官多处损伤增加一级；依据准确的尸检、剖腹探查手术或放射学检查来确定。

表 3-4-23　器官损伤定级量表（小肠损伤分级）

| 伤情 | AIS-2005 分值 | ICD-10 | OIS 分级 |
|---|---|---|---|
| 血肿 不影响血供的挫伤或血肿 | 2 | S36.4 | I |
| 裂伤 部分肠壁裂伤，无穿孔 | 2 | S36.4 | |
| 裂伤 < 50% 周径 | 2 | S36.4 | II |
| 裂伤 ≥ 50% 周径，但未横断 | 3 | S36.4 | III |
| 裂伤 小肠横断 | 4 | S36.4 | IV |
| 裂伤 小肠横断伴节段性组织丢失 | 4 | S36.4 | V |
| 血管 节段失血运 | 4 | S36.4 | |

注：同一器官多处损伤增加一级；依据准确的尸检、剖腹探查手术或放射学检查来确定。

表 3-4-24　器官损伤定级量表（结肠损伤分级）

| 伤情 | AIS-2005 分值 | ICD-10 | OIS 分级 |
|---|---|---|---|
| 血肿 不影响血供的挫伤或血肿 | 2 | S36.5 | I |
| 裂伤 肠壁部分裂伤，无穿孔 | 2 | S36.5 | |
| 裂伤 < 50% 周径 | 2 | S36.5 | II |
| 裂伤 ≥ 50% 周径，但未横断 | 3 | S36.5 | III |
| 裂伤 结肠横断 | 4 | S36.5 | IV |
| 裂伤 结肠横断伴节段性组织丢失 | 4 | S36.5 | V |
| 血管 节段失血运 | 4 | S36.5 | |

注：同一器官多处损伤增加一级；依据准确的尸检、手术和放射学检查来确定。

表 3-4-25　器官损伤定级量表（直肠损伤分级）

| 伤情 | AIS-2005 分值 | ICD-10 | OIS 分级 |
|---|---|---|---|
| 血肿 不影响血供的挫伤或血肿 | 2 | S36.6 | I |
| 裂伤 肠壁部分裂伤，无穿孔 | 2 | S36.6 | |
| 裂伤 ≤ 50% 周径 | 2 | S36.6 | II |
| 裂伤 > 50% 周径 | 3 | S36.6 | III |
| 裂伤 全层裂伤，扩散至会阴 | 4 | S36.6 | IV |
| 血管 节段失血运 | 5 | S36.6 | V |

注：同一器官多处损伤增加一级；依据准确的尸检、手术和放射学检查来确定。

表 3-4-26　器官损伤定级量表（腹部血管损伤分级）

| 伤情 | AIS-2005 分值 | ICD-10 | OIS 分级 |
|---|---|---|---|
| 肠系膜上动、静脉无名分支 | NFS | S35.8 | I |
| 肠系膜下动、静脉无名分支 | NFS | S35.8 | |
| 膈动、静脉 | NFS | S35.8 | |
| 腰动、静脉 | NFS | S35.8 | |
| 生殖腺动、静脉 | NFS | S35.8 | |
| 卵巢动、静脉 | NFS | S35.8 | |
| 其他无名小动静脉（需结扎处理的） | NFS | S35.8 | |
| 肝左、肝右及肝总动脉 | 3~4 | S35.2 | II |
| 脾动、静脉 | 3~4 | S35.2/S35.3 | |
| 胃左、右动脉 | 3~4 | S35.2 | |
| 胃十二指肠动脉 | 3~4 | S35.2 | II |
| 肠系膜下动、静脉主干 | 3~4 | S35.2/S35.3 | |
| 肠系膜动、静脉一级分支（如回结肠动脉） | 3~4 | S35.8 | |
| 其他有名称的血管（需结扎或修复） | 3~4 | S35.8 | |
| 肠系膜上下静脉主干 | 3~4 | S35.2/S35.3 | III |
| 肾动、静脉 | 3~4 | S35.4 | |
| 髂动、静脉 | 3~4 | S35.5 | III |
| 髂内动、静脉 | 2~4 | S35.8 | |
| 肾下下腔静脉 | 3~4 | S35.1 | |

续表

| 伤情 | AIS-2005 分值 | ICD-10 | OIS 分级 |
|---|---|---|---|
| 肠系膜上动脉主干 | 3~5 | S35.2 | |
| 腹腔动脉干 | 3~5 | S35.2 | |
| 肾上肝下下腔静脉 | 3~5 | S35.1 | Ⅳ |
| 肾下主动脉 | 3~5 | S35.2 | |
| 门静脉 | 3~4 | S35.3 | |
| 肝外肝静脉 | 3（肝静脉）、5（肝及其静脉） | S35.1 | Ⅴ |
| 肝后或肝上下腔静脉 | 5 | S35.1 | |
| 肾上、膈下主动脉 | 4 | S35.2 | |

注：此分级表也适用于实质外血管损伤。如果实质内血管损伤不超过 2 cm，请参考特定器官损伤分级表。多处Ⅲ、Ⅳ级损伤，累及血管周径＞50% 者，其级别增加一级；Ⅳ、Ⅴ级损伤，血管裂伤＜25% 者，其级别降低一级。

表 3-4-27　器官损伤定级量表（肾上腺血管损伤分级）

| 伤情 | AIS-2005 分值 | ICD-10 | OIS 分级 |
|---|---|---|---|
| 挫伤 | 1 | S37.8 | Ⅰ |
| 皮质裂伤＜2 cm | 1 | S37.8 | Ⅱ |
| 裂伤累及髓质≥2 cm | 2 | S37.8 | Ⅲ |
| 实质毁损＞50% | 2 | S37.8 | Ⅳ |
| 实质完全毁损（包括实质大出血）撕脱，失血运 | 3 | S37.8 | Ⅴ |

注：Ⅴ级以下双侧损伤，其级别增加一级。

表 3-4-28　器官损伤定级量表（肾脏损伤分级）

| 伤情 | AIS-2005 分值 | ICD-10 | OIS 分级 |
|---|---|---|---|
| 挫伤 镜下或肉眼血尿 | 2 | S37.0 | |
| 血肿 包膜下，无扩展，无实质损伤 | 2 | S37.0 | Ⅰ |
| 血肿 无扩展的肾周血肿，局限于腹膜后 | 2 | S37.0 | |
| 裂伤 皮质裂伤，深度＜1 cm，无尿外渗 | 2 | S37.0 | Ⅱ |
| 裂伤 实质裂伤，深度＞1 cm，无集合管系统破裂或尿外渗 | 3 | S37.0 | Ⅲ |
| 裂伤 实质裂伤，累及皮质、髓质和集合管系统 | 4 | S37.0 | Ⅳ |
| 血管 主肾动静脉损伤伴局限性血肿 | 4 | S37.0 | |
| 裂伤 肾脏完全撕脱 | 5 | S37.0 | Ⅴ |
| 血管 肾门断裂致全肾失血运 | 5 | S37.0 | |

注：同一器官多处损伤增加一级；依据准确的尸检、手术和放射学检查来确定。

表 3-4-29 器官损伤定级量表（输尿管损伤分级）

| 伤情 | AIS-2005 分值 | ICD-10 | OIS 分级 |
|------|------|------|------|
| 血肿 挫伤，不影响血运 | 2 | S37.10/S37.11 | I |
| 裂伤＜ 50% 周径 | 2 | S37.10/S37.11 | II |
| 裂伤＞ 50% 周径 | 3 | S37.10/S37.11 | III |
| 裂伤 完全横断并失血运＜ 2 cm | 3 | S37.10/S37.11 | IV |
| 裂伤 毁损并失血运＞ 2 cm | 3 | S37.10/S37.11 | V |

注：多处损伤增加一级。

表 3-4-30 器官损伤定级量表（膀胱损伤分级）

| 伤情 | AIS-2005 分值 | ICD-10 | OIS 分级 |
|------|------|------|------|
| 血肿 挫伤，壁内血肿 | 2 | S37.2 | I |
| 裂伤 部分，非全层 | 2 | S37.2 | |
| 裂伤 腹膜外膀胱裂伤＜ 2 cm | 2 | S37.2 | II |
| 裂伤 腹膜外膀胱裂伤＞ 2 cm 或腹膜内膀胱裂伤＜ 2 cm | 3 | S37.2 | III |
| 裂伤 腹膜内膀胱裂伤＞ 2 cm | 3 | S37.2 | IV |
| 裂伤 腹膜内外膀胱裂伤累及膀胱颈部或输尿管开口 | 4 | S37.2 | V |

注：多处损伤增加一级。

表 3-4-31 器官损伤定级量表（尿道损伤分级）

| 伤情 | AIS-2005 分值 | ICD-10 | OIS 分级 |
|------|------|------|------|
| 挫伤 尿道口出血，尿道造影正常 | 2 | S37.32 | I |
| 牵拉伤 尿道延长，但尿道造影无渗漏 | 2 | S37.3 | II |
| 部分断裂 尿道造影时伤处有外渗，膀胱显影 | 2 | S37.31 | III |
| 完全断裂 尿道造影时伤处有外渗，膀胱不显影；尿道缺损＜ 2 cm | 2 | S37.31 | IV |
| 完全撕裂 尿道完全横断，缺损＞ 2 cm，或累及前列腺或阴道 | 3 | S37.31 | V |

注：多处损伤增加一级。

表 3-4-32　器官损伤定级量表（阴茎损伤分级）

| 伤情 | AIS-2005 分值 | ICD-10 | OIS 分级 |
|---|---|---|---|
| 皮肤裂伤 / 挫伤 | 1 | S39.9 | Ⅰ |
| 海绵体裂伤，无组织缺损 | 1 | S39.9 | Ⅱ |
| 皮肤撕脱伤；阴茎头、尿道口裂伤；海绵体或尿道缺失 < 2 cm | 1 | S39.9 | Ⅲ |
| 部分横断；海绵体或尿道缺失 ≥ 2 cm | 2 | S39.9 | Ⅳ |
| 完全横断 | 2 | S39.9 | Ⅴ |

注：Ⅲ级以下多处损伤，其级别增加一级。

表 3-4-33　器官损伤定级量表（阴囊损伤分级）

| 伤情 | AIS-2005 分值 | ICD-10 | OIS 分级 |
|---|---|---|---|
| 挫伤 | 1 | S39.9 | Ⅰ |
| 裂伤 < 阴囊直径 25% | 1 | S39.9 | Ⅱ |
| 裂伤 ≥ 阴囊直径 25%，或呈星状 | 2 | S39.9 | Ⅲ |
| 撕脱 < 50% | 2 | S39.9 | Ⅳ |
| 撕脱 ≥ 50% | 2 | S39.9 | Ⅴ |

表 3-4-34　器官损伤定级量表（睾丸损伤分级）

| 伤情 | AIS-2005 分值 | ICD-10 | OIS 分级 |
|---|---|---|---|
| 挫伤 / 血肿 | 1 | S39.9 | Ⅰ |
| 白膜亚临床裂伤 | 1 | S39.9 | Ⅱ |
| 白膜裂伤伴实质缺失 < 50% | 1 | S39.9 | Ⅲ |
| 白膜重度裂伤伴实质缺失 ≥ 50% | 2 | S39.9 | Ⅳ |
| 全睾丸毁损或撕脱 | 2 | S39.9 | Ⅴ |

注：Ⅴ级以下双侧损伤，其级别增加一级。

表 3-4-35　器官损伤定级量表（未妊娠子宫损伤分级）

| 伤情 | AIS-2005 分值 | ICD-10 | OIS 分级 |
|---|---|---|---|
| 挫伤或血肿 | 1 | S37.6 | Ⅰ |
| 浅表裂伤（≤ 1 cm） | 2 | S37.6 | Ⅱ |
| 深层裂伤（> 1 cm） | 3 | S37.6 | Ⅲ |
| 裂伤累及子宫动脉 | 4 | S37.6 | Ⅳ |
| 撕脱伤或失血供 | 5 | S37.6 | Ⅴ |

注：Ⅲ级以下多处损伤，其级别增加一级。

表 3-4-36　器官损伤定级量表（妊娠子宫损伤分级）

| 伤情 | AIS-2005 分值 | ICD-10 | OIS 分级 |
| --- | --- | --- | --- |
| 挫伤或血肿（无胎盘剥离） | 1 | S37.6 | I |
| 浅表裂伤（≤ 1 cm）或胎盘部分剥离（≤ 25%） | 2 | S37.6 | II |
| 妊娠中 3 个月时深层裂伤（> 1 cm）或胎盘剥离（> 25% 或 < 50%） | 3 | S37.6 | III |
| 妊娠后 3 个月时深层裂伤（> 1 cm） | 3 | S37.6 | |
| 裂伤累及子宫动脉 | 4 | S37.6 | IV |
| 深层裂伤（> 1 cm）伴胎盘剥离 > 50% | 4 | S37.6 | |
| 子宫破裂<br>妊娠中 3 个月时<br>妊娠后 3 个月时<br>胎盘完全剥离 | 5<br>5<br>5 | S37.6<br>S37.6<br>S37.6 | V |

注：Ⅲ级以下多处损伤，其级别增加一级。

表 3-4-37　器官损伤定级量表（输卵管损伤分级）

| 伤情 | AIS-2005 分值 | ICD | OIS 分级 |
| --- | --- | --- | --- |
| 挫伤或血肿 | 2 | S37.5 | I |
| 裂伤 ≤ 50% 周径 | 2 | S37.5 | II |
| 裂伤 > 50% 周径 | 2 | S37.5 | III |
| 横断 | 2 | S37.5 | IV |
| 血管一节段性失血运 | 2 | S37.5 | V |

注：Ⅲ级以下多处损伤，其级别增加一级。

表 3-4-38　器官损伤定级量表（卵巢损伤分级）

| 伤情 | AIS-2005 分值 | ICD-10 | OIS 分级 |
| --- | --- | --- | --- |
| 挫伤或血肿 | 1 | S37.4 | I |
| 浅表裂伤（深度 ≤ 0.5 cm） | 1 | S37.4 | II |
| 深层裂伤（深度 > 0.5 cm） | 2 | S37.4 | III |
| 部分失血运 | 2 | S37.4 | IV |
| 撕脱或实质完全毁损 | 2 | S37.4 | V |

注：Ⅲ级以下多处损伤，其级别增加一级。

表 3-4-39　器官损伤定级量表（阴道损伤分级）

| 伤情 | AIS-2005 分值 | ICD-10 | OIS 分级 |
|---|---|---|---|
| 挫伤或血肿 | 1 | S39.9 | Ⅰ |
| 浅表裂伤 ( 黏膜 ) | 1 | S39.9 | Ⅱ |
| 深层裂伤 ( 脂肪、肌肉 ) | 2 | S39.9 | Ⅲ |
| 复杂裂伤（累及宫颈或腹膜） | 3 | S39.9 | Ⅳ |
| 损伤累及邻近脏器（肛门、直肠、尿道、膀胱） | 3 | S39.7 | Ⅴ |

注：Ⅲ级以下多处损伤，其级别增加一级。

表 3-4-40　器官损伤定级量表（外阴损伤分级）

| 伤情 | AIS-2005 分值 | ICD-10 | OIS 分级 |
|---|---|---|---|
| 挫伤或血肿 | 1 | S39.9 | Ⅰ |
| 浅表裂伤 ( 皮肤 ) | 1 | S39.9 | Ⅱ |
| 深层裂伤 ( 脂肪、肌肉 ) | 2 | S39.9 | Ⅲ |
| 皮肤、脂肪、肌肉裂伤 | 3 | S39.9 | Ⅳ |
| 损伤累及邻近脏器（肛门、直肠、尿道、膀胱） | 3 | S39.7 | Ⅴ |

注：Ⅲ级以下多处损伤，其级别增加一级。

表 3-4-41　器官损伤定级量表（周围血管损伤分级）

| 伤情 | AIS-2005 分值 | ICD-10 | OIS 分级 |
|---|---|---|---|
| 指动静脉 | 1~3 | S65.4/S65.5 | Ⅰ |
| 掌动静脉 | 1~3 | S65.2 | |
| 掌深动静脉 | 1~3 | S65.3 | |
| 足背动静脉 | 1~3 | S95.0/S95.2 | |
| 足底动静脉 | 1~3 | S95.1/S95.9 | |
| 其他无名的动静脉分支 | 1~3 | S95.9 | |
| 头静脉 | 1~3 | S45.9 | Ⅱ |
| 隐静脉 | 1~3 | S85.3/S85.4 | |
| 桡动脉 | 1~3 | S55.1 | |
| 尺动脉 | 1~3 | S55.0 | |
| 腋静脉 | 2~3 | S45.2 | Ⅲ |
| 浅 / 深股静脉 | 2~3 | S75.1 | |
| 腘静脉 | 2~3 | S85.5 | |
| 肱动脉 | 2~3 | S45.1 | |
| 胫前静脉 | 1~3 | S85.1 | |
| 胫后动脉 | 1~3 | S85.1 | Ⅲ |
| 腓动脉 | 1~3 | S85.2 | |
| 胫腓干 | 2~3 | S85.9 | |
| 浅 / 深股动脉 | 3~4 | S75.0 | Ⅳ |
| 腘动脉 | 2~3 | S85.0 | |
| 腋动脉 | 2~3 | S45.0 | Ⅴ |
| 股总动脉 | 3~4 | S75.0 | |

注：多处Ⅲ、Ⅳ级损伤，累及血管周径＞50% 者，其级别增加一级；Ⅳ、Ⅴ级损伤，血管裂伤＜25% 者，其级别降低一级。

（周越）

# 第十节 儿童创伤评分量表

**【概述】**

儿童创伤评分（Pediatric Trauma Score,PTS）量表是由 Tepas 等于 1987 年提出，是一种简易的儿童创伤评分方法，常作为简单评估小儿创伤严重程度并预测预后的工具。

**【适用范围】**

儿童创伤评分量表推荐用于院前和院内儿童创伤严重程度的评估，以帮助急救人员对创伤儿童进行及时准确的评估，减少创伤患儿的病死率和致残率。

**【评分内容】**

儿童创伤评分量表从 6 个方面综合评定患儿损伤程度（见表 3-4-42），每项均分 3 个等级，6 项得分相加即为总分。总分越低表示损伤越严重，预后越差；低于 8 分死亡风险非常大；低于 2 分者死亡率达 100%。

表 3-4-42　儿童创伤评分量表

| 项目 | +2 分 | +1 分 | -1 分 |
| --- | --- | --- | --- |
| 体重 | 20 kg 以上 | 10~20 kg | 10 kg 以下 |
| 气道 | 正常 | 需氧气面罩、鼻导管辅助呼吸 | 需气管插管、环甲膜切开 |
| 收缩期血压 | 高于 90 mmHg，周围血管灌注及搏动良好 | 50~90 mmHg，但可触及大动脉搏动 | 低于 50 mmHg，大动脉搏动微弱或消失 |
| 中枢神经系统 | 清醒 | 模糊、短暂昏迷史 | 昏迷 |
| 开发性伤口 | 无 | 可见挫伤、擦伤、撕裂伤且伤口长度小于 7 cm，没有穿过筋膜 | 组织断离、任何穿过筋膜的刺伤或枪伤 |
| 骨折 | 看不见或没有怀疑骨折 | 任何地方的单一闭合性骨折 | 开放或多发骨折 |

**【应用现状及评价】**

儿童创伤评分量表简便易学且计算方便，可快速评估患儿创伤程度，具有一定的临床实用价值，但在我国很少使用。儿童创伤评分量表基于儿童生理和解剖特点，涵盖了创伤患儿全部病情，包括外显伤（开放伤口和骨骼损伤情况）及内隐伤（即闭合性损伤，由收缩压、意识状态反映）；但应注意创伤初期机体代偿导致评分偏高的问题，动态评估可避免此问题。因此建议创伤初期，每 30 分钟复评 1 次，若分值持续降低，则提示患儿病情向严重发展，需进一步检查和治疗。

（代　月）

# 第十一节　加拿大儿童头部损伤断层扫描评估量表

【概述】

2013年，加拿大儿科学会推荐将儿童头部损伤断层扫描评估（CATCH）量表作为临床决策规则，用于指导头部外伤儿童是否需要进行头颅CT检查。

【适用范围】

加拿大儿童头部损伤断层扫描评估量表用于指导头部外伤的未成年人进行头颅CT检查及进一步诊治。

【评分内容】

评分内容见表3-4-43。

表3-4-43　加拿大儿童头部损伤断层扫描评估量表

| 项目 | 内容 |
| --- | --- |
| 推荐使用 | 加拿大儿科学会 |
| 纳入标准 | ①年龄＜17岁；<br>②头部钝性伤（被目睹的意识障碍、定向障碍；明确的遗忘；持续呕吐≥2次，间隔15分钟；2岁以下儿童在急诊室持续易怒）；<br>③急诊医生首次评判格拉斯哥昏迷评分≥13分；<br>④伤后24小时内就诊 |
| 排除标准 | ①明显的穿透性颅骨损伤；<br>②明显的凹陷性骨折；<br>③急性局灶性神经功能缺损；<br>④慢性普遍发育迟缓；<br>⑤因被虐待而造成的头部损伤；<br>⑥对先前治疗过的头部损伤复诊患者；<br>⑦怀孕患者 |
| 主要结局 | 临床显著性颅内损伤（因颅脑损伤而死亡；需神经外科治疗；CT显著——由放射科医生报告的任何新的急性创伤性颅内病理损伤，包括任何大小的颅内血肿、脑挫伤、弥漫性血肿、脑水肿及颅骨骨折） |
| 次要结局 | ①颅骨骨折；<br>②住院治疗 |
| 受伤机制 | 危险的受伤机制如机动车车祸，高处（≥0.91 m）坠落或楼梯（≥5级台阶）跌落，未戴头盔而从自行车跌落（中风险——CT扫描可见脑损伤） |

续表

| 项目 | 内容 |
| --- | --- |
| 病史及症状 | 头痛恶化史（高风险——需要神经外科干预） |
| 体格检查 | ①格拉斯哥昏迷评分＜14分，或1岁以下儿童的格拉斯哥昏迷评分＜15分；<br>②异常嗜睡（超出预期）；<br>③局灶性神经系统阳性体征（运动、感觉、协调或反射异常）；<br>④颅底骨折征象（鼓室积血、"浣熊"眼、脑脊液耳鼻漏或耳鼻出血、乳突淤斑、严重面部损伤等）；<br>⑤怀疑穿透或凹陷的颅骨损伤、囟门紧张；<br>⑥年龄＜1岁者的瘀伤、肿胀或裂伤＞5 cm |

【应用现状及评价】

加拿大儿童头部损伤断层扫描评估量表是一种敏感性高、前瞻性研究总结的临床决策规则，用于指导儿童头部轻型外伤的 CT 应用及神经外科治疗，可有效减少儿童不必要的辐射暴露，但其适用人群较窄，该量表还有待进一步临床验证。

（代　月）

# 第十二节　儿童头部损伤重要临床事件预算法

【概述】

2014 年，英国国家健康与护理卓越研究所建议使用儿童头部损伤重要临床事件预算法（CHALICE）来指导临床医生规范诊疗，在保障头部损伤患儿安全的前提下避免盲目对患儿进行 CT 检查。

【适用范围】

儿童头部损伤重要临床事件预算法用于指导对头部外伤患儿给予 CT 检查的决策及进一步诊治。

【评分内容】

评分内容见表 3-4-44。

【应用现状及评价】

儿童头部损伤重要临床事件预算法作为英国儿童头部外伤 CT 检查的决策指南，其纳入标准较为宽泛，且诊断敏感性、特异度均较高。有研究认为可作为我国临床优先推荐的未成年人头部外伤后 CT 检查的决策规则。

表 3-4-44　儿童头部损伤重要临床事件预算法

| 项目 | 内容 |
|------|------|
| 推荐使用 | 英国国家健康与护理卓越研究所 |
| 纳入标准 | 年龄小于 16 岁，明确的头部外伤史或征象 |
| 排除标准 | 拒绝参与本研究 |
| 主要结局 | 临床显著性颅内损伤（因头部外伤致死；需神经外科干预；CT 扫描显著异常——由放射科医生报告的任何新的急性创伤性颅内损伤，包括任何大小的颅内血肿、脑挫伤、弥漫性脑水肿和颅骨凹陷性骨折） |
| 次要结局 | ①颅骨骨折；<br>②住院治疗 |
| 受伤机制 | ①高速（速度＞64 km/h）公路交通事故；<br>②高处（＞3 m）坠落；<br>③被高速物体击伤 |
| 病史及症状 | ①意识障碍超过 5 分钟；<br>②顺行性或逆行性遗忘超过 5 分钟；<br>③呕吐≥3 次（非一次连续呕吐）；<br>④怀疑非意外损伤；<br>④没有癫痫病史患儿外伤后癫痫样发作 |
| 体格检查 | ①格拉斯哥昏迷评分＜14 分，或 1 岁以下儿童的格拉斯哥昏迷评分＜15 分，但异常嗜睡；<br>②怀疑穿透性或凹陷性颅骨骨折或囟门紧张；<br>③颅底骨折征象（如鼓室积血、"浣熊"眼、脑脊液耳鼻漏或耳鼻出血、乳突淤斑、面部捻发音或严重面部损伤）；<br>④局灶神经体征（包括运动、感觉、共济或反射异常）；<br>⑤1 岁以下儿童出现青紫、肿胀或裂伤（＞5 cm） |

（代　月）

# 第十三节　PECARN 规则

## 【概述】

2013 年，美国儿科学会推荐使用美国儿科急诊护理研究网（Paediatric Emergency Care Applied Research Network，PECARN）的临床决策规则，即 PECARN 规则来指导未成年人头部外伤后是否应行 CT 检查。

## 【适用范围】

PECARN 规则用于指导头部外伤患儿给予 CT 检查的决策及进一步诊治。

**【评分内容】**

评分内容见表 3-4-45。考虑到 2 岁以下婴幼儿无法言语表达，因而将人群分为两组并研究得出了略有不同的临床决策规则（见表 3-4-46）。

表 3-4-45 PECARN 规则

| 项目 | 内容 |
|---|---|
| 推荐使用 | 美国儿科学会 |
| 纳入标准 | 年龄小于 18 岁；头部外伤后 24 小时内就诊 |
| 排除标准 | ①轻微受伤机制（平地跌倒，走或跑时撞上静止物体，除头皮擦伤及裂伤外无其他头部创伤征象，穿透性创伤）；<br>②已知的脑肿瘤，预先存在的神经疾病，伴有心室分流或凝血功能障碍；<br>③就诊前已在外院进行神经影像学检查；<br>④格拉斯哥昏迷评分 < 14 分 |
| 主要结局 | 临床重要的创伤性脑损伤（死于创伤性颅脑损伤；需颅内压监测、颅底凹陷抬高、脑室造口术、血肿清除术、脑叶切除术、组织清创术、硬脑膜修补术等神经外科干预；因创伤性颅脑损伤需插管超过 24 小时；需住院 2 晚或以上；与创伤性颅脑损伤相关的 CT 阳性表现 |
| 受伤机制 | ①机动车辆撞车（乘客弹出、死亡或翻车）；<br>②没有头盔的行人 / 骑自行车者被机动车辆撞倒；<br>③高处坠落（< 2 岁、> 0.9 m 或 ≥ 2 岁、> 1.5 m；<br>④被高撞击物体撞击的头部 |

表 3-4-46 2 岁以上及以下患儿的临床决策规则

| | 年龄 2 岁以下 | 年龄 2 岁及以上 |
|---|---|---|
| 高危因素 | 1. 格拉斯哥昏迷评分 14 分； 2. 意识状态改变（如嗜睡、烦躁、反应迟钝或反复提问等意识状态异常表现）；3. 明显的颅骨骨折征象（如"浣熊"眼、脑脊液耳鼻漏或耳鼻出血、乳突区淤斑征或严重面部损伤等颅底骨折的可疑表现） | 1 格拉斯哥昏迷评分 14 分；2. 意识状态改变（如嗜睡、烦躁、反应迟钝或反复提问等意识状态异常表现）；3. 颅底骨折征象（如"浣熊"眼、脑脊液耳鼻漏或耳鼻出血、乳突区淤斑征或严重面部损伤等颅底骨折的可疑表现） |
| 中危因素 | 1. 颞、顶、枕部头皮血肿；<br>2. 意识障碍超过 5 秒；<br>3. 严重受伤机制（如机动车车祸导致乘客弹出、死亡或车辆翻倒，非机动车驾驶员或乘客被机动车撞伤，高处坠落，被高速运动物体撞击头部等）；<br>4. 行为表现异常（家长判别） | 1. 意识障碍史（证实或可疑） 2. 呕吐史<br>3. 严重受伤机制（如机动车车祸导致乘客弹出、死亡或车辆翻倒，非机动车驾驶员或乘客被机动车撞伤，高处坠落，被高速运动物体撞击头部等）；<br>4. 严重头痛 |

注：高危患儿应给予头部 CT 检查；仅有中危因素者可留院观察，具体可根据医生经验、患儿监护人要求、观察期间患儿临床表现加重、3 个月龄以下婴幼儿出现意识障碍或呕吐、3 个月龄及以上婴幼儿出现明显的头皮血肿等表现均行头颅 CT 检查；无上述高危及中危因素的患儿视为低危组，无需头部 CT 检查。

**【应用现状及评价】**

PECARN 规则作为美国及意大利儿童头部外伤 CT 检查的决策指南，是目前唯一经过样本量最大的多中心和高方法学标准开发与验证的决策规则，可以指导临床医生准确识别低危脑损伤患儿，避免对轻型头部外伤患儿进行不必要的头部 CT 检查。

（代　月）

# 第五章　谵妄管理工具

## 第一节　重症监护室意识模糊评估量表

【概述】

重症监护室患者发生谵妄后的短期影响有增加死亡率／医疗费用、延长通气／住院时间；长期影响为神经心理缺陷，即患者在出院后的 6 个月发生了认知障碍，这是患者出院后生活质量不高的主要原因。重症监护室意识模糊评估（Confusion Assessment Method for the Intensive Care Unit，CAM–ICU）量表是常用的重症监护室谵妄监测和评估工具，并用作重症监护室筛查患者谵妄的标准。

【适用范围】

重症监护室意识模糊评估量表适用于重症监护室中成人谵妄的评估，不包括神经系统损害的患者。

【评分内容】

重症监护室意识模糊评估量表的评估过程：先使用 Richmond 躁动镇静评分表对患者的意识水平进行评估。如果得分不为 0，再使用重症监护室意识模糊评估量表（见表 3–5–1）进行评估；如果得分为 –4 或 –5，则停止评估（说明患者失去知觉），稍后再次评估。

**表 3-5-1　重症监护室意识模糊评估量表**

| 特征 1：意识状态的剧烈变化或反复波动 | 阳性标准 |
|---|---|
| 患者的意识水平是否改变或者在过去 24 小时内，患者是否出现意识改变（表现为 Richmond 躁动镇静评分、格拉斯哥昏迷评分等的波动） | 任何问题答案为"是" |
| 特征 2：注意力不足 | 阳性标准 |
| ①字母法检查注意力<br>对患者说："我要给你读 10 个字母，任何时候当你听到字母'A'，就捏一下我的手。"然后用正常的语调朗读字母（ＳＡＶＥＡＨＡＡＲＴ），每个间隔 3 秒。当读到字母 A 时患者没有捏手，或读到其他字母时患者做出了捏手动作均计为错误<br>②如果不能完成字母法则改用图片法<br>给患者展示 5 幅简单的图片，每幅图片展示 3 秒钟，请患者专心记忆。然后立即给患者展示 10 幅图片，每看一幅图片就询问患者是否是刚才看过的图片 | 错误数 > 2 次 |
| 特征 3：意识清晰度的变化 | 阳性标准 |
| 如果 Richmond 躁动镇静评分表的实际得分不是清醒且平静（0 分）为阳性 | Richmond 躁动镇静评分不为 0 分 |
| 特征 4：思维障碍 | 阳性标准 |
| ①是非题（使用 A 集或 B 集）<br>A 集　　　　　　　B 集<br>a. 石头是否能浮在水面上？　a. 树叶会漂浮在水面上吗？<br>b. 海里是否有鱼？　　　b. 海中有大象吗？<br>c.1 磅要比 2 磅重吗？　　c.1 kg 重还是 2 kg 重？<br>d. 我们通常是用锤子钉钉子吗？　d. 是否能用榔头钉钉子？<br>②执行指令<br>对患者说："请您伸出这几根手指。"（检查者在患者面前伸出 2 根手指）然后说："现在请您另一只手伸出同样多的手指。"（这次检查者不做示范）如果患者只有一只手能动，第二个指令改为要求患者再增加一个手指。<br>如果患者不能成功执行全部指令，计为 1 个错误 | 错误总数 > 1 个 |

**【应用现状】**

重症监护室意识模糊评估量表已被翻译成 20 多种语言被广泛应用。但由于种种原因，该量表并未在我国广泛使用。

**【评价】**

重症监护室意识模糊评估量表具有快速、方便、准确的应用特点。相关研究证实，应用该量表对重症监护室中的患者进行谵妄诊断时，其敏感性为 89%~100%，特异性为 93%~100%，测量者间信度为 0.79~0.96，平均评估时间为 2 分钟。作为重症监护室谵妄筛查的金标准，重症监护室意识模糊评估量表的最大优势在于它适用于机械通气患者，并且具有更强的客观性。但是，重症监护室意识模糊评估量表的开发人员在提高该量表的敏感性的同时也牺牲了一部分特异性。因此，在根据流程仔细评估的同时，应辩证地看待该量表，并应注意识别与镇静有关的谵妄和亚谵妄综合征等。

【应用举例】

国内研究者应用重症监护室意识模糊评估量表对重症监护室中的516名患者进行评估，结果发现谵妄高峰期发生在患者入院后的2~5天，且夜间发生率高达60%，对医务人员及早发现并干预提供了支撑，并且提高了该量表实施过程中的准确率。

（林　涛）

# 第二节　重症监护室谵妄筛查表

【概述】

重症监护室谵妄筛查表是 Bergeron 等于 2001 年在《精神疾病诊断与统计手册（第四版）》即 DSM-Ⅳ 及谵妄特征基础上开发的，其敏感性较高，耗时较短，评估时间需 4 ~ 8 分钟。

【适用范围】

重症监护室谵妄筛查表适用于对重症监护室的患者进行谵妄的筛查。

【评分内容】

重症监护室谵妄筛查表包含8个项目（见表3-5-2）。每个项目评分有0分和1分，总分8分，4分及以上即可诊断为谵妄，测试时间不定。

表 3-5-2　重症监护室谵妄筛查表

| 项目 | 评判标准 |
| --- | --- |
| 1 | 意识水平变化（若为 A/B，则暂时中止评价） |
| | A. 无反应 0 分 |
| | B. 对于加强的和重复的刺激有反应 0 分 |
| | C. 对于轻度或者中度刺激有反应 1 分 |
| | D. 正常清醒 0 分 |
| | E. 对正常刺激产生夸大的反应 1 分 |
| 2 | 注意力不集中（评分：0分或者1分） |
| 3 | 定向力障碍（评分：0分或者1分） |
| 4 | 幻觉—幻想性精神病状态（评分：0分或者1分） |
| 5 | 精神运动型激越或者阻滞（评分：0分或者1分） |
| 6 | 不恰当的言语或情绪（评分：0分或者1分） |
| 7 | 睡眠—觉醒周期失调（评分：0分或者1分） |
| 8 | 症状波动（评分：0分或者1分） |

【应用现状】

基于国际药物经济学与结果研究协会指南（ISPOR），刘尚昆等于2010年获得了原作者的授权并开发了中文版本的重症监护室谵妄筛查表，对国内麻醉苏醒期的患者进行谵妄评估的可靠性和有效性研究，已收到积极的效果。吕春梅等在护理干预期间使用重症监护室谵妄筛查表评估了61位重症监护室患者的谵妄分类，采取干预过后，谵妄患者的定向力、注意力、激越行为、过激情绪及睡眠紊乱均得以改善。

【评价】

重症监护室谵妄筛查表非常敏感，可以在短时间内完成，并且很容易被护士采用。国外研究者通过对加拿大的重症监护室患者采用重症监护室谵妄筛查表进行研究，结果表明，该表的谵妄诊断正确率为99%，敏感性为99%，特异性为64%。就其可行性而言，有88%的护士认为该表简单易操作，每隔8小时对患者进行一次评估，能够及早检测出谵妄患者，并有效提高护理效率和质量。重症监护室谵妄筛查表的缺点是特异性低，为64%；且评估方法比较主观，仍然需要对患者进行语言功能评估，因此不适用于气管插管患者。

【应用举例】

李里英等为了探索重症监护室谵妄筛查表在重症监护室中的使用情况，总结谵妄识别率不高的原因并制定护理程序和措施而进行了研究。结果表明，通过在重症监护室中使用重症监护室谵妄筛查表，实现了每班评估及交接，可以早期发现并管理谵妄，增加了护士对谵妄的了解，提高了护理人员的评估能力，发展了谵妄患者的护理程序和措施，为后期开展相关培训奠定了基础。

（林　涛）

# 第三节　谵妄筛查评分量表

【概述】

谵妄筛查评分量表是为了对重症监护室患者进行谵妄筛查而提出的。

【适用范围】

谵妄筛查评分量表适用于对重症监护室中不能言语的患者进行谵妄筛查。

【评分内容】

谵妄筛查评分量表包括8个临床特征（见表3-5-3）。每个特征评分为0、1、4、7分，得分大于7分即可确诊谵妄。

表 3-5-3　谵妄筛查评分量表

| 临床特征 | 症状 | 得分（分） |
|---|---|---|
| 1. 定向力 | 能够定位时间、地点和个人身份，集中精力<br>不确定时间和 / 或地点，无法集中精力<br>不确定时间和 / 或地点的<br>不以时间、地点和个人身份为导向的 | 0<br>1<br>4<br>7 |
| 2. 幻觉 | 没有幻觉<br>有时有轻微的幻觉<br>永久性的轻度至中度幻觉<br>永久性严重幻觉 | 0<br>1<br>4<br>7 |
| 3. 躁动 | 正常的活动<br>略高的活跃性<br>温和的不安<br>严重的不安 | 0<br>1<br>4<br>7 |
| 4. 焦虑 | 休息时无焦虑<br>轻微的焦虑<br>有时适度焦虑<br>急性恐慌症 | 0<br>1<br>4<br>7 |
| 5. 肌肉抽搐 / 痉挛 | 没有抽搐 / 痉挛<br>肌阵挛<br>抽搐 | 0<br>1<br>7 |
| 6. 阵发性出汗 | 不出汗<br>几乎检测不到，只有手掌有出汗<br>额头上有汗珠<br>大量出汗 | 0<br>1<br>4<br>7 |
| 7. 睡眠—觉醒周期的改变 | 没有改变<br>轻微改变，有耐心地抱怨睡眠问题<br>只有服用高剂量药物才能入睡<br>晚上服药后不睡觉，白天很累 | 0<br>1<br>4<br>7 |
| 8. 震颤 | 没有震颤<br>看不见，却能感觉到<br>中度震颤（手臂伸直）<br>剧烈震颤（没有伸展手臂） | 0<br>1<br>4<br>7 |
| 诊断 | 谵妄<br>没有谵妄 | ≥ 8<br>< 8 |

（林　涛）

## 第四节  护理谵妄筛查量表

【概述】

护理谵妄筛查量表是 Gaudreau JD 等于 2005 年编写的一种快速、方便且易于使用的谵妄筛查工具。

【适用范围】

护理谵妄筛查量表适用于筛查重症监护室患者术后的谵妄。

【评分内容】

护理谵妄筛查量表包括 5 个项目（见表 3-5-4）。根据症状的程度对每个项目进行评估，0 分为无症状，轻度为 1 分，中度至重度为 2 分；5 个项目得分相加即为总分，总分为 2 分及以上即可诊断谵妄。该量表需要连续观察患者 72 小时，每 8 小时为一个周期。

表 3-5-4  护理谵妄筛查量表

| 症状 | 症状评分（分） |
| --- | --- |
| 1.定向障碍：不适应时间、地点或对环境中的人有误解的语言或行为表现 | |
| 2.行为异常：与地点和 / 或人物不相称的表现，如拔除导尿管或撕开敷料，在不适宜下床时自行尝试下床 | |
| 3.言语交流异常：对地点和 / 或人物不适宜的交流，如语无伦次，缺乏交流意义，无意义或难以理解的语言 | |
| 4.错觉 / 幻觉：看到或听到不存在的东西，视觉对象的变形 | |
| 5.精神—运动性迟缓：反应迟缓，很少或没有自发的行动 / 言语；例如当患者被刺激时，反应迟缓和 / 或无法被唤醒 | |
| 谵妄诊断 | ≥ 2 是<br>< 2 否 |

**【应用现状】**

护理谵妄筛查量表的评价方法简单，评价对象广泛，也可以评价神经系统疾病患者。但由于该量表有些内容重合，缺少对氧饱和度的评估，故尚未在国内的重症监护室综合征筛查研究中使用。

**【评价】**

护理谵妄筛查量表由5个项目组成，在总体内容上与《精神疾病诊断与统计手册（第四版）》保持了良好的一致性。其最大特点是便利性和易用性。在常规护理操作中，护理人员可以通过与患者简单沟通而获得的信息来完成评估。该量表敏感性和特异性分别为86%和90%，显示出良好的有效性。护理谵妄筛查量表的缺点是它没有包含对患者注意力及精神状态急性变化的评估，这对于筛查谵妄非常重要。

**【应用举例】**

杨玉莲等选择300名接受全麻麻醉的髋关节置换手术患者，使用护理谵妄筛查量表和重症监护室意识模糊评估量表来评估患者术后进入麻醉复苏室到转出时的情况，以重症监护室意识模糊评估量表为标准来判断护理谵妄筛查量表是否可行及其敏感性和特异性。结果相较于重症监护室意识模糊评估量表，护理谵妄筛查量表的敏感性和特异性分别为67.2%和92.4%。得出的结论，护理谵妄筛查量表在麻醉复苏室易于使用。

（林　涛）

# 第五节　意识模糊评估量表

**【概述】**

意识模糊评估（Confusion Assessment Method ,CAM）量表是 Inouye 等于1990年开发的，多用于综合医院的急诊室及长期护理机构等多个科室对各类患者的谵妄评估。

**【适用范围】**

意识模糊评估量表适用于对各类患者的谵妄评估。

**【评分内容】**

意识模糊评估量表包含全量表（见表3-5-5）及节选量表（见表3-5-6）两种，后者应用较广泛。

## 表 3-5-5　意识模糊评估量表（全量表）

| 患者姓名： | 日期： |
| --- | --- |

说明：

**急性发作**

1.是否有证据表明患者的精神状态发生了剧烈的变化？

　　是　　　否　　　不确定　　　不适用

**注意力不集中**

（在适用的情况下，本主题下列出的问题将针对每个主题重复）

2.患者是否有注意力难以集中的问题（例如，很容易分心，或者很难记住别人在说什么）？

　　面试时不在场

　　在面试的某个时候，以温和的形式出现

　　在面试的某个时间，以标记的形式出现

　　不确定的

3.（如有异常）患者的这种行为在访谈过程中是否波动？

　　是　　　否　　　不确定　　　不适用

4.（如有异常）请描述此行为。

**思维紊乱**

5.患者的思维是否紊乱或不连贯，如杂乱无章或不相关的谈话，不清楚或不合逻辑的思想流动，或不可预测的，从一个主题切换到另一个主题？

　　是　　　否　　　不确定　　　不适用

**意识水平改变**

6.总的来说，你如何评价这位患者的意识水平？

　　警报（正常）

　　警惕的（高度警惕，对环境刺激过度敏感，很容易受到惊吓）

　　昏昏欲睡的（昏昏欲睡的，容易引起的）

　　昏迷（难以苏醒）

　　昏迷（不可争辩）

　　不确定的

**定向障碍**

7.患者在访谈过程中是否有迷失方向的情况发生，例如认为他（她）不在医院，使用了错误的床，或者错误判断了一天的时间？

　　是　　　否　　　不确定　　　不适用

**记忆障碍**

8.患者在访谈中是否表现出任何记忆问题，如记不住医院里发生的事情或记不住医嘱？

　　是　　　否　　　不确定　　　不适用

**知觉干扰**

9.患者是否有任何知觉障碍的证据，如幻觉、误解（例如认为某物在移动，而实际上它并没有）？

　　是　　　否　　　不确定　　　不适用

**续表**

| 患者姓名：　　　　　日期： |
| --- |
| 说明： |

精神运动激动

10. 在访谈过程中的任何时候，患者是否有不同寻常的运动水平的增加，如坐立不安、抓被褥、敲手指或频繁的突然改变位置？

　　是　　　否　　　不确定　　　不适用

精神运动发育迟缓

11. 在访谈过程中的任何时候，患者是否有不同寻常的运动水平下降，如行动迟缓、凝视空间、长时间保持一个姿势或行动缓慢？

　　是　　　否　　　不确定　　　不适用

改变睡眠周期

12. 患者是否有睡眠—觉醒周期紊乱的证据，如白天嗜睡，晚上失眠？

　　是　　　否　　　不确定　　　不适用

诊断：存在急性发作和注意力不集中，伴有思维紊乱和 / 或意识水平改变，即可判断为存在谵妄

表 3-5-6　意识模糊评估量表（节选量表）

| |
| --- |
| 特征 1. 精神状态的急性改变<br>• 患者的精神状态是否较基础水平发生急性变化？ |
| 特征 2. 注意力不集中<br>• 患者的注意力是否不易集中？ 例如易转移注意力或很难与他进行交流？<br>• 这种异常在一天中是否有波动？ |
| 特征 3. 思维混乱<br>• 患者的思维是否混乱或不连贯（如对话不切题、意思不明确、语无伦次或突然转移话题）？<br>• 这种异常在一天中是否有波动？ |
| 特征 4. 意识状态的改变<br>• 患者的神志是否正常？ [分为清晰、过分警觉、嗜睡（易叫醒）、昏睡（不易叫醒）、昏迷（不能叫醒）]<br>• 这种异常在一天中是否有波动？ |
| 诊断谵妄：特征 1 + 特征 2 + 特征 3 或 特征 4 |

【应用现状】

目前，意识模糊评估量表已经被翻译成十几种语言，并已成为急诊部门唯一认证的评估工具。

【评价】

意识模糊评估量表具有良好的信度、效度。其优点是各个条目均比较简单，评估全过程最多耗时 5 分钟。而缺点在于对谵妄的严重程度无法评估，因此难以动态掌握病情的波动。并且在评估过程中，需要患者为清醒状态，能够配合并且能够正确言语，有一定的局限性。

**【应用举例】**

高浪丽等在意识模糊评估量表的基础上编制了中文版，并在230名65岁以上的老年患者中进行验证，通过与金标准——《精神疾病诊断与统计手册（第五版）》进行比较，测定评定者一致性信度以和标准的有效性（诊断效度）。结果显示，评定者之间的总体一致性为0.780；意识模糊评估量表（中文版）评估230名老年患者谵妄发生的敏感性是97.37%，特异性为96.88%，阳性预测值为86.05%，阴性预测值为99.47%。得出结论，意识模糊评估量表（中文版）在中国的内、外科病房老年患者应用时具有令人满意的信度和效度，并且简单易操作，可以用作评估内、外科老年患者谵妄的有效工具。

干雪琴等对意识模糊评估量表（中文版）与护理谵妄筛查量表应用于老年痴呆患者时诊断的有效性进行比较。结果得出判断痴呆患者谵妄的临界值为26分，敏感性及特异性分别为97%、82%；而护理谵妄筛查量表的诊断最佳临界值是3分，敏感性及特异性分别为81%、77%。对于轻、中度的痴呆患者，二者的诊断较一致；而对于重度痴呆患者，意识模糊评估量表的诊断有效性更高。

（林　涛）

# 第六节　谵妄意识模糊快速评估表

**【概述】**

2014年，谵妄意识模糊快速评估表被首次提出。该表是在意识模糊评估量表及重症监护室意识模糊评估量表的基础上，通过使用包含专家咨询法、建模在内的几种方法，对多种谵妄评估工具进行比较而形成的。

**【适用范围】**

谵妄意识模糊快速评估表适用于普通病房护士对患者进行谵妄的评估。

**【评分内容】**

谵妄意识模糊快速评估表是基于意识模糊评估量表开发的谵妄评估量表（见表3-5-7），评估时间约3分钟。该表包含以下几个部分：①条目1~10（认知和患者症状测试）；②条目11~20（对患者条目1~10的观察）；③条目21~22（备选条目，必要时进行）。除了条目1~7的结果为"正确"和"错误"外，其余均为"否"或"是"。该表囊括了谵妄的四个特征：条目8~10、18~20属于特征1（患者意识的改变或波动）；条目4~7、16~17属于特征2（注意力缺陷）；条目1~3、13~15属于特征 3（思维混乱）；条目 11~12 属于特征 4（意识不清）。每个特征都包含 3~6 个条目，任一条目结果为"错误"或者"是"，则该特征为阳性。特征 1 和特征 2 都是阳性，加上特征 3 或者特征 4 其中一个为阳性，则谵妄判断为阳性。如果特征 2 是阳性，而特征 3 或者特征 4 其一为阳性，但是特征 1 是阴性，那么继续利用条目 21-22 进行评估，以确诊。特别说明

表 3-5-7 谵妄意识模糊快速评估表

填表说明：错误还包括"我不知道"，以及没有响应/无意义的响应。对于任何"不正确"或"是"的回答，选中最后一列中的复选框，指定当前的特性

| 条目/问题 | 回答 | | 特征1 | 特征2 | 特征3 | 特征4 |
|---|---|---|---|---|---|---|
| 1. 你能告诉我们现在是哪一年吗？ | 不正确 | 正确 | | | | |
| 2. 你能告诉我这是这周的哪一天吗？ | 不正确 | 正确 | | | | |
| 3. 你能告诉我这个地方是什么类型吗？ | 不正确 | 正确 | | | | |
| 4. 我会读一些数字，然后希望你以反过来的顺序重复他们。比如，如果我说5、4、3，你就该说3、4、5，好吗？第一组数字是8、2、5 | 不正确 | 正确 | | | | |
| 5. 第二组数字是3、1、9、4 | 不正确 | 正确 | | | | |
| 6. 你能反过来告诉我一周的每一天吗？（可以提示"这一天的前一天是…"最多可以提示两次） | 不正确 | 正确 | | | | |
| 7. 你能把一年的十二个月份倒过来告诉我吗？（可以提示"这个月的前一个月是…"最多可以提示两次） | 不正确 | 正确 | | | | |
| 8. 在过去的一天你曾经感觉困惑吗？ | 是 | 否 | | | | |
| 9.（如果问题3的回答是"不正确"，本题直接选择"是"）在过去的一天你是否觉得你真的在医院？ | 是 | 否 | | | | |
| 10. 在过去的一天你是否看到一些在这里并不是真实存在的东西？ | 是 | 否 | | | | |
| 以下为观察者评分：在完成了第1~10题之后进行 | | | | | | |
| 11. 患者在采访过程中是否困倦的、无感觉的、昏迷的？ | 是 | 否 | | | | |
| 12. 患者是否表现出对周围环境中的普通事物过度吸收（异常警醒的）？ | 是 | 否 | | | | |
| 13. 患者的思想是否不清楚或者不合逻辑？（比如说告诉一个和采访无关的故事） | 是 | 否 | | | | |
| 14. 患者的对话是否是闲聊？（比如说他/她是否有不合适的冗长的以及不切题的回答） | 是 | 否 | | | | |
| 15. 患者的语言是否不同寻常的限制或者稀少？（比如说，回答"是"或者没有答案） | 是 | 否 | | | | |
| 16. 患者在记录谈话内容方面有困难吗？ | 是 | 否 | | | | |
| 17. 患者对人或环境的刺激是否出现不合适的分心？ | 是 | 否 | | | | |

| | | | | | | |
|---|---|---|---|---|---|---|
| 18. 患者的意识水平在采访过程中是否有波动？（比如说，回答问题的时候是恰当的或是迷迷糊糊） | 是 | 否 | | | | |
| 19. 患者的注意力水平在采访过程中是否有波动？（比如说，患者是否集中注意力在采访或表现在注意力任务上差异显著） | 是 | 否 | | | | |
| 20. 患者的语言/思想在访谈中是否有波动？（比如说，患者刚开始讲得很慢然后变得很快） | 是 | 否 | | | | |
| 以下为可供选择的问题：当评估结果为特征 2 阳性、特征 3 或 4 任一为阳性，但特征 1 为阴性时，继续评估 | | | | | | |
| 21. 联系对患者比较了解的家庭成员、朋友、或者健康照顾提供者，然后询问是否有患者精神状态（记忆和思想）的急性改变的证据 | 是 | 否 | | | | |
| 22. 如果第二天住院治疗或更晚或以前的谵妄意识模糊快速评估可用：回顾以前的谵妄意识模糊快速评估表，并根据任何新的"积极"项目确定是否有显著的绩效变化 | 是 | 否 | | | | |
| 意识模糊评估总结：检查上面列中的特性是否存在 | | | 特征 1 | 特征 2 | 特征 3 | 特征 4 |
| 谵妄诊断（需要特征 1 和特征 2 阳性，以及特征 3 或者特征 4 阳性） | 是 | 否 | | | | |

【应用现状】

谵妄意识模糊快速评估表的稳定性及敏感性均较高、一致性好、变异性小，护士不需要接受过多训练便可使用，加上评估时间只需约 3 分钟，故而在临床上得到广泛应用。

【评价】

国外学者进行的一项研究结果表谵妄意识模糊快速评估表对轻度谵妄的敏感性为100.0%。相较于其他的谵妄评估工具，该量表可以对谵妄的严重程度进行判断，但不足的是需要患者对答并且对其注意力进行评估，适用范围比较局限。

【应用举例】

杨雪等在国内某三甲医院选择了 100 名老年患者作为研究对象，2 名研究者使用谵妄意识模糊快速评估表共进行了 194 次谵妄评估。研究结果表明，该量表具有较高的内部一致性，适用于我国老年患者的谵妄评估。

韩媛等使用便利抽样方法，对北京市某院谵妄发生率较高的科室的护理人员在使用谵妄意识模糊快速评估表过程中出现的问题进行了分析。结果发现，护理人员在日常工作中使用该量表时出现错误的主要原因包括：人为的失误；对评估表内容理解有偏差，不能充分理解评估表内容；记录缺失。得出结论，临床护理人员使用谵妄意识模糊快速评估表对患者进行谵妄评估时可用性不强、出错情况较多见，需要加强对护理人员的培训。此外，还应将谵妄意识模糊快速评估表信息化，从而达到评估的规范及标准。

（林　涛）

# 第七节　意识模糊评估量表（中文修订版）

## 【概述】

意识模糊评估量表（中文修订版）（CAM-CR）是我国学者李娟等于 2001 年在意识模糊评估量表的基础上，采用 5 种方式（在意识模糊评估量表的基础上提取出了 11 个条目，并进行翻译和回译；对谵妄进行重新定义；参照相关的诊断标准；专家咨询；在临床以及相关研究的基础上总结出评分标）编译而成。

## 【适用范围】

意识模糊评估量表（中文修订版）适用于对老年患者的谵妄评估。

## 【评分内容】

意识模糊评估量表（中文修订版）有 11 个条目（见表 3-5-8）。每个条目的评分标准是症状的严重程度：1 分为不存在，2 分为轻度，3 分为中度，4 分为严重。为了便于临床应用，分别设置了筛查和诊断的临界值：临界值为 20 分，20 分及以上即为谵妄，小于 20 分则不存在谵妄；诊断阈值为 22 分，22 分及以上表示有较大可能存在谵妄，小于 22 分则表示存在谵妄的可能性较小。

表 3-5-8　意识模糊评估量表（中文修订版）

| 条目 | 不存在<br>（1分） | 轻度<br>（2分） | 中度<br>（3分） | 严重<br>（4分） |
|---|---|---|---|---|
| 1. 急性起病 | | | | |
| 2. 注意障碍 | | | | |
| 3. 思维混乱 | | | | |
| 4. 意识障碍 | | | | |
| 5. 定向障碍 | | | | |
| 6. 记忆减退 | | | | |
| 7. 知觉障碍 | | | | |
| 8. 兴奋 | | | | |
| 9. 迟滞 | | | | |
| 10. 病情波动 | | | | |
| 11. 睡眠—觉醒周期的改变 | | | | |

【评价】

经验证，意识模糊评估量表（中文修订版）具有令人满意的信度、效度，但是该量表只能定性诊断，不能评估谵妄的严重程度。

【应用举例】

于雪琴等为了研究意识模糊评估量表（中文修订版）在住院痴呆患者中的适用性，使用该量表评定住院老年痴呆患者 174 例，通过因子分析评估该量表的结构效度；以《精神疾病诊断与统计手册（第四版）》的谵妄诊断标准为金标准，评价该量表的诊断效度；通过评定者一致性检验、内部一致性检验评价量表的信度。结果显示，因子分析剔除 2 个条目后形成 9 个条目的 2 因子模型；诊断谵妄的临界值为 24 分，敏感性为 97%，特异度为 89%，与临床诊断的一致性为 0.74。得出结论意识模糊评估量表（中文修订版）在老年痴呆患者中有较好的效度和信度，适用于老年痴呆患者叠加谵妄的筛查。

（林　涛）

# 第八节　谵妄观察筛查量表

【概述】

Schuurmans 等在《精神疾病诊断与统计手册（第四版）》的基础上提出了谵妄观察筛查量表（Delirium Observation Scale,DOS）。

【适用范围】

谵妄观察筛查量表适用于临床上没有经受过谵妄相关培训的护理人员使用。

【评分内容】

谵妄观察筛查量表包括 13 个指标（见表 3-5-9）。每一条指标在患者的情况中存在计 1 分，不存在则计 0 分；其中条目 3、8、9 采用反向计分，即存在计 0 分，不存在则计 1 分。该评估工具总分是 13 分，≥ 3 分提示该患者存在谵妄。

【评价】

国外学者的研究结果验证，谵妄观察筛查量表的敏感性为 89%、特异性为 88%，而且设计简单、使用方便，只需 5 分钟即可完成评估，更易于在平常的护理工作中使用。但是，谵妄观察筛查量表的不足之处在于需要患者清醒、能够配合调查，并且还需要患者能够正确的表达，有较大的局限性。

表 3-5-9　谵妄观察筛查量表

| 条目 | 不存在以下情况（0分） | 存在以下情况（1分） |
| --- | --- | --- |
| 1. 谈话或活动时瞌睡 | | |
| 2. 容易被环境中的刺激干扰 | | |
| 3. 谈话或活动时能保持注意力（反向计分） | | |
| 4. 不能完成问题或回答 | | |
| 5. 给出和问题不相关的答案 | | |
| 6. 对指令反应缓慢 | | |
| 7. 认为自己在别的地方 | | |
| 8. 知道处于一人的时间段（反向计分） | | |
| 9. 记得最近的事情（反向计分） | | |
| 10. 躁动不安 | | |
| 11. 拔除静脉通路、鼻饲管、尿管等 | | |
| 12. 容易激动或突然激动（害怕、生气、愤怒） | | |
| 13. 对人或事分辨不清 | | |

**【应用举例】**

谵妄观察筛查量表是为了促进护士在日常临床护理中对谵妄的早期认识而研制的。它在各种患者群体中显示出良好的有效性，但尚未在晚期癌症住院患者中得到验证。国外学者以修订版的谵妄评定量表（DRS-R-98）为金标准，评估对晚期癌症患者应用谵妄观察筛查量表的准确性标准。结果显示，谵妄观察筛查量表的敏感性为99.9%，特异性为99.5%，阳性预测值为94.6%，阴性预测值为99.9%。得出结论，建议护理人员可通过谵妄观察筛查量表分析筛选晚期癌症患者。

（林　涛）

# 第九节　常规识别谵妄量表

**【概述】**

2015 年，Voyer 等基于谵妄的诊断提出了常规识别谵妄量表（RADAR）。

**【适用范围】**

常规识别谵妄量表适用于护士在给药过程中评估患者的谵妄。

【评分内容】

常规识别谵妄量表包括 3 个条目（见表 3-5-10），有 1 个或以上条目的评估结果为"是"，即可判定为阳性。

表 3-5-10　常规识别谵妄量表

| 条　目 | 是 | 否 |
|---|---|---|
| 1.当你给患者服用药物时，患者是否昏昏欲睡？ | | |
| 2.患者按照你的指示操作是否有困难？ | | |
| 3.患者的运动是否减慢？ | | |

【评价】

常规识别谵妄量表注重动态评估，由于谵妄患者病情反复波动，因此建议每天评估 3~4 次。与其他评估工具相比，常规识别谵妄量表不仅不需要患者言语功能正常也不需要了解患者的精神状态，易于护士在给药过程中进行评估，有较高的完成率。但是，该量表的不足之处在于评估完全来自于评估者的主观判断，不够客观，进而影响评估结果，不易于推广，信效、度不明确。

（林　涛）

# 第十节　4A 测试量表

【概述】

4 A 测试量表是 Sanchai 等于 2011 年编制的，"4 A"指的是量表评估的 4 个项目即警觉性（Alertness）；简化心理测试 -4（The 4-item Abbreviated Mental Test,AMT-4）；注意力（Attention）；急性改变或病程波动（Acute Change or Fluctuating Course）。

【适用范围】

4 A 测试量表适用于非精神专科医务人员使用，对语言功能无障碍的重症监护室患者进行谵妄评估。

【评分内容】

4 A 测试量表评估内容包括 4 个条目（见表 3-5-11），每一个条目根据其标准进行评分。总分为 0~12 分，0 分说明无异常，1 ~ 3 分提示存在认知障碍，4 分及以上提示出现谵妄。评估时间约 2 分钟。

表 3-5-11 4A 测试量表

| 条 目 | 内容 | 评分标准 | 得分 |
|---|---|---|---|
| 警觉性 | 观察患者是否出现明显嗜睡（如难以唤醒、明显困倦）和／或易激惹状态（如烦躁、多动）的警觉性异常表现 | 正常（在评估过程中患者处于完全清醒且不过激）0 分<br>睡眠状态时言语或轻拍肩膀唤醒后恢复正常所需时间 < 10 秒 0 分<br>明显异常（明显嗜睡和或易激惹状态）4 分 | |
| 简化心理测试 -4 | 向患者提问 4 个问题：<br>①你今年多少岁？<br>②你的出生年月日是什么？<br>③你知道今年是哪一年吗？<br>④你知道你现在在那里吗？（回答"医院"或大楼名称即为正确答案） | 没有错误 0 分<br>1 个错误 1 分<br>≥ 2 个错误或无法测试 2 分 | |
| 注意力 | 向患者提问："请将每年的月份从 12 月开始倒过来告诉我。"（可提示患者 12 月的前一个月是 11 月） | 回答正确的月份数 ≥ 7 个 0 分<br>回答正确的月份数 < 7 个 1 分<br>无法测试（患者不适、嗜睡、注意力不集中等）2 分 | |
| 急性改变或病程波动 | 观察患者是否有过去 2 周内出现且过去 24 小时内仍然存在的明显变化或波动的精神状态异常，如警觉性、认知功能、其他心理功能（妄想、幻觉） | 是 4 分<br>否 0 分 | |

诊断：0 分提示无谵妄或严重的认知功能障碍（一旦特征④所需的基线信息不完整，仍可能出现谵妄）；1~3 分高度怀疑认知障碍；≥ 4 分高度怀疑谵妄和／或认知障碍

【应用现状】

4A 测试量表用于老年患者的谵妄评估已经在国际上得到认可。该量表被翻译成多种语言，并在临床中广泛应用。

【评价】

4A 测试的优点是易于使用、精准度高、所用时间较短，其改良的版本为认知障碍提供了评分范围，易于操作，并且已在各种临床环境中得到验证。在意大利的一项验证研究中对 4A 测试量表进行了信度、效度分析，结果表明其敏感性为 89.7%，特异度为 84.1%。尽管 4A 测试量表使用简单，但仍有护士对部分条目存在疑问，如"部

分文化水平不高的老年患者，在倒数月份时表现出为难，但当把题目修改为从12元钱倒数到1元钱时，就可以轻松的理解并正确回答"等，也使得护士对4A测试量表有助于识别谵妄的评价较低。提示在临床实践中，护士要密切关注患者的状态，准确判断其是否无法正确回答问题，避免出现假阳性结果。

（林　涛）

# 第十一节　记忆谵妄评定量表

【概述】

记忆谵妄评定量表（Memorial Delirium Assessment Scale，MDAS）是由Breitbart等于1997年开发。该量表侧重于对伴有急性认知功能障碍谵妄患者及其严重程度的评估。

【适用范围】

记忆谵妄评定量表适用于所有临床医生对患者（尤其是治疗时间在24小时内）进行谵妄评估。

【评分内容】

记忆谵妄评定量表包括10个测试条目（见表3-5-12），每个条目的得分为0~3分，总得分为0~33分。

表3-5-12　记忆谵妄评定量表

评估说明：根据患者当前的互动情况或对其过去几小时的行为或经历进行评估

条目1-意识水平降低：评估患者目前对环境（评估者、房间内其他人或物体）的意识和与环境的互动程度（例如让患者描述他们周围的环境）
0分：没有（患者自发地完全意识到环境并适当地进行互动）
1分：轻微的（患者不知道环境中的某些因素，或没有自发地与评估者进行适当的互动；当受到强烈刺激时，会完全意识到并适当地进行交互；评估时间较长，但没有受到严重干扰）
2分：中等的（患者不知道环境中的部分或全部因素，或不主动与评估者互动；当受到强烈刺激时，变得不完全意识和不适当的互动；评估时间较长，但没有受到严重干扰）
3分：严重的（患者不了解环境中的所有因素，没有与评估者的自发互动，对环境也没有意识，因此即使在最大程度的刺激下，评估者也很难甚至不可能进行采访）

条目2-定向力：通过询问10个方向项目来评估患者当前的状态（如月、日、年、季节、楼层、医院名称、城市州和国家等）
0分：没有（患者知道9~10个条目）
1分：轻微的（患者知道7~8个条目）
2分：中等的（患者知道5~6个条目）
3分：严重的（患者知道不超过4个条目）

**续表**

评估说明：根据患者当前的互动情况或对其过去几小时的行为或经历进行评估

条目3– 短期记忆障碍：通过重复和延迟记忆3个单词来评估患者当前状态（患者必须在干预任务完成5分钟后立即重复和回忆单词）

0分：没有

1分：轻微的

2分：中等的

3分：严重的

条目4– 受损的数字广度：通过让患者重复前3位、4位、后5位、后3位、后4位来评估当前的表现；只有当患者在前一步成功时，才继续下一步

0分：没有　（患者可以做至少5个向前和4个向后的数字）

1分：轻微的　（患者可以向前至少做5个数，向后至少做3个数）

2的：中等的　（患者可以向前做4~5个数，不能向后做3个数）

3分：严重的　（患者最多只能输入3个数字）

条目5– 注意力维持和转移能力下降：在评估过程中，由于患者的注意力分散、失去方向、被外界刺激分心或过度专注于一项任务，需要重新措辞和/或重复的问题

0分：没有　（患者维持和转移注意力正常）

1分：轻微的　（以上注意力问题只出现一两次，不会延长评估时间）

2分：中等的　（以上注意力问题经常发生，在不严重干扰的情况下延长评估时间）

3分：严重的　（以上注意力问题不断发生，干扰评估，使评估变得困难甚至不可能）

条目6– 无条理的思考：在评估中表现为说话内容杂乱无章、不相干或语无伦次，或离题、旁敲侧击或错误的推理

0分：没有　（患者说话连贯，目标明确）

1分：轻微的　（患者说话有点难懂；对问题的回答有些偏离目标，但不至于延长评估时间）

2分：中等的　（患者说话不连贯，评估时间会延长，但不会中断）

3分：严重的　（由于思维或语言混乱，评估非常困难或不可能）

条目7– 知觉障碍：从访谈或患者的不恰当行为中推断出患者是否出现幻觉

0分：没有　（没有误解、幻觉）

1分：轻微的　（有睡眠相关的错觉或错觉，1~2次短暂的幻觉，无不当行为）

2分：中等的　（在不影响评估的情况下，多次出现幻觉或频繁出现幻觉，但行为不当的可能性很小）

3分：严重的　（出现频繁或强烈的幻觉，伴有持续的不当行为，干扰评估或医疗护理）

条目8– 妄想症：根据患者在面谈或入院时的不当行为推断出患者是否有妄想症

0分：无（无误读或妄想证据）

1分：温和（误解或怀疑，无明显妄想或不当行为）

2分：中度（患者所承认的或由其行为所证明的妄想，仅仅轻微地干扰访谈或干扰医疗护理）

3分：严重（持续性和/或强烈的妄想，导致不适当的行为，干扰评估或严重干扰医疗）

续表

| 评估说明：根据患者当前的互动情况或对其过去几小时的行为或经历进行评估 |
| --- |
| 条目 9- 减少或增加的心理运动活动：在过去的几个小时内，患者的精神活动是低活性、还是高活性或两种都有<br>0 分：无（正常精神运动活动）<br>1 分：轻微的（低活动几乎不明显，表现为轻微的运动迟缓。过度活跃几乎不明显，或表现为简单的不安）<br>2 分：中度（活动不足是不可否认的，运动次数明显减少或运动明显缓慢；患者很少自发地移动或说话。过度活跃是不可否认的，受试者几乎不断地移动；在这两种情况下，评估时间都因此延长了。）<br>3 分：严重的（低活动是严重的；患者在没有刺激的情况下不能移动或说话，或者是紧张症。多动症是严重；患者经常活动，对刺激反应过度，需要监视和 / 或约束；要通过评估是困难的，甚至是不可能的） |
| 条目 10- 睡眠 - 觉醒周期紊乱（觉醒障碍）：评估患者在适当时间入睡或保持清醒的能力。<br>0 分：没有（晚上睡得好；白天保持清醒没有问题）<br>1 分：轻度（轻度偏离适当的嗜睡和清醒状态：夜间难以入睡或短暂夜间醒来，需要药物才能睡好；在白天，有一段时间昏昏欲睡，或者在评估时昏昏欲睡，但很容易被完全唤醒）<br>2 分：中度（中度偏离适当的睡眠和清醒状态：夜间，重复和延长夜间醒来；在白天，频繁和长时间午睡，或者在评估过程中，只有通过强烈的刺激才能被完全唤醒）<br>3 分：严重（严重偏离适当的睡眠和清醒状态：晚上，失眠；在白天，患者大部分时间都在睡觉，或者在评估过程中，不能被任何刺激完全唤醒） |

## 【应用现状及评价】

记忆谵妄评定量表可供所有临床医生使用，这有助于在综合医院中进行推广，并可用于对谵妄的严重程度进行分级。

## 【评价】

国外学者通过研究得出记忆谵妄评定量表的评分者信度及内部一致性分别为 92%、91%。当记忆谵妄评定量表的临界值为 13 分时，特异性何和敏感性分别为 93.8%、70.6%。不足之处在于没有帮助识别谵妄及痴呆发作的时间或者是症状波动的项目。

## 【应用举例】

吴宇洁等编译了记忆谵妄评定量表，并在国内某医院的 82 名骨科患者中进行应用。所有患者均在手术后的第一天、第二天和第四天由来自精神科的主治医生进行评估，评判标准为《精神障碍诊断与统计手册（第四版）》。尔后，住院医生评估这类患者的术前认知功能，通过简易精神状态评定量表来完成。最后，填写记忆谵妄评定量表中文版及谵妄评定方法中文修订版两个量表。结果显示，当最佳临界值为 7.5 分时，记忆谵妄评定量表的敏感性及特异性分别是 95.7% 和 98.0%，阳性预测值为 91.8%，阴性预测值为 99.0%，诊断一致率是 97.6%。最后得出结论是记忆谵妄评定量表应用于老年的手术后患者时具有较高的信效度，它不仅可以评估是否存在谵妄，也能够评估谵妄的严重性。

（林　涛）

# 第十二节　谵妄运动亚型分型量表

**【概述】**

2008 年， Meagher 等编制了谵妄运动亚型分型量表（DMSS）。该量表主要对谵妄的运动亚型进行分类，提出谵妄可分为四类，即高活动型、低活动型、混合型和其他型。目前，对于谵妄运动亚型的分类是在临床描述的基础上进行的，尚无客观依据。该量表客观检测患者的运动活性水平，并且文献已经证实，其运动亚型波动并不大。相关学者提出，运动亚型的不同有可能是由于不同的病因、治疗及认知功能的损害程度造成的。

**【适用范围】**

谵妄运动亚型分型量表适用于对所有的谵妄患者进亚型分类。

**【评分内容】**

评估内容见表 3-5-13。

表 3-5-13　谵妄运动亚型分型量表

| 高活动型 | 患者在过去 24 小时内至少出现两种以下情况：<br>运动量增加；<br>失去活动控制；<br>徘徊 |
| --- | --- |
| 低活动型 | 患者在过去 24 小时内至少出现两种及以上以下情况：活动量减少；<br>降低动作速度；<br>对周围环境的意识降低；<br>言语量减少；<br>语速下降；<br>无精打采；<br>警觉性降低 / 戒断 |
| 混合型 | 患者在过去 24 小时内同时出现高活动型和低活动型 |
| 其他型 | 患者在过去 24 小时内既无高活动又无低活动型 |

**【应用现状及评价】**

国外学者应用谵妄运动亚型分型量表对外科手术后患者的研究得出，高达 70% 的患者存在谵妄，其中低活动型占三分之二，高活动型较少。另一研究表明，急诊科最多见的是低活动型谵妄患者，但急诊医生会漏掉 76%。

**【评价】**

及早应用谵妄运动亚型分型量表对谵妄患者进行分型，可以早期判断患者的发病原因、治疗方案并改善其认知功能。有学者提出，四种类型中结局相对较差的是低活动型，且其存在较高的病死率；而结局较好的是高活动型，可能和低活动型不能有效识别谵妄有关。混合型更为严重，认知功能受损更大。

**【应用举例】**

国内研究者应用谵妄运动亚型分型量表对某院 73 名谵妄患者进行分类，其中低活动型、混合型、高活动型的占比依次为 47.9%、34.3% 及 17.8%。遗憾的是，在这项研究中并未分出其他型，也没有指出具体根据何标准进行分类。

（林　涛）

# 第六章　疼痛管理

## 第一节　疼痛管理知识与态度调查问卷

**【概述】**

疼痛管理知识与态度的调查（Knowledge and Attitudes Survey Regarding Pain,KASRP）问卷由学者 Betty Ferrell 及 Margo McCaffery 于 1987 年根据世界卫生组织、美国疼痛学会及美国卫生保健政策研究机构制定的关于疼痛的处理标准设计形成。2008 年。作者 Betty Ferrell 及 Margo McCaffery 对问卷进行了最新一次修订。疼痛管理知识与态度的调查问卷具有良好的信度、效度，被多国学者引入并翻译成多种语言文字，广泛应用。中文版疼痛管理知识与态度的调查问卷由童莺歌在征得原问卷作者同意后，翻译、跨文化调适后形成，并经验证其具有良好的信度、效度。

**【适用范围】**

疼痛管理知识与态度的调查问卷适用于测量护士或者护理专业学生的疼痛管理知识和态度。

**【评分内容】**

疼痛管理知识与态度的调查问卷共计 40 个条目，包括是非题、选择题和案例分析题 3 种题型。其中第 1~22 题为是非题，共 22 个条目；第 23~36 题为选择题，共 14 个条目；第 37~38 题为案例分析题，每题包含 2 个子条目，共 4 个条目。问卷内容涉及疼痛评估、疼痛处理、用药原则及案例分析等。该问卷设有标准答案，评分时参照标准答案，计算答对题数所占的比率，即答对率 =[ 答对题数 / 总题数（40）]×100%。答对率 80% 是及格分数线，答对率低于 80%，表明护士的疼痛管理能力显著缺乏。

## 疼痛管理知识与态度调查问卷

（一）是非题（请勾出正确答案）

1. 生命体征总是患者疼痛强度的可靠指征。　　　　　　（□对 □错）

2. 因为神经系统没有发育成熟，两岁以下的小孩疼痛感觉比较迟钝，而且他对疼痛经历的记忆是有限的。　　　　　　（□对 □错）

3. 一个疼痛患者，如果可以做到从疼痛中转移注意力，通常意味着他的疼痛程度并不严重。（□对 □错）

4. 患者即使有剧烈的疼痛，也许仍然可以入睡。　　　　　　（□对 □错）

5. 阿司匹林和其他非甾体抗炎镇痛药物不是有效的治疗骨转移性疼痛的药物。（□对 □错）

6. 接受稳定剂量阿片类药物治疗超过数月的患者很少发生呼吸抑制。　　　　　　（□对 □错）

7. 与应用单种镇痛药物相比，联合应用不同作用机制的镇痛药物（如联合应用阿片类和非甾体抗炎镇痛药物）可能能够产生较好的镇痛效果且比仅使用一种镇痛剂的药物副作用少。（□对 □错）

8. 吗啡 1~2 mg 静脉注射镇痛持续的时间通常为 4~5 小时。　　（□对 □错）

9. 研究表明，异丙嗪和羟嗪是有效的阿片类药物增效剂。　　（□对 □错）

10. 不应该对有药物滥用病史的患者应用阿片类药物。　　　（□对 □错）

11. 吗啡具有"封顶效应"（即超过某一剂量之后，无论增加多少剂量，都不会产生更好镇痛效果）。　　　　　　（□对 □错）

12. 老年患者不能耐受阿片类药物作为镇痛药物。　　　　　（□对 □错）

13. 我们应该鼓励患者在应用阿片类药物之前，尽可能地忍受疼痛。（□对 □错）

14. 年龄在 11 岁以下的小孩的疼痛报告并不可靠。因此，护士在评估患者疼痛强度时，只能依靠孩子父母的评估。　　　　　　（□对 □错）

15. 患者的精神信仰也许会让他们认为遭受和忍耐疼痛是必需的。（□对 □错）

16. 给与初始剂量的阿片类药物之后，应根据患者的个体反应作出用药量的调整。（□对 □错）

17. 给患者注射无菌注射用水（安慰剂），是一种测试患者疼痛是否真实存在的有效方法。（□对 □错）

18. 口服羟考酮 5 mg+ 对乙酰氨基酚 500 mg 的效果约等于口服吗啡 5~10 mg。（□对 □错）

19. 如果患者的疼痛病因并不明了，在疼痛评估阶段不应给予患者阿片类药物，因为这样会遮盖对疼痛病因的正确诊断。　　　　　　（□对 □错）

20. 单次应用抗惊厥药物如卡马西平后，会产生最理想的镇痛效果。　　（□对 □错）

21.除非疼痛是由肌肉痉挛引起的,不然,苯二氮䓬类药物不是有效的镇痛药物。

（□对 □错）

22.麻醉药物/阿片类药物成瘾是一种慢性的神经生物学疾病,特征为下列1项或以上行为:失去对麻醉药物使用的控制力、不得不用药或明知药物有损于身体仍继续使用、上瘾。

（□对 □错 ）

（二）单选题（请勾出正确答案）

23.对于持续性癌痛疼痛患者,阿片类药物的最佳给药途径是:

A.静脉注射 B.肌肉注射 C.皮下注射 D.口服 E.经直肠给药

24.对于短暂、剧烈、突发的疼痛,如创伤或手术后疼痛,阿片类药物的最佳给药途径是:

A.静脉注射 B.肌肉注射 C.皮下注射 D.口服 E.经直肠给药

25.对于癌症患者持续的中、重度疼痛,下列哪种药物最适合使用:

A.可待因 B.吗啡 C.杜冷丁 D.曲马多

26.下列哪项吗啡每4小时（Q4 h）静脉给药量相当于吗啡30 mg每4小时的口服量:

A.吗啡5 mg静脉注射 Q4 h          B.吗啡10 mg静脉注射 Q4 h

C.吗啡30 mg静脉注射 Q4 h          D.吗啡60 mg静脉注射 Q4 h

27.镇痛药物治疗术后疼痛的初始给药方式应该是:

A.24小时内按固定的方案给药

B.仅在患者要求给药时      C.仅在护士决定患者有中等及以上程度不适时

28.一位罹患癌症疼痛的患者每天接受阿片类药物治疗已有2月。昨天,他接受了吗啡200 mg/h静脉注射镇痛治疗。今天,他接受了吗啡250 mg/h静脉注射镇痛治疗。在没有发生其他新的并发症的前提下,他发生严重的呼吸抑制的可能性为:

A.小于1% B.1~10% C.11~20% D.21~40% E.＞41%

29.一位疼痛患者要求增加止痛药物剂量的最可能的原因是:

A.患者感觉疼痛加重           B.患者焦虑与抑郁的感觉加重

C.患者在寻求医务人员的进一步关注   D.患者的要求与药物成瘾有关

30.下列哪种药物用于治疗癌性疼痛有效:

A.布洛芬 B.美施康定 C.加巴喷丁 D.上述全部

31.最能准确地判断患者疼痛程度的人是:

A.为其治疗的医生 B.患者的主管护士 C.患者

D.药剂师 E.患者的配偶或其他家属

32.在进行疼痛护理时,从患者的文化背景角度来说,下列哪种最佳:

A.由于人口的多样化,进行疼痛护理时,已经没有来自文化方面的影响

B.文化的影响可取决于个人的民族的特性（如亚洲人是坚韧的,意大利人是善于表达的）

C.应该通过对患者个体的评估来确定文化因素对其的影响

D.文化因素对患者的影响和个体的社会经济状况有关（如蓝领工人比白领更会报告疼痛）

33. 在出现疼痛的患者当中,有多大的可能这些人中原来就有酒精和 / 或毒品滥用问题:

A. < 1%　　B.5~15%　　C.25~50%　　D.75~100%

34. 吗啡静脉给药后达到峰值效应的时间是:

A.15 分钟　B.45 分钟　C.1 小时　D.2 小时

35. 吗啡口服给药达到峰值效应的时间是:

A.5 分钟　B.30 分钟　C.1~2 小时　D.3 小时

36. 在阿片类药物突然撤药后,下列哪项是产生生理依赖性的表现:

A. 阿片类药物突然撤药后出现的出汗、哈欠、腹泻及激惹症状

B. 对药物使用失去自控力、不得不使用药物或成瘾

C. 为了达到相同的药效要求增加药物剂量　　　D.A 和 B

(三)案例分析:下文列了 2 个案例,请你根据每个患者的情况作出疼痛的判断和用药的决定

37. 患者安德鲁,25 岁,男性,腹部手术后第一天。当你走入他的病房时,他朝你微笑,然后继续和来访者们聊天及开玩笑。评估血压 120/80 mmHg,脉搏 80 次 / 分钟,呼吸 18 次 / 分钟。在疼痛标尺上安德鲁给自己的疼痛评分为 8 分。

(1)你需要在病历上记录患者的疼痛评分,请你在疼痛标尺上圈出安德鲁的疼痛评分。

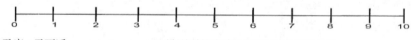

0= 无痛 / 无不适　　　　　　　10= 最剧烈的疼痛 / 最严重程度的不适

(2) 你的上述疼痛评估结果是安德鲁接受吗啡 2 mg 静脉注射 2 小时后得出的。在吗啡静脉注射后半小时,他的疼痛评分在 6~8 分,且没有明显的呼吸抑制、镇静或其他棘手的药物副反应发生。他认为 2/10(即疼痛评分标尺上的 2 分)为他可以接受的疼痛缓解水平。医嘱:吗啡 1~3 mg 静脉注射(长期备用)。此时你将采取的措施是:

A. 此时不需要用吗啡　　　　　　B. 立即给予吗啡 1 mg 静脉注射

C. 立即给予吗啡 2 mg 静脉注射　　　D. 立即给予吗啡 3 mg 静脉注射

38. 患者罗布特,25 岁,男性,腹部手术后第一天。当你走入他的病房时,他正静静地躺在床上休息,你注意到他在翻身时脸上浮现出的痛苦表情。评估血压 120/80 mmHg,脉搏 80 次 / 分钟,呼吸 18 次 / 分钟,在疼痛标尺上罗布特给自己的疼痛评分为 8 分。

(1)你需要在病历上记录患者的疼痛评分,请你在疼痛标尺上圈出罗布特的疼痛评分。

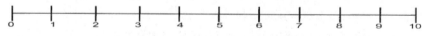

0= 无痛 / 无不适　　　　　　　10= 最剧烈的疼痛 / 最严重程度的不适

(2)你的上述疼痛评估结果是罗布特接受吗啡 2 mg 静脉注射 2 小时后得出的。在吗啡静脉注射后半小时,他的疼痛评分在 6~8 分,且没有明显的呼吸抑制、镇静或其他棘手的药物副反应发生。他认为 2/10(即疼痛评分标尺上的 2 分)为他可以接受的疼痛缓解水平。医嘱:吗啡 1~3 mg 静脉注射(长期备用)。此时你将采取的措施是:

A. 此时不需要用吗啡　　　　B. 立即给予吗啡 1 mg 静脉注射

C. 立即给予吗啡 2 mg 静脉注射　　　　D. 立即给予吗啡 3 mg 静脉注射

**疼痛管理知识与态度调查问卷标准答案**

（一）是非题

1. 错　　2. 错　　3. 错　　4. 对　　5. 错

6. 对　　7. 对　　8. 错　　9. 错　　10. 错

11. 错　　12. 错　　13. 错　　14. 错　　15. 对

16. 对　　17. 错　　18. 对　　19. 错　　20. 错

21. 对　　22. 对

（二）选择题

23. D　　24. A　　25. B　　26. B　　27. A

28. A　　29. A　　30. D　　31. C　　32. C

33. B　　34. A　　35. C　　36. A

（三）案例分析题

37（1）8 分　　37（2）D　　38（1）8 分　　38（1）D

**【应用与评价】**

疼痛管理知识与态度调查问卷具有良好的信度、效度，广泛用于国内外护士及护理专业学生疼痛知识水平测评及疼痛知识培训效果的测量。McCaffery 等对 2459 名调查研究发现，护士疼痛评估与疼痛控制知识缺乏，并且护士主要是通过患者的行为来判断患者疼痛程度的标准，只有不到 1/4 的护士认为阿片类药物成瘾概率低于 1%。

（陈晓莉）

# 第二节　视觉模拟量表

**【概述】**

疼痛评估工具主要分为单维度评估工具和多维度评估工具两大类。单维度疼痛评估工具单纯依靠患者主观评价其疼痛感受；而多维度疼痛评估工具除了依靠患者主观评价外，还会加入对其行为或生理指标的客观观察与评价，综合对患者疼痛情况进行评分，从疼痛程度或空间时间分布等多方面进行描述。视觉模拟量表（Visual Analogue Scale，VAS）是一种常用的单维度疼痛评估量表。最早是 1976 年由 Sehtt 和 Huskisson 两位教授发明了一种直尺：在一条长 100 mm 疼痛直尺上用 0 端代表无痛，100 代表程度最剧烈的疼痛；让患者自行在疼痛直尺上 0~100 之间的某个位置做标记代表自己目前的疼痛程度，然后测量从刻度 0 到患者标记位置的长度就代表患者目前的疼痛程度。后来该评分方法被简化为 0~10 cm 十个刻度，分别用 0 端代表无痛、10 端代表最剧烈的疼痛。

【适用范围】

视觉模拟量表广泛用于患者疼痛程度评估（自评），包括急性疼痛和慢性疼痛。常用于具有一定认知能力的对象，部分老年人、儿童特别是存在认知功能障碍的对象使用视觉模拟量表的应答率偏低。

【评分内容】

视觉模拟量表疼痛评估直尺刻有 0 到 10 的刻度，0 刻度代表完全无痛，从 0 刻度向 10 刻度，疼痛程度越来越重，10 刻度代表难以忍受的最剧烈的疼痛（图 3-6-1）。由患者在直尺上能代表其疼痛程度的刻度位置用笔做出标记，评估者测量从 0 刻度到患者标记间的长度，以此作为患者疼痛程度评分。通常认为 10 分为最剧烈疼痛，7 ~ 10 分（70 ~ 100 mg）为重度疼痛，4 ~ 6 分（40 ~ 60 mg）为中度疼痛，3 分（30 mg）以内为轻度疼痛，0 为无痛。2003 年个别学者对视觉模拟量表评分分级建议调整为：75 ~ 100 mg 代表重度疼痛，45 ~ 74 毫克代表中度疼痛，5 ~ 44 mg 代表轻度疼痛，0 ~ 4 mg 代表无痛。

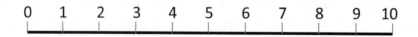

图 3-6-1　视觉模拟量表

【应用现状】

视觉模拟量表广泛应用于各种急性疼痛评估与管理中，特别是作为各种镇痛干预措施效果比较时重要的观察指标。唐炼等在评价某止痛药在骨折术后急性疼痛患者镇痛效果时使用视觉模拟量表作为观察指标；黄为阳等将视觉模拟量表用于带状疱疹神经痛患者疼痛评估。Ali 等对肌肉骨骼损伤急诊患儿（平均年龄 11.9 岁）的疼痛进行管理时使用视觉模拟量表作为评估工具。另外，视觉模拟量表不仅应用于疼痛评估，还可以作为一种广泛运用的心理学评估方法。早在应用于疼痛评估前，视觉模拟量表还用于呼吸困难程度的主观评价等，是各类客观评价的重要补充。

【评价】

视觉模拟量表方法简便，快速高效，是使用较为广泛的疼痛评估量表之一。但是视觉模拟量表也有一定的局限性。视觉模拟量表是一种较为抽象的量表，在使用前需要评估者充分解释疼痛直尺使用方法，向患者说明视觉模拟量表与真正疼痛的关系；

也要患者具有一定的逻辑认知和抽象思维能力，能够充分理解评估直尺不同刻度代表的含义。因此受教育程度较低的患者或老年人或者儿童的正确应答率较低，使用前有必要了解患者的逻辑认知和抽象思维能力。需要注意的是，视觉模拟量表不适合用来比较不同患者间的疼痛程度，但可以通过比较视觉模拟量表得分差异了解患者自身疼痛程度的变化，但是视觉模拟量表得分的差异不能等同于临床意义差异。

【应用举例】

Hiroshi Takahashi 等人在 2010 年 4 月到 2016 年 4 月期间招募了 74 位确诊为腰椎管狭窄症的患者。这 74 位患者的腰椎管狭窄症都由两位脊柱外科医生通过神经系统表现、下腰部疼痛症状及放射检查结果确诊。根据纳入和排除标准最终纳入 50 位患者作为研究对象使用单侧椎板切除双侧减压术进行治疗。研究组在术前、术后 6 个月、1 年和 2 年随访时使用视觉模拟量表测量患者下腰背部疼痛，且每次测量均包括运动、站立、坐姿 3 种姿势下的视觉模拟量表评分。通过视觉模拟量表评分多组进行统计学分析，显示了单侧椎板切除双侧减压术对于缓解受试者下腰背部慢性疼痛的效果，研究中患者 Oswestry 残疾指数（Oswestry Disability Index，ODI）及影像学变化也同时被观察测量和比较，以研究干预措施效果。一定程度上也印证了视觉模拟量表在该研究中的评估价值。

（张建娜）

# 第三节　数字评定量表

【概述】

数字评定量表（Numeric Rating Scale，NRS）是一种应用极为广泛的单维度疼痛评估量表，是在视觉模拟量表的基础上发展而来的，是用 0~10 共 11 个数字代表不同级别的疼痛程度，即一种 11 级定级评估的方法。个别研究也把 11 级数字评定量表改为 101 级数字评定量表（即用从 0~100 共 101 个数字级别代表不同程度的疼痛）。

【适用范围】

数字评定量表广泛用于患者疼痛程度包括急性疼痛和慢性疼痛的评估（自评）。

【评分内容】

数字评定量表可以使用纸质图表，也可无需纸质表直接口述。量表用 0，1，2，3，4，5，6，7，8，9，10，11 个数字代表不同的疼痛程度，随着数字的增大代表的疼痛程度越剧烈，0 代表无痛，10 代表最剧烈的疼痛。由被评估者选择某一个数字代表自己的疼痛程度。

【应用现状】

数字评定量表被广泛应用于各种场景的疼痛程度评估，包括临床评估和科学研究。考虑到成人对数字等级有更好的理解能力，数字评定量表常用于评估成人各类临床疼痛，以评价干预措施的效果。李漓等对173例18～78岁择期手术患者使用数字评定量表评估其术前术后的疼痛程度及变化得到可靠结论，且获得较高的应答率。黎春华等人在研究老年人腰痛时使用该量表，获得较好的重测信度。同时数字评定量表在青少年的疼痛程度评估中也获得可靠结果。

【评价】

数字评定量表是临床试验方法、测定及疼痛评估组织（IMMPACT）及美国老年协会推荐的评估癌症患者和老年人疼痛程度的首选工具，也是国际上应用范围最广的单维度疼痛评估量表。相比视觉模拟量表，数字评定量表由于其简便易懂，易于被患者接受，应答率较高，而广泛被临床医护人员及科研人员采用。而且考虑到数字评定量表可以仅需口头解释评分方法就可以让患者做出评估，所以还可以用于电话随访等评估方式中。Ferreira-Valente M 等人的研究显示，数字评定量表比视觉模拟量表、语言评分法（VRS）、修订版面部表情评分法（FPS-R）有更高的应答率。

【应用举例】

2016年胡庆霞等的研究将数字评定量表和其他几种评估工具用于门诊伤口换药患者的评估，研究患者的疼痛情况并比较几种疼痛评估工具结果一致性和易用性。在经过统一的评估语言解释数字评定量表后，请患者描述在换药时感受到的最剧烈的疼痛程度，共有110名患者参与评估。结果显示数字评定量表的评分结果与其他几种评估工具之间一致性好。

（张建娜）

# 第四节　语言评分法

【概述】

语言评分法（Verbal Rating Scale，VRS）是一种应用较广泛的单维度疼痛评估法。语言评分法是由几组按照严重程度等级排列的描述性短语组成，是用文字语言定性描述不同程度疼痛的一种方法。最常见的语言评分法使用6组程度描述短语，例如"无痛""轻微疼痛""中等程度疼痛""重度疼痛""无法忍受的疼痛"，也有使用 4 组或 5 组短语进行分级评估的情况。

【适用范围】

语言评分法广泛用于患者疼痛程度（包括急性疼痛和慢性疼痛）评估。

【评分内容】

语言评分法可以使用纸质图表，也可无需纸质表直接口述。量表用""无痛""轻微疼痛""中等程度疼痛""重度疼痛""无法忍受的疼痛"6 组短语组成，由被评估者选择某一个短语来描述自己的疼痛程度。进行评估后需要数据分析时，研究者通常会对不同的语言描述性的疼痛登记进行赋值，如无痛为 0 分、轻微疼痛为 2 分、中度疼痛为 4 分、重度疼痛为 6 分、极度疼痛为 8 分、最痛为 10 分，以便统计分析。

【应用现状】

语言评分法属于简单易用的疼痛评估工具，各国语言版本均可使用。黎春华等研究显示其可以用于老年人腰痛评估。李漓等对 173 例 18 ～ 78 岁择期手术患者使用了包括语言评分法在内的几种评估工具进行评估，结果显示语言评分法的应答率最高，属于较多患者首选的评估工具，首选率 23.1%。Ferreira-Valente M 等人为了研究各种评估工具的有效性和可靠性，使用试验控制的冷刺激强度在志愿者身上制造不同程度的疼痛刺激，再使用包括语言评分法在内的疼痛评估工具进行评估，结果显示包括语言评分法在内的工具具有从强到非常强的量表间相关性。

【评价】

相对于数字评定量表需要一定的逻辑理解能力，语言评分法更为直观，易于被患者接受，应答率较高，是一种较为方便的疼痛评估工具。语言评分法仅需口头解释评分方法就可以让患者做出评估，所以还可以用于电话随访等评估方式中。特别是对于老年人、受教育程度较低的对象进行评估时，语言评分法更具有优势。但在黎春华等在研究老年人腰痛时使用语言评分法与其他评估工具进行比较，语言评分法的重测信度最差，属于中等水平。其他类似研究也显示相似结果，主要原因在于语言评分法提供给患者可以描述疼痛程度的等级数目少，敏感性相对较低。另外需要注意的是，因为不同人对相同的描述性语言理解的不同，语言评分法不适合用于不同患者间的比较。

【应用举例】

黎春华等招募了 30 名以腰痛为主要症状（主要诊断为腰椎间盘突出症、软组织损伤、脊柱侧弯症等）的老年患者（男性 26 例，女性 4 例，年龄 60 ～ 94 岁）进行研究。经过充分解释各种疼痛评估工具的使用方法后，由同一位物理治疗师间隔 24 小时对患者进行疼痛评估，评估中除使用了语言评分法，还是用了数字评定量表、视觉模拟量表等其他几种评估工具，要求患者对 24 小时内自己最严重的疼痛程度进行评价。每次评估大约 5 分钟。结果显示老年患者均能理解语言评分法的含义并完成评估，且与其他评估比较都获得了可以接受的重测信度，能够用于老年腰痛患者的疼痛程度评估。但是相对其他的评估工具来说，语言评分法的重测信度最低。

（张建娜）

# 第五节　面部表情评分法

## 【概述】

面部表情评分法（the Faces Pain Scale，FPS）是一种应用较广泛的单维度疼痛评估方法，是由一组水平排列的面部表情图案组成，使用不同的面部表情对应不同程度的疼痛。1990 年 Bieri 等研发的面部表情评分法由 7 个表情组成，后于 2001 年修订为 6 个表情。

## 【适用范围】

面部表情评分法广泛用于描述患者疼痛程度，特别是儿童疼痛评估。

## 【评分内容】

面部表情评分法由水平排列 6 个表情组成，从左到右依次排列，最左边的表示无痛，最右边的表示程度最剧烈的疼痛（见图 3-6-2）。将这组水平排列的面部表情图案呈现给患者后，由患者指示出哪一个表情最能代表自己的疼痛程度。在 6 个面部表情图案的背面有不同表情对应的疼痛程度分值。无痛为 0 分，下一个级别的疼痛为 2 分，以此类推，最剧烈程度疼痛表情对应 10 分。需要注意的是，在进行评估时，只将表情图案呈现给患者，数字不向患者展示。

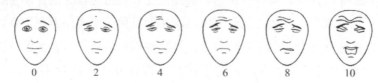

图 3-6-2　面部表情评分法

## 【应用现状】

面部表情评分法直观易懂，可以突破不同语言交流障碍及文化差异进行跨文化人群的评估。也因为其易于理解，简单适用，在李漓等对 173 例 18 ～ 78 岁择期手术患者疼痛评估研究中，面部表情评分法的应答率较高，仅次于语言评分法，成为近一半对象首选的疼痛评估工具。

【评价】

最初设计面部表情评分法是为了用于儿童的疼痛评估。相对数字评定量表、视觉模拟量表需要一定的逻辑理解能力，面部表情评分法更为直观，非常适合包括儿童在内的具有一定认知缺陷和沟通交流障碍的对象进行疼痛评估。Hicks 等研究证实了 5 岁以上儿童都能有效使用面部表情评分法进行疼痛评估。Herr 等将面部表情评分法用于评估老年人的疼痛强度，证实其具有较好的效度和信度；同时 Ferreira-Valente M 等的研究也获得相似结论，也证实了面部表情评分法不仅可以用于儿童，对于没有认知缺陷的成人和老年人的疼痛评估仍然适用。

(张建娜)

# 第六节　术后疼痛评分法

【概述】

术后疼痛评分法是一种单维度疼痛评估工具，发明之初是为了用于评估腹部手术和开胸手术后患者的疼痛程度及疼痛缓解情况，特别是深呼吸和咳嗽时的镇痛效果。

【适用范围】

术后疼痛评分法广泛用于胸腹部手术后或气管插管 / 气管切开不能说话的患者疼痛自评，需要在手术前训练患者使用手势表达疼痛程度。

【评分内容】

术后疼痛评分法给静息、咳嗽、深呼吸时不同疼痛程度进行赋值，分为 5 个等级的疼痛（见表 3-6-1）。通过患者自评在休息时或某些可重复动作（深吸气、咳嗽）时是否疼痛以及疼痛的程度从而得出评估结果。因此，可以把术后疼痛评分法理解为专用于胸腹手术后疼痛评估的一种语言评分法。

表 3-6-1　术后疼痛评分法

| 疼痛程度 | 分值（分） |
| --- | --- |
| 咳嗽时无疼痛 | 0 |
| 咳嗽时才有疼痛 | 1 |
| 安静时无痛，但深呼吸时有疼痛 | 2 |
| 静息状态有疼痛，但较轻微，可以忍受 | 3 |
| 静息状态有剧烈疼痛，并难以忍受 | 4 |

注：0~1 分说明镇痛效果优秀，2 分说明镇痛效果良好，3 分说明镇痛有效，4 分说明镇痛无效。

**【应用现状】**

国际上，术后疼痛评分法被广泛用于术后各种镇痛干预的临床实践与研究中。TORDA TA 等研究芬太尼、布比卡因以及芬太尼与布比卡因不同剂量的混合制剂对于腹部手术的镇痛作用时将术后疼痛评分法作为疼痛评估工具。Shinzo Takamori 等在研究不同麻醉方式对开胸手术后疼痛的影响时用术后疼痛评分法作为疼痛评估工具。结果显示对照组单纯硬膜外麻醉和观察组硬膜外麻醉联合术中短时肋间神经阻滞的患者间术后疼痛在手术当日和手术后 1 日存在统计学差异，观察组术后疼痛评分法评分更低。2012 年 5 月到 2014 年 5 月期间日本东京杏林大学医院一项关于吗啡鞘内注射管理剖宫产术后慢性疼痛的前瞻性临床研究中使用术后疼痛评分法进行效果评价。2016 年杨文杰研究不同剂量舒芬太尼对腹部手术患者静脉镇痛的影响，结果显示试验组各时间点的术后疼痛评分法评分低于对照组。刘伟等通过评估术后不同时间节点老年患者的术后疼痛评分法评分从而评估超声引导下椎旁神经阻滞在老年人开胸手术术后镇痛中的效果，结果显示实验组患者术后 2 小时、6 小时、12 小时、24 小时术后疼痛评分法评分明显低于对照组。

**【评价】**

开胸手术后更常见的术后并发症通常是由于通气受限和咳嗽不充分引起的。术后疼痛评分法评分 0 分和 1 分的术后患者的不适感最小，乐于接受康复训练；评分较高（评分为 2、3、4 分）的患者则可能因为通气不足和咳嗽不充分而发生更多的并发症（如低氧血症、肺部感染等）。恰当的镇痛干预措施有助于胸腹部术后患者的康复，通过术后疼痛评分法即可针对性地了解此类患者的镇痛效果，更好地指导术后护理的工作。

**【应用举例】**

Deniz Karakaya 等于 2004 年报道了采用随机安慰剂和静脉对照研究开胸术后布比卡因 / 芬太尼联合肾上腺素胸腹间给药的镇痛效果。60 例 19 ~ 76 岁后外侧开胸选择性肺叶切除术的患者被纳入研究，研究的目的主要是比较不同的镇痛药的使用对于开胸术后镇痛效果。在术后第 4 小时、第 8 小时、第 12 小时、第 24 小时、第 48 小时用视觉模拟量表和术后疼痛评分法对患者进行评估。在整个研究期间，试验组患者的术后疼痛评分法评分低于其他组，在第 4、8、24 和 48 小时与对照组比较有显著差异。此外，术后 8 小时术后疼痛评分法评分小于等于 1 分的患者数量试验组比其他两个对照组都多，术后 12 小时试验组的患者术后疼痛评分法评分低的数量也更多。

（张建娜）

## 第七节 McGill 疼痛问卷表

**【概述】**

疼痛评估表包括单维度评估量表和多维度评估量表两大类。McGill 疼痛问卷表（McGill Pain Questionnaire，MPQ）是 1975 年由 McGill 大学 Ronald Melzack 发明的一种多维度疼痛评估量表。除了评估疼痛程度外，该量表还评估疼痛的部位和时间特性。目前广泛运用于疼痛评估的临床实践与研究。

**【适用范围】**

McGill 疼痛问卷表适用于综合性评估（自评）成人急、慢性疼痛的程度，疼痛的部位和时间特性。

**【评分内容】**

McGill 疼痛问卷表是以问卷形式存在（见表 3-6-2），由描述了疼痛的感觉、情感和评估及其他方面共 4 个类别的单词（总共 78 个）组成。4 类形容疼痛的单词以强度递增的方式排列，78 个单词分为 20 个亚组，每组 2~6 个单词，其中 1 ~ 10 组（包括描述疼痛时间、空间、压力及性质等的单词）为感觉类，11 ~ 15 组（包括描述紧张、恐惧等反应的单词）为情感类，16 组（包括主观疼痛强度感受性质的单词）为评价类，17 ~ 20 组为其他相关类。被测者在每一组词中选 1 个与自己痛觉程度相同的词（没有合适的可以不选）。

McGill 疼痛问卷表评估结果既包含疼痛量化程度（所选单词的数量及相应的赋值），也包含疼痛的性质（特定的单词）。McGill 疼痛问卷表的计分方式包括 3 个方面：①疼痛评估指数（Pain Rating Index，PRI），根据被测者所选词在组中的次序数之和即疼痛评估指数，可以求四类的总和，也可以分类计算；②患者选择的单词的数量（Number of Words Chosen，NWC）；③现存疼痛强度（Present Pain Intensity，PPI），即用数字评定量表评定患者现存的疼痛强度（NRS 评分方法参见本书相关章节）。

**【应用现状】**

McGill 疼痛问卷表适用于多语言版本。黄轶忠等在 2006 年 2 月至 2008 年 2 月期间研究 159 例三叉神经痛患者术后疼痛缓解情况时使用 McGill 疼痛问卷表作为评估工具，结果发现通过 McGill 疼痛问卷表的评估能描述三叉神经痛的时间、空间、压迫方面的特征。

### 表 3-6-2 McGill 疼痛问卷表

**第一部分 疼痛评估指数 (PRI)**

| 亚组 | 描述 | 次序号 | 亚组 | 描述 | 次序号 | 亚组 | 描述 | 次序号 |
|---|---|---|---|---|---|---|---|---|
| | | | | **感觉类** | | | **情感类** | |
| 1 | 时隐时现 | 1 | 6 | 牵拉样痛 | 1 | 11 | 劳累 | 1 |
| | 时轻时重 | 2 | | 重扯样痛 | 2 | | 精疲力竭 | 2 |
| | 搏动性同跳痛 | 3 | | 扭痛 | 3 | | | |
| | 抽击样痛 | 4 | | | | 12 | 厌恶的 | 1 |
| | 重击样痛 | 5 | 7 | 热痛 | 1 | | 窒息样的 | 2 |
| | | | | 烧样痛 | 2 | | | |
| 2 | 跳跃样痛 | 1 | | 滚烫样痛 | 3 | 13 | 胆怯的 | 1 |
| | 电样痛 | 2 | | 烧烙样痛 | 4 | | 恐惧的 | 2 |
| | 弹射样痛 | 3 | | | | | 可怕的 | 3 |
| | | | 8 | 刺痛 | 1 | | | |
| 3 | 针刺样痛 | 1 | | 痒痛 | 2 | 14 | 惩罚性的 | 1 |
| | 钻痛 | 2 | | 剧痛 | 3 | | 虐待的 | 2 |
| | 锥刺痒痛 | 3 | | 惨痛 | 4 | | 残暴的 | 3 |
| | 刀割样痛 | 4 | | | | | 恶毒的 | 4 |
| | | | 9 | 钝痛 | 1 | | 致死的 | 5 |
| 4 | 锐痛 | 1 | | 伤痛 | 2 | | | |
| | 切割样痛 | 2 | | 尖刺样痛 | 3 | 15 | 沮丧的 | 1 |
| | 撕裂样痛 | 3 | | 创伤样痛 | 4 | | 不知所措的 | 2 |
| | | | | 猛烈样痛 | 5 | | | |
| 5 | 挤摆样痛 | 1 | | | | | | |
| | 挤压样痛 | 2 | 10 | 触痛 | 1 | | | |
| | 咬痛 | 3 | | 绷紧样痛 | 2 | | | |
| | 夹痛 | 4 | | 挫痛 | 3 | | | |
| | 压榨样痛 | 5 | | 裂开样痛 | 4 | | | |

| 亚组 | 描述 | 次序号 | 亚组 | 描述 | 次序号 | 亚组 | 描述 | 次序号 |
|---|---|---|---|---|---|---|---|---|
| | **评价类** | | | **其他相关类** | | | **其他相关类** | |
| 16 | 烦恼的 | 1 | 17 | 播散的 | 1 | 19 | 凉的 | 1 |
| | 悲惨的 | 2 | | 放射的 | 2 | | 冷的 | 2 |
| | 严重的 | 3 | | 穿通的 | 3 | | 冰冷的 | 3 |
| | 难忍的 | 4 | | 刺骨的 | 4 | | | |
| | 忧虑的 | 5 | | | | 20 | 烦恼的 | 1 |
| | | | 18 | 紧筛的 | 1 | | 作呕的 | 2 |
| | | | | 麻木的 | 2 | | 极痛苦的 | 3 |
| | | | | 抽吸的 | 3 | | 畏惧的 | 4 |
| | | | | 碾压的 | 4 | | 折磨的 | 5 |
| | | | | 撕碎的 | 5 | | | |

**第二部分 现存疼痛程度 (PPI)**

| | |
|---|---|
| 0 分 | 无痛 |
| 1 分 | 轻微疼痛 |
| 2 分 | 引起不适感的疼痛 |
| 3 分 | 具有窘迫感的疼痛 |
| 4 分 | 严重的疼痛 |
| 5 分 | 不可忍受的剧痛 |

**【评价】**

McGill 疼痛问卷表使用简便，只需要纸和笔即可操作，其评估敏感性高，结果较可靠，能够对疼痛的多维度信息进行评估（既包括疼痛强度也包括疼痛的时间空间分布）。黄轶忠等在研究 McGill 疼痛问卷在三叉神经痛诊断和治疗中的意义时证实 McGill 疼痛问卷表具有较高的一致性和有效性。林琳等对老年人使用 McGill 疼痛问卷表进行研究显示其与其他疼痛强度量表具有较好的一致性。

但 McGill 疼痛问卷表也有局限性。由于问卷中部分单词较难理解，需要受试者有较好的受教育程度、较强的阅读能力、丰富的词汇和表达能力，需要能够充分理解抽象且复杂的词汇。另外该问卷条目较多，完成初次完成评估通常需要 20 分钟左右，较为繁琐。

**【应用举例】**

黄轶忠等将 159 例三叉神经痛的住院患者作为研究对象，并将研究对象分为了典型三叉神经痛组（CTN）和混合型三叉神经痛组（MTN），使用 McGill 疼痛问卷表评估所有研究对象手术前的疼痛程度和性质并比较两组间疼痛的差异。通过统计分析找出术后疼痛治疗无效（与术前性质和部位一致的疼痛没有改变）的患者，从而针对性指导其规律药物治疗。结果显示在选择感觉类描述词语时，CTN 组显得更集中一些。在情感类词语的选择上，绝大多数 CTN 患者选择了"疲惫"，大多数 MTN 患者选择了"疲倦"。在评估类和其他类词语的选择上，两组中 CTN 组 73% 的患者选择"不能忍受"，MTN 组 71% 的患者选择"烦扰"。总体来讲两组在选择单词数量方面没有显著差异，除了都选择了"触痛"外，其他单词的选择有明显不同，指标间有显著差异，显示出在时间空间压力等特征上典型三叉神经痛和混合型三叉神经痛患者存在各自特征。通过 MPQ 的评估证实了典型三叉神经痛对人体在情绪上和心理上的影响更大。

（张建娜）

# 第八节　简化版 McGill 疼痛问卷表

**【概述】**

简化版 McGill 疼痛问卷表（Short-form of McGill Pain Questionnaire，SF-MPQ）是 Melzack 于 1987 年在原版 McGill 疼痛问卷表基础上进行了简化，并将视觉模拟量表加入其中。之所以要做出修订，原因在于原版 McGill 疼痛问卷表包含的内容条目较多

（78 个单词），一次评估需要耗费 20 分钟左右，较繁琐。简化版 McGill 疼痛问卷表内容简洁，仅包含 11 个感觉类和 4 个情感类对疼痛的描述词（合计 15 个单词），评估耗时更短的，操作更简便。

【适用范围】

简化版 McGill 疼痛问卷表适用于综合性评估（自评）成人慢性疼痛的程度、疼痛的部位和时间特性。特别适用于评估时间有限同时又要获得其他疼痛信息如视觉模拟量表评分结果时。

【评分内容】

简化版 McGill 疼痛问卷（见表 3-6-3）整体上与 McGill 疼痛问卷结构和使用方法相似。第一部分为疼痛评级指数（PRI），由两类总共 15 个单词组成（第 1 ~ 11 项疼痛感觉类单词，12 ~ 15 项疼痛情感类单词），患者选择自己存在的情况进行描述评估。每个描述单词分为四个程度：0 分代表无痛，1 分代表轻度，2 分代表中度，3 分代表重度，从而可以计算分类疼痛评估指数 (Pain Rating Index，PRI) 和总 PRI，因此 PRI 总分为 0 ~ 45 分。第二部分为视觉疼痛评估（VAS），总分 0 ~ 10 分。第三部分为现存疼痛强度 (Present Pain Intensity，PPI) 评分，仍沿用 6 分法计分（0 ~ 5 分）。

表 3-6-3　简化版 McGill 疼痛问卷表

| false 第一部分 疼痛评级指数的评估（PRI） | | | |
|---|---|---|---|
| 无痛（分） | 轻度（分） | 中度（分） | 重度（分） |
| A 感觉项 | | | |
| 跳痛　　　　0 | 1 | 2 | 3 |
| 刺痛　　　　0 | 1 | 2 | 3 |
| 刀割痛　　　0 | 1 | 2 | 3 |
| 锐痛　　　　0 | 1 | 2 | 3 |
| 痉挛痛　　　0 | 1 | 2 | 3 |
| 咬痛　　　　0 | 1 | 2 | 3 |
| 烧灼痛　　　0 | 1 | 2 | 3 |
| 酸痛　　　　0 | 1 | 2 | 3 |
| 坠胀痛　　　0 | 1 | 2 | 3 |
| 触痛　　　　0 | 1 | 2 | 3 |
| 劈裂痛　　　0 | 1 | 2 | 3 |
| 感觉项总分： | | | |
| B 情感项 | | | |
| 疲惫耗竭　　0 | 1 | 2 | 3 |

续表

| false 第一部分 疼痛评级指数的评估（PRI） | | | |
|---|---|---|---|
| | 无痛（分） | 轻度（分） | 中度（分） | 重度（分） |
| 病恹样 | 0 | 1 | 2 | 3 |
| 恐惧感 | 0 | 1 | 2 | 3 |
| 受惩罚感 | 0 | 1 | 2 | 3 |

情感项总分：

以上两项相加为疼痛总分

第2部分
视觉疼痛评估（VAS）

第3部分　　　　　　　现存疼痛状况 (PPI)

0分 无痛

1分 轻痛

2分 难受

3分 痛苦烦躁

4分 可怕

5分 极度疼痛

## 【应用现状】

学术上，有较多的研究比较不同语言版本简化版 McGill 疼痛问卷的信效度，目前结果均显示简化版 McGill 疼痛问卷表具有很好的跨文化研究价值。例如 Berna 等人将简化版 McGill 疼痛问卷表用于便利抽样的土耳其160名例白血病患者中评估其疼痛程度并研究土耳其语版简化版 McGill 疼痛问卷表的信度和效度。结果显示土耳其语版简化版 McGill 疼痛问卷表在评估白血病患者疼痛中信度、效度均较高。国内对于简化版 McGill 疼痛问卷表也有诸多应用。柳春梅等将简化版 McGill 疼痛问卷表用于评估"针刺十七椎穴"在原发性痛经患者中的治疗效果，从而了解针刺留针时间的长短对疼痛性质的改变及疼痛程度是否减轻有无相关性。通过比较各组随时间变化的各项简化版 McGill 疼痛问卷表指标明确找出了合理的留针时间长度。付振保等在研究腹腔镜经腹膜前疝修补术对患者围术期影响时，在疼痛评估部分使用了简化版 McGill 疼痛问卷表。蓝惠琴等使用简化版 McGill 疼痛问卷表作为评估工具研究带状疱疹急性期与后遗神经痛期的疼痛差异，结果显示虽然从简化版 McGill 疼痛问卷表总体得分上两个阶段患者疼痛没有差异，但从选词分析可以发现两个阶段患者疼痛在感觉类和情感类之间存在各自特征。

## 【评价】

简化版 McGill 疼痛问卷表使用简便，只需要纸和笔即可操作，一次评估只需要耗时2～5分钟。简化版 McGill 疼痛问卷表同原版 McGill 疼痛问卷表一样是一种可靠的疼痛评价方法，其评价结果与原版 McGill 疼痛问卷表具有很高的相关性，可靠性较高。Melzack R 在一组术后疼痛和压痛的患者中研究显示简化版 McGill 疼痛问卷表和 McGill 疼痛问卷表之间相关性为 0.67~0.87，同时 Melzack R 的研究还验证简化版 McGill 疼痛问卷表在不同镇痛方式的组间差别，显示了简化版 McGill 疼痛问卷表的敏感性。Burckhardt CS 等学者在类风湿关节炎和纤维肌痛症患者中研究的重复测试中，证实简化版 McGill 疼痛问卷表内部一致性信度为 0.73~0.89。另外在 McDonald DD 等在对一组术后疼痛的成年患者研究中也证实了简化版 McGill 疼痛问卷表的内容效度。研究对象在访谈中均能准确使用简化版 McGill 疼痛问卷表感觉或情感词汇或同义词来描述疼痛。

另外，考虑到简化版 McGill 疼痛问卷表需要评估对象使用一定描述性语言描述疼痛并使用视觉模拟量表进行疼痛程度描述，所以视觉模拟量表所具有的不足，一定程度上简化版 McGill 疼痛问卷表也存在。对于受教育程度低的被评估对象，在临床上的应用时仍需要评估者给予充分的解释说明帮助其理解简化版 McGill 疼痛问卷表的意义和使用方法，但考虑到相对 McGill 疼痛问卷表的简化，简化版 McGill 疼痛问卷表的使用无疑更易被评估双方接受。

【应用举例】

蓝惠琴等将 2012 年 3 月至 2014 年 3 月某院住院治疗的 108 例带状疱疹患者纳入研究，其中属于后遗神经痛期的患者 33 例，其余为急性期疼痛。研究者使用简化版 McGill 疼痛问卷表对纳入对象进行评估计算了患者疼痛评估指数、视觉模拟量表得分和疼痛评估指数，对于急性期患者疱疹消失后还通过电话或门诊随访评估其疼痛情况，对于随访 3 个月后视觉模拟量表大于 5 分的患者比较其在急性期和随访 3 月后的简化版 McGill 疼痛问卷表得分情况。结果显示急性期与后遗症神经痛期患者简化版 McGill 疼痛问卷表总分没有差异，但感觉类评分急性期更高，情感类评分后遗症神经痛期更高，差异均有统计学意义。急性期与纳入随访 3 个月后的患者比较也呈现了相似的结果。这也说明了带状疱疹患者急性期疼痛多于周围神经损伤有关，而再后遗症神经痛期心理原因可能占了更多因素，因此对于后遗神经痛期患者心理干预尤为重要。可见，简化版 McGill 疼痛问卷表可以广泛用于疼痛的比较并能够有效对各类疼痛特征进行评估。

（张建娜）

# 第九节　简明疼痛评估量表

【概述】

简明疼痛评估量表（Brief Pain Inventory，BPI）是一种患者自评的多维度疼痛评估量表，最初是用来进行癌痛评估的工具，目前也用于恶性或非恶性疼痛程度的评估。简明疼痛评估量表最大特色是除了评估疼痛的程度还评估疼痛对患者生活的影响。

【适用范围】

简明疼痛评估量表适用于恶性或非恶性疼痛程度的评估。

【评分内容】

简明疼痛评估量表包含 11 个条目（见表 3-6-4）。其中 4 个项目评估患者的疼痛程度分为过去 7 天"最严重的""最轻微的""平均"疼痛强度及现存疼痛强度，分别用 0~10 的数字等级来评估每类疼痛的强度，从 0~10 疼痛程度逐渐增加，0 代表"无疼痛"，10 代表"极度疼痛"。而另外 7 个项目则评估疼痛对患者 7 个生活领域的干扰情况，包括一般活动、情绪、行走能力、正常工作、人际关系、睡眠和生活兴趣，疼痛干扰项的各条目均用 0~10 的数字等级来描述干扰程度，从 0 到 10 干扰程度逐渐增加，0 代表"无干扰"，10 代表"完全干扰"。两个维度（疼痛强度和疼痛干扰）的项目得分平均值则为分维度得分，高分代表高疼痛强度或高疼痛干扰。

表 3-6-4　简明疼痛评估量表

| 项目 | 评分 | | | | | | | | | | | |
|---|---|---|---|---|---|---|---|---|---|---|---|---|
| 疼痛程度 | 无痛 | | | | | | | | | | | 极度疼痛 |
| 过去7天你感受到的最剧烈的疼痛程度为 | 0 | 1 | 2 | 3 | 4 | 5 | 6 | 7 | 8 | 9 | | 10 |
| 过去7天你感受到的最轻微的疼痛程度为 | 0 | 1 | 2 | 3 | 4 | 5 | 6 | 7 | 8 | 9 | | 10 |
| 过去7天你感受到的平均的疼痛程度为 | 0 | 1 | 2 | 3 | 4 | 5 | 6 | 7 | 8 | 9 | | 10 |
| 你目前的疼痛程度为 | 0 | 1 | 2 | 3 | 4 | 5 | 6 | 7 | 8 | 9 | | 10 |
| | | | | | | | | | | | | |
| 疼痛对你以下生活活动的干扰程度 | 无干扰 | | | | | | | | | | | 极度干扰 |
| 一般活动 | 0 | 1 | 2 | 3 | 4 | 5 | 6 | 7 | 8 | 9 | | 10 |
| 情绪 | 0 | 1 | 2 | 3 | 4 | 5 | 6 | 7 | 8 | 9 | | 10 |
| 行走能力 | 0 | 1 | 2 | 3 | 4 | 5 | 6 | 7 | 8 | 9 | | 10 |
| 正常工作 | 0 | 1 | 2 | 3 | 4 | 5 | 6 | 7 | 8 | 9 | | 10 |
| 人际关系 | 0 | 1 | 2 | 3 | 4 | 5 | 6 | 7 | 8 | 9 | | 10 |
| 睡眠 | 0 | 1 | 2 | 3 | 4 | 5 | 6 | 7 | 8 | 9 | | 10 |
| 生活兴趣 | 0 | 1 | 2 | 3 | 4 | 5 | 6 | 7 | 8 | 9 | | 10 |

【应用现状】

Song Chen-Yi 等将简明疼痛评估量表用于下腰痛患者的疼痛评估并与 Oswestry 功能障碍指数（Oswestry Disability Index，ODI）进行比较，验证性因素分析部分证实了双因素结构的简明疼痛评估量表作为衡量疼痛强度和疼痛干扰的评估工具对于下腰痛患者评估基本有效。Erdemoglu 等使用简明疼痛评估量表对神经性疼痛和伤害性疼痛进行识别和区分。Nguyen 等在肿瘤脊柱转移患者接受常规放疗时使用简明疼痛评估量表对患者姑息性反应和功能干预的结果进行评估，结果显示放疗后所有疼痛评分和功能干扰评分随时间显著降低，在患者情绪、一般活动、正常工作方面简明疼痛评估量表评分也能看到变化，从而证实了常规放疗对该组患者的价值。

【评价】

简明疼痛评估量表格式简单，集中关注数个生活活动，易于操作，同时具有较好的信度和效度，广泛运用于各种恶性或非恶性疼痛的评估。Erdemoglu 等人对简明疼痛评估量表的信度（内部一致性和重测信度）和效度（与参考诊断的一致性和敏感性、特异性、阳性预测值和阴性预测值）进行了分析，结果显示简明疼痛评估量表的敏感性、特异性、阳性预测值和阴性预测值与临床评估相比分别为 79.37%、46.9%、65.8% 和 63.9%。

【应用举例】

Erdemoglu 等将 2006 年 3 月至 2008 年 6 月某院的 224 例慢性疼痛患者纳入研究，其中神经性疼痛 126 例和伤害性疼痛 98 例。研究者让患者独立完成简明疼痛评估量表评估。然后研究者在未查看患者自评结果的情况下，以访谈形式进行临床疼痛评估，并进行标准化问诊和详细的查体和神经系统检查。通过因子分析、信效度检测，证实了简明疼痛评估量表对于神经病理性疼痛和伤害性疼痛患者是一种可靠、有效的评估工具，也比较和验证了简明疼痛评估量表区分神经病理性疼痛和伤害性疼痛的效能。

（张建娜）

# 第十节　新生儿疼痛评估表

【概述】

新生儿疼痛评估量表（Neonatal Infant Pain Scale，NIPS）是一种多维度行为疼痛评估量表。新生儿仅能通过哭闹和肢体活动来表达而不能使用语言，因此其他一般的评估工具并不适合用于新生儿。1993 年，Lawrence 等为了对新生儿的疼痛行为进行定义和评估从而发明了新生儿疼痛评估量表。新生儿疼痛评估量表通过对新生儿面部表情、哭闹、呼吸模式、手臂、腿和觉醒状态六个方面的行为进行评估，从而了解新生儿感受到的疼痛状态。

【适用范围】

新生儿疼痛评估量（见表 3-6-5）表适用于客观评估婴儿、幼儿、不会说话的孩子的疼痛情况，也可用于判断疼痛干预的效果。用于对严重发育迟缓或智力障碍的儿童评估时，需要儿童父母合作，以便更好地代表儿童的反应。

【评分内容】

新生儿疼痛评估量表评估新生儿 6 个方面的行为参数：面部表情（0~1 分），哭泣（0~2分），呼吸模式（0~1分），手臂（0~1分），腿（0~1分）和觉醒状态（0~1分）。总分为0~7分，根据得分情况划分疼痛严重程度，得分越高说明疼痛程度越严重，0~2分为轻度疼痛，3~4分为中度疼痛，5~7分为重度疼痛。

表 3-6-5 新生儿疼痛评估量表

| 项目 | | 描述 | 评分 |
|---|---|---|---|
| 面部表情 | 肌肉放松 | 面部表情平静，中性表情 | 0 |
| | 皱眉头 | 面部肌肉紧张，眉头和下巴都有皱纹 | 1 |
| 哭闹 | 不哭 | 安静，不哭闹 | 0 |
| | 呜咽 | 间断的，轻微的哭泣 | 1 |
| | 大哭 | 大声尖叫，声音不断，响亮的，刺耳的，持续的 | 2 |
| 呼吸模式 | 放松 | 平常的状态 | 0 |
| | 呼吸模式改变 | 不规则，比平常快，噎住，屏气 | 1 |
| 手臂 | 放松或受限 | 无肌肉僵直，偶尔手臂随机活动 | 0 |
| | 屈曲、伸展 | 紧张，手臂伸直，快速的伸展或屈曲 | 1 |
| 腿 | 放松或受限 | 无肌肉僵直，偶尔腿部随机活动 | 0 |
| | 屈曲、伸展 | 紧张，腿部伸直，快速的伸展或屈曲 | 1 |
| 觉醒状态 | 入睡、觉醒 | 安静的、平和的，入睡或觉醒或平静的状态 | 0 |
| | 紧张、局促不安 | 激惹的 | 1 |
| 总分 | | | |

【应用现状】

新生儿不能像成人一样准确描述疼痛，这让新生儿疼痛评估更加困难。但据研究，新生儿对疼痛较成人更敏感。疼痛这项第五生命体征对其生理更有影响或更能反映其生理状况，因此使用合适工具对新生儿进行疼痛评估极其必要。但目前临床上新生儿的疼痛管理并未受到足够重视，培训和研究简便且敏感可靠的新生儿评估工具有重要临床意义。新生儿疼痛评估量表因为其简便、可操作性强，是目前较多应用于新生儿疼痛评估的工具之一。段旭锋等为研究白噪声对于新生儿足跟采血疼痛的缓解效果使用了疼痛持续时间和疼痛强度作为观察指标，其中疼痛强度就使用新生儿疼痛评估量表进行评分。王健为了缓解新生儿静脉采血时的疼痛感使用了非营养性吮吸的方法，除了比较了新生儿心率、呼吸、血氧饱和度的变化外，通过比较新生儿疼痛评估量表得分证实了非营养性吮吸能够缓解新生儿的疼痛强度。高莉莉等人使用新生儿疼痛评估量表评估的类似的研究也得出了类似的结论。

【评价】

综合现有研究均证实新生儿疼痛评估量表可用于足月和早产儿的疼痛评估。新生儿疼痛评估量表使用简便，耗时少，评估时无需其他特别设备。Malarvizhi G 等对新生儿疼痛评估量表评判间信度测定显示，新生儿疼痛评估量表能够可靠的、有效的、易于操作的用于新生儿疼痛评估，三个评估者之间新生儿疼痛评估量表评分信度分别为82%、81%、75%，认为新生儿疼痛评估量表比其他新生儿疼痛评估工具更好。

【应用举例】

Bomersbach A 等在一项研究重症监护室内新生儿在接受医疗操作时的疼痛感受时使用新生儿疼痛评估量表作为评估工具。2016 年 11 月到 2017 年 1 月期间，在波兰某重症监护室 100 名新生儿（60 名早产儿，40 名足月产儿）被纳入观察研究，使用新生儿疼痛评估量表评估新生儿的疼痛程度。研究者在每天早晨 9:00~12:00 期间独立观察护士执行医疗操作（外周血标本采集、外周静脉穿刺、上呼吸道吸痰、胃管安置、眼科检查）时患儿的疼痛反应。结果显示 81% 的新生儿在医疗操作期间感受的疼痛程度为中重度（44% 新生儿评分 7 分，19% 为 6 分，18% 为 5 分），只有 1% 新生儿评分为 2 分。所有接受上呼吸道吸痰和眼科检查的新生儿的疼痛程度都为重度，而接受其他操作时疼痛程度不一。另外，83.3% 的早产儿和 71.8% 的足月新生儿感知的疼痛程度为重度，经检验的新生儿的胎龄对疼痛的感知有统计学差异，而性别之间这种差异并不显著。

（张建娜）

# 第十一节　疼痛行为量表

【概述】

疼痛行为量表（Behavioral Pain Scale, BPS）是法国学者 Payen 等于 2001 年专门针对重症监护室昏迷患者疼痛评估设计的，包括面部表情、上肢运动及机械通气的依从性三方面。2009 年 Chanques 等对疼痛行为量表进行改良，使其同时适用于重症监护室气管插管患者和非气管插管的危重患者，"面部表情"和"上肢运动"两个条目不变，将"通气依从性"更换为"发声"，并且将面部表情、上肢运动、呼吸机的顺应性或发生反应的变化以彩色照片的方式呈现，以看图方式勾选评估选项，改善了原疼痛行为量表缺乏明确的操作定义说明的缺点，让使用者操作更加明确及快速。改良后的量表包括面部表情、上肢运动、通气依从性（气管插管患者）或发声（非气管插管患者）3 个条目。

【适用范围】

疼痛行为量表适用于重症监护室气管插管患者和非气管插管患者疼痛评估。

【评分内容】

疼痛行为量表包括 3 个条目（见表 3-6-6）：面部表情、上肢运动、通气依从性（气管插管患者）或发声（非气管插管患者）。每个方面以 1~4 分计分，总评分为 3

分（无痛）~12 分（最痛），总分越高说明患者的疼痛程度越高。

表 3-6-6　疼痛行为量表

| 项目 | 描述 | 分值 |
|---|---|---|
| 面部表情 | 放松 | 1 |
| | 部分紧绷（如皱眉） | 2 |
| | 完全紧绷（如眼睛紧闭） | 3 |
| | 扭曲 | 4 |
| 上肢动作 | 无动作 | 1 |
| | 部分弯曲 | 2 |
| | 完全弯曲且手指屈曲 | 3 |
| | 固定持久的回缩 | 4 |
| 呼吸机配合度 | 可耐受 | 1 |
| | 咳嗽但大部分时间可耐受 | 2 |
| | 对抗呼吸机 | 3 |
| | 无法通气 | 4 |
| 总分 | | |

**【应用现况于评价】**

Ahlers 等将疼痛行为量表应用于术后监护病房患者疼痛评估，共纳入 80 例机械通气患者，于患者静卧休息时、进行无疼痛操作时、进行疼痛操作时及疼痛操作后 4 个时间节点进行疼痛程度评估。研究结果显示一般镇静与深度镇静患者的评定者间信度分别为 0.83、0.80；在疼痛操作时的疼痛评分高于休息及无疼痛操作时。Asaoui 等采用疼痛行为量表对 30 例行机械通气的患者进行疼痛评定，共进行了 180 次评估。研究显示面部表情、上肢运动、通气依从性的评定者信度分别为 0.91、0.90、0.89，评定者间的信度为 0.95；患者的疼痛行为量表评分与患者的心率和血压无关，与镇静水平呈负相关，在疼痛较强的患者中敏感性较低。张萍等在 30 例机械通气患者中应用疼痛行为量表，结果显示采用疼痛行为量表评估患者疼痛只需 1 ~2 分钟就可以完成疼痛评估，适用于重症监护室疼痛患者评估。为患者进行不同的操作时，疼痛行为量表评分不同。测血压时评分相对平稳，翻身时评分会增加，翻身时的评分高于翻身前，说明疼痛行为量表能够敏感区分不同护理操作措施下患者疼痛反应，具有良好的区分效度。

（陈晓莉）

## 第十二节  重症监护疼痛观察工具

**【概述】**

重症监护疼痛观察工具（Critical—Care Pain Observation Tool,CPOT）由 Gelinas 于 2004 年研制，原版为法文，于 2006 年修订并翻译为英文版本，其内容效度由 4 名医生和 13 名重症监护护士共同评价其内容效度。 与疼痛行为量表一样，重症监护疼痛观察工具以疼痛相关行为为评估指标，包括面部表情、身体动作、肌张力（对上肢被动伸屈的评估）和机械通气顺应性（气管插管患者）或发声（拔管患者）。

**【适用范围】**

重症监护疼痛观察工具（见表 3-6-7）适用于运动功能完好但无法进行交流、自我报告疼痛的重症监护室危重患者。

**【评分内容】**

重症监护疼痛观察工具包括面部表情、肢体活动、肌张力、机械通气顺应性（气管插管患者）或发声（非气 管插管患者）。每个条目分别赋值 0~2 分，总分为 4 个条目得分的中文，为 0 分（无痛）~ 8 分（最痛），评分越高说明疼痛程度越高。

表 3-6-7　重症监护疼痛观察工具

| 指标 | 描述 | | 评分 |
|---|---|---|---|
| 面部表情 | 无肌肉紧张表现 | 放松 | 0 |
| | 皱眉，眼轮匝肌紧固 | 紧张 | 1 |
| | 皱眉，眼轮匝肌紧固，眼睑紧闭 | 痛苦面容 | 2 |
| 身体运动 | 完全无运动 | 无运动 | 0 |
| | 缓慢谨慎地运动，触摸或摩擦痛点，通过运动寻求关注 | 保护性运动 | 1 |
| | 拽管，试图坐起，捶打，不遵嘱，撞击床柱，试图下床 | 烦躁不安 | 2 |
| 肌张力（对上肢被动伸屈的评估） | 对被动运动无抵抗 | 放松 | 0 |
| | 对被动运动有抵抗 | 紧张，僵硬 | 1 |
| | 对被动运动强烈抵抗并不能停止 | 非常紧张，僵硬 | 2 |
| 机械通气顺应性（气管插管患者） | 未报警，机械通气顺畅 | 可耐受机械通气或移动 | 0 |
| | 自主呼吸报警 | 呛咳但可耐受 | 1 |
| | 与呼吸机不同步，抵抗机械通气，频繁报警 | 抵抗机械通气 | 2 |
| 发声（拔管患者） | 言语正常或不发声 | 言语正常或不发声 | 0 |
| | 叹气，呻吟 | 叹气，呻吟 | 1 |
| zong | 喊叫，啜泣 | 喊叫，啜泣 | 2 |
| 总分 | | | |

**【评价】**

重症监护疼痛观察工具除具有较高的信度、效度、敏感性、特异度外,在评分时,对于每个条目涉及到的可能出现的行为量表中均给予具体的描述和解释,使得重症监护疼痛观察工具在临床实际应用中可操作性强、稳定性高。但在当患者在深度镇静或者使用阻断剂的情况下,单单通过对疼痛行为进行观察可能无法准确评判其疼痛程度,因此应将重症监护疼痛观察工具与其他评估工具相结合,以更加准确地评估重症监护室患者的疼痛程度。

**【应用举例】**

中文版重症监护疼痛观察工具最早由国内学者李青栋翻译,并在33例气管插管患者中应用验证信度及效度。该研究由独立的观察者对33例意识清醒的气管插管机械通气患者在休息时、测血压前、测血压时、翻身前、翻身时、再次测血压前、再次测血压时、再次翻身前、再次翻身时9个时间点进行疼痛评分,共进行了297例次的评估。结果显示中文版重症监护疼痛观察工具在评定者间信度为0.85~0.91;以3分为疼痛截断值,重症监护疼痛观察工具评分大于3分则判定为疼痛,其敏感性为75.4%,特异度为64%。

陈杰等采用中文版重症监护疼痛观察工具对76例非气管插管患者进行疼痛评估,评价其内部一致性、效标关联效度;同时由13名护士应用中文版重症监护疼痛观察工具对另外20例患者进行疼痛观察,完成评定者间信度评价。研究者分别在患者测量体温和翻身时各评估1次,每次观察时间大于1分钟,两次评估之间间隔不少于10分钟,对76例患者共计完成了152例次的评估。研究结果显示,中文版重症监护疼痛观察工具用于非气管插管患者疼痛评估时,内部一致性为0.903,评定者间信度为0.864~0.986;重症监护疼痛观察工具评分与疼痛数字评分的相关系数为0.958。

(陈晓莉)

# 第十三节　非语言成人疼痛评估量表

**【概述】**

非语言成人疼痛评估量表(Non-verbal Adult Pain Assessment Scale,NVPS)是美国学者 Odhner 等在儿童行为疼痛评估量表(FLACC)的基础上增加了生理指标为评估项目编制而成的。原始版本的非语言成人疼痛评估量表包括面部表情、活动(运动)、身体姿势和生理指标Ⅰ(血压、心率和呼吸频率)的4项指标。改良版的非语言成人疼痛评估量表增加了生理指标Ⅱ(皮肤、瞳孔对光反射、出汗、潮红、发汗、脸色苍白）内容。非语言成人疼痛评估量表最初是针对气管插管和镇静的创伤患者开发，以烧伤外科重症监护室为临床应用的试点。学者 Kabes 等通过比较量表两个版本的内在一致性和适用性，试图将其适用范围扩展至所有成人重症监护室，结果显示两版量表均有较高的稳定性，但改良版的非语言成人疼痛评估量表内在一致性更佳，更适用于成年人重症监护室。

【适用范围】

非语言成人疼痛评估量表适用于重症监护室患者的疼痛评估，包括气管插管及镇静的患者。

【评分标准】

非语言成人疼痛评估量表（见表 3-6-8）包括面部表情、活动（运动）、身体姿势 3 个行为条目和生理指标 I（收缩压、心率和呼吸频率）及生理指标 II（皮肤、瞳孔反应、出汗、脸红、脸上苍白）2 个生理指标。每个条目赋予 0~2 分，总分为 5 个条目的得分相加，总分越高说明患者的疼痛程度越高。

表 3-6-8　非语言成人疼痛评估量表

| 项目 | 描述 | 分值 |
|---|---|---|
| 面部表情 | 表情自然 / 微笑 | 0 |
| | 偶尔皱眉、面部扭歪、淡漠 | 1 |
| | 下颌常颤抖或紧咬 | 2 |
| 活动（运动） | 静卧，正常姿势 | 0 |
| | 通过缓慢谨慎的运动寻求关注 | 1 |
| | 不安躁动和 / 或退缩移动 | 2 |
| 身体姿势 | 静卧，手未指向身体任何部位 | 0 |
| | 紧绷，夹紧身体 | 1 |
| | 紧绷和僵硬 | 2 |
| 生理指标 I（过去 4 小时内） | 生命体征平稳 | 0 |
| | 收缩压超过正常值 20 mmHg 或心率超过正常值 20 次 / 分或呼吸超过 10 次 / 分 | 1 |
| | 收缩压超过正常值 30 mmHg 或心率超过正常值 25 次 / 分或呼吸超过 20 次 / 分 | 2 |
| 呼吸 | 呼吸与氧饱和度平稳，不适应呼吸机 | 0 |
| | 呼吸高于基础值 10 次 / 分，氧饱和度降低 5%，机械通气中度不同步 | 1 |
| | 呼吸高于基础值 20 次 / 分，氧饱和度降低 10%，机械通气严重不同步 | 2 |
| 生理指标 II | 皮肤温暖干燥 | 0 |
| | 瞳孔散大，出汗，潮红 | 1 |
| | 大汗，脸色苍白 | 2 |

**【应用介绍与评价】**

非语言成人疼痛评估量表为格式化的评估工具,指导性一般,同时包括了疼痛行为评估的重要条目和生理指标条目。由于非语言成人疼痛评估量表过多的使用生理指标来评估患者的疼痛,而重症监护室患者的生理指标常不稳定,故而其测评科学性不高.相关的研究并不多见。

(陈晓莉)

# 第七章 运动功能评估工具

## 第一节 Lovett 肌力分级法

【概述】

Lovett 肌力分级法是美国哈佛大学矫形外科学教授 Robert Lovett 于 1916 年提出来的。

【适用范围】

Lovett 肌力分级法适用于所有患者。

【评分内容】

评估内容见表 3-7-1。

表 3-7-1 Lovett 肌力分级法

| 级别 | 标准 |
| --- | --- |
| 0 级 | 完全瘫痪，测不到肌肉收缩 |
| 1 级 | 仅测到肌肉收缩，但不能产生动作 |
| 2 级 | 肢体在床面上能水平移动，但不能抵抗自身重力，即不能抬离床面 |
| 3 级 | 肢体能抬离床面，但不能抗阻力 |
| 4 级 | 能作抗阻力动作，但不完全 |
| 5 级 | 正常肌力 |

注：在检查测定时，需要排除肌肉痉挛或者因痉挛收缩肢体活动范围受限的因素。

【应用举例】

孔燕、刘志华、崔应麟等用 Lovett 肌力分级法及神经功能损伤评分量表（NIHSS）

探讨延续综合康复训练联合高压氧治疗对急性缺血性脑卒中（AIS）患者的影响。护理协同干预 3 个月后，采用 Lovett 肌力分级法评价观察组与对照组患者肢体功能恢复情况，并用简化 Fugl–Meyer 量表（FMA）、功能性步行分级（FAC）评价患者肢体行走能力及运动能力，并采用脑卒中专用生活质量量表（SS–QOL）评价患者生活质量。结果显示，两组患者肌力等级在 2 级及以下的患者数均有所减少，肌力等级大于 2 级的患者数均有所增多，患者肢体功能恢复良好，有助于提高患者生活质量。

（叶建）

# 第二节　MRC 肌力分级法

【概述】

肌肉力量测试是康复最为常用的测试之一，目前，临床最常用的肌力评估工具是 MRC 肌力分级法。

【适用范围】

MRC 肌力分级法适用于健康人群及各种原因引起的肌力减弱的患者。

【评分内容】

评估内容见表 3–7–2。

表 3–7–2　MRC 肌力分级法

| 级别 | 标准 |
| --- | --- |
| 5 | 能抗最大阻力，完成全关节范围的运动 |
| 5− | 能对抗与 5 级相同的阻力，但活动范围在 50%~100% |
| 4+ | 在活动的初、中期对抗的阻力与 4 级相同，但在末期能对抗 5 级阻力 |
| 4 | 能对抗阻力，且能完成全范围活动，但阻力达不到 5 级水平 |
| 4− | 对抗与 4 级相同的阻力，但活动范围在 50%~100% |
| 3+ | 情况与 3 级相仿，但在运动末期能对抗一定的阻力 |
| 3 | 能对抗重力，且能完成全范围活动，但不能抗任何阻力 |
| 3− | 能对抗重力，但是活动范围在 50%~100% |
| 2+ | 能对抗重力，但活动范围在 50% 以下 |
| 2 | 消除重力的影响，能完成全关节活动范围的运动 |
| 2− | 消除重力的影响，关节能活动，但活动范围在 50%~100% |
| 1 | 触诊发现有肌肉收缩，但不能引起任何关节活动 |
| 0 | 无肌肉收缩 |

（叶建）

## 第三节 改良版 Ashworth 痉挛评定量表

【概述】

1964 年，Ashworth 编制了 Ashworth 量表，后经改良，形成了改良版 Ashworth 痉挛评定量表。

【适用范围】

改良版 Ashworth 痉挛评定量表适用于评价患者肌张力有无增高及增高程度。

【评分内容】

评分内容见表 3-7-3。

表 3-7-3 改良版 Ashworth 痉挛评定量表

| 分级 | 标准 |
| --- | --- |
| 0 级 | 无肌张力的增加 |
| 1 级 | 肌张力轻度增加：受累部分被动屈伸时，关节活动度（ROM）之末出现突然的卡住然后释放或出现最小的助力 |
| 1＋级 | 肌张力轻度增加：被动屈伸时，在 ROM 后 50% 范围内突然出现卡住，当继续把 ROM 检查进行到底时，始终有小的阻力 |
| 2 级 | 肌张力较明显增加：通过 ROM 的大部分时，阻力均较明显增加，但受累部分仍能较容易地移动 |
| 3 级 | 肌张力严重增高：进行关节被动活动度（PROM）检查有困难 |
| 4 级 | 僵直：受累部分被动屈伸时呈现僵直状态，不能活动 |

【应用举例】

严晓华、何璐、郑韵等在检验改良版 Ashworth 痉挛评定量表与改良版 Tardieu 量表（MTS）评定脑瘫儿童肢体痉挛时评定者间的信度的一文中提示到，改良版 Tardieu 量表在脑瘫儿童下肢痉挛评定的应用信度较好，能较好地反映肌肉痉挛情况，有较好的临床价值；而改良版 Ashworth 痉挛评定量表在痉挛型脑瘫儿童下肢肢体痉挛评定的信度较低，临床中应用于疗效评定时需谨慎。但是在郭铁成、卫小梅、陈小红等的改良版 Ashworth 量表用于痉挛评定的信度研究中也指出该量表是一种可靠的评估肌痉挛的方法，具有临床应用价值。所以在作用于不同肌群时，改良版 Ashworth 量表的信度水平不一，要及时与其他肌力检测量表一起综合使用，从而达到更好、更实际的评估效果。

（叶建）

# 第八章　营养状态评估工具

## 第一节　营养不良炎症评分

【概述】

营养不良炎症评分法（MIS）是 2001 年 Kalantar 等在透析营养不良评分法（DMS）的基础上加入了体重指数、血清白蛋白水平和总铁结合力（转铁蛋白）编制而成。

【适用范围】

营养不良炎症评分法适用于评估血液透析患者营养状态。

【评分内容】

营养不良炎症评分法包括患者的相关病史、体检、体重指数及实验室检查（见表 3-8-1）。这四大项包含 10 个指标，每一个指标分 0 分（正常）~ 3 分（严重）四个等级，共计 30 分。

表 3-8-1　营养不良炎症评分法

| （一）患者的相关病史 | | | |
| --- | --- | --- | --- |
| 1. 透析后干体重的改变（在过去的 3~6 个月的整体变化） | | | |
| 0 分 体重无减轻或减轻 < 9.5 kg | 1 分 体重轻度减轻（≥ 0.5 kg，但 < 1 kg） | 2 分 体重减轻超过 1 kg 但 < 5% | 3 分 体重减轻 > 5% |
| 2. 饮食摄取 | | | |
| 0 分 良好的食欲和膳食摄入量没有减少 | 1 分 半流质饮食 | 2 分 全流质饮食 | 3 分 进食低热量的液体或不能进食 |
| 3. 胃肠道症状 | | | |
| 0 分 没有症状、胃口好 | 1 分 轻度食欲不振或偶有恶心 | 2 分 偶有呕吐或中度胃肠道症状 | 3 分 频繁腹泻、呕吐或严重的厌食 |
| 4. 营养与功能障碍 | | | |

**续表**

| 0 分 功能、感觉很好 | 1 分 偶尔感觉不适或经常感觉疲倦 | 2 分 独立行动较困难（如去到浴室） | 3 分 卧床或无体力活动 |
|---|---|---|---|
| **5. 发病率，包括透析年数** | | | |
| 0 分 透析 < 1 年，无其他 | 1 分 透析 1~4 年，或有轻度并发症（不包括 MCC*） | 2 分 透析 > 4 年，多年来或有中度并发症（其中包括 MCC*） | 3 分 有严重并发症（2 个或更多 MCC*） |
| **（二）体检** | | | |
| **6. 皮下脂肪（眼睛、三头肌、二头肌、胸部以下）的减少** | | | |
| 0 分 正常（没有变化） | 1 分 轻度 | 2 分 中度 | 3 分 重度 |
| **7. 肌肉萎缩的迹象** | | | |
| 0 分 正常（没有变化） | 1 分 轻度 | 2 分 中度 | 3 分 重度 |
| **（三）身体质量指数** | | | |
| **8. 体重指数（BMI）** | | | |
| 0 分 BMI ≥ 20 | 1 分 BMI18~19.99 | 2 分 BMI16~17.99 | 3 分 BMI < 16 |
| **（四）实验室指标** | | | |
| **9. 血清白蛋白** | | | |
| 0 分 白蛋白 ≥ 40 g/L | 1 分 白蛋白 35~39 g/L | 2 分 白蛋白 30~34 g/L | 3 分 白蛋白 < 30 g/L |
| **10. 血清总铁结合力（TIBC）** | | | |
| 0 分 TIBC ≥ 2.5 g/L | 1 分 TIBC 2~2.49 g/L | 2 分 TIBC 1.5~1.99 g/L | 3 分 TIBC < 1.5 g/L |

\* MCC（主要合并症）：包括充血性心力衰竭Ⅲ级或Ⅳ级，全面的艾滋病，严重的冠心病，中度至重度慢性阻塞性肺疾病，主要的神经系统后遗症，转移性恶性肿瘤或近期化疗。

**【应用举例】**

苏海华、姜埃利、魏芳等探讨营养不良炎症评分法在终末期肾病患者营养状态评估中的作用一文中充分证实了营养不良炎症评分法作为一种定量营养评估方法，能够更全面、准确地反映终末期肾病患者的营养状态。

（叶建）

# 第二节　营养风险筛查

**【概述】**

营养风险筛查（Nutritional Risk Screening，NRS）2002 是以 Kondrup 为首的欧洲肠内肠外营养学会（ESPEN）工作小组根据近 20 年来在国际发表的 128 个 RCT 系统评价而开发的营养风险筛查工具，是国际上第一个采用循证医学方法开发的，为住院患者进行营养风险筛查得工具，其信度和效度均已得到验证。

【适用范围】

2013 年《中华人民共和国卫生行业标准—临床营养风险筛查（WS/T427–2013）》规定：营养风险筛查适用对象为年龄 18~90 岁、住院过夜、入院次日 8 时前未进行急诊手术、神志清楚、愿意接受筛查的成年住院患者。

【评分内容】

评分内容见表 3-8-2 和 3-8-3。

表 3-8-2　营养风险筛查（首次营养筛查）

| 内容 |
| --- |
| （1）是否 BMI ＜ 18.5？ |
| （2）患者在过去 3 个月是否有体重下降？ |
| （3）患者在过去一周内是有摄食减少？ |
| （4）患者是否有严重疾病？ |

注：①国人 BMI 正常值下限为 18.5，因此对中国患者进行营养风险筛查时，应询问 BMI 是否小于 18.5；②以上任一问题回答"是"，则直接进入第二步营养监测。所有的问题回答"否"，则每周重复筛查 1 次。即使是患者对以上所有回答均为"否"，若患者拟行腹部大手术治疗，仍可以指定预防性营养支持计划，以降低营养风险。

表 3-8-3　营养风险筛查（最终营养筛查）

| 评分内容 | 0分 | 1分 | 2分 | 3分 |
| --- | --- | --- | --- | --- |
| 营养状况受损评分 | BMI ≥ 18.5，近 1~3 月内体重无变化，近一周摄食量无变化 | 3 个月内体重丢失超过 5% 或食物摄入比正常需要量低 25%~50% | 一般情况差或 2 个月内体重丢失超过 5% 或食物摄入比正常需要量低 50%~75% | BMI ＜ 18.5，且一般情况差或 1 个月内体重丢失超过 5%（或 3 个月体重下降 15%）或前一周食物摄入比正常需要量低 75%~100% |
| 疾病严重程度评分 | | 髋骨骨折、慢性疾病急性发作或有并发症者、慢性阻塞性肺疾病、血液透析、肝硬化、糖尿病、一般恶性肿瘤 | 腹部大手术、脑卒中、重症肺炎、血液恶性肿瘤 | 颅脑损伤、骨髓移植、急性生理学和慢性健康（APACHE）评分 > 10 分的患者 |
| 年龄评分 | 18 岁 ~69 岁 | ≥ 70 岁 | | |

注：①对营养状况受损的评分。以上 3 项问题任一项符合即为其分值，几项都有取其最高分。

②对疾病严重程度的评分及意义。1 分，患者虚弱但不需卧床的，或者因慢性疾病及并发症诱发住院治疗，如蛋白质需要少量增加时，可以通过食用蛋白质来补充。2 分，患者暂时需要卧床，如腹部大手术后。蛋白质需要量相应增加时，大多数人仍可通过肠外或肠内营养支持得到恢复。3 分，患者在重症监护病房中依靠机械通气支持。蛋白质需要量明显增加时，而且又不能通过肠外或肠内营养支持补充，只有通过肠外或肠内营养支持可使蛋白质分解和氮丢失明显减少。

**【评价】**

营养风险筛查操作简单、不耗费医疗、时间花费少且操作者不用接受过多培训；其有一定的局限性：患者卧床无法测量体重，或者有腹水、水肿等影响体重测量的因素；患者意识不清无法回答评估者的问题时，使用受到限制；规定疾病有限，未列入疾病需要采用"挂靠"类似疾病方法进行评分；该工具只是一个筛查工具，不作为判定患者是否存在营养不良及程度。

（叶建）

# 第三节 主观综合评估法

**【概述】**

主观综合评估法（Subjective Global Assessment,SGA）是以病史及体格检查资料对患者的营养状况进行评价，是临床上的一种通用评价工具。

大量的临床研究证明了主观综合评估法对于住院时间、死亡率和并发症的发生率有着较好的预测效果，因此主观综合评估法出现后迅速在欧美等国家的广泛应用，并也得到了美国肠内肠外营养学会（ASPEN）专家的高度认可与推荐。

**【适用范围】**

主观综合评估法广泛用于门诊、住院、不同疾病及不同年龄患者。

**【评分内容】**

主观综合评估法以病史和临床检查为基础，忽略实验室检查，其内容主要包括病史和体检 7 个项目的评分（见表 3-8-4）。评分者根据主观印象对患者进行营养等级评定，A 级为营养良好，B 级为轻度到中度营养不良，C 级为重度营养不良（见表 3-8-5 至 3-8-7）。

表 3-8-4 主观综合评估法

| 评价内容 | | | 评价结果 | | |
|---|---|---|---|---|---|
| 病史 | | | | | |
| （1）体重 | 你目前体重？ | | kg | | |
| | 与你 6 个月前的体重相比有变化吗？ | | A | B | C |
| | 近 2 周体重变化了吗？不变—增加—减少 | | A | B | C |
| （2）进食 | 你的食欲？好—不好—正常—非常好 | | 摄食变化 | | |
| | 你的进食情况有变化吗？不变—增加—减少 | | A | B | C |
| | 这种情况持续多长时间？ | | 摄食变化的时候 | | |
| | 你的食物类型有变化吗？没有变化—半流质—全流质—无法进食 | | A | B | C |

续表

| 评价内容 | | | | 评价结果 | | |
|---|---|---|---|---|---|---|
| **病史** | | | | | | |
| （3）胃肠道症状 | 近2周以来你经常出现下列问题吗？ | | | A | B | C |
| | ①没有食欲：从不—很少—每天—每周1~2次—每周2~3次 | | | | | |
| | ②腹泻：从不—很少—每天—每周1~2次—每周2~3次 | | | | | |
| | ③恶心：从不—很少—每天—每周1~2次—每周2~3次 | | | | | |
| | ④呕吐：从不—很少—每天—每周1~2次—每周2~3次 | | | | | |
| （4）活动能力 | 你现在还能像往常那样做以下的事情吗？ | | | A | B | C |
| | ①散步：没有—稍减少—明显减少—增加 | | | | | |
| | ②工作：没有—稍减少—明显减少—增加 | | | | | |
| | ③室内活动：没有—稍减少—明显减少—增加 | | | | | |
| | ④在过去的2周内有何变化：有所改善—无变化—恶化 | | | | | |
| （5）疾病和相关营养需求 | 疾病诊断<br>代谢应激：无—轻微—中等—高度 | | | A | B | C |
| **体格** | | | | | | |
| （1）皮下脂肪 | 下眼睑 | | | A | B | C |
| | 肱二头肌/肱三头肌 | 良好 | 轻—中度 | 重度营养不良 | | |
| （2）肌肉消耗 | 颞部 | | | A | B | C |
| | 锁骨 | | | | | |
| | 肩 | | | | | |
| | 肩胛骨 | | | | | |
| | 骨间肌 | | | | | |
| | 膝盖 | 良好 | 轻—中度 | 重度营养不良 | | |
| | 股四头肌 | | | | | |
| | 腓肠肌 | | | | | |
| （3）水肿 | | 良好 | 轻—中度 | 重度营养不良 | A | B | C |
| （4）腹水 | | 良好 | 轻—中度 | 重度营养不良 | A | B | C |

表 3-8-5 主观综合评估法病史评价标准

| 评价标准 | | | |
|---|---|---|---|
| 病史 | | | |
| （1）体重变化 | 6月内体重变化 | A. 体重变化＜5%，或变化5%~10%但正在改变 | |
| | | B. 持续减少5%~1%，或由10%变为5%~10% | |
| | | C. 持续减少＞10% | |
| | 2周内体重变化 | A. 无变化，正常体重或恢复到＜5%内 | |
| | | B. 稳定，但低于理想或通常体重，部分恢复不完全 | |
| | | C. 减少/降低 | |
| （2）进食 | 摄食变化 | A. 好，无变化，轻度，短期变化 | |
| | | B. 正常下限，但在减少；差，但在增加；差，无变化（取决于初始状态） | |
| | | C. 差，正在减少；差，无变化 | |
| | 摄食变化的时间 | A. ≤2周，变化少或无变化 | |
| | | B. ≥2周，轻至中度低于理想摄食量 | |
| | | C. ≥2周，不能进食、饥饿 | |
| （3）胃肠道症状 | A. 少有，间断 | | |
| | B. 部分症状，＞2周 | | |
| | C. 部分或有所症状，频繁或每天，＞2周 | | |
| （4）活动能力 | A. 无受伤，力气/精力无改变；或轻至中度下降但在改善 | | |
| | B. 力气/精力中度降但在改善；通常的活动部分减少；严重下降但在改善 | | |
| | C. 力气/精力严重下降，卧床 | | |
| （5）疾病和相关营养需求 | A. 无应激 | | |
| | B. 低水平应激 | | |
| | C. 中度/高度应激 | | |

表 3-8-6 主观综合评估法体格检查评价标准

| 皮下脂肪减少部位 | 观察要领 | 标准 | | |
|---|---|---|---|---|
| | | 良好 | 轻/中度营养不良 | 重度营养不良 |
| 下眼睑 | | 轻度凸出的脂肪垫 | | 黑眼圈，眼窝凹陷，皮肤松弛 |
| 肱二头肌/肱三头肌 | 臂弯曲，不要捏肌肉 | 大量脂肪组织 | | 两指间空隙很少，甚至紧贴 |
| 颞部 | 让患者头转向一边 | 看不到明显的凹陷 | 轻度凹陷 | 凹陷 |
| 锁骨 | 看锁骨是否凸出 | 男性看不到，女性看到凸出 | 部分凸出 | 凸出 |

**续表**

| 皮下脂肪减少部位 | 观察要领 | 标准 | | |
| --- | --- | --- | --- | --- |
| | | 良好 | 轻/中度营养不良 | 重度营养不良 |
| 肩 | 患者手自然下垂,看肩缝是否凸出 | 圆形 | 肩峰轻度凸出 | 肩锁关节方形,骨骼凸出 |
| 肩胛骨 | 患者双手前推,看骨头是否凸出 | 不凸出,不凹陷 | 骨轻度凸出,肋、肩胛、脊柱间轻度凹陷 | 骨凸出,肋、肩胛、脊柱间凹陷 |
| 骨间肌 | 背手,前后活动指和食指 | 肌肉凸出,女性可平坦 | 轻度 | 平坦或凹陷 |
| 膝盖 | 坐姿,腿支撑在矮板凳上 | 肌肉凸出,骨不凸出 | | 骨凸出 |
| 股四头肌 | 不如上肢敏感 | 圆形,无凹陷 | 轻度凹陷,瘦 | 大腿内部凹陷,明显消瘦 |
| 腓肠肌 | | 肌肉发达 | | 瘦,无肌肉轮廓 |
| 水肿/腹水 | 活动受限的患者检查骶部 | 无 | 轻至中度 | 明显 |
| 脂肪变化 | A.大部分或所有部分无减少 | | | |
| | B.大部分或所有部分轻至中度减少,或部分部位中至重度减少 | | | |
| | C.大部分或所有部分中至重度减少 | | | |
| 肌肉消耗 | A.大部分肌肉改变少或无变化 | | | |
| | B.大部分肌肉轻至中度改变,一些肌肉中至重度改变 | | | |
| | C.大部分肌肉重度改变 | | | |
| 水肿 | A.正常或轻度 | | | |
| | B.轻至中度 | | | |
| | C.重度 | | | |
| 腹水 | A.正常或轻度 | | | |
| | B.轻至中度 | | | |
| | C.重度 | | | |
| SGA评分等级 | A.营养良好(大部分是,或明显改善) | | | |
| | B.轻至中度营养不良 | | | |
| | C.重度营养不良(大部分是C,明显的躯体症状) | | | |

表 3-8-7　主观综合评估法综合评价表

| 指标 | A 级 | B 级 | C 级 |
|---|---|---|---|
| 体重下降 | □近 6 个月体重无下降或近 6 个月体重下降超过 10%，但近 1 个月内体重又恢复 | □近 6 个月内体重持续性下降 5%~10% | □近 6 个月体重下降超过 10% |
| 饮食改变 | □无较少 | □摄食量减少或呈流质饮食 | □摄食严重减少或呈饥饿状态 |
| 胃肠道症状 | □无消化道症状 | □轻度消化道症状持续时间不超过 2 周 | □重度消化道症状持续时间超过 2 周 |
| 活动能力 | □无限制 | □正常活动受限；或虽不能正常活动但卧床或坐椅子时间不超过半天 | □活动明显受限；仅能卧床或坐椅子；或大部分时间卧床，很少下床活动 |
| 应激反应 | □无发热 | □近 3 天体温波动于 37~39 ℃ | □体温 39 ℃ 及以上持续 3 天以上 |
| 肌肉萎缩 | □无 | □轻度至中度 | □重度 |
| 皮下脂肪丢失 | □无 | □轻度至中度 | □重度 |
| 踝部水肿 | □无 | □轻度至中度 | □重度 |

注：上述 8 项中，至少 5 项属于 C 或 B 级者可分别定为重度或中度营养不良。

【评价】

主观综合评估法是以患者详细病史与临床检查为基础，忽视人体测量和生化指标检查，因此它更多反映的是患者疾病的状况，而不是患者营养的状况。且该方法不易区分轻度营养不良，不能很好体现急性期变化中营养状况，而是着重反应已经存在的或慢性营养不良。主观综合评估法是一个主观评价工具，使用者在使用该工具前需要很好的培训，才能够保证工具的特异性和敏感性，所以不应作为大医院常规营养筛查工具。

（叶建）

# 第四节　患者提供的主观整体营养状况评量表

【概述】

患者提供的主观整体营养状况评量表（PG-SGA）是国 Ottery FD 于 1994 年提出，专门为肿瘤患者设计。经过临床研究表明，它对肿瘤患者营养评估具有有效的特异性，所以美国营养师协会（AND）推荐其为肿瘤患者营养评估的首选工具。

【适用范围】

患者提供的主观整体营养状况评量表适用于肿瘤患者。

**【评分内容】**

患者提供的主观整体营养状况评量表包括三个部分：①患者自评表（A评分）见表3-8-8；②医务人员评估表（见3-8-10），包括疾病与营养需求的关系（B评分），代谢方面的需求（C评分），体格检查（D评分）；③综合评价，包括定量评价（见图3-8-1）和定性评价（见表3-8-14）。

表3-8-8　患者自评表

| 1. 身高体重 | |
|---|---|
| 目前我的体重约为　　　kg | 目前我的身高约为　cm |
| 1个月前我的体重约为　　kg | 6个月前我的体重约为　　kg |
| 在过去的2周，我的体重减轻（1分）；没有变化（0分）；增加（0分） | |
| 本项计分： | |
| 2. 进食情况 | |
| 在过去的1个月里，我的进食情况与平时情况相比： | |
| 没变化（0分）；比以往多（0分）；比以往少（0分） | |
| 我目前进食：正常饮食（0分），但比正常情况少（1分）；软饭（2分）；流食（3分）； | |
| 只能进食营养制剂（3分）；几乎吃不下什么（4分）；只能通过管喂或静脉营养（0分） | |
| 本项计分： | |
| 3. 症状 | |
| 近2周来，我有以下的问题，影响我摄入足够的饮食： | |
| 吃饭没有问题（0分）；没有食欲，不想吃（3分）；恶心（1分）；呕吐（3分）；便秘（1分）；腹泻（3分）； | |
| 口腔溃疡（2分）；口干（1分）；感觉食品没味，变味（1分）；食品气味不好（1分）； | |
| 吞咽困难（2分）；一会儿就饱胀了（1分）；疼痛（部分）（3分）；其他（如抑郁、经济问题、牙齿问题）（1分） | |
| 本项计分： | |
| 4. 活动和身体功能 | |
| 在过去的1个月，我的活动： | |
| 正常，无限制（0分）； | |
| 不像往常，但是还能够起床进行轻微的活动（1分）； | |
| 多数时候不想起床活动，但卧床或坐椅时间不超过半天（2分）； | |
| 几乎干不了什么，一天大多数时候都卧床或在椅子上（3分）； | |
| 几乎完全卧床，无法起床（3分） | |
| 本项计分： | |

注：①当进食选项为多选时，记分不累加，记分以最高分值的选项。②症状选项为近2周内经常出现的症状，如果是偶尔一次出现的症状不能作为选择；本项为多项，则累计记分。③1个月内的体重变化，直接评分；如果1个月体重没有变化，则以6个月体重变化评分（见表3-8-9）。体重下降百分比＝下降体重/原体重×100%。

表 3-8-9 体重评分标准

| 1 个月体重下降 | 6 个月体重丢失情况 | 评分 |
|---|---|---|
| ≥ 10% | ≥ 20% | 4 |
| 5~9.9% | 10%~19.9% | 3 |
| 3%~4.9% | 6%~9.9% | 2 |
| 2%~2.9% | 2%~5.9% | 1 |
| 0%~1.9% | 0%~1.9% | 0 |
| 2 周内体重下降 | | 1 |
| 总分 | | |

表 3-8-10 医务人员评估表

1. 疾病与营养需求的关系（评分标准见表 3-8-11）

相关诊断（特定）
原发疾病的分期 Ⅰ Ⅱ Ⅲ Ⅳ；其他
年龄 岁
本项计分：

2. 代谢方面的需要（评分标准见表 3-8-12）

无应激，低度应激，中度应激，高度应激
本项计分：

3. 体格检查（评分标准见表 3-8-13）

本项计分：

表 3-8-11 疾病与营养需求的关系评分标准

| 疾病 | 评分 | 疾病 | 评分 |
|---|---|---|---|
| 癌症 | 1 | AIDS | 1 |
| 呼吸或心脏病恶病质 | 1 | 存在开放性伤口或肠瘘或压疮 | 1 |
| 创伤 | 1 | 年龄超过 65 岁 | 1 |
| 总分： | | | |

注：单项或多项选择，累计记分。如果患者存在此表中没有列举出来的疾病，不予记分。

表 3-8-12 代谢方面的需求评分标准

| 应激 | 无（0 分） | 轻（1 分） | 中（2 分） | 重（3 分） |
|---|---|---|---|---|
| 发热 | 无 | 37.2~38.3 ℃ | 38.3~38.8 ℃ | > 38.8 ℃ |
| 发热持续时间 | 无 | < 72 小时 | 72 小时 | > 72 小时 |

续表

| 应激 | 无（0分） | 轻（1分） | 中（2分） | 重（3分） |
|------|-----------|-----------|-----------|-----------|
| 是否使用激素（泼尼松） | 无 | 低剂量（泼尼松 < 10 mg/d的或相当剂量的其他激素） | 中剂量（泼尼松 10~30 mg/d 或相当剂量的其他激素） | 大剂量（泼尼松 > 30 mg/d 或相当剂量的其他激素） |

总分：

注：①患者温度为评估当时实测体温。这里的发热局限为本次调查时刻的体温升高，而不是看患者病历体温单。如果调查时体温升高，就需要知晓本次调查前 3 天的体温及激素药物使用情况；调查时体温不高，记录为无发热。发热持续时间为本次发热已经持续的时间。②激素药物使用是指因发热而使用的激素药物，如果连续多日使用激素药物，则取最大的一日剂量。例如，如果患者体温 37.5 ℃，记 1 分；持续发热 4 天，记 3 分；每天使用泼尼松 20 mg，记 2 分。总计分为 6 分。

表 3-8-13　体格检查评分标准

| 类别 | 部位 | 检查要领 | 0分 | 1分 | 2分 | 3分 |
|------|------|----------|-----|-----|-----|-----|
| 脂肪丢失情况 | 眼眶脂肪 | 检查眼眶有无凹陷、眉弓是否突出 | 眼眶无凹陷，眉弓不突出 | 眼眶轻度凹陷，眉弓轻度突出 | 介于二者之间 | 眼眶凹陷明显，皮肤松弛，眉弓突出 |
| | 肱三头肌皮褶厚度 | 臂弯曲，不要捏起肌肉 | 大量脂肪组织 | 感觉与正常人相差无几，略少 | 介于二者之间 | 两指间空隙很少甚至紧贴 |
| | 下肋脂肪厚度 | 先捏自己肋缘下脂肪，再与患者比较。观察患者背部下肋骨轮廓 | 两指间很厚，看不到轮廓 | 感觉与正常人相差无几，可以看到肋骨轮廓 | 介于二者之间 | 两指间空隙很少甚至紧贴，下肋骨明显突出 |
| 脂肪丢失得分 | | | | | | |

续表

| 类别 | 部位 | 检查要领 | 0分 | 1分 | 2分 | 3分 |
|---|---|---|---|---|---|---|
| 肌肉丢失情况 | 颞部（颞肌） | 直接观察，让患者头转向一侧 | 看不到明显的凹陷 | 轻度凹陷 | 凹陷 | 显著凹陷 |
| | 锁骨部位（胸部三头肌） | 看锁骨是否突出 | 男性看不到锁骨，女性看到但不凸出 | 部分凸出 | 凸出 | 明显凸出 |
| | 肩部（三角肌） | 看肩部是否凸出，形状，手下垂 | 圆形 | 肩峰轻度凸出 | 介于两者之间 | 肩锁关节方形，骨骼凸出 |
| | 骨间肌 | 观察手背，拇指和食指对捏，观察虎口处是否凹陷 | 拇指和食指对捏时肌肉凸出，女性可平坦 | 平坦 | 平坦或凹陷 | 明显凹陷 |
| | 肩胛骨（背阔肌、斜方肌、三角肌） | 患者双手前推，看肩胛骨是否凸出 | 肩胛骨不凸出，肩胛骨内侧不凹陷 | 肩胛骨轻度凸出，肋、肩胛、肩、脊柱间轻度凹陷 | 肩胛骨凸出，肋、肩胛、肩、脊柱间凹陷 | 肩胛骨明显凸出，肋、肩胛、肩、脊柱间显著凹陷 |
| | 大腿（股四头肌） | 不如上肢敏感 | 圆润，张力明显 | 轻度消瘦，肌力较弱 | 介于二者之间 | 大腿明显消瘦，几乎无肌张力 |
| | 小腿（腓肠肌） | | 肌肉发达 | 消瘦，有肌肉轮廓 | 消瘦，肌肉轮廓模糊 | 消瘦，无肌肉轮廓，肌肉松垮无力 |
| 肌肉消耗得分 | | | | | | |
| 水肿情况 | 踝水肿 | 患者仰卧，按压5秒 | 无凹陷 | 轻微的凹陷 | 介于二者之间 | 凹陷非常明显，不能回弹 |
| | 骶部水肿 | 患者侧卧，按压5秒 | 无凹陷 | 轻微的凹陷 | 介于二者之间 | 凹陷非常明显，不能回弹 |
| | 腹水 | 检查有无移动性浊音、振水音、腹围是否增大 | 无移动性浊音、振水音、腹围无增大 | 左右侧卧时有移动性浊音 | 平卧时有振水音 | 患者感觉腹胀明显，腹围增大 |
| 水肿程度评分 | | | | | | |

注：根据患者全身的脂肪、肌肉和液体项目的确定得分，如果全身各处脂肪轻度减少，则记轻度1分；如果全身多处肌肉是中度消耗，则肌肉消耗的得分记2分。

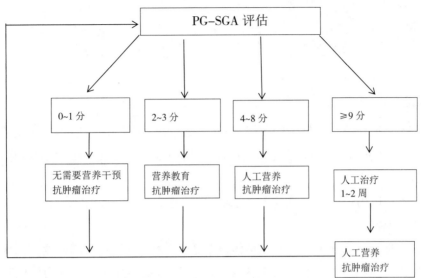

图 3-8-1 综合评价（定量评价）

表 3-8-14 综合评价（定性评价）

| 类别 | A 级<br>营养良好 | B 级<br>可疑营养不良或中度营养不良 | C 级<br>重度营养不良 |
|---|---|---|---|
| 体重 | 没有体重丢失或水潴留 | ①1 个月体重丢失不超过 5%（或 6 个月丢失不超过 10%）<br>②体重不稳定、不增加（如持续丢失） | ①1 个月体重丢失超过 5%（或 6 个月丢失超过 10%）<br>②体重不稳定、不增加（如持续丢失） |
| 营养摄入 | 没有障碍或近期明显改善 | 摄入减少 | 摄入严重减少 |
| 影响营养的症状 | 没有或近期明显改善 | 有影响营养的症状存在 | 有影响营养的症状存在 |
| 功能 | 没有障碍或近期明显改善 | 中度功能障碍或近期功能恶化 | 严重功能障碍或近期功能明显恶化 |
| 体格检查 | 没有损害或有慢性损害但近期明显改善 | 有轻度到中度脂肪和（或）肌肉组织丢失和（或）肌肉张力下降 | 有明显的营养不良症状（机体组织严重丢失，可能有水肿） |

表 3-8-15 综合评价标准

| 等级 | 定性评价 | 定量评价 |
|---|---|---|
| A 级 | 营养良好 | 0~1 分 |
| B 级 | 可疑或中度营养不良 | 2~8 分 |
| C 级 | 重度营养不良 | ≥9 分 |

（叶建）

# 第五节　营养不良通用筛查工具

## 【概述】

营养不良通用筛查工具（MUST）是英国肠外肠内营养协会于2004年正式发布，由多学科营养不良咨询组开发的患者出现蛋白质热量营养不良及其发生风险的筛查工具。

## 【适用范围】

营养不良通用筛查工具适用于所有患者。

## 【评分内容】

营养不良通用筛查工具主要包括体重指数（BMI），体重下降程度，疾病原因导致近期禁食时间三方面内容（见表3-8-16）。根据最终总得分，分为低风险、中等风险及高风险。0分为低营养风险状态，只需临床常规处理，无需营养干预，但需定期进行重复筛查；1分为中等营养风险状态，要进行观察，连续3天记录饮食及液体摄入量，必要时给予饮食指导；≥2分为高营养风险状态，需由专业营养医生指定营养治疗方案，先用普通食品，后用强化食品或补充性营养支持，监测、评估治疗计划。

表3-8-16　营养不良通用筛查工具

| 评分项目 | | 得分 |
| --- | --- | --- |
| 体重指数（BMI） | ＞20 | 0分 |
| | 18.5~20 | 1分 |
| | ＜18.5 | 2分 |
| 体重下降程度 | 过去3~6个月体重下降＜5% | 0分 |
| | 过去3~6个月体重下降5%~10% | 1分 |
| | 过去3~6个月体重下降＞10% | 2分 |
| 疾病原因导致近期禁食时间 | ≥5天 | 2分 |

## 【应用举例】

吉琳琳、侯栋梁、宋丽楠等的《营养不良通用筛查工具和患者主观整体评估在住院肿瘤患者中应用和比较》一文中提到，营养风险筛查（NRS）、营养不良通用筛查工具（MUST）和患者提供的主观整体营养状况评量表（PG-SGA）对住院肿瘤患者进行营养风险筛查与评估的适用性研究。结果表明，营养不良通用筛查工具的敏感性、特异度。从营养风险筛查能力看，营养不良通用筛查工具更有优势。

（叶建）

# 第六节　微型营养评定量表

## 【概述】

微型营养评定量表（MNA-SF）是根据老年人的特点设计，专门用于老年人营养状况评价的工具。它以量表的形式进行检测，有可靠的评分标准，不需生化检测，可床旁检测，简便快捷。

## 【适用范围】

微型营养评定量表适用于居家老年患者。

## 【评分内容】

评分内容见表3-8-17。最终得分 ≥ 12分，提示无营养不良风险；分值 ≤ 11分，提示可能存在营养不良，需要进一步营养状况评价。

表 3-8-17　微型营养评定量表

| 筛查内容 | 评价标准 | 分值 |
|---|---|---|
| 既往3个月内，是否因食欲下降、咀嚼或吞咽等消化问题导致食物摄入减少？ | 0分 严重的食欲减退<br>1分 中等程度食欲减退<br>2分 无食欲减退 | |
| 最近3个月体重是否减轻？ | 0分 体重减轻超过3 kg<br>1分 不知道<br>2分 体重减轻1~3 kg<br>3分 无体重下降 | |
| 活动情况如何？ | 0分 卧床或长期坐着<br>1分 能离床或椅子，但不能出门<br>2分 能独立外出 | |
| 在过去3个月内是否受过心理创伤或罹患急性疾病？ | 0分 是<br>2分 否 | |
| 是否有神经心理问题？ | 0分 严重痴呆或抑郁<br>1分 轻度痴呆<br>2分 无心理问题 | |
| 体重指数（BMI）是多少？ | 0分 小于19<br>1分 19~21<br>2分 21~23<br>3分 ≥ 23 | |
| 小腿围是多少？（由于老年患者的特殊性，常存在不易测得BMI的情况，如卧床或昏迷患者，可用小腿围代替。具体测量方法如下：卷起裤腿，露出左侧小腿，取仰卧位，左膝弯曲90°，测量最宽的部位，记录值需精确至0.1 cm，重复测量3次取平均值，误差应在0.5 cm内） | 0分 < 31.0 cm<br>3分 ≥ 31.0 cm | |
| 合计 | 筛查分值（14分） | |

（叶建）

# 第七节 儿科营养不良评估筛查工具

## 【概述】

儿科营养不良评估筛查工具（STAMP）由 McCarthy 等于 2008 年提出，并于 2012 年修正，主要用于 2～17 岁患儿的营养风险筛查。

## 【适用范围】

儿科营养不良评估筛查工具适用于 2～17 岁患儿的营养风险筛查。

## 【评分内容】

儿科营养不良评估筛查工具包括 3 部分（见表 3-8-18）。3 个部分得分相加为总分，总分 0～1 分为低度风险，2～3 分为中度风险，4～5 分为高度风险。

表 3-8-18 儿科营养不良评估筛查工具

| 评估项目 | 营养风险评估内容 | 分值 |
|---|---|---|
| 营养风险疾病原因评分 | 不存在 | 0 分 |
| | 可能存在 | 2 分 |
| | 肯定存在 | 3 分 |
| 营养摄入风险评分 | 营养摄入良好 | 0 分 |
| | 近三天摄入量减少一半以上 | 2 分 |
| | 近三天无摄入 | 3 分 |
| 生长情况评分 | 符合相似的百分位数线 | 0 分 |
| | ＞ 2 个百分位数线 | 1 分 |
| | ＞ 3 个百分位数线 | 3 分 |
| 总分 | | |

表 3-8-19 营养风险疾病原因评分标准

| 分组 | 分值 | 营养风险因素 |
|---|---|---|
| 不存在营养不良 | 0 分 | 营养咨询、营养调查、门诊小手术 |
| 可能存在营养不良 | 1 分 | 明显饮食行为问题、心脏病/糖尿病、脑疝/精神病、唇裂和腭裂、腹腔疾病、住院小手术、胃食管反流、神经肌肉瘤、呼吸道合并胞病毒感染单一的食物过敏/不耐受 |
| 肯定存在营养不良 | 3 分 | 肠衰竭/顽固性腹泻、伤及严重创伤、克罗恩病、囊性纤维化、吞咽困难、肝脏疾病、大手术、多种食物过敏/不耐受、积极治疗中的肿瘤、肾病/肾衰竭 |

**【应用举例】**

冯升、成磊、陆华等的《儿科营养不良评估筛查工具用于住院患儿营养风险筛查的诊断效能研究》一文中提到，营养不良的住院患儿是高危人群，以儿科营养不良评估筛查工具总分2分作为临界点筛查时，筛查的敏感性较高，能够筛查出营养不良风险的患儿，但特异度较低。熊励晶、欧小琴、李杨等的《四川省单中心消化系统疾病住院患儿营养风险筛查》一文中提到儿科营养不良评估筛查工具的临床应用价值，评估四川省消化系统疾病住院患儿营养风险及相关临床和卫生经济学特征，得出营养风险可导致疾病经济负担的增加，儿科营养不良评估筛查工具为四川地区消化系统疾病住院患儿营养支持治疗提供依据，在临床上有较强的实用性。

（叶建）

# 第八节　营养状况和生长障碍筛查工具

**【概述】**

营养状况和生长障碍筛查工具（STRONGkids）由Hulst等于2010年提出，共包含4个项目。

**【适用范围】**

营养状况和生长障碍筛查工具适用于所有患病儿童筛查。

**【评分内容】**

营养状况和生长障碍筛查工具包括4方面内容（见表3-8-20）：①主观临床评估（营养状况差者计1分）；②是否存在有营养不良风险的潜在疾病；③营养摄入与丢失情况（有腹泻、呕吐、摄入减少等计1分）；④体重减轻或增加困难（计1分）。总分0分为低度风险，1~3分为中度风险，4~5分为高度风险。

**【应用现状及评价】**

营养状况和生长障碍筛查工具具有使用快速、简单方便，患儿有较高的依从性等优点，它对住院患儿发生营养不良有一定预防监测作用，可在儿科住院患儿的营养风险筛中用于查推广。不仅可用于住院患儿，也可用于门诊患儿的营养风险筛查。

**【评价】**

营养状况和生长障碍筛查工具具有使用快速、简单方便，但以下评分项目如主观临床评估、不易客观定量的营养摄入及体重变化项目，仍有待进一步改进和完善。

表 3-8-20　营养状况和生长障碍筛查工具

| 姓名 | | 住院号 | |
| --- | --- | --- | --- |
| 性别 | | 床号 | |
| 出生日期 | | 胎龄 | |
| 身高（cm） | | 出生体重 | |
| 体重（kg） | | | |
| 先天性心脏病类型 | | | |

| 主观临床判断患者是否营养状况不佳（通过皮下脂肪、肌肉以及脸色脸形等） | 分数 | |
| --- | --- | --- |
| | 无（0分） | |
| | 有（1分） | |
| 患者是否存在潜在的能够引起营养不良的疾病，或者需要进行大手术。筛查工具中所涉及到的高风险疾病主要有神经性厌食、烧伤、支气管肺发育不良（2岁以下）、腹腔疾病、囊性纤维化、早产、慢性心脏病、传染病、肠炎、癌症、慢性肝炎、慢性肾病、胰腺炎、短肠综合征、肌肉疾病、代谢性疾病、创伤、精神障碍/迟钝、预期大手术、没有指定（由医生判断） | 分值 | |
| | 无（0分） | |
| | 有（2分） | |
| 是否有以下症状之一，最近几天是否有过腹泻(每天≥5次)和/或呕吐(每天≥3次）；入院前饭量是否减少（不包括为了手术或其他原因禁食）；入院前是否进行健康节食的营养干预；是否因为疼痛无法正常进食 | 分数 | |
| | 无（0分） | |
| | 有（1分） | |
| 最近几周或几个月是否有体重减轻或不增现象（婴儿＜1岁） | 分数 | |
| | 无（0分） | |
| | 有（1分） | |

【应用举例】

陈想英对421例儿科住院患者入院时营养状况的研究中，采用营养状况和生长障碍筛查工具对住院患儿进行营养风险筛查，结论是该工具对营养不良的发生有一定的预防警示作用，有助于指导临床及时对住院患儿进行营养支持。

（叶建）

# 第九章　循环功能评估工具

## 第一节　NYHA 心功能分级

【概述】

NYHA 心功能分级是按诱发心力衰竭症状的活动程度将心功能的受损状况分为四级。由纽约心脏病协会（NYHA）于 1928 年提出，因操作简单，故临床上沿用至今。

【适用范围】

NYHA 心功能分级适用于所有心脏患者。

【评分内容】

评分内容见表 3-9-1。

表 3-9-1　NYHA 心功能分级

| Ⅰ级 | 患者有心脏病，但日常活动量不受限制，一般体力活动不引起过度疲劳、心悸、气喘或心绞痛 |
|---|---|
| Ⅱ级 | 心脏病患者的体力活动轻度受限制。休息时无自觉症状，一般体力活动引起过度疲劳、心悸、气喘或心绞痛 |
| Ⅲ级 | 患者有心脏病，以致体力活动明显受限制。休息时无症状，但小于一般体力活动即可引起过度疲劳、心悸、气喘或心绞痛 |
| Ⅳ级 | 心脏病患者不能从事任何体力活动，休息状态下也现心力衰竭症状，体力活动后加重。 |

【应用现状】

1994，美国心脏协会（American Heart Association, AHA）对 NYHA 心功能分级进行补充，提出根据心电图、运动负荷试验、X 线、超声心动图、放射学显像等客观检查结果进行第二类分级。分级标准：A 级，无心血管病的客观证据；B 级，有轻度心血管病的客观证据；C 级，有中度心血管病的客观证据；D 级，有重度心血管病的客观证据。

2000 年，美国心脏病学会（ACC）及美国心脏学会（AHA）发布心力衰竭分级新指南：A 级，患者为心力衰竭高危患者，但未发展到心脏结构改变也无症状；B 级，指已发展到心脏结构改变，但尚未引起症状；C 级，指过去或现在有心力衰竭症状并伴有心脏结构损害；D 级，终末期心力衰竭，需要特殊的治疗措施。

（叶建）

# 第十章　神经系统评估工具

## 第一节　标准化神经系统疾病护理评估类目

**【概述】**

2001年，世界卫生组织在第54届世界卫生大会上正式发布了标准化神经系统疾病护理评估类目。它有一整套完备的术语体系，为发展医疗卫生术语系统奠定了基础，是医疗卫生专业核心术语体系的重要组成部分，也为其他术语的规范提供了相应的依据。

**【适用范围】**

标准化神经系统疾病护理评估类目适用于神经内科护理。

**【评分内容】**

评估内容见表3-10-1。

表3-10-1　标准化神经系统疾病护理评估类目

| 维度 | 一级类目 | 二级类目 | 三级类目 |
|---|---|---|---|
| b<br>身体<br>部分<br>评估 | b1 精神功能 | b110 意识功能 | b1100 意识状态 |
| | | | b1101 意识持续性 |
| | | | b1102 意识特质 |
| | | b114 定向功能 | b1140 时间定向 |
| | | | b1141 方向定向 |
| | | | b1142 人物定向 |
| | | b117 智力功能 | |
| | | b122 整体心理社会功能 | |

续表

| 维度 | 一级类目 | 二级类目 | 三级类目 |
|---|---|---|---|
| | | b130 能量和驱动功能 | b1300 能力水平 |
| | | | b1301 动机 |
| | | | b1302 食欲 |
| | | | b1303 成瘾 |
| | | | b1304 冲动控制 |
| | | b134 睡眠功能 | b1340 睡眠量 |
| | | | b1341 睡眠开始 |
| | | | b1342 睡眠维持 |
| | | | b1343 睡眠质量 |
| | | | b1344 睡眠周期 |
| | | b147 心理运动功能 | |
| | | b156 知觉功能 | b1560 听觉 |
| | | | b1561 视觉 |
| | | | b1562 嗅觉 |
| | | | b1563 味觉 |
| | | | b1564 触觉 |
| | | | b1565 视觉空间觉 |
| | | b167 语言精神功能 | b1670 语言表达 |
| | | | b1671 语言接受 |
| | | | b1672 结合性语言功能 |
| | b2 感觉功能和疼痛 | b210 视功能 | b2100 视敏度功能 |
| | | | b2101 视野功能 |
| | | | b2102 视觉品质 |
| | | b230 听功能 | b2300 声音检测 |
| | | | b2301 声音辨别 |
| | | | b2302 声源定位 |
| | | | b2303 单侧声音 |
| | | | b2304 言语辨别 |
| | | b235 前庭功能 | b2350 前庭位置功能 |
| | | | b2351 前庭平衡功能 |
| | | | b2352 前庭运动功能 |

**续表**

| 维度 | 一级类目 | 二级类目 | 三级类目 |
|---|---|---|---|
| | | b240 与听和前庭功能相关的感觉 | b2400 耳响与耳鸣 |
| | | | b2401 头晕 |
| | | | b2402 跌倒感 |
| | | | b2403 头晕相关的恶心 |
| | | | b2404 耳内刺激 |
| | | | b2405 耳压 |
| | | b270 与温度和其他刺激相关的感觉 | b2700 温度感受性 |
| | | | b2701 震动感觉性 |
| | | | b2702 压力感觉性 |
| | | | b2703 对有害刺激的感受性 |
| | | b280 痛觉 | b2800 全身性疼痛 |
| | | | b2801 身体单一部位疼痛 |
| | | | b2802 身体多部位疼痛 |
| | b3 发声和语言功能 | b320 构音功能 | |
| | b4 心血管、血液、免疫和呼吸功能 | b410 心脏功能 | b4100 心率 |
| | | | b4101 心律 |
| | | | b4102 心室收缩力 |
| | | | b4103 心脏的血液供应 |
| | | b420 血压功能 | b4200 血压升高<br>b4201 血压降低 |
| | | | b4202 血压的维持 |
| | | b440 呼吸功能 | b4400 呼吸频率 |
| | | | b4401 呼吸节律 |
| | | | b4402 呼吸深度 |
| | | b455 运动耐受功能 | b4550 一般身体耐力 |
| | | | b4551 有氧耐受力 |
| | | | b4552 易疲劳性 |

续表

| 维度 | 一级类目 | 二级类目 | 三级类目 |
|---|---|---|---|
| | b5 消化、代谢和内分泌系统功能 | b510 摄入功能 | b5100 吸入 |
| | | | b5101 咬 |
| | | | b5102 咀嚼 |
| | | | b5103 口中食物的控制 |
| | | | b5104 流涎 |
| | | | b5105 吞咽 |
| | | | b5106 反胃和呕吐 |
| | | b525 排便功能 | b5250 排泄粪便 |
| | | | b5251 大便稠度 |
| | | | b5252 大便次数 |
| | | | b5253 大便自控 |
| | | | b5254 肠胀气 |
| | | b545 水、矿物质和电解质平衡 | |
| | b7 神经肌肉骨骼和运动有关的功能 | b710 关节活动功能 | b7100 单关节的活动 |
| | | | b7101 多关节的活动 |
| | | | b7102 全身关节的活动 |
| | | b730 肌肉的力量 | b7300 独立肌肉和肌群的力量 |
| | | | b7301 单肢体肌肉力量 |
| | | | b7302 单侧身体肌肉力量 |
| | | | b7303 下半身肉力量 |
| | | | b7304 四肢肌肉力量 |
| | | | b7305 躯干肌肉力量 |
| | | | b7306 全身肌肉力量 |
| | | b735 肌张力功能 | |
| | | b740 肌肉耐力功能 | b7400 独立肌肉耐力 |
| | | | b7401 肌群耐力 |
| | | | b7402 全身肌肉耐力 |
| | | b750 运动反射功能 | |
| | | b760 随意运动控制 | |
| | | b765 不随意运动功能 | b7650 肌肉不随意收缩 |
| | | | b7651 震颤 |
| | | | b7652 抽搐和无意识举止 |
| | | | b7653 刻板运动和运动持续 |
| | | b770 步态功能 | |

**续表**

| 维度 | 一级类目 | 二级类目 | 三级类目 |
|---|---|---|---|
| s<br>身体<br>结构 | s1 神经系统的结构 | s110 脑的结构 | |
| | | s110 脑的结构 | |
| | | s120 脊髓和有关结构 | |
| | | s130 脑膜的结构 | |
| | | s140 交感神经系统的结构 | |
| | | s150 副交感神经系统的结构 | |
| d<br>活动<br>与<br>参与 | d3 交流 | d330 说 | |
| | d4 活动 | d410 改变身体的基本姿势 | |
| | | d415 保持一种姿势 | |
| | | d420 移动自身 | d4200 坐姿移动自身 |
| | | | d4201 躺姿移动自身 |
| | | d450 步行 | |
| | | d465 利用设备到处移动 | |
| | d5 自理 | d510 盥洗自身 | |
| | | d530 如厕 | d5300 小便控制 |
| | | | d5301 大便控制 |
| | | | d5302 月经护理 |
| | | d550 吃 | |
| | d7 人际交往和人际关系 | d760 家庭人际关系 | d7600 父母—子女关系 |
| | | | d7601 子女—父母关系 |
| | | d770 亲密关系 | |
| e<br>环境<br>因素 | e1 用品与技术 | e110 个人消费用的用品或物质 | |
| | | e115 个人日常生活用的用品和技术 | |
| | e2 自然环境和人造环境 | e225 气候 | |
| | | e240 光线 | |
| | | e250 声音 | |
| | e3 支持和相互联系 | e310 直系亲属家庭 | |
| | | e329 朋友 | |
| | | e340 个人护理 | |
| | e5 服务、体制和政策 | e570 社会保障的服务、体制和政策<br>e580 卫生的服务、体制和政策 | |

**【应用现状】**

标准化神经系统疾病护理评估类目在医学中多个学科广泛应用，这将有利于护理学与医学，以及其他卫生行业的信息交流和共享，有利于多学科合作改善患者的健康状态，还有利于促进护理信息化事业的蓬勃发展。

**【评价】**

标准化神经系统疾病护理评估类目有利于提高护理服务质量和促进护理信息交流。

**【应用举例】**

丁珊妮、潘红英、虞雪琴等在《神经系统疾病标准化护理评估术语的构建》一文中，提出构建神经系统疾病标准化护理评估术语体系要符合中国国情，规范神经系统疾病护理评估记录提供借鉴。运用国际功能、健康和残疾分类临床检查表来评估，理出与神经系统疾病相关的护理评估问题。

（叶建）

# 第二节 简明国际神经精神访谈

**【概述】**

简明国际神经精神访谈（the MINI-International Neuropsychiatric Interview，M.I.N.I）是由 Sheehan 和 Lecrubier 开发的一个简单、有效和可靠的定式访谈工具，主要用于筛查、诊断《精神障碍诊断和统计手册第四版（DSM-Ⅳ）》和《国际精神障碍统计分类手册（ICD-10）》中 16 种轴 I 精神疾病和一种人格障碍，包括 130 个问题。

**【适用范围】**

简明国际神经精神访谈适用于可配合检查人群。

**【评分内容】**

评估者先根据表 3-10-2 至表 3-10-20 的内容对患者进行访谈。访谈结束，再填写简明国际神经精神访谈诊断记录表（表 3-10-21）。

表 3-10-2 A. 抑郁发作

| 题目（→指转到诊断框，在相应的诊断判断项上圈"否"，然后转到下一题组） | 选项 | |
|---|---|---|
| A1. 最近两周内，你是否几乎在每天的大部分时间感觉心情压抑或情绪低落？ | 是 | 否 |
| A2. 最近两周内，对于平日你所喜欢的事情，你是否失去了兴趣或愉快感？ | 是 | 否 |
| A1 或 A2 选项为"是"吗？ | 是 | 否→ |
| 上表中列出的为与疾病的主要症状标准相应的筛查问题 | | |

**续表**

| 题目（→指转到诊断框，在相应的诊断判断项上圈"否"，然后转到下一题组） | 选项 | |
|---|---|---|
| A3. 最近两周，当你感觉抑郁和／或丧失兴趣时：<br>a. 你是否几乎每天都有食欲减退或者增加？或者尽管你没有可以节食，但是体重下降或体重增加？（如体重变化超过 5%，即如果一个体重为 70 kg 的人，在一个月时间内体重变化超过 3.5 kg）如果任一个问题回答"是"，选项选"是" | 是 | 否 |
| b. 你几乎每晚都有睡眠困难吗？（入睡困难、夜间易醒、早醒或睡眠过多） | 是 | 否 |
| c. 你是否每天说话或动作明显比过去缓慢，或者感觉烦躁、坐卧不安、难以静坐？ | 是 | 否 |
| d. 你是否几乎每天都觉得疲倦或者精力减退吗？ | 是 | 否 |
| e. 你是否几乎每天都有无价值感或者不切实际的罪恶感？ | 是 | 否 |
| f. 你是否几乎每天都难以集中注意力或犹豫不决，很难做决定？ | 是 | 否 |
| g. 你是否反复想要伤害自己、自杀或者希望自己死去？ | 是 | 否 |
| 以上问题有三项或三项以上回答选项为"是"吗？<br>或者<br>A1 或 A2 选项为"否"，A3 有四项以上回答选项为"是" | 是 否<br>（抑郁发作现患） | |
| 如果患者目前符合抑郁症的标准：<br>A4 a. 在你的一生中，是否有过一段时间（超过两周以上），你感觉心情压抑或情绪低落，或者对大多数事情丧失兴趣，同时还出现了很多我们上面谈到的其他问题？ | 是 | 否→ |
| b. 你最后一次抑郁发作和本次抑郁发作之间，是否有超过 2 月的时间，你并不感觉抑郁或丧失兴趣？ | 是 否<br>（抑郁发作复发性） | |
| 如果患者抑郁症编码阳性（A3 选项为"是"），请继续提问表 3-10-3 的问题 | | |

**表 3-10-3　A'. 抑郁发作伴忧郁特征（备选）**

| 题目（→指转到诊断框，在相应的诊断判断项上圈"否"，然后转到下一题组） | 选项 | |
|---|---|---|
| A5 a. A2 选项为"是"吗？<br>b. 在这次抑郁发作最严重的时候，你是否对于你平日喜欢的事情、让你感觉很愉快的事情，都没有任何反应？如果"否"，那发生一些好事情，仍然无法让你高兴起来吗？ | 是 | 否 |
| A5a 或 A5b 中有一项选项为"是"吗？ | 是 | 否→ |
| 上表中列出的为与疾病的主要症状标准相应的筛查问题 | | |
| A6. 最近两周内，当你感觉抑郁和／或丧失兴趣时：<br>a. 是否你的抑郁感觉和居丧反应不同？（居丧反应是当亲人去世时出现的那种悲伤感觉） | 是 | 否 |
| b. 你是否几乎每天都感觉到早上抑郁更重？ | 是 | 否 |
| c. 你是否几乎每天早上都比平时早醒 2 小时，并且无法再入睡？ | 是 | 否 |
| d. A3a 选项为"是"吗？ | 是 | 否 |
| e. A3c 选项为"是"吗？ | 是 | 否 |
| f. 你是否感觉有过分的、不切实际的罪恶感？ | 是 | 否 |
| A6. 有 3 项或以上回答编码"是"吗？ | 是 否<br>（抑郁发作伴忧郁特征现患） | |

表 3-10-4  B. 心境恶劣

| 如果患者目前的症状符合抑郁症的诊断标准，则跳过此题组 | | |
|---|---|---|
| 题目（→指转到诊断框，在相应的诊断判断项上圈"否"，然后转到下一组） | 选项 | |
| B1. 最近两年内，你是否大部分时间都感觉悲伤、情绪低落或心情压抑？ | 是 | 否→ |
| B1 为与疾病的主要症状标准相应的筛查问题 | | |
| B2. 在你感觉到悲伤的这段时间内，是否曾出现过持续两个月或更长时间，你感觉心情不错？ | 是→ | 否 |
| B3. 在你感觉悲伤的这段时间内，是否在大部分时间内：<br>a. 你的食欲有明显改变？ | 是 | 否 |
| b. 你是否有入睡困难或睡眠过多？ | 是 | 否 |
| c. 你是否感觉疲倦或缺乏精力？ | 是 | 否 |
| d. 你是否觉得失去了自信？ | 是 | 否 |
| e. 你是否很难集中注意力或者犹豫不决，很难作决定？ | 是 | 否 |
| f. 你是否感觉人生没有希望？ | 是 | 否 |
| B3 有两项或以上回答为"是"吗？ | 是 | 否 |
| B4. 这些抑郁症状让你感觉非常苦恼或者妨害了你的社会、职业功能，或者影响了你其他的重要功能吗？ | 是 | 否 |
| B4 回答为"是"吗？ | 否 是<br>（心境恶劣现患） | |

表 3-10-5  C. 自杀

| 题目 | 选项 | | 评分 |
|---|---|---|---|
| 在最近一个月内： | | | |
| C1. 你是否觉得死了会更好或者希望自己已经死了？ | 是 | 否 | 1 |
| C2. 你是否想要伤害自己？ | 是 | 否 | 2 |
| C3. 你是否想到自杀？ | 是 | 否 | 6 |
| C4. 你是否有自杀计划？ | 是 | 否 | 10 |
| C5. 你是否有过自杀未遂的情况？ | 是 | 否 | 10 |
| 在你一生中： | | | |
| C6. 你曾经有过自杀未遂的情况吗？ | 是 | 否 | 4 |
| 上述至少有一项回答为"是"吗？ | 否 是<br>（自杀风险现患） | | |
| 如果是，请对 C1 至 C6 中评为"是"的项目，按其右侧的评分标准赋分，然后对评分进行合计，根据合计得分，评定自杀风险等级 | 低风险  □ 1~5 分<br>中等风险  □ 6~9 分<br>高风险  □ ≥ 10 分 | | |

表 3-10-6　D.（轻）躁狂发作

| 题目（→指转到诊断框，在相应的诊断判断项上圈"否"，然后转到下一题） | 选 项 | |
|---|---|---|
| D1 a. 你是否曾有一段时间，感觉情绪高涨或者感觉精力充沛，或者遇到麻烦时仍充满自信，或者其他人认为你和平时不一样？（请不要考虑你在酒后或药物中毒期间的表现）如果患者对这个问题感觉困惑，或者不能确定你问题中"情绪高涨"的意思，进行如下解释：我说的"情绪高涨"是指你感觉兴高采烈、精力充沛、睡眠需求减少、思维很快、有很多想法、工作能力提高、创造力提高、主动性增强，并有冲动行为。如果"否"，在 D1b 圈"否"；如果是，在本题圈"是" | 是 | 否 |
| b. 你现在感觉情绪高涨或者精力充沛吗？ | 是 | 否 |
| D2 a. 你是否曾有一段时间或有几天特别容易激惹，并因此经常争吵、或者与人发生言语争执或身体上攻击吗？或者冲你家庭成员以外的其他人大声喊叫吗？你或者你周围的人注意到你比其他人更容易激惹或者反应过分强烈吗？（请不要考虑你在酒后或药物中毒期间的表现）如果"否"，在 D2b 圈"否"；如果是，在本题圈"是" | 是 | 否 |
| b. 你现在仍然感觉容易激惹或发脾气吗？ | 是 | 否 |
| D1a 或 D2a 回答为"是"吗？ | 是 | 否→ |
| D3.（如果 D1b 或者 D2b 选项为"是"，则仅需要询问现在发作的情形；如果 D1b 或 D2b 选项为"否"，则询问过去症状最明显时的情形）在你感觉情绪高涨、精力充沛或者容易激惹时： | | |
| a. 你是否感觉你能做别人做不了的事、或者你是一个特别重要的人？ | 是 | 否 |
| b. 你是否只需要很少的睡眠（如你感觉睡几个小时便休息好了）？ | 是 | 否 |
| c. 你是否非常健谈、难以打断，或者语速很快，以致别人难以理解？ | 是 | 否 |
| d. 你是否感觉思考问题的速度很快？ | 是 | 否 |
| e. 你是否觉得注意力很容易分散，任何一点很小的刺激都能分散你的注意力？ | 是 | 否 |
| f. 你是否变得非常活跃或者无法安静，经常让别人为你担心？ | 是 | 否 |
| g. 你是否热衷于参与一些使你感觉很快乐的活动，而不考虑风险或后果（如花很多时间狂欢、莽撞驾驶或性活动轻率）？ | 是 | 否 |
| D3 有三项或以上回答为"是"吗？<br>或者 D1a 为"否"（既往发作）或者 D1b 为"否"（现在发作）的情况下，D3 有四项回答为"是"？ | 是 | 否→ |
| D4. 这些症状持续至少一周，并且给你的家庭生活、社会功能或学习带来明显的问题，或者因为这些症状而必须住院吗？（如果任一个方面回答"是"，评为"是"） | 是 | 否 |
| D4 的回答为"否"吗？<br><br>请注明这是目前发作或既往发作？ | 是　否<br>轻躁狂发作<br>目前发作 □<br>既往发作 □ | |
| D4 的回答为"是"吗？<br><br>请注明这是目前发作或既往发作？ | 是　否<br>躁狂发作<br>目前发作 □<br>既往发作 □ | |

表 3-10-7　E. 惊恐障碍

| 题目 | 选项 | |
|---|---|---|
| E1. 你是否曾在不同的处境或场合中，突然有焦虑、恐惧、不适或者紧张不安发作？当时的处境大多数人都不会有这种感觉？这种感觉在 10 分钟内达到最严重的程度吗？（只有这种发作在 10 分钟内达到最严重程度，才选择"是"） | 是 | 否 |
| E 为与疾病的主要症状标准相应的筛查问题 | | |
| 若 E1 为"否"，则 E5 选择"否"，并条到 F1 | | |
| E2. 是否以前这些发作都是在你意料之外或自发地出现，或者这些发作不可预料、没有诱因？ | 是 | 否 |
| 若 E2 为"否"，则 E5 选择"否"，并条到 F1 | | |
| E3. 以前这种发作时，是否在超过一个月的时间始终担心再次发作，或者担心发作所造成的后果？ | 是 | 否 |
| 若 E3 为"否"，则 E5 选择"否"，并条到 F1 | | |
| E4. 在你能记起的最严重的发作期间，是否有下列情形 | | |
| a. 你是否有心脏漏跳、心跳加快或心悸？ | 是 | 否 |
| b. 你是否有出汗或手心潮湿？ | 是 | 否 |
| c. 你是否有震颤或发抖？ | 是 | 否 |
| d. 你是否有喘不过气或呼吸困难？ | 是 | 否 |
| e. 你是否有梗塞感或咽部异物感？ | 是 | 否 |
| f. 你是否有胸痛、胸部压迫感或不适？ | 是 | 否 |
| g. 你是否有恶心、胃部不适或者突然腹泻？ | 是 | 否 |
| h. 你是否有感觉头晕、站立不稳、头重脚轻或晕厥？ | 是 | 否 |
| i. 你是否感觉周围的事物变得很奇怪、不真实、遥远或陌生，或觉得自己与身体的部分或全部分离、或完全脱离的感觉？ | 是 | 否 |
| j. 你是否害怕自己会失去控制或发疯？ | 是 | 否 |
| k. 你是否害怕自己会死？ | 是 | 否 |
| l. 你是否身体的某个部位有刺痛感或麻木感？ | 是 | 否 |
| m. 你是否感觉潮热或寒战？ | 是 | 否 |
| E5. E4 中的四项或以上回答为"是"吗？<br>如果 E5 为"否"，跳到 E7 | 是　否<br>（惊恐障碍终身） | |
| E6. 在过去一个月内，你反复（至少两次）出现这种发作，而后始终害怕再次发作吗？ | 是　否<br>（惊恐障碍现患） | |
| E7. E4 中有 1 项、2 项或者 3 项选项为"是"吗？ | 是　否<br>（部分发作终身） | |

表 3-10-8 F. 场所恐惧症

| 题目 | 选项 | |
|------|------|------|
| F1. 你是否会在某些场所或某些处境中感觉到紧张或焦虑不安，如逃生比较困难或者一旦出现惊恐发作，可能得不到帮助的场所，如在人群中、排在队伍中、独自离家或独自呆在家、过桥、乘坐公共汽车、火车或小汽车？<br>若 F1 为"否"，则 F2 选择"否" | 是 | 否 |
| F1 为与疾病的主要症状标准相应的筛查问题 | | |
| F2. 你是否非常害怕这些处境，因而回避这些处境，或者在这些处境中需要承受很多痛苦，<br>或者需要他人陪伴才可以面对？ | 是 否<br>（场所恐惧现患） | |
| F2（现患场所恐惧）选项为"否"<br>且<br>E6（现患惊恐障碍）选项为"是" | 是 否<br>（惊恐障碍不伴场所恐惧现患） | |
| F2（现患场所恐惧）选项为"是"<br>且<br>E6（现患惊恐障碍）选项为"是" | 是 否<br>（惊恐障碍伴场所恐惧现患） | |
| F2（现患场所恐惧）选项为"是"<br>且<br>E6（现患惊恐障碍）选项为"否" | 是 否<br>（场所恐惧症无惊恐障碍史现患） | |

表 3-10-9 G. 社交恐惧症（社交焦虑障碍）

| 题目（→指转到诊断框，在相应的诊断判断项上圈"否"，然后转到下一题组） | 选项 | |
|------|------|------|
| G1. 在过去的一个月内，当你被别人注视、或者成为别人注意的焦点，你感觉害怕、不安或者害怕被嘲笑 / 耻笑吗？包括当众讲话、当众进食或与他人一起进食，在他人注视下写字或参与社交活动 | 是 否→ | |
| G1 为与疾病的主要症状标准相应的筛查问题 | | |
| G2. 这种恐惧过分或者不合理吗？ | 是 否→ | |
| G3. 你对这些处境非常害怕并且回避它们吗？或者在这些处境中感觉痛苦吗？ | 是 否 | |
| G4. 这种恐惧破坏了你的正常工作或者社会功能吗？或者给你造成明显的痛苦吗？ | 是 否→<br>（社交恐惧症现患） | |

表 3-10-10 H. 强迫症

| 题目（→指转到诊断框，在相应的诊断判断项上圈"否"，然后转到下一题组） | 选项 | |
|---|---|---|
| H1. 在过去一个月内，你是否被一些重复出现的想法、冲动或影像所困扰，而且这些是你不想要的、令人不快的、不适宜的、突然冒出来的或者令人痛苦的？（如认为自己肮脏、收到污染或有细菌或害怕传染他人的想法；或虽然自己不想但是却害怕伤害他人，或害怕自己在冲动之下采取行动，害怕或相信自己会为某些错误事情承担责任；或是有关性方面的想法、影像或冲动不断出现；或是贮藏、收集宗教方面的固执想法）（不包括单纯对现实生活问题的过分担忧；不包括进食障碍、性偏好、病理性赌博或酒药滥用直接相关的强迫观念，因为患者可以从这些活动中获得快感，想克服它只是因为它带来负面结果）<br>若 H1 为"否"，跳到 H4 | 是 | 否 |
| H1 为与疾病的主要症状标准相应的筛查问题 | | |
| H2. 当你试图忽略或摆脱它们时，这些想法仍然会持续不断地出现在脑海中？<br>若 H2 为"否"，跳到 H4 | 是 | 否 |
| H3. 你认为这些强迫观念是你自己想法的一部分，而不是外界强加于你的吗？ | 是 | 否 |
| H4. 在过去一个月内，你是否会无法抗拒地反复做某件事情，如过度洗涤或清洗，没完没了地检查或计数，或重复、整理、摆放物品，或其他迷信仪式？ | 是 | 否 |
| H 为与疾病的主要症状标准相应的筛查问题 | | |
| H3 或 H4 的选项为"是"吗？ | 是 | 否 |
| H5. 你是否意识到自己无法克制的这些强迫性思维或强迫行为是过分的或不合理的？ | 是 | 否 |
| H6. 这些强迫性思维或强迫行为明显干扰你的正常生活、职业功能、日常社交或关系，或耗费在这方面的时间每天超过 1 小时？ | 是 | 否 |
| H6 的选项为"是"吗？ | 是 否<br>（强迫症现患） | |

表 3-10-11 I. 创伤后应激障碍（备选）

| 题目（→指转到诊断框，在相应的诊断判断项上圈"否"，然后转到下一题组） | 选项 | |
|---|---|---|
| I1. 你是否曾经历、目睹或不得不处理某件极其严重的创伤性事件，如真实的死亡或有死亡危险或对自己或他人造成严重损伤的威胁？（创伤性事件指严重意外事故，性或身体的攻击，恐怖袭击，被当作人质，绑架，抢劫，失火，发现尸体，意外死亡，战争，自然灾害等） | 是 | 否→ |
| I2. 在过去一个月内，你是否好像又一次痛苦地经历了这个事件（如做噩梦，鲜明强烈回忆，闪回或生理反应）？ | 是 | 否→ |
| I1 列出为与疾病的主要症状标准相应的筛查问题 | | |
| I3. 在过去一个月内： | | |
| a. 你是否曾经避免想起此事，或者避开可提醒该事件的物品？ | 是 | 否 |
| b. 你是否曾经难以回忆起所发生事情中的重要部分？ | 是 | 否 |
| c. 你是否对原来的喜好或社会活动的兴趣不如以前了？ | 是 | 否 |
| d. 你是否觉得自己和别人变得疏远或陌生？ | 是 | 否 |
| e. 你是否注意到自己的感觉麻木了？ | 是 | 否 |
| f. 你是否觉得自己的生命会因为这个创伤而缩短？ | 是 | 否 |
| I3 有三项或三项以上回答为"是"吗？ | 是 | 否→ |

续表

| 题目（→指转到诊断框，在相应的诊断判断项上圈"否"，然后转到下一题组） | 选项 | |
|---|---|---|
| I4. 在过去一个月内： | | |
| a. 你有睡眠困难吗？ | 是 | 否 |
| b. 你是否特别容易发火，或者大发过脾气？ | 是 | 否 |
| c. 你是否有集中注意力困难？ | 是 | 否 |
| d. 你是否觉得紧张或经常处于戒备状态？ | 是 | 否 |
| e. 你是否容易受惊吓？ | 是 | 否 |
| I4 中有两项或以上回答为"是"？ | 是 | 否→ |
| I5. 在过去一个月内，这些问题明显干扰了你的工作或社会活动，或者造成明显的痛苦？ | 是 | 否 |
| I5 回答为"是"吗？ | 是　否<br>（创伤后应激障碍现患） | |

表 3-10-12　J. 酒滥用或酒依赖

| 题目（→指转到诊断框，在相应的诊断判断项上圈"否"，然后转到下一题组） | 选项 | |
|---|---|---|
| J1. 在过去 12 个月内，你是否有过 3 次以上的饮酒，每次在 3 小时内喝酒数量折合成纯酒精 30 ml 以上？（如 56 度的白酒 50 g、32 度的红酒约 100 g、20 度的枸杞酒 150 g 等） | 是 | 否 |
| J1 列出为与疾病的主要症状标准相应的筛查问题 | | |
| J2. 在过去 12 个月内： | | |
| a. 你是否需要喝更多的酒来达到你最初喝酒的感觉？ | 是 | 否 |
| b. 你在减少饮酒量时，是否有过手抖、出汗或感觉不安？或者，你喝酒时为了避免这些症状或避免酒后头痛，如手抖、出汗或不安？ | 是 | 否 |
| c. 在喝酒时，你实际喝的酒量超出原先预计的酒量？ | 是 | 否 |
| d. 你是否曾经尝试减少饮酒量或停止饮酒但是没有成功？ | 是 | 否 |
| e. 在饮酒的日子里，你是否花大量的时间找酒、饮酒或醒酒？ | 是 | 否 |
| f. 你因为喝酒而减少了工作、喜好或与他人相处的时间？ | 是 | 否 |
| g. 即使你知道饮酒给自己造成了健康或精神问题，仍然继续喝酒？ | 是 | 否 |
| J2 有 3 项或 3 项以上回答为"是"吗？ | 是　否<br>（酒依赖现患） | |
| 患者酒依赖为"是"吗？ | 是 | 否 |
| J3. 在过去 12 个月内： | | |
| a. 你是否曾多次在学校学习、单位工作或家里做家务时，喝醉酒、酒后兴奋或处在酒精的后遗效应中？这种情况造成了什么问题吗？ | 是 | 否 |
| b. 你是否曾在醉酒后，从事有生命危险的活动，如开车、骑摩托车、操作机器、划船等？ | 是 | 否 |
| c. 你是否曾经因为喝酒出现过违法的问题，如妨害治安的行为？ | 是 | 否 |
| d. 尽管喝酒已经使你与家人或他人的关系出现了问题，你仍然继续喝酒吗？ | 是 | 否 |
| J3 有 1 项或 1 项以上回答为"是"吗？ | 是　否<br>（酒滥用现患） | |

表 3-10-13 K.非酒精类精神活性物质使用障碍

→指转到诊断框，在相应的诊断判断项上圈"否"，然后转到下一题组

K1.在过去 12 个月内，你是否使用过一次以上以下某种药物，并达到"飘"的感觉、让自己感觉更好或改变自己的心情？（圈出曾服用过的每种药物）

兴奋剂如安非他明，如冰毒、硫酸右旋苯丙胺、哌甲酯（利他林）、减肥药；可卡因；麻醉剂如海洛因、吗啡、盐酸氢吗啡酮、鸦片、美沙酮、可待因、复方羟可酮、盐酸丙氧芬；致幻剂如麦司卡林、仙人球碱、苯环己啶；吸入剂；大麻；镇静剂；其他如类固醇、非处方催眠药、减肥药或感冒药等任何其他药物

注明使用最多的药物：

注明将按照下述标准中的哪一项进行调查：

若同时或先后使用多种物质：

每种使用过的药物（或一类药物） ☐

只调查最常使用的药物（或一类药物） ☐

若只使用一种药物（或一类药物）：

只调查使用过的一种药物（或一类药物） ☐

| 题目 | 选项 | |
|---|---|---|
| K2.想一想你过去 12 个月内使用药物的情况： | | |
| a.你是否发现，你需要使用更大的量才能达到自己刚开始使用时的效果吗？ | 是 | 否 |
| b.当你减量或停止使用药物时，你是否出现过戒断症状（疼痛、手抖、发热、乏力、腹泻、恶心、出汗、心悸、睡眠困难、易激动、焦虑、易怒或压抑），或者你使用这些药物，是为了避免不舒服（戒断症状）使自己感觉好一些？ | 是 | 否 |
| 若任何一个回答"是"，选项是" | | |
| c.在使用药物时，你是否发现实际用量比当初预计用量多？ | 是 | 否 |
| d.你是否曾经尝试减量或停止使用药物，但是没有成功？ | 是 | 否 |
| e.在使用药物的日子里，你是否花了大量的时间（＞2 小时）获取药物、使用药物，或者从药物的效应中恢复过来或持续想着此药物？ | 是 | 否 |
| f.你是否因为使用药物而减少了工作、参与过去的喜好或与他人相处的时间？ | 是 | 否 |
| g.即使你知道药物给自己造成了健康或精神问题，你是否仍然继续使用药物？ | 是 | 否 |
| K2 有 3 项或以上回答为"是"吗？<br>注明使用的药物： | 是 否→<br>（药物依赖<br>现患） | |
| 患者药物依赖为"是"吗？ | 是 | 否 |
| K3.在过去 12 个月内： | | |
| a.你是否曾多次在学校学习、单位工作或在家里做家务时，过量使用药物、用药后兴奋或处在药物的后遗效应之中？这种情况造成了什么问题吗？（只有造成问题时才选"是"） | 是 | 否 |
| b.你是否曾在过量使用药物或用药后兴奋时，从事有生命危险的活动？（如开车、骑摩托车、操作机器、划船等） | 是 | 否 |
| c.你是否曾因为使用药物出现过违法问题？（如被捕或妨害治安的行为） | 是 | 否 |
| d.即使使用药物已经使你与家人和其他人的关系出现了问题，你是否仍然继续使用？ | 是 | 否 |
| K3 中至少一项回答为"是"吗？<br>注明使用的药物： | 是 否<br>（药物滥用<br>现患） | |

**表 3-10-14 L. 精神病性疾患**

填表说明：对每一个回答"是"的问题，要求举一个例子。只有当所举的例子清楚地显示出思维或知觉的扭曲，或者在目前的文化背景下显得不恰当，才选"是"。在回答之前，要仔细评价妄想或幻觉是否"怪异"。怪异的妄想是指明显的不合理、荒谬或无法理解的，并且不是从日常的生活经验中衍生出来的妄想。怪异的幻觉指对患者的思想或行为进行评论的幻听，或者有两种或两种以上的声音在相互交谈。

| 问题 | 选项 | | 怪异 |
|---|---|---|---|
| L1 a.你曾经相信有人在暗中监视你，或有人设计要害你，或有人想要伤害你吗？ | 是 | 否 | 是 |
| b.你现在还相信这些事情吗？ | 是 | 否 | 是（转L6a） |
| L2 a.你曾经相信，即使你不说出来，也有人会读出你的思想或听到你的想法吗？或者是你曾经确实能读出别人的思想或听到别人正在想的事情？ | 是 | 否 | 是 |
| b.你现在还相信这些事情吗？ | 是 | 否 | 是（转L6a） |
| L3 a.你曾经相信某些人或外界的某种力量，将一些根本不是你自己的想法，输入到你的大脑中，或迫使你用一些不是你平常的方式来行动吗？你曾经感觉自己被附体了？ | 是 | 否 | 是 |
| b.你现在还相信这些事情吗？ | 是 | 否 | 是（转L6a） |
| L4 a.你曾经相信电视、收音机或报纸正给你播送特别的信息吗？或者是你不认识的人特别注意你吗？ | 是 | 否 | 是 |
| b.你现在还相信这些事情吗？ | 是 | 否 | 是（转L6a） |
| L5 a.你的亲戚或朋友曾经觉得你的想法很奇怪或不寻常吗？（不包括L1至L4问题所问到的妄想，例如夸大嫉妒、疑病、毁灭罪恶妄想等，才选"是"） | 是 | 否 | 是 |
| b.他们现在还认为你的想法奇怪吗？ | 是 | 否 | 是（转L6a） |
| L6 a.你曾经听到过别人听不到的声音吗？你听到的声音是在评论你的思想或行为，或是你听到两个或两个以上的声音在相互交谈吗？ | 是 | 否 | 是 |
| b.最近一个月内，还能听到这些声音吗？ | 是 | 否 | 是 |
| L7 a.你曾经在清醒的时候看到过特别的东西，或看到别人看不到的事物？（如果看到的不适合当前的文化背景，编码"是"） | 是 | 否 | 是 |
| b.最近一个月内，你还能看到这些吗？ | 是 | 否 | 是 |
| 访谈者判断 | | | |
| L8 b.患者目前表现出语无伦次、言语瓦解或明显的思维松弛吗？ | 是 | 否 | |
| L9 b.患者目前表现出行为瓦解或有紧张症表现吗？ | 是 | 否 | |
| L10 b.访谈时，患者表现明显的精神分裂症阴性症状吗？如明显的情感冷漠、言语贫乏或不能主动开始及保持有目的的行动（意志减退） | 是 | 否 | |
| L11.从L1到L10：有1项或以上"b"题回答为"怪异"吗？或有2项或以上"b"题回答为"是"，但不"怪异"吗？ | 是 否（精神病性障碍现患） | | |

续表

| | 选项 |
|---|---|
| L12. 从 L1 到 L7：<br>有 1 项或以上 "a" 题回答为 "怪异" 吗？<br>或<br>有 2 项或以上 "a" 题回答 "是"，但不 "怪异" 吗？<br>（需要确认这两个症状是否发生在过去同一段时间内）<br>或<br>L11 回答为 "是" 吗？ | 是　否<br><br>（精神病性障碍终身） |
| L13　a. 如果 L12 回答为 "是"，或者 L1 至 L7 至少有 1 个 "是"，患者符合下面的任一诊断吗？<br>抑郁症（现患或既往发作）<br>　或<br>躁狂发作（现患或既往发作） | 是　否 |
| b. 你之前讲过，你曾经有过一段时间感觉抑郁 / 情绪高涨 / 持续的易激惹，你刚刚谈到的这些信念及经历（L1 至 L7 选 "是" 的症状）仅仅发生在你感觉抑郁 / 情绪高涨 / 持续的易激惹的时候吗？ | 是　否 |
| L13 b 回答为 "是" 吗？ | 是　否<br>（心境障碍伴精神病性症状现患） |

表 3-10-15　M. 神经性厌食

| 题目（→指转到诊断框，在相应的诊断判断项上圈 "否"，然后转到下一题组） | 选项 | |
|---|---|---|
| M1　a. 你的身高是多少？　　　　　　　　　　（　）cm<br>　　b. 过去三个月内，你的最低体重是多少？<br>（　）kg<br>　　c. 患者的体重是否低于其身高相对应的体重下限？（参考表 3-10-16） | 是 | 否 |
| 过去三个月内： | | |
| M2. 尽管体重这么低，你是否仍然尝试不增加体重？ | 是 | 否 |
| M3. 尽管你的体重已经很低，你是否仍然害怕体重增加或者发胖？ | 是 | 否 |
| M4 a. 你是否认为自己太胖，或者身体的某部分太胖？ | 是 | 否 |
| b. 你的体重或体形是否严重影响了你对自己的感觉？ | 是 | 否 |
| c. 你是否觉得目前的低体重状态是正常现象甚至还太胖？ | 是 | 否 |
| M5，M4 的问题中，有 1 项或以上回答为 "是" 吗？ | 是 | 否 |
| M6. 只限于女性患者：在过去的三个月内，是否出现了停经？（当时你并未怀孕） | 是 | 否 |
| 女性患者：M5 和 M6 回答为 "是" 吗？<br>　男性患者：M5 回答为 "是" 吗？ | 是　否<br>（神经性厌食现患） | |

表 3-10-16　成人标准身高 / 体重参考阈值

| 身高（cm） | 145 | 150 | 155 | 160 | 165 | 170 | 175 | 180 | 185 | 190 |
|---|---|---|---|---|---|---|---|---|---|---|
| 体重（kg） | 37 | 39 | 42 | 45 | 48 | 51 | 54 | 57 | 60 | 64 |

注：身高不含鞋，体重不含衣服；表中的体重阈值为计算值；体重不低于不同身高和性别相对应正常体质量（DSM-Ⅳ所规定）的 15% 以内。

### 表 3-10-17　N. 神经性厌食

| 题目（→指转到诊断框，在相应的诊断判断项上圈"否"，然后转到下一题组） | 选项 | |
|---|---|---|
| N1. 在过去三个月内，你是否曾暴食或在 2 小时内进食过量的食物？ | 是 | 否 |
| N2. 在过去三个月内，你是否每周出现多达 2 次暴食？ | 是 | 否 |
| N3. 你暴食的时候，是否感觉你的进食无法控制？ | 是 | 否 |
| N4. 为了避免暴食后的体重增加，你是否采取了补偿行为如：催吐，禁食，运动，服用泻药、灌肠、利尿剂（水剂药物）或其他药物？ | 是 | 否 |
| N5. 你的体重或体形是否严重影响了你对自己的感觉？ | 是 | 否 |
| N6. 患者的症状符合神经性厌食的诊断标准吗？<br>如果 N6 回答为"否"，跳至 N8 | 是 | 否 |
| N7. 这种暴食现象只发生在你体重低于（＿＿ 公斤）的时候吗？<br>（参考表 3-10-16 的标准身高体重，在括号中记录符合患者身高的标准体重） | 是 | 否 |
| N8.N5 回答为"是"，且 N7 回答为"否"或被跳过？ | 是　否<br>（神经性厌食现患） | |
| N7 回答为"是"吗？ | 否　是<br>（神经性厌食暴食 /<br>清除型现患） | |

### 表 3-10-18　O. 广泛性焦虑障碍

| 题目（→指转到诊断框，在相应的诊断判断项上圈"否"，然后转到下一题组） | 选项 | |
|---|---|---|
| O1 a. 在过去的六个月内，你是否对日常生活中、工作中、家庭中或者你周围的一系列事件，过分担心或紧张不安？如果患者的焦虑是由于我们前面评定的疾病如惊恐发作（惊恐障碍）、在公众面前的不安（社交焦虑障碍）、害怕被污染（强迫症）或害怕体重增加（神经性厌食）等所导致，则这里不再选"是" | 是 | 否 |
| b. 大多数的日子你都很担心吗？ | 是 | 否 |
| O2. 你是否发现很难控制这些担心，或者这些担心干扰了你，使你不能专心做自己的事情？ | 是 | 否 |
| O3. 从 O3a 到 O3f，如果这些症状是由于前面题组的疾病所导致，则选"否" | | |
| 在过去六个月内你感觉焦虑时，你几乎每天： | | |
| a. 是否感觉坐立不安，"上满了弦"或濒临失控。 | 是 | 否 |
| b. 是否感觉肌肉紧张？ | 是 | 否 |
| c. 是否感觉容易疲劳、乏力或筋疲力尽？ | 是 | 否 |
| d. 是否难以集中注意力或感觉大脑一片空白？ | 是 | 否 |
| e. 是否感觉易激惹？ | 是 | 否 |
| f. 是否有睡眠障碍（难以入睡、夜间醒来、早醒或睡眠过多）？ | 是 | 否 |
| O3 有 3 项或以上回答为"是"吗？ | 是　否<br>（广泛性焦虑障碍现患） | |

表 3-10-19　P．反社会人格障碍（备选）

| 题目（→指转到诊断框，在相应的诊断判断项上圈"否"，然后转到下一题组） | 选项 | |
|---|---|---|
| P1．在 15 岁以前，你是否： | | |
| a．经常逃学或从家里跑出来彻夜不归？ | 是 | 否 |
| b．经常说谎、骗人或偷东西？ | 是 | 否 |
| c．挑起打架、欺负弱小、恐吓或挑衅他人？ | 是 | 否 |
| d．故意损坏物品或放火？ | 是 | 否 |
| e．故意虐待动物或伤害他人？ | 是 | 否 |
| f．强迫别人和你发生性行为？ | 是 | 否 |
| P1 有 2 项或以上回答为是"吗？ | 是 | 否 |
| P2．下面的行为，如果仅仅是出于政治或宗教动机，则不选"是" | | |
| 从 15 岁以后，你是否： | | |
| a．经常以一种让别人认为你不负责任的方式行事，如拿东西不给钱、刻意表现出冲动或有意不去工作，无法养活自己？ | 是 | 否 |
| b．做一些违法的事，即使未被逮住（如破坏财物、在商店顺手牵羊、偷东西、贩卖毒品、或犯重罪）？ | 是 | 否 |
| c．经常与人打架（包括与配偶或孩子发生的肢体冲突）？ | 是 | 否 |
| d．经常说谎或欺骗别人以获取他人财物或取乐，或仅仅只是为了好玩而骗人？ | 是 | 否 |
| e．置别人于危险处境而不顾？ | 是 | 否 |
| f．伤害、虐待别人、说谎、偷别人东西，或者损坏别人财物后，没有任何罪恶（内疚）感？ | 是 | 否 |
| P2 有 3 项或以上回答为"是"吗？ | 否　是<br>（反社会性人格障碍终身） | |

表 3-10-20　简明国际神经精神访谈诊断记录表

患者姓名：　　　　　　　编　号：
出生日期：　　　　　　　评定开始时间：
评定者姓名：　　　　　　评定结束时间：
评定日期：　　　　　　　评定时间：

| 题组 | 时间范围 | 符合标准 | DSM-Ⅳ | ICD-10 |
|---|---|---|---|---|
| A 抑郁发作 | 现患（过去 2 星期） | □ | 296.20-296.26 单次 | F32.x |
| 既往发作 | □ | 296.30-296.36 复次 | F33.x | |
| A' 抑郁发作伴忧郁特征（备选）现患（过去 2 星期） | | □ | 296.20-296.26 单次 | F32.x |
| 既往发作 | □ | 296.30-296.36 复次 | F33.x | |
| B 心境恶劣 | 现患（过去 2 年） | □ | 300.4 | F34.1 |
| C 自杀 | 现患（过去 1 个月） | □ | | |
| D （轻）躁狂发作 | 现患 | | 296.00-296.06 | F30.x |
| | 既往发作 | □ | - F31.9 | |
| E 惊恐障碍 | 现患（过去 1 个月） | □ | 300.01/300.21 | F40.01 |

续表

| 题组 | 时间范围 | 符合标准 | DSM-Ⅳ | ICD-10 |
|---|---|---|---|---|
| | 终身 | ☐ | | −F41.0 |
| F 场所恐惧症 | 现患 | ☐ | 300.22 | F40.00 |
| G 社交恐惧症（社交焦虑障碍） | 现患（过去 1 个月） | ☐ | 300.23 | F40.1 |
| H 强迫症 | 现患（过去 1 个月） | ☐ | 300.3 | F42.8 |
| I 创伤后应激障碍（备选） | 现患（过去 1 个月） | ☐ | 309.81 | F43.1 |
| J 酒滥用或酒依赖 | 现患（过去 12 个月） | ☐ | 303.9/305.00 | F10.2x |
| K 非酒精类精神活性物质使用障碍 | 现患（过去 12 个月） | ☐ | 304.00−.90/ | F11.00 |
| L 精神病性障碍 | 终身 | ☐ | 295.10−295.90/ | F20.xx |
| | 现患 | | 297.1//297.3/ | −F29 |
| M 神经性厌食 | 现患（过去 3 个月） | ☐ | 307.1 | F50.0 |
| N 神经性贪食 | 现患（过去 3 个月） | ☐ | 307.51 | F50.2 |
| O 广泛性焦虑障碍 | 现患（过去 3 个月） | ☐ | 300.02 | F41.1 |
| P 反社会人格障碍（备选） | 终身 | ☐ | 301.7 | F60.2 |

**【应用举例】**

马宁、向虎、王荣科等在《简明国际神经精神访谈中文版筛查地震受灾者创伤后应激障碍的信效度》一文中研究简明国际神经精神访谈中文版诊断地震受灾者中创伤后应激障碍（PTSD）的有效度和可信度。结果证实简明国际神经精神访谈中文版对诊断地震后创伤后应激障碍有较好的信度、效度，适合作为灾后创伤后应激障碍诊断性筛查工具。

（叶建）

# 第三节 改良 Rankin 量表

**【概述】**

Rankin 量表由 Rankin 在 1957 年首次设计的，用于脑卒中结局测量研究。在较少的几个残障评定量表中，该量表是著名的一个。1988 年，Warlow 为了英国短暂性脑缺血发作研究（UK-TIA），结合失语和认识的内容对 Rankin 量表做了一些修改，形成了改良 Rankin 量表。

**【适用范围】**

改良 Rankin 量表适用于衡量脑卒中后患者的神经功能恢复情况。

**【评分内容】**

改良 Rankin 量表分为 6 个等级（见表 3-10-21）。

表 3-10-21　改良 Rankin 量表

| 患者状况 | 评分标准 |
|---|---|
| 完全无症状 | 0 |
| 尽管有症状，但无明显功能障碍，能完成所有日常工作和生活 | 1 |
| 轻度残疾，不能完成病前所有活动，但不需帮助能照料自己的日常事务 | 2 |
| 中度残疾，需部分帮助，但能独立行走 | 3 |
| 中重度残疾，不能独立行走，日常生活需别人帮助 | 4 |
| 重度残疾，卧床，二便失禁，日常生活完全依赖他人 | 5 |

【应用现状】

改良 Rankin 量表是用来衡量患者脑卒中后神经功能恢复的情况，需注意的是该量表仅考虑脑卒中以后发生的症状。如果患者无需外界帮助，可在某些辅助装置的帮助下行走，则被视为能够独立行走。如果两个级别对患者似乎同样适用，一步提问亦不太可能做出绝对正确的选择，选择较为严重的一级。并且进一步提问亦不太可能做出绝对正确的选择，则应选择较为严重的一级。

【评价】

改良 Rankin 量表评定的是独立生活水平，通过询问患者的室内外日常生活活动情况，经过综合判断完成。不仅能评定脑卒中患者的全部独立生活能力，也通过参考发病前的情况，增加了新领域的内容。缺点是对住院患者进行残障评定是困难的，应在出院后恢复进行。虽然修订的改良 Rankin 评价信度有所提高，但仍需进一步改善。

【应用举例】

李宏建在《缺血病变部位对缺血性卒中患者改良 Rankin 量表评分的影响》一文中提及，既往研究表明，缺血病变体积可能是预测缺血性卒中功能转归的有用替代指标，但应结合病变部位加以考虑。以往使用的感兴趣区域（ROI）方法存在若干缺点，结合改良 Rankin 量表应用更有效。

（叶建）

# 第四节　美国国立卫生研究院卒中量表

【概述】

美国国立卫生研究院卒中量表（NIHSS）用于急性脑卒中治疗研究评估神经功能缺失情况，是目前世界上较通用、简明易行的脑卒中评价量表，较客观，操作性强。

**【适用范围】**

美国国立卫生研究院卒中量表适用于评估患者神经功能缺失情况。

**【评分内容】**

评分内容见表3-10-22。

表 3-10-22  美国国立卫生研究院卒中量表

| 项　　目 | 评 分 标 准 |
|---|---|
| 1a. 意识水平：<br><br>即使不能全面评价（如气管插管、语言障碍、气管创伤及绷带包扎等），检查者也必须选择1个反应。只在患者对有害刺激无反应时（不是反射）才能记录3分 | 0分＝清醒，反应灵敏<br>1分＝嗜睡，轻微刺激能唤醒，可回答问题，执行指令<br>2分＝昏睡或反应迟钝，需反复刺激、强烈或疼痛刺激才有非刻板的反应<br>3分＝昏迷，仅有反射性活动或自发性反应或完全无反应、软瘫、无反射 |
| 1b. 意识水平提问：<br><br>提问患者月份、年龄。仅对初次回答评分。失语和昏迷者不能理解问题计2分；因气管插管、气管创伤、严重构音障碍、语言障碍或其他任何原因不能完成者（非失语所致）记计1分。可书面回答 | 0分＝两项均正确<br><br>1分＝一项正确<br><br>2分＝两项均不正确 |
| 1c. 意识水平指令：<br>让患者睁闭眼或非瘫痪侧握拳松开。仅对最初反应评分，有明确努力但未完成的也给分。若对指令无反应，用动作示意，然后记录评分。对创伤、截肢或其他生理缺陷者，应予适当的指令 | 0分＝两项均正确<br>1分＝一项正确<br>2分＝两项均不正确 |
| 2. 凝视：<br><br>只测试水平眼球运动。对随意或反射性眼球运动记分。若眼球偏斜能被随意或反射性活动纠正，计1分。若为孤立的周围性眼肌麻痹，计1分。对失语者，凝视是可以测试的。对眼球创伤、绷带包扎、盲人或有其他视力、视野障碍者，由检查者选择一种反射性运动来测试，确定眼球的联系，然后从一侧向另一侧运动，偶尔能发现部分性凝视麻痹 | 0分＝正常<br>1分＝部分凝视麻痹（单眼或双眼凝视异常，但无强迫凝视或完全凝视麻痹）<br>2分＝强迫凝视或完全凝视麻痹（不能被头眼反射克服） |
| 3. 视野：<br>若能看到侧面的手指，记录正常；若单眼盲或眼球摘除，检查另一只眼。明确的非对称盲（包括象限盲），计1分。若全盲（任何原因）计3分。若频临死亡计1分，结果用于回答问题11 | 0分＝正常<br>1分＝无视野缺损部分偏盲<br>2分＝完全偏盲<br>3分＝双侧偏盲（包括皮质盲） |
| 4. 面瘫： | |

续表

| 项　　目 | 评 分 标 准 |
|---|---|
| 语音指令或动作示意，要求患者示齿、扬眉和闭眼。对反应差或不能理解的患者，根据有害刺激时表情的对称情况评分 | 0分＝正常 0分<br>1分＝轻微（微笑时鼻唇沟变平、不对称）<br>2分＝部分（下面部完全或几乎完全瘫痪）<br>3分＝完全（单或双侧瘫痪，上下面部缺乏运动） |
| 5. 上肢运动：<br><br>置肢体于合适的位置，坐位时上肢平举90度，仰卧时上抬45度，掌心向下。对失语者用语言或动作鼓励，不用有害刺激。依次检查每个肢体，从非瘫痪侧上肢开始 |  |
| 6. 下肢运动：<br>置肢体于合适的位置，仰卧时下肢抬高30度。对失语者用语言或动作鼓励，不用有害刺激。依次检查每个肢体，从非瘫痪侧下肢开始 | 0分＝无下落，于要求位置坚持5秒<br>1分＝5秒末下落，不撞击床<br>2分＝5秒内下落到床上，可部分抵抗重力<br>3分＝立即下落到床上，不能抵抗重力<br>4分＝无运动<br>9分＝截肢或关节融合，解释：<br>6a 左下肢；6b 右下肢 |
| 7. 肢体共济失调：<br>目的是发现一侧小脑病变。检查时睁眼，若有视力障碍，应确保检查在无视野缺损中进行。进行双侧指鼻试验、跟膝径试验，共济失调与无力明显不呈比例时计分。若患者不能理解或肢体瘫痪不计分。盲人用伸展的上肢摸鼻。若为截肢或关节融合记9分，并解释 | 0分＝无共济失调<br>1分＝一个肢体有<br>2分＝两个肢体有，共济失调在：右上肢 1＝有，2＝无<br>9分＝截肢或关节融合，解释：左上肢 1＝有，2＝无<br>9分＝截肢或关节融合，解释：右上肢 1＝有，2＝无<br>9分＝截肢或关节融合，解释：左下肢 1＝有，2＝无<br>9分＝截肢或关节融合，解释：右下肢 1＝有，2＝无 |
| 8. 感觉：<br>检查对针刺的感觉和表情，或意识障碍及失语者对有害刺激的躲避。只对与脑卒中有关的感觉缺失评分。偏身感觉丧失者需要精确检查，应测试身体多处 [上肢（不包括手）、下肢、躯干、面部]确定有无偏身感觉缺失。严重或完全的感觉缺失计2分；昏睡或失语者计1或0分；脑干卒中双侧感觉缺失记计2分；无反应或四肢瘫痪者计2分；昏迷患者（1a=3）计2分 | 0分＝正常<br>1分＝轻—中度感觉障碍（患者感觉针刺不尖锐或迟钝，或针刺感缺失但有触觉）<br>2分＝重度—完全感觉缺失（面、上肢、下肢无触觉） |

**续表**

| 项　　　目 | 评 分 标 准 |
| --- | --- |
| 9.语言：<br>命名、阅读测试。若视觉缺损干扰测试，可让患者识别放在手上的物品，重复和发音。气管插管者手写回答。昏迷者计3分。给恍惚或不合作者选择一个记分，但3分仅给不能说话且不能执行任何指令者 | 0分＝正常<br>1分＝轻－中度失语（流利程度和理解能力部分下降，但表达无明显受限）<br>2分严重失语（交流是通过患者破碎的语言表达，听者须推理、询问、猜测，交流困难）<br>3分＝不能说话或者完全失语，无言语或听力理解能力 |
| 10. 构音障碍：<br>读或重复单词。若有严重的失语，评估自发语言时发音的清晰度。若因气管插管或其他物理障碍不能讲话计9分，同时注明原因。不要告诉患者为什么做测试 | 0分＝正常<br>1分＝轻－中度，有些发音不清，虽有困难但能被理解<br>2分＝言语不清，不能被理解，但无失语或与失语不成比例，或失音<br>9分＝气管插管或其他物理障碍 |
| 11. 忽视：<br>若患者严重视觉缺失影响双侧视觉的同时检查，皮肤刺激正常，记为正常。若失语，但确实表现为对双侧的注意，记为正常。视空间忽视或疾病失认也可认为是异常的证据 | 0分＝正常<br>1分＝视、触、听、空间觉或个人的忽视；或对一种感觉的双侧同时刺激忽视<br>1分＝严重的偏侧忽视或一种以上的偏侧忽视；不认识自己的手；只能对一侧空间定位 |
| 总分 | |

注：按表评分，记录结果。不需要更改计分，计分所反映的是患者实际情况，而不是医生认为患者应该是什么情况。快速检查同时记录结果。除非必要的指点，不要训练患者。如部分项目未评定，应在表格中详细说明。

**【应用举例】**

蔡必扬、郭洪权、李华等《关于美国国立卫生研究院卒中量表翻译的警示》一文中提及，作为脑血管病领域重要的临床工具，美国国立卫生研究院卒中量表已经受到国内外医学工作者的认可。自开发以来，该量表已经被广泛应用于脑血管病的临床实践和临床研究。近几年，随着缺血性脑血管病急性期治疗手段的不断突破，美国国立卫生研究院卒中量表更是被目前临床指南列为重要的量表工具。然而，美国国立卫生研究院卒中量表的评估需要严格按照量表的操作规范才可以获得较好的一致性和可比性，保证能严格筛选出符合指南所述的病例，以便应用最合适的治疗策略使患者获益。张磊、刘建民等在《美国国立卫生研究院卒中量表》一文中提及，美国国立卫生研究院卒中量表是简明易行的评价急性卒中患者神经功能缺损程度的量表，它较为全面地评价了脑卒中后的功能障碍，评价标准客观，信度和效度经临床试验证实较高，对卒中预后的预测价值高，适用于不同专业的医务人员。

（叶建）

# 第五节　斯堪的纳维亚卒中量表

**【概述】**

1985 年，瑞典科学家根据 Oxbury 和 Spence 等学者的建议设计了斯堪的纳维亚卒中量表（Scandinavian Stroke Scale，SSS），用于脑梗死患者的血液稀释治疗效果的研究。斯堪的纳维亚卒中量表的评分分为预后和长期随访。最后预后评定项目包括意识水平、眼活动和瘫痪的严重性；随访评分项目包括上下肢和手的肌力、定向力、语音、面瘫和步态。由于此量表把评价重点放在容易评定且对功能评定最有意义的项目，所以构音障碍、视野、感觉、深部腱反射和浅反射的检查被去掉了。

**【适用范围】**

斯堪的纳维亚卒中量表适用于脑梗死患者。

**【评分内容】**

评估内容见表 3-10-23。

表 3-10-23　斯堪的纳维亚卒中量表

| 项目 | 评分（分） | 项目 | 评分（分） |
|---|---|---|---|
| 意识 | | 上肢：肌力 / 上举 | |
| 清醒 | 6 | 正常，能上举 | 6 |
| 嗜睡 | 4 | 肌力减退，上举力弱 | 5 |
| 昏睡 | 2 | 上举时肘部屈曲 | 4 |
| 昏迷 | 0 | 不能抗引力 | 2 |
| | | 瘫痪 | 0 |
| 定向 | | 手：肌力 / 活动 | |
| 时间、人物及地点定向均正常 | 6 | 肌力活动正常 | 6 |
| 其中 2 项正常 | 4 | 肌力减退 | 4 |
| 其中 1 项正常 | 2 | 指不能对掌 | 2 |
| 完全失定向 | 0 | 瘫痪 | 0 |
| 语音 | | 下肢：肌力 / 抬腿 | |
| 正常，无失语 | 10 | 正常，能抬腿 | 6 |
| 词汇减少，语音不连贯 | 6 | 肌力减退，抬腿力弱 | 5 |
| 语句缩短 | 3 | 抬腿时膝部屈曲 | 4 |

**续表**

| 项目 | 评分（分） | 项目 | 评分（分） |
|---|---|---|---|
| 只能回答是否，语音极困难或完全不能 | 0 | 不能抗引力 | 2 |
| 眼球运动 | | 瘫痪 | 0 |
| 无凝视麻痹 | 4 | 步态 | |
| 凝视麻痹 | 2 | 无支持下行走 5 米 | 12 |
| 同向偏斜 | 9 | 支持下行走 | 9 |
| 面瘫 | | 在搀扶下能坐 | 6 |
| 无 / 可疑 / 轻瘫 | 2 | 无支持下能坐 | 3 |
| 明显 | 0 | 卧床 / 轮椅 | 0 |
| | | | |
| | | 总分： | |

【评价】

斯堪的纳维亚卒中量表不能对意识水平和语音的变化进行追踪记录，对脑卒中的恢复过程不能全部了解，但是它可以应用统计学参数做研究，所有项目的可信度均不错。Roden-Julig 等通过 4 个量表在脑卒中急性期使用的效度研究发现，斯堪的纳维亚卒中量表是最省时、项目含义最清楚的量表，虽然它记录了较少的症状进展，但这些记录对患者的结局有较严重的影响。

【应用举例】

宋懿红、李国忠在《颅内灌注减低对缺血性进展性卒中的预测价值》一文中研究提及，缺血性进展性卒中的研究已有 30 多年的历史。直到 2004 年欧洲进展性卒中研究组（EPSS）才将缺血性进展性卒中定义为从发病到发病 7 天内神经功能明显恶化的缺血性卒中。诊断标准为斯堪的纳维亚卒中量表的意识、眼球运动及肢体运动方面下降评分 2 分或者语言评分下降 3 分。

（叶建）

## 第六节　欧洲卒中量表

【概述】

欧洲卒中量表（ESS）是 Hantson 于 1994 年提出的，该量表主要是为临床上研究大脑中动脉卒中患者而设计的。

## 【适用范围】

欧洲卒中量表适用于临床大脑中动脉卒中患者。

## 【评分内容】

评估内容见表 3-10-24。

表 3-10-24 欧洲卒中量表

| 评分标准 | 治疗前（分） | 溶栓后（分） | 治疗 21 天后（分） |
|---|---|---|---|
| 1. 意识水平：<br>10= 清醒；8= 嗜睡；6= 反复刺激或疼痛刺激才有反应；4= 对疼痛刺激有躲避或防御反应；2= 对疼痛刺激有产生去大脑强直；0= 对疼痛刺激无任何反应 | | | |
| 2. 理解力：<br>给口头指令（伸舌，指鼻，闭眼），不要示范。 8= 完成 3 项；4= 完成 1~2 项；0= 不能完成 | | | |
| 3. 言语：<br>8= 正常；6= 基本可以交谈；4= 交谈费力；2= 只能回答是或不是；0= 不能言语 | | | |
| 4. 视野：<br>8= 正常；0= 有缺损 | | | |
| 5. 水平凝视：<br>8= 正常；4= 眼球正中位，侧视受限；2= 眼球侧视位，尚能回到正中位；0= 眼球侧视位，不能回到正中位 | | | |
| 6. 下部面肌运动：<br>8= 正常；4= 轻瘫；0= 全瘫 | | | |
| 7. 上肢近端肌（保持 45 度伸直位）：<br>取卧位，闭上双眼，前伸双上肢，双手掌相对，置于中线两侧，双上肢与床面成 45 度，保持 5 秒钟，只评患侧。4=5 秒；3= 秒，但患手内旋；2= 不能保持此位置 5 秒，可保持较低位置；1= 不能保持此位置，但仍可抗阻力；0=5 秒内掉落床面 | | | |
| 8. 上肢近端肌（抬高 90 度）：<br>取卧位，上肢置于下肢旁，手放中立位，患肢伸直向前抬 90 度。4= 正常；3= 上肢可伸直，前伸不能达 90 度；2= 上肢弯曲，运动不充分，前伸 > 45 度；1= 轻微运动，可抬离床面 < 45 度；0= 不能抬离床面 | | | |
| 9. 伸腕：<br>托起患肢前臂，患手无支托，放松，旋前位。要求患者伸腕。8= 正常；6= 运动充分，但力弱；4= 运动不充分；2= 轻微运动，手腕不能伸直；0= 腕无背伸运动 | | | |
| 10. 手指屈肌：<br>双手的拇指和食指捏成圆圈，对抗检查者施加的压力。 8= 与健侧相同，4= 力弱，0= 拇指和食指不能成一圆圈 | | | |

续表

| 评分标准 | 治疗前（分） | 溶栓后（分） | 治疗21天后（分） |
|---|---|---|---|
| 11. 下肢近端肌：<br>闭目，大腿垂直床面，小腿水平位。4=5秒；2=小于5秒，但仍在床上；1=5秒内落到床上；0=立刻落到床上 | | | |
| 12. 下肢近端肌：<br>仰卧，双腿伸直位。要求屈髋屈膝。4=正常；3=抗阻力，但力弱；2=可抗重力；1=不能抗重力；0=无屈髋屈膝运动 | | | |
| 13. 足背屈：<br>8=正常；6=运动充分，但力弱；4=不充分，腿伸直或半膝弯曲，足外旋；2=轻微运动（肌力2级）；0=无踝关节运动 | | | |
| 14. 步行能力：<br>10=正常；8=步态异常或步行速度，距离受限；6=扶拐行走；4=有人扶行；2=不能行走，但可支持下站立；0=不能站立 | | | |
| 总　分 | | | |

【评价】

经过研究发现，欧洲卒中量表是一个好的脑卒中量表的临床标准，充分描述了特殊的脑卒中类型（大脑中动脉卒中），可信、敏感、易于使用。

【应用举例】

田华、陈帅、尹华等在《行动研究法在脑梗死患者功能康复训练中的应用》一文中提及，在采用常规护理方法的基础上使用行动研究法进行干预，采用欧洲卒中量表与改良Bartthel指数评定量表对干预前后的效果进行对比。结果干预后患者的欧洲卒中量表与改良Bartthel指数评定量表的评分均出现了升高，与干预前相比，差异均有统计学意义。结论利用行动研究法对脑梗死患者进行干预，可以显著改善患者的神经功能和日常生活能力，值得在临床推广。

（叶建）

# 第七节　中国脑卒中临床神经功能缺损程度评分量表

【概述】

中国脑卒中患者临床神经功能缺损程度评分量表是于1988年由我国神经病学专家制定，并几经修订，于1995年在我国第四次脑血管病学术会议通过使用。

【适用范围】

中国脑卒中患者临床神经功能缺损程度评分量表适用于脑卒中患者。

## 【评分内容】

评分内容见表 3-10-25。

表 3-10-25　脑卒中神经功能缺损程度评分标准

| 评定项目及规则 | 评分（分） |
|---|---|
| 一、意识（最大刺激/最佳反应） | |
| 1. 提问：年龄、月份（相差两岁或一个月都算正确） | |
| 都正确 | 0 |
| 一项正确 | 1 |
| 都不正确进行以下检查 | |
| 2. 两项指令：握拳、伸掌；睁眼、闭眼（可示范） | |
| 均完成 | 2 |
| 完成一项 | 3 |
| 均不能完成 做以下检查 | |
| 3. 强烈局部刺激（健侧肢体） | |
| 定向退让 | 6 |
| 定向肢体回缩 | 7 |
| 肢体伸直 | 8 |
| 无反应 | 9 |
| 二、水平凝视功能 | |
| 正常 | 0 |
| 侧凝规功能受限 | 2 |
| 眼球侧凝视 | 4 |
| 三、面瘫 | |
| 正常 | 0 |
| 轻瘫，可动 | 2 |
| 全瘫 | 4 |
| 四、语言 | |
| 正常 | 0 |
| 交谈有一定困难，需借助表情动作表达或流利但不易听懂，错语较多 | 2 |
| 可简单交流，但复述困难，语言多迂回，有命名障碍 | 5 |
| 不能用语言达意 | 6 |
| 五、吞咽功能 | |
| 没有异常 | 0 |
| 有一定困难，吃饭或喝水缓慢，喝水时停顿比通常次数多 | 2 |
| 进食明显缓慢，避免一些食物或流食 | 4 |
| 只能吞咽一种特殊的饮食，如单一的或绞碎的食物 | 5 |
| 不能吞咽，必须用鼻饲管 | 6 |

**续表**

| 评定项目及规则 | 评分（分） |
|---|---|
| 六、感觉<br>用针检查，对有意识或理解障碍者，除非有明确证据，否则不对称面部扭曲、不对称躲避反应均为正常；只有在明确的偏身感觉障碍时，为不正常 | |
| 正常，无感觉缺失 | 0 |
| 轻中度异常，患侧针刺感不明显或为钝性或仅有触觉 | 2 |
| 严重到完全感觉缺失，无触觉 | 4 |
| 七、视觉<br>在患者眼睛正前方移动手指检查偏盲（有意识或理解障碍时可用视威胁检查：有明显不对称时计1分；外展5～10°时紧张度消失为完全偏盲，计2分） | |
| 无视野缺失 | 0 |
| 部分偏盲 | 2 |
| 完全偏盲 | 4 |
| 八、上肢肌力 | |
| V级，正常 | 0 |
| IV级，不能抵抗外力 | 1 |
| III级，抬臂高于肩 | 2 |
| III级，平肩或以下 | 3 |
| II级，上肢与躯干夹角 > 45° | 4 |
| I级，上肢与躯干夹角 ≤ 45° | 5 |
| 0级 | 6 |
| 九、手肌力 | |
| V级，正常 | 0 |
| IV级，不能紧握拳 | 1 |
| III级，握空拳、能伸张 | 2 |
| III级，能屈指、不能伸 | 3 |
| II级，屈指不能及掌 | 4 |
| I级，指微动 | 5 |
| 0级 | 6 |
| 十、下肢肌力 | |
| V级，正常 | 0 |
| IV级，不能抵抗外力 | 1 |
| III级，抬腿45°以上，踝或趾可动 | 2 |
| III级，抬腿45°左右，踝或趾不能动 | 3 |
| II级，抬腿离床不足45° | 4 |
| I级，水平移动，能抬高 | 5 |
| 0级，水平移动，不能抬高 | 6 |

**续表**

| 评定项目及规则 | 评分（分） |
|---|---|
| 十一、共济失调<br>指鼻、跟膝胫试验，以阳性较明显的为准，肌力四肌以下的患者为正常 | |
| 正常，无共济失调 | 0 |
| 动作欠稳准，但尚能完成 | 2 |
| 明显共济失调或不能完成 | 4 |
| 十二、上肢肌张力 | |
| 正常 | 0 |
| 亢进或软摊 | 2 |
| 十三、下肢肌张力 | |
| 正常 | 0 |
| 亢进或软摊 | 2 |
| 十四、构音障碍 | |
| 正常 | 0 |
| 轻到中度，有一些发音不清，虽有困难，但能被理解 | 2 |
| 言语不清，不能被理解 | 4 |

## 【应用现状及评价】

顾浩、赵变歌、李世学等在《丁苯酞软胶囊对急性脑梗死患者神经功能缺损及日常生活活动能力恢复的影响》一文中提及对中国脑卒中临床神经功能缺损程度评分量表的使用。通过该量表的评分来判断丁苯酞软胶囊是否对急性脑梗死患者神经功能缺损及日常生活活动能力恢复的影响，结果证实丁苯酞软胶囊治疗急性脑梗死，可明显著改善患者神经功能和日常生活活动能力，减少致残率，提高生活质量。

（叶建）

# 第十一章 肾功能评估工具

## 第一节 急性肾小管坏死个体病情严重性指数评分表

【概述】

1993 年，Liaño 等学者在一项对 228 例急性肾小管坏死患者的前瞻性对照研究中进行预后分析，并在此基础上建立了急性肾小管坏死个体病情严重性指数（Acute Tubular Necrosis Individual Severity Index，ATN-ISI）评分表，简称 ATN-ISI 评分表。

【适用范围】

ATN-ISI 评分表适用于急性肾小管坏死或其他原因导致的急性肾损伤（AKI）患者的评分；用于评估危重患者病情严重程度、肾脏功能的转归情况及整体病情的预后指标。

【评分内容】

ATN-ISI 评分表共有 9 个参数（见表 3-11-1），包括：①年龄；②性别；③肾毒性；④少尿（即每日尿量低于 400 ml）；⑤低血压（即患者无论是否应用血管活性药物，收缩压低于 100 mmHg，超过 10 小时）；⑥黄疸（总胆红素高于 34.2 μmol/L）；⑦昏迷（患者发生深昏迷）；⑧意识；⑨辅助呼吸。评分指标是以出现急性肾损伤后 24 小时内多次检测结果的最差值为准。

计算方法：年龄为每 10 周岁赋值 1 分，其他各参数以"是"或"否"分别赋值 1 或 0 分，各参数得分与回归系数相乘后，各项相加，加常数项，即得死亡概率值。判断标准：①评分 ≥ 0.85 时，死亡率达 100%；②评分 ≥ 0.75 时，需要透析治疗；③评分为 0.58~0.75 时，肾功能不能完全恢复；④评分 ≤ 0.58 时，肾功能能够恢复正常。

表 3-11-1 ATN-ISI 评分表

| 参数 | 分值 | 回归系数 |
|------|------|---------|
| 年龄 | 每 10 周岁 1 分 | 0.032 |
| 性别（男） | 1/0 | −0.086 |
| 暴露于肾毒性的因素 | 1/0 | −0.109 |
| 少尿 | 1/0 | 0.109 |
| 低血压 | 1/0 | 0.116 |
| 黄疸 | 1/0 | 0.122 |
| 昏迷（Glasgow 昏迷指数低于 5） | 1/0 | 0.150 |
| 意识（正常） | 1/0 | 0.154 |
| 辅助呼吸 | 1/0 | 0.182 |
| 常数 | | 0.210 |

【应用现状】

ATN-ISI 评分表是急性肾损伤专用评分系统，广泛应用于国内外成年人危重的急性肾损伤患者中，评价患者的预后（死亡或生存）及肾脏转归；对儿童患者急性肾损伤的病死率也具有良好的预测效果。

【评价】

ATN-ISI 评分表参数构成简单，易获得、通用性好，且计算简单，其预测能力为多项研究所证实。该量表能够客观地初步定量评估急性肾损伤早期病情的严重程度，判断患者疾病和肾功能的预后，指导进一步治疗，对充分利用有限的医疗资源等方面有着重大的临床应用价值。

【应用举例】

张文贤等学者应用 ATN-ISI 评分表来预测急性肾损伤患者死亡及肾脏转归；薛继萍等学者应用 ATN-ISI 评分表来评价危重患者的死亡率；李素华等学者应用 ATN-ISI 评分表来预测急性肾损伤患者的病死率，具有较好的预测力；寻勖等学者应用 ATN-ISI 评分表预测儿童继发性肾脏损害和原发性肾脏疾病所导致的急性肾损伤病死率，有良好的预判效果。

（刘　敏）

# 第二节 SHARF 评分表

**【概述】**

2000 年，Lins 等在比利时 Stuivenberg 医院对 179 例重症监护室的急性肾功能衰竭（ARF）患者入住当时及第 48 小时多项临床指标进行前瞻性单变量及多变量统计分析，并建立 Stuivenberg 医院急性肾功能衰竭（Stuivenberg Hospital Acute Renal Failure，SHARF）评分表，简称 SHARF 评分表。

**【适用范围】**

SHARF 评分表适用于动态评估急性肾功能衰竭患者的病情严重程度，准确预测疾病预后。

**【评分内容】**

SHARF 评分表共有 5 个参数（见表 3-11-2），包括：①年龄；②血清白蛋白；③凝血酶原时间；④呼吸支持；⑤心力衰竭。评分指标是以入重症监护室后诊断急性肾功能衰竭时（0 时）和第 48 小时计算。计算方法：年龄为每 10 周岁赋值 1 分，其他各参数以"是"或"否"分别赋值 1 或 0 分，各参数得分与回归系数相乘后，各项相加，加常数项，即得 SHARF 评分表总分。

表 3-11-2 SHARF 评分表

| 参数 | 分值 | 系数（0 时 /48 时） |
| --- | --- | --- |
| 年龄 | 每 10 周岁 1 分 | 7/7 |
| 血清白蛋白 | 1~7 | 6/6 |
| 凝血酶原时间 | 1~8 | 3/3 |
| 呼吸支持 | 0/1 | 39/43 |
| 心力衰竭 | 0/1 | 9/16 |
| 常数 | | 52 |
| 总分 | | 236/247 |

**【应用现状】**

SHARF 评分表是急性肾损伤专用评分系统，临床应用较少，对急性肾功能衰竭患者病死率有较高预测能力，广泛应用于临床。

**【评价】**

SHARF 评分表的内容较为简单，多个时间点的综合评分能够提高病情评估和预后预测的准确性，但是此评分表仅评估心脏、肝脏、肺等器官状况，忽略了非机械通气患者且存在呼吸异常时对病情和预后的影响。

**【应用举例】**

张岩等学者应用 SHARF 评分表来预测重症监护室的急性肾损伤患者院内死亡率能力高。

（刘　敏）

# 第十二章　舒适度及日常活动评估量表

## 第一节　Kolcaba 舒适状况量表

【概述】

Kolcaba 舒适状况量表（General Comfort Questionnaire，GCQ），包括生理、心理、精神、社会文化和环境四个维度。该量表属于半定量量表，问卷内容直观，可填写性强，便于准确掌握患者的舒适状况。在当前医患纠纷凸显，特别是对于一些纠纷较多的科室，对患者进行舒适状况调查有利于早期发现患者在住院诊疗过程中的不良感受，采取个性化护理措施，减少医患矛盾。

【适用范围】

Kolcaba 舒适状况量表用于所有患者。

【评分内容】

Kolcaba 舒适状况量表包括生理、心理、精神、社会文化和环境四个维度（见表 3-12-1）。采用 Likert 四级评分法，1 分表示非常不同意，4 的表示非常同意；反向题 1 分表示非常同意，4 分表示非常不同意，分数越高说明越舒适。

【应用现况】

各临床科室均可应用 Kolcaba 舒适状况量表，在改善患者舒适度、提高生活质量方面取得良好效果。Kolcaba 舒适状况量表从心理、生理及社会方面入手，根据量表对患者采取个性化护理方法，降低各种不适及并发症的发生率，促进患者康复，提高生活质量。

表 3-12-1 Kolcaba 舒适状况量表

| 项目 | 非常不同意 | 不同意 | 同意 | 非常同意 |
|---|---|---|---|---|
| 1. 当我需要帮助时，我可以找到可靠的人 | | | | |
| 2. 我不想活动 * | | | | |
| 3. 我的状况使我很沮丧 * | | | | |
| 4. 我感觉有信心 | | | | |
| 5. 我现在觉得生命很有价值 | | | | |
| 6. 知道别人在关心我，我很受鼓舞 | | | | |
| 7. 太吵，我不能休息 * | | | | |
| 8. 没有人能体会我现在的感受 * | | | | |
| 9. 我疼痛得不能忍受 * | | | | |
| 10. 没人陪伴我时我很不开心 * | | | | |
| 11. 我不喜欢这里 * | | | | |
| 12. 我现在有便秘症状 * | | | | |
| 13. 现在感觉身体不舒服 * | | | | |
| 14. 这个房间感觉不舒服 * | | | | |
| 15. 我害怕将会发生的事情 * | | | | |
| 16. 我感觉现在很累 * | | | | |
| 17. 我感觉现在很满足 | | | | |
| 18. 这床位让我不舒服 * | | | | |
| 19. 这里的气氛很好 | | | | |
| 20. 这里没有我喜欢的东西 * | | | | |
| 21. 在这里我没有归属感 * | | | | |
| 22. 我亲戚、朋友经常打电话来关心我 | | | | |
| 23. 我需要了解更多自己的病情 | | | | |
| 24. 我没有太多的选择 * | | | | |
| 25. 这房间空气不好 * | | | | |
| 26. 我心情很平静 | | | | |
| 27. 我现在情绪低落 * | | | | |
| 28. 我发现生活很有意义 | | | | |

注："*"为反向评分项。

（童嘉乐）

# 第二节 日常生活能力量表

【概述】

日常生活活动能力指人们在每日生活中，为了照顾自己的衣、食、住、行，保持个人卫生整洁和进行独立的社区活动所必须的一系列的基本活动。日常生活能力量表（Activity of Daily Living Scale，ADL）是美国的 Lawton 和 Brody 于 1969 年制定的，由躯体生活自理量表（Physical Self-Maintenance Scale, PSMS）和工具性日常生活活动量表（Instrumental Activities of Daily Living Scale ,IADLS ）组成，主要用于测定被试者的日常生活能力。该量表为目前临床应用最多、研究最多的一种日常生活能力评定法，其内容比较全面，计分简便、明确，可信度和敏感性高。

**【适用范围】**

日常生活能力量表适用于所有患者。

**【评分内容】**

日常生活能力量表包括进餐、淋浴、修饰、穿衣、大便、小便、用厕、床椅转移、行走、上下楼梯共 10 项内容（评分内容见表 3-12-2 ）。根据是否需要帮助及其程度分为 15 分、10 分、5 分、0 分共 4 个等级。满分为 100 分，低于 20 分为及其严重功能缺陷、生活完全依赖，为特级护理、一级护理生活不能自理者；20~60 分为生活需要帮助，为一级、二级护理生活部分自理者；高于 60 分为生活基本自理，是全自理、三级护理者。

表 3-12-2　日常生活能力量表

| 项目 | 独立（分） | 部分独立或需部分帮助（分） | 需极大帮助（分） | 完全依赖（分） | |
|---|---|---|---|---|---|
| 进餐 | 10 | 5 | 0 | | |
| 洗澡 | 5 | 0 | | | |
| 修饰（洗脸、刷牙、刮脸、梳头） | 5 | 0 | | | |
| 穿衣（系鞋带、纽扣） | 10 | 5 | 0 | | |
| 大便 | 10 | 5（每周 < 1 次失控） | 0（失控） | | |
| 小便 | 10 | 5（每 24 小时 < 1 次失控） | 0（失控） | | |
| 用厕（擦净、整理衣裤、冲水） | 10 | 5 | 0 | | |
| 床椅转移 | 15 | 10 | 5 | 0 | |
| 平地走 45 m | 15 | 10 | 5 | 0 | |
| 上下楼梯 | 10 | 5 | 0 | | |
| 总分 | | | | | |
| 评定标准 | 独立 | 轻度依赖 | 中度依赖 | 重度依赖 | 完全依赖 |
| | 100 分 | 75~95 分 | 50~70 分 | 25~45 分 | 0~20 分 |

**【应用现状及评价】**

医务工作者可通过日常生活能力量表的评定，根据评估结果，为服务对象提供对应的护理措施。有研究表明可通过对脑卒中患者的日常生活自理能力评定，对患者进行针对性的出院指导，可鼓励患者参与积极自我照顾，促进康复。临床工作中，可通过评定日常生活能力量表来进行基础护理护嘱（见表 3-12-3）。基础护理护嘱单包括两部分内容：一部分是基础护理项目，包括梳头、会阴护理等 12 项，项目最后空 3 行，以备增加其他的内容。根据每天需要完成的频次，在相应的方框内打"√"，未选项表示此项患者能自己完成。另一部分是医嘱护理级别和患者自理情况。用 A4 大小的纸张，一面是日常生活能力量表，另一面是基础护理护嘱单。日常生活能力量表分值与分级护理级别呈正相关。分值越高，护理级别越高，这表明日常生活能力量表不但表明患者的自理能力，而且在一定程度上也能反映病情的轻重。

表 3-12-3　基础护理护嘱单

| 项目 | 频次 | |
|---|---|---|
| 梳头 | qd | ☐ |
| 会阴护理 | qd | ☐ |
| 足部护理 | qd | ☐ |
| 口腔护理 | qd | ☐ |
| | bid | ☐ |
| 床上擦浴 | qd | ☐ |
| | 1 次 /3 天 | ☐ |
| 留置尿管护理 | bid | ☐ |
| 面部清洁 | bid | ☐ |
| 整理床铺 | tid | ☐ |
| 喂饭 / 鼻饲 | tid | ☐ |
| 床上洗头 | qw | ☐ |
| 剪指甲 | qw | ☐ |
| 翻身 / 拍背 | q2h | ☐ |
| | | ☐ |
| | | ☐ |
| | | ☐ |
| 特级护理：生活不能自理 | | ☐ |
| 一级护理：生活不能自理 | | ☐ |
| 一级护理：生活部分自理 | | ☐ |
| 二级护理：生活部分自理 | | ☐ |
| 日常生活能力量表评估得分 | | |
| 下达护嘱者签名 | | |
| 时间 | | |

注：qd，每天 1 次；bid，每天 2 次；tid，每天 3 次；qw，每周 1 次；q2 h，每 2 小时一次。

（童嘉乐）

# 第四篇　心理社会评估工具

# 第一章　情绪评定工具

## 第一节　心境状态量表

【概述】

心境是指一种使人的所有情感体验都感染上某种色彩的较持久而又微弱的情绪状态。20世纪70年代，Mcnair等人编制了一种心境状态评定量表，称之为心境状态量表（Profile of Mood States，POMS）。尽管我国尚未单独引进该量表，但它是我国引进世界卫生组织神经行为核心试测试组合（NCTR）中的一部分。心境状态量表由6种情绪因子共65个项目（描述不同情绪状态的形容词）组成，主要用于评估短期心理治疗、药物依赖及成瘾、情绪刺激、运动员训练和比赛所引起的情绪状态和心境的变化，后来研究发现也可用于大于18岁具有高中文化水平的正常人群。心境状态量表还被广泛应用于癌症患者在心理干预前后情绪变化的评估。在实际应用中，研究者们发现心境状态量表也存在一些不足，如评估项目过多及过多地关注消极维度等。鉴于以上原因，1992年Grove等对心境状态量表进行了简化和发展，增加了"与自尊有关的情绪"分量表；但在研究中发现，该量表中重复和意思相近的题目较多，不够简练，并且对于老年人和患者特别是癌症患者来说，问卷项目过多。

1995年，我国学者祝蓓里教授修订了Grove等编制的心境状态量表，同时制定了中国常模，在研究中发现具有较好的信度、效度，并得到了广泛应用。1985年5月由世界卫生组织和美国国立职业卫生安全研究所倡议，提出了一套世界卫生组织神经行为核心测试组合。1987年由上海医科大学梁友信等教授正式在国内进行介绍，目前应用较为广泛。本节主要介绍医学领域常用的世界卫生组织神经行为核心功测试组合中的心境状态量表（POMS）。

**【适用范围】**

心境状态量表适用于预防医学、临床医疗以及心理学等研究领域的情绪测量。

**【评分内容】**

心境状态量表测定被试者一周以来的心情和情感，由6个分量表组成（见表4-1-1），即紧张—焦虑（Tension-anxiety，T），抑郁—沮丧（Depression-dejection，D），愤怒—敌意（Anger-hostility，A），有力—好动（Vigor-activity，V），疲惫—惰性（Fatigue-inertia，F），困惑—迷茫（Confusion-bewilderment，C）。每个分量表代表6项独立的情绪要素，各分量表的题项混合排列。采用Likert五级评定，一点没有0分；略有一点为1分；中等程度2分；相当明显3分；非常明显4分。此外，该问卷还包括7个积极的情绪状态条目，作为干扰性题项，用来检测被试者的诚实及合作程度。

表 4-1-1　心境状态量表

| 评估项目 | 一点没有（分） | 略有一点（分） | 中等程度（分） | 相当明显（分） | 非常明显（分） |
|---|---|---|---|---|---|
| 1. 对人友好 | 0 | 1 | 2 | 3 | 4 |
| 2. 紧张感 | 0 | 1 | 2 | 3 | 4 |
| 3. 愤怒感 | 0 | 1 | 2 | 3 | 4 |
| 4. 乏力感 | 0 | 1 | 2 | 3 | 4 |
| 5. 不愉快 | 0 | 1 | 2 | 3 | 4 |
| 6. 头脑清醒 | 0 | 1 | 2 | 3 | 4 |
| 7. 轻快感 | 0 | 1 | 2 | 3 | 4 |
| 8. 迷惑感 | 0 | 1 | 2 | 3 | 4 |
| 9. 为某事而难过 | 0 | 1 | 2 | 3 | 4 |
| 10. 三心二意 | 0 | 1 | 2 | 3 | 4 |
| 11. 无精打采 | 0 | 1 | 2 | 3 | 4 |
| 12. 有点气恼 | 0 | 1 | 2 | 3 | 4 |
| 13. 体贴别人 | 0 | 1 | 2 | 3 | 4 |
| 14. 悲感 | 0 | 1 | 2 | 3 | 4 |
| 15. 活跃 | 0 | 1 | 2 | 3 | 4 |
| 16. 易发怒 | 0 | 1 | 2 | 3 | 4 |
| 17. 有气 | 0 | 1 | 2 | 3 | 4 |
| 18. 忧郁感 | 0 | 1 | 2 | 3 | 4 |
| 19. 精神饱满 | 0 | 1 | 2 | 3 | 4 |

续表

| 评估项目 | 一点没有（分） | 略有一点（分） | 中等程度（分） | 相当明显（分） | 非常明显（分） |
|---|---|---|---|---|---|
| 20. 恐慌感 | 0 | 1 | 2 | 3 | 4 |
| 21. 感觉无希望 | 0 | 1 | 2 | 3 | 4 |
| 22. 安逸感 | 0 | 1 | 2 | 3 | 4 |
| 23. 自卑感 | 0 | 1 | 2 | 3 | 4 |
| 24. 怨恨感 | 0 | 1 | 2 | 3 | 4 |
| 25. 富有同情心 | 0 | 1 | 2 | 3 | 4 |
| 26. 心神不定 | 0 | 1 | 2 | 3 | 4 |
| 27. 坐立不安 | 0 | 1 | 2 | 3 | 4 |
| 28. 不专心 | 0 | 1 | 2 | 3 | 4 |
| 29. 疲劳感 | 0 | 1 | 2 | 3 | 4 |
| 30. 助人为乐 | 0 | 1 | 2 | 3 | 4 |
| 31. 生气 | 0 | 1 | 2 | 3 | 4 |
| 32. 气馁 | 0 | 1 | 2 | 3 | 4 |
| 33. 怨恨不满 | 0 | 1 | 2 | 3 | 4 |
| 34. 紧张不安 | 0 | 1 | 2 | 3 | 4 |
| 35. 寂寞感 | 0 | 1 | 2 | 3 | 4 |
| 36. 伤心 | 0 | 1 | 2 | 3 | 4 |
| 37. 糊涂 | 0 | 1 | 2 | 3 | 4 |
| 38. 心情愉快 | 0 | 1 | 2 | 3 | 4 |
| 39. 痛苦感 | 0 | 1 | 2 | 3 | 4 |
| 40. 精疲力尽 | 0 | 1 | 2 | 3 | 4 |
| 41. 焦虑 | 0 | 1 | 2 | 3 | 4 |
| 42. 好斗 | 0 | 1 | 2 | 3 | 4 |
| 43. 脾气好 | 0 | 1 | 2 | 3 | 4 |
| 44. 情绪低落 | 0 | 1 | 2 | 3 | 4 |
| 45. 悲观失望 | 0 | 1 | 2 | 3 | 4 |
| 46. 懒散 | 0 | 1 | 2 | 3 | 4 |
| 47. 脾气倔强 | 0 | 1 | 2 | 3 | 4 |
| 48. 孤立无援 | 0 | 1 | 2 | 3 | 4 |
| 49. 萎靡不振 | 0 | 1 | 2 | 3 | 4 |
| 50. 困惑感 | 0 | 1 | 2 | 3 | 4 |

续表

| 评估项目 | 一点没有<br>（分） | 略有一点<br>（分） | 中等程度<br>（分） | 相当明显<br>（分） | 非常明显<br>（分） |
|---|---|---|---|---|---|
| 51. 警觉性很高 | 0 | 1 | 2 | 3 | 4 |
| 52. 受骗感 | 0 | 1 | 2 | 3 | 4 |
| 53. 狂怒 | 0 | 1 | 2 | 3 | 4 |
| 54. 办事有效率 | 0 | 1 | 2 | 3 | 4 |
| 55. 信任他人 | 0 | 1 | 2 | 3 | 4 |
| 56. 劲头十足 | 0 | 1 | 2 | 3 | 4 |
| 57. 脾气不佳 | 0 | 1 | 2 | 3 | 4 |
| 58. 卑微感 | 0 | 1 | 2 | 3 | 4 |
| 59. 健忘 | 0 | 1 | 2 | 3 | 4 |
| 60. 无忧无虑 | 0 | 1 | 2 | 3 | 4 |
| 61. 惊恐感 | 0 | 1 | 2 | 3 | 4 |
| 62. 内疚感 | 0 | 1 | 2 | 3 | 4 |
| 63. 精力充沛 | 0 | 1 | 2 | 3 | 4 |
| 64. 对事情缺乏判断力 | 0 | 1 | 2 | 3 | 4 |
| 65. 不知所措 | 0 | 1 | 2 | 3 | 4 |

检查是否回答了所有项目医生统计得分 T 分：　　D 分：　　A 分：　　V 分：　　F 分：　　C 分

注：①紧张—焦虑（T 分）为第 2、10、16、20、22、26、27、34、41 共 9 题合计分；②抑郁—沮丧（D 分）为第 5、9、14、18、21、23、32、35、36、44、45、48、58、61、62 共 15 题合计分；③愤怒—敌意（A 分）为第 2、12、17、24、31、33、39、42、47、52、53、57 共 12 题合计分；④有力—好动（V 分）为第 7、15、19、38、51、56、60、63 共 8 题合计分；⑤疲惫—惰性（F 分）为第 4、11、29、40、46、49、65 共 7 题合计分；⑥困惑—迷茫（C 分）为第 8、28、37、50、54、59、64 共 7 题合计分；⑦干扰性项目（C）为第 1、6、13、25、30、43、55 共 7 题合计分。

## 【应用现状及评价】

心境状态量表首先应用于运动界。1975 年 Nagle 和 Morgan 等对摔跤运动员应用心境状态量表进行研究，结果显示参加奥运会的队员和没有入选奥运会的队员比较，其紧张、抑郁、愤怒、疲劳等心理特征有着明显差异。

## 【评价】

心境状态量表被研究证实有着很好的心理学特征，被用来评价、监测运动中的情绪变化。其次，作为非常敏感的情绪状态评估方法，已被广泛应用于评估短期心理治疗、药物依赖及成瘾等。同时，经验证适合于临床上癌症患者情绪状况的调查，被认为是评定癌症患者情绪状态的标准工具。

**【应用举例】**

　　邱娉婷为了探讨八段锦运动对社区老年脑卒中高危人群心境状态的影响，选取福建省福州市五凤兰庭社区、枫丹白鹭社区及春天社区招募170名合格受试者为研究对象，按照1∶1比例随机分配到八段锦组或一般活动组。八段锦组接受为期12周的八段锦训练，一般活动组保持原有生活方式，采用心境状态量表对2组干预前后及随访后进行结局指标评价。结果表明干预结束及随访结束后，八段锦组在情绪纷乱总分及负面情绪得分（紧张、愤怒、疲劳、抑郁、慌乱）方面均较一般活动组明显降低；八段锦组在正面情绪得分（精力、自尊感）方面较一般活动组明显提高。结论为八段锦对社区老年脑卒中高危人群的心境具有积极的影响，可降低其负面情绪，改善整体心境状态。

（王玲）

# 第二节　汉密顿焦虑量表

**【概述】**

　　汉密顿焦虑量表（Hamilton Anxiety Scale，HAMA）由Hamilton于1959年编制，是精神科临床中医生评定的常用量表之一，包括14个项目。《中国精神障碍分类与诊断标准（第三版）》将其列为焦虑症的重要诊断工具，临床上常将其用于焦虑症的诊断及程度划分的依据。

**【适用范围】**

　　汉密顿焦虑量表主要应用于评定神经症及其他患者的焦虑症状的严重程度。

**【评分内容】**

　　汉密顿焦虑量表应由经过训练的两名评定员进行联合检查测评，采用交谈和观察的方式，测评结束以后，两评定员各自独立评分，完成一次评定需10~15分钟。如果需要比较治疗前后症状和病情的变化，则于入组时，评定当时或入组前一周的情况，治疗2~6周进行再次评定，作以比较。汉密顿焦虑量表评分内容见表4-1-2。采用Likert五级评分法，评分为0~4分，无症状0分、轻微1分、中等2分、较重3分、严重4分。总分超过29分，可能为严重焦虑；超过21分，肯定有明显焦虑；超过14分，肯定有焦虑；超过7分，可能有焦虑；小于7分，没有焦虑症状。14项版本的分界值为14分。

表 4-1-2　汉密顿焦虑量表

| 评估项目 | 评估标准 | 无症状（分） | 轻微（分） | 中等（分） | 较重（分） | 严重（分） |
|---|---|---|---|---|---|---|
| 焦虑心境 | 担心、担忧，感觉有最坏的事将要发生，容易激怒 | 0 | 1 | 2 | 3 | 4 |
| 紧张 | 紧张感、易疲劳、不能放松、情绪反应、易哭、颤抖、感觉不安 | 0 | 1 | 2 | 3 | 4 |
| 害怕 | 害怕黑暗、陌生人、一人独处、动物、乘车或旅行及人多的场合 | 0 | 1 | 2 | 3 | 4 |
| 失眠 | 难以入眠、易醒、睡得不深、多梦、夜惊、醒后感疲倦 | 0 | 1 | 2 | 3 | 4 |
| 认知功能 | 或称记忆、注意障碍、注意力不能集中、记忆力差 | 0 | 1 | 2 | 3 | 4 |
| 抑郁心境 | 丧失兴趣，对以往爱好缺乏快感、抑郁、早醒、昼重夜轻 | 0 | 1 | 2 | 3 | 4 |
| 躯体性焦虑：肌肉系统 | 肌肉酸痛、活动不灵活、肌肉抽动、肢体抽动、牙齿打颤、声音发抖 | 0 | 1 | 2 | 3 | 4 |
| 躯体性焦虑：感觉系统 | 视物模糊、发冷发热、软弱无力感、浑身刺痛 | 0 | 1 | 2 | 3 | 4 |
| 心血管系统症状 | 心动过速、心悸、胸痛、血管跳动感、昏倒感、心搏脱漏 | 0 | 1 | 2 | 3 | 4 |
| 呼吸系统症状 | 胸闷、窒息感、叹息、呼吸困难 | 0 | 1 | 2 | 3 | 4 |
| 胃肠道症状 | 吞咽困难、嗳气、消化不良（进食后腹痛、腹胀、恶心、胃部饱感）、肠动感、肠鸣、腹泻、体重减轻、便秘 | 0 | 1 | 2 | 3 | 4 |
| 生殖泌尿系统症状 | 尿意频数、尿急、停经、性冷淡、早泄、阳痿 | 0 | 1 | 2 | 3 | 4 |
| 植物神经症状 | 口干、潮红、苍白、易出汗、起鸡皮疙瘩、紧张性头痛、毛皮竖起 | 0 | 1 | 2 | 3 | 4 |
| 会谈时行为表现 | ①一般表现：紧张、不能松弛、忐忑不安、咬手指、紧紧握拳、摸弄手帕、面肌抽动、顿足不宁、手发抖、皱眉、表情僵硬、肌张力高、叹气样呼吸、面色苍白；②生理表现：吞咽、打嗝、安静时心率快、呼吸快（20 次 / 分以上）、腱反射亢进、震颤、瞳孔放大、眼睑跳动、易出汗、眼球突出 | 0 | 1 | 2 | 3 | 4 |

【评价】

汉密顿焦虑量表是一种临床和研究工作中使用时间最长，用得最多的医生用焦虑量表。能很好衡量治疗效果，对治疗前后的症状变化进行比较。该量表评定方法简单易行，可用于焦虑症，但对于估计各种精神病时的焦虑状态不太适宜。

【应用举例】

于均涛为研究药物联合正念减压治疗对广泛性焦虑障碍（Generalized Anxiety Disorder,GAD）的效果，收集了 2017 年 6 月至 2019 年 5 月入院的广泛性焦虑障碍患者 76 例为研究对象，采用随机数字表法分为研究组和对照组，各 38 例。两组均给予常规精神科心理指导及系统药物治疗，研究组同时给予正念减压疗法，治疗时间 2 个月。比较治疗前后两组的焦虑自评量表（SAS）、汉密尔顿焦虑量表（HAMA），抑郁自评量表（SDS）、匹兹堡睡眠质量指数量表（PSQI）得分。结果表明两组患者治疗前 SAS、SDS、HAMA 总分均值比较，差异均无统计学意义；研究组治疗后 SAS、SDS、HAMA 总分均值与对照组比较，明显下降，差异有统计学意义。治疗后研究组 PSQI 各因子均值均低于对照组，差异有统计学意义。结论是药物联合正念减压治疗比单纯药物治疗更能缓解广泛性焦虑障碍患者的焦虑抑郁症状，改善睡眠水平，提高生活质量。

（代敏）

# 第三节　焦虑自评量表

【概述】

焦虑自评量表（Self-rating Anxiety Scale，SAS）由华裔教授 Zung 继抑郁自评量表（SDS）后于 1971 年编制。该量表与抑郁自评量表均包含有 20 个项目，分为 4 级评分，量表构架极其相似，属于自评量表。焦虑自评量表是评定受评者焦虑主观症状的临床测量工具，能够较好地反映有焦虑倾向的精神病求助者的主观感受。国内外应用表明焦虑自评量表是有较高信度和效度的焦虑自评工具之一。

【适用范围】

焦虑自评量表可用于临床科室需要进行焦虑评估的患者，也适用于心理咨询门诊中了解来访者焦虑症状的自评工具，运用广泛。

【评分内容】

焦虑自评量表量表包含 20 个条目（见表 4-1-3），条目中大多数为负性提问，有 5 项（5、9、13、17、19）为正性提问项目，评分时应反向记分。焦虑自评量表采用 4 级评分，没有或偶尔（1 分）；有时（2 分）；经常（3 分）；总是如此（4分）。在实施测评时，注意时间是最近一周，要让受试者清楚量表的填写方法及正反向评分含义，待受试者清楚后让受试者独立完成自我评定，根据自身最近一星期的实际情况，在相应方框内打"√"。对于不能准确理解问题内容的受试者，可由测评人员无导向性地逐条念给被试者听，让被试独自作答，一般测评时间 10 分钟。

焦虑自评量表的主要统计指标为总分。将 20 个项目的各个得分相加，即得粗分；用粗分乘以 1.25 以后取整数部分，就得到标准分。按照中国常模，焦虑自评量表标准分的分界值为 50 分，50 分以下为无焦虑；50~59 分为轻度焦虑；60~69 分为中度焦虑；70 分及以上为严重焦虑。

表 4-1-3　焦虑自评量表

| 项目 | 偶/无 | 有时 | 经常 | 持续 | 计分 |
|---|---|---|---|---|---|
| 1. 我觉得比平时容易紧张和着急 | ☐ | ☐ | ☐ | ☐ | |
| 2. 我无缘无故地感觉害怕 | ☐ | ☐ | ☐ | ☐ | |
| 3. 我容易心里烦乱或觉得惊恐 | ☐ | ☐ | ☐ | ☐ | |
| 4. 我觉得我可能将要发疯 | ☐ | ☐ | ☐ | ☐ | |
| 5. 我觉得一切都很好，也不会发生什么不幸 | ☐ | ☐ | ☐ | ☐ | |
| 6. 我手脚发抖打颤 | ☐ | ☐ | ☐ | ☐ | |
| 7. 我因为头痛、颈痛和背痛而苦恼 | ☐ | ☐ | ☐ | ☐ | |
| 8. 我感觉容易衰弱和疲乏 | ☐ | ☐ | ☐ | ☐ | |
| 9. 我觉得心平气和，并且容易安静坐着 | ☐ | ☐ | ☐ | ☐ | |
| 10. 我觉得心跳得快 | ☐ | ☐ | ☐ | ☐ | |
| 11. 我因为一阵阵头晕而苦恼 | ☐ | ☐ | ☐ | ☐ | |
| 12. 我有晕倒发作，或觉得要晕倒似的 | ☐ | ☐ | ☐ | ☐ | |
| 13. 我呼气吸气都感觉很容易 | ☐ | ☐ | ☐ | ☐ | |
| 14. 我手脚麻木和刺痛 | ☐ | ☐ | ☐ | ☐ | |
| 15. 我因胃痛和消化不良而苦恼 | ☐ | ☐ | ☐ | ☐ | |
| 16. 我常常要小便 | ☐ | ☐ | ☐ | ☐ | |
| 17. 我的手常常是干燥温暖的 | ☐ | ☐ | ☐ | ☐ | |
| 18. 我脸红发热 | ☐ | ☐ | ☐ | ☐ | |
| 19. 我容易入睡并且一夜睡得很好 | ☐ | ☐ | ☐ | ☐ | |
| 20. 我做噩梦 | ☐ | ☐ | ☐ | ☐ | |

**【应用现状及评价】**

焦虑自评量表是一种相当简便的分析患者主观焦虑感觉的临床工具。国外研究认为，焦虑自评量表能较准确地反映有焦虑倾向的精神病患者的主观感受。在心理咨询中，来访者常常伴有焦虑情绪，焦虑自评量表也常用于了解来访者焦虑情况。

（王贵群）

# 第四节　汉密顿抑郁量表

## 【概述】

1960 年，Hamilton 编制了汉密顿抑郁量表（Hamilton Depression Scale，HAMD），是临床上评定抑郁状态时应用最为普遍的量表。后经过多次修订，汉密顿抑郁量表有 17 项、21 项和 24 项 3 种版本，本节主要介绍 24 项版本。

## 【适用范围】

汉密顿抑郁量表适用于有抑郁症状的成年人。

## 【评分内容】

汉密顿抑郁量表应由经过训练的两名评定员对被评者进行联合检查测评，一般采用交谈和观察两种方式，测评结束以后，两评定员各自独立评分，完成一次评定需 15~20 分钟。如果需要比较治疗前后抑郁症状和病情的变化，则于入组时评定当时或入组前一周的情况，治疗 2~6 周后进行再次评定，以资比较。

汉密顿抑郁量表（见表 4-1-4）大部分条目采用 0~4 分的 5 级评分法，即无（0 分），轻度（1 分），中度（2 分），重度（3 分），很重（4 分）；少数条目评定为 0~2 分，即无（0 分），轻/中度（1 分），重度（2 分）。总分超过 35 分，可能为严重抑郁；超过 20 分，可能是轻度或中等程度的抑郁；如小于 8 分，则没有抑郁症状。病情越轻，总分越低；病情越重，总分越高。

表 4-1-4　汉密顿抑郁量表

| 评估项目 | 评估标准 | 评分（分） | | | | |
|---|---|---|---|---|---|---|
| 1. 抑郁情绪 | ①只在问到时才诉述；②在谈话中自发地表达；③不用语言也可以从表情、姿势、声音或欲哭中流露出这种情绪；④患者的自发言语和非言语表达（表情、动作），几乎完全表现为这种情绪 | 0 | 1 | 2 | 3 | 4 |
| 2. 有罪感 | ①责备自己，感觉自己已连累他人；②认为自己犯了罪，或反复思考以往的过失和错误；③认为目前的疾病是对自己错误的惩罚，或有罪恶妄想；④罪恶妄想伴有指责或威胁性幻觉 | 0 | 1 | 2 | 3 | 4 |
| 3. 自杀 | ①觉得活着没意思；②希望自己已经死去，或常想到与死有关的事；③消极观念（自杀念头）；④有严重自杀行为 | 0 | 1 | 2 | 3 | 4 |
| 4. 入睡困难 | ①主诉有时有入睡困难，即上床后半小时仍不能入睡；②自诉每晚均入睡困难 | 0 | 1 | 2 | | |
| 5. 睡眠不深 | ①睡眠浅多恶梦；②半夜（晚12点以前）曾醒来（不包括上厕所） | 0 | 1 | 2 | | |

**续表**

| 评估项目 | 评估标准 | 评分（分） | | | | |
|---|---|---|---|---|---|---|
| 6. 早醒 | ①有早醒，比平时早醒 1 小时，但能重新入睡；②早醒后无法重新入睡 | 0 | 1 | 2 | | |
| 7. 工作和兴趣 | ①提问时才诉述；②自发地直接或间接表达对活动、工作或学习失去兴趣，如感觉没精打采，犹豫不决，不能坚持或需强迫才能工作或活动；③病室劳动或娱乐不满 3 小时；④因目前的疾病而停止工作，住院者不参加任何活动或者没有其他人帮助便不能完成病室日常事务 | 0 | 1 | 2 | 3 | 4 |
| 8. 迟缓 | 指思维和言语缓慢，注意力难以集中，主动性减退。①精神检查中发现轻度迟缓；②精神检查中发现明显的迟缓；③精神检查困难；④完全不能回答问题（木僵） | 0 | 1 | 2 | 3 | 4 |
| 9. 激越 | ①检查时表现得有些心神不定；②明显的心神不定或小动作多；③不能静坐，检查中曾起立；④搓手，咬手指，扯头发，咬嘴唇 | 0 | 1 | 2 | 3 | 4 |
| 10. 精神性焦虑 | ①询问时及时诉述；②自发地表达；③表情和言谈流露出明显焦虑；④明显惊恐 | 0 | 1 | 2 | 3 | 4 |
| 11. 躯体性焦虑 | 指焦虑的生理症状，包括口干、腹胀、腹泻、打呃、腹绞痛、心悸、头痛、过度换气和叹息和尿频和出汗等。①轻度；②中度，有肯定的上述症述；③重度，上述症状严重，影响生活或需加处理；④严重影响生活和活动 | 0 | 1 | 2 | 3 | 4 |
| 12. 胃肠道症状 | ①食欲减退，但不需他人鼓励便自行进食；②进食需他人催促或请求应用泻药或助消化药 | 0 | 1 | 2 | | |
| 13. 全身症状 | ①四肢、背部或颈部沉重感，背痛，头痛，肌肉疼痛，全身乏力或疲倦；②症状明显 | 0 | 1 | 2 | | |
| 14. 性症状 | 指性欲减退、月经紊乱等。①重度；②不能肯定，或该项对被评者不适合（不计入总分）；轻度为 0 分 | 0 | 1 | 2 | | |
| 15. 疑病 | ①对身体过分关注；②反复思考健康问题；③有疑病幻想；④伴幻觉的疑病幻想 | 0 | 1 | 2 | 3 | 4 |
| 16. 体重减轻 | ①一周内体重减轻 0.5 kg 以上；②一周内体重减轻 1 kg 以上 | 0 | 1 | 2 | | |
| 17. 自知力 | ①知道自己有病，但归于伙食太差、环境问题、工作过忙、病毒感染或需要休息等；②完全否认有病；知道自己有病，表现为抑郁为 0 分 | 0 | 1 | 2 | 3 | 4 |
| 18. 日夜变化 A. 早 B. 晚 | A. 早 ①轻度变化；②重度变化 | 0 | 1 | 2 | | |
| | B. 晚 ①轻度变化；②重度变化 | 0 | 1 | 2 | | |
| 19. 人格或现实解体 | 指非真实感或虚无妄想。①问才诉述；②自发诉述；③有虚无妄想；④伴幻觉的虚无妄想 | 0 | 1 | 2 | 3 | 4 |
| 20. 偏执症状 | ①有猜疑；②有牵连观念；③有关系妄想或被害妄想；④伴幻觉的关系妄想或被害妄想 | 0 | 1 | 2 | 3 | 4 |

续表

| 评估项目 | 评估标准 | 评分（分） | | | | |
|---|---|---|---|---|---|---|
| 21. 强迫症状 | 指强迫思维或强迫行为。①问才诉述；②自发诉述 | 0 | 1 | 2 | | |
| 22. 能力减退感 | ①仅于提问时方引出主观体验；②患者主动表示有能力减退感；③需鼓励、指导和安慰才能完成病室日常事务和个人卫生；④穿衣、梳洗、进食、铺床或个人卫生均需要他人协助 | 0 | 1 | 2 | 3 | 4 |
| 23. 绝望感 | ①有时怀疑"情况是否会好转"，但解释后能接受；②持续感觉"没有希望"，但解释后能接受；③对未来感觉灰心、悲观和绝望，解释后不能排除；④自动反复诉述"我的病不会好了"或诸如此类的情况 | 0 | 1 | 2 | 3 | 4 |
| 24. 自卑感 | ①仅在询问时诉述有自卑感（我不如他人）；②自动诉述有自卑感（我不如他人）；③患者主动诉述"我一无是处"或"低人一等"（与评2分者只是程度的差别）；④自卑感达妄想的程度，例如"我是废物"或类似情况 | 0 | 1 | 2 | 3 | 4 |

注：第8、9、11项，需依据对患者的观察进行评定；其余各项，则根据患者的口头叙述评分。

【应用举例】

李梓选取2017年6月至2019年5月郑州人民医院收治的围绝经期抑郁症患者共32例，分为研究组和常规组，分析心理护理联合常规治疗对围绝经期抑郁症患者汉密顿抑郁量表及围绝经期症状评分的影响。两组患者均接受常规治疗及常规护理，在此基础上研究组加强心理护理，对比两组的临床效果。结果护理干预后1个月，研究组的汉密顿抑郁量表、围绝经期症状评分均显著低于常规组，组间有统计学意义。结论为心理护理联合常规治疗对围绝经期抑郁症患者的临床效果显著。

（王玲）

# 第五节 抑郁自评量表

【概述】

抑郁自评量表（Self-rating Depression Scale，SDS）由Zung编制于1965年，是一个含有20个项目分为4级评分的自评量表。该量表使用简便，计分简单，能直接反应是否有抑郁情况且可以测评抑郁程度。

【适用范围】

抑郁自评量表可以作为一种衡量主观抑郁感觉的有效的临床工具广泛用于心理咨询、抑郁症状筛查及严重程度评定和精神药理学的研究。

**【评分内容】**

抑郁自评量表含有 20 个项目（见表 4-1-5）。按症状出现频度评定，分 4 个等级即没有或很少时间（＜1 天）、少部分时间（1~2 天）、相当多时间（3~4 天）、绝大部分或全部时间（5~7 天），依次评为粗分 1、2、3、4 分。反向计分题 2、5、6、11、12、14、16、17、18、20，依次评为粗分 4、3、2、1 分。在评定时，注意强调评定的时间范围为过去一周，要让受试者清楚量表的填写方法及正反向评分含义，待受试者清楚后让受试者独立完成自我评定，根据自身情况在合适的选项画"√"。

结果分析：把 20 个项目的各项分数相加，即得到总粗分，总粗分乘以 1.25，取整数即得标准分，抑郁严重指数 = 粗分（各条目总分）/80。抑郁程度判断方法：无抑郁（抑郁严重指数＜0.5）；轻度抑郁（抑郁严重指数 0.5 ~ 0.59）；中度抑郁（抑郁严重指数 0.6 ~ 0.69）；重度抑郁（抑郁严重指数 0.7 以上）。

表 4-1-5　抑郁自评量表

| 项目 | 偶 / 无 | 有时 | 经常 | 持续 | 计分 |
|---|---|---|---|---|---|
| 1. 我觉得闷闷不乐，情绪低沉 | □ | □ | □ | □ | |
| 2. 我觉得一天之中早晨最好 | □ | □ | □ | □ | |
| 3. 我一阵阵哭出来或觉得想哭 | □ | □ | □ | □ | |
| 4. 我晚上睡眠不好 | □ | □ | □ | □ | |
| 5. 我吃的跟平常一样多 | □ | □ | □ | □ | |
| 6. 我与异性亲密接触时和以往一样感觉愉快 | □ | □ | □ | □ | |
| 7. 我发觉我的体重在下降 | □ | □ | □ | □ | |
| 8. 我有便秘的苦恼 | □ | □ | □ | □ | |
| 9. 我心跳比平时快 | □ | □ | □ | □ | |
| 10. 我无缘无故地感觉疲乏 | □ | □ | □ | □ | |
| 11. 我的头脑跟平常一样清楚 | □ | □ | □ | □ | |
| 12. 我觉得经常做的事情并没有困难 | □ | □ | □ | □ | |
| 13. 我觉得不安而平静不下来 | □ | □ | □ | □ | |
| 14. 我对将来抱有希望 | □ | □ | □ | □ | |
| 15. 我比平常容易生气激动 | □ | □ | □ | □ | |
| 16. 我觉得作出决定是容易的 | □ | □ | □ | □ | |
| 17. 我觉得自己是个有用的人，有人需要我 | □ | □ | □ | □ | |
| 18. 我的生活过得很有意思 | □ | □ | □ | □ | |
| 19. 我认为如果我死了别人会生活得好些 | □ | □ | □ | □ | |
| 20. 平常感兴趣的事我仍然照样感兴趣 | □ | □ | □ | □ | |

【评价】

抑郁自评量表使用简单，不需专门的训练即可指导自评者进行相当有效的评定。而且它的分析相当方便，在国内外应用很广。

（王贵群）

# 第六节  医院焦虑抑郁量表

【概述】

医院焦虑抑郁（Hospital Anxiety and Depression，HAD）量表由 Zigmond 与 Snaith RP 于 1983 年创制。该量表主要针对住院患者进行焦虑及抑郁程度的评估，对临床诊疗有辅助作用。

【适用范围】

医院焦虑抑郁量表适用于可能有焦虑和抑郁情绪的人群。

【评分内容】

医院焦虑抑郁量表是一个自评量表（见表 4-1-6）。由 14 个条目组成，包括焦虑（A）和抑郁（D）2 个分量表，其中 7 个条目评定抑郁，7 个条目评定焦虑。共有 6 条反向提问条目，5 条在抑郁分量表，1 条在焦虑分量表。焦虑和抑郁分量表的分值区分为：0~7 分属无症状；8~0 分属可疑存在；11~21 分属肯定存在。在评分时，以 8 分为起点，即包括可疑及有症状者均为阳性。

**医院焦虑抑郁量**

住院号：　　　床号：　　　姓名：　　　日期：

情绪在大多数疾病中起着重要作用，如果医生了解你的情绪变化，他们就能给你更多的帮助，请你阅读以下各个项目，在其中最符合你过去一个月的情绪情况选项后括号内打"√"。对这些问题的回答不要做过多的考虑，立即做出的回答往往更符合实际情况。

1.我感觉紧张或痛苦（A）：

0- 根本没有（　　）　　　1- 有时候（　　）

2- 大多时候（　　）　　　3- 几乎所有时候（　　）

2.我对以往感兴趣的事情还是有兴趣（D）：

0- 肯定一样（　　）　　　1- 不像以前那样多（　　）

2- 只有一点（　　）　　　3- 基本上没有了（　　）

3.我感觉有点害怕，好像预感觉什么可怕的事情要发生（A）：

0-根本没有（　　）　　　1-有一点，但并不使我苦恼（　　）

2-是有，不太严重（　　）　3-非常肯定和十分严重（　　）

4.我能够哈哈大笑，并看到事物好的一面（D）：

0-我经常这样（　　）　　　1-现在已经不太这样了（　　）

2-现在肯定是不太多了（　　）　3-根本没有（　　）

5.我的心中充满烦恼（A）：

0-偶然如此（　　）　　　1-经常，但并不轻松（　　）

2-时常如此（　　）　　　3-大多数时间（　　）

6.我感觉愉快（D）：

0-大多数时间（　　）　　　1-有时（　　）

2-并不经常（　　）　　　　3-根本没有（　　）

7.我能够安闲而轻松地坐着（A）：

0-肯定（　　）　　　1-经常 4（　　）

2-并不经常（　　）　　　3-根本没有（　　）

8.我对自己的仪容失去兴趣（D）：

0-我仍然像以往一样关心（　　）　　　1-我可能不是非常关心（　　）

2-并不像我应该做的那样关心我（　　）　3-肯定（　　）

9.我有点坐立不安，好像感觉非要活动不可（A）：

0-根本没有（　　）　　　1-并不很少（　　）

2-是不少（　　）　　　3-确实非常多（　　）

10.我对一切都是乐观地向前看（D）：

0-差不多是这样做（　　）　1-并不完全是这样（　　）

2-很少这样做（　　）　　　3-几乎从不这样做（　　）

11.我突然发现有恐慌感（A）：

0-根本没有（　　）　　　　1-并非经常（　　）

2-非常肯定，十分严重（　　）　3-确实很经常（　　）

12.我好像感觉情绪在渐渐低落（D）：

0-根本没有（　　）　　　　1-有时（　　）

2-很经常（　　）　　　　3-几乎所有时间（　　）

13.我感觉有点害怕，好像某个内脏器官变化了（A）：

0-根本没有（　　）　　　1-有时（　　）

2-很经常（　　）　　　3-非常经常（　　）

14.我能欣赏一本好书或好的广播或电视节目（D）：

0– 常常如此（　　）　　　1– 有时（　　）

2– 并非经常（　　）　　　3– 很少（　　）

**【应用现状及评价】**

医院焦虑抑郁量表作为筛查量表，广泛用于综合医院筛查可疑存在焦虑或抑郁症状的患者，对阳性的患者做进一步的深入检查以明确诊断并给予相应的治疗。有研究表明医院焦虑抑郁量表焦虑条目中各诊断指标均优于焦虑自评量表。

（王贵群）

# 第二章　一般心理健康与行为问题评估工具

## 第一节　匹兹堡睡眠质量指数量表

**【概述】**

匹兹堡睡眠质量指数（Pittsburgh Sleep Quality Index,PSQI）量表是由美国匹兹堡大学精神科医生 Buysse 博士等于 1989 年编制，用于睡眠质量自评。该量表应用广泛，适合所有需要测评眠质量的普通人群及睡眠障碍患者，主要是用于评定被试者最近一个月的睡眠质量，需要 5 ~ 10 分钟完成问卷评定。匹茨堡睡眠质量指数量表是由 19 个自我评定问题和 5 个他评问题组成，包括睡眠质量、入睡时间、睡眠时间、睡眠效率、睡眠障碍、催眠药物、日间功能障碍 7 个因子。问卷内容简单，易于操作，具有较好的信度、效度，是国内外研究以及临床评定常用量表。

**【适用范围】**

匹茨堡睡眠质量指数量表适用于各类人群睡眠质量评定。

**【评分标准】**

匹茨堡睡眠质量指数量表由 19 个自评和 5 个他评条目构成（见表 4-2-1），其中第 19 个自评条目和 5 个他评条目不参与计分。18 个计分条目组成 7 个因子，包括睡眠质量、入睡时间、睡眠时间、睡眠效率、睡眠障碍、催眠药物、日间功能障碍，每个因子按 0 ~ 3 等级计分，总分为 7 个因子得分总和，总分为 0~21，得分越高，表示睡眠质量越差。0~5 分表示睡眠质量很好，6~10 分表示睡眠质量还行，11~15 分表示睡眠质量一般，16~21 分表示睡眠质量很差。各因子具体评分如下：

1.睡眠质量：根据条目 6 的应答计分"较好"计 1 分，"较差"计 2 分，"很差"计 3 分。

2. 入睡时间：①条目 2 的计分为"≤ 15 分"计 0 分，"16~30 分"计 1 分，"31~60"计 2 分，"≥ 60 分"计 3 分。②条目 5a 的计分为"无"计 0 分，"< 1 周 / 次"计 1 分，"1~2 周 / 次"计 2 分，"≥ 3 周 / 次"计 3 分。③累加条目 2 和 5a 的计分，若累加分为"0"计 0 分，"1~2"计 1 分，"3~4"计 2 分，"5~6"计 3 分。

3. 睡眠时间：根据条目 4 的应答计分，"> 7 小时"计 0 分，"6~7"计 1 分，"5~6"计 2 分，"< 5 小时"计 3 分。

4. 睡眠效率：①床上时间 = 条目 3（起床时间）减去条目 1（上床时间）。②睡眠效率 = 条目 4（睡眠时间）/ 床上时间 × 100%。③成分 D 计分位，睡眠效率 > 85% 计 0 分，75%~84% 计 1 分，65%~74% 计 2 分，< 65% 计 3 分。

5. 睡眠障碍：根据条目 5b 至 5j 的计分为"无"计 0 分，"< 1 周 / 次"计 1 分，"1~2 周 / 次"计 2 分，"≥ 3 周 / 次"计 3 分。累加条目 5b 至 5j 的计分，若累加分为"0"则成分 E 计 0 分，"1~9"计 1 分，"10~18"计 2 分，"19~27"计 3 分。

6. 催眠药物：根据条目 7 的应答计分，"无"计 0 分，"< 1 周 / 次"计 1 分，"1~2 周 / 次"计 2 分，"≥ 3 周 / 次"计 3 分。

7. 日间功能障碍：①根据条目 8 的应答计分，"无"计 0 分，"< 1 周 / 次"计 1 分，"1~2 周 / 次"计 2 分，"≥ 3 周 / 次"计 3 分。②根据条目 9 的应答计分，"没有"计 0 分，"偶尔有"计 1 分，"有时有"计 2 分，"经常有"计 3 分。③累加条目 8 和 9 的得分，若累加分为"0"则成分 G 计 0 分，"1~2"计 1 分，"3~4"计 2 分，"5~6"计 3 分。

### 表 4-2-1  匹兹堡睡眠质量指数量表

1. 你近 1 个月，晚上准备睡觉时间通常是（        ）点钟（时间请按照 24 小时制填写）

2. 你近 1 个月，入睡通常需要（        ）分钟 [ 单选题 ]
① 0~15 分钟 ② 16~30 分钟 ③ 31~60 分钟 ④ > 60 分钟

3. 你近 1 个月，通常早上（        ）点起床（时间请按照 24 小时制选择）

4. 你近 1 个月，每夜通常实际睡眠时间为（        ）小时
① > 7 小时，具体：_____ 小时    ② 6~7 小时   ③ 5~5.9 小时   ④ < 5 小时，具体：_____ 小时

5. 你近 1 个月，有没有因下列情况影响睡眠而烦恼，请看清楚问题后在符合你的选项的方框内画"√"

|  | 0 分 | 1 分 | 2 分 | 3 分 |
|---|---|---|---|---|
| a. 入睡困难 | □无 | □ < 1 次 / 周 | □ 1~2 次 / 周 | □ ≥ 3 次 / 周 |
| b. 夜间易醒或早醒 | □无 | □ < 1 次 / 周 | □ 1~2 次 / 周 | □ ≥ 3 次 / 周 |
| c. 夜间去厕所 | □无 | □ < 1 次 / 周 | □ 1~2 次 / 周 | □ ≥ 3 次 / 周 |

**续表**

| | | | | |
|---|---|---|---|---|
| d. 呼吸不畅 | □无 | □ < 1 次 / 周 | □ 1~2 次 / 周 | □ ≥ 3 次 / 周 |
| e. 咳嗽或鼾声高 | □无 | □ < 1 次 / 周 | □ 1~2 次 / 周 | □ ≥ 3 次 / 周 |
| f. 感觉冷 | □无 | □ < 1 次 / 周 | □ 1~2 次 / 周 | □ ≥ 3 次 / 周 |
| g. 感觉热 | □无 | □ < 1 次 / 周 | □ 1~2 次 / 周 | □ ≥ 3 次 / 周 |
| h. 做噩梦 | □无 | □ < 1 次 / 周 | □ 1~2 次 / 周 | □ ≥ 3 次 / 周 |
| i. 感疼痛 | □无 | □ < 1 次 / 周 | □ 1~2 次 / 周 | □ ≥ 3 次 / 周 |
| j. 其他影响睡眠的事情 | □无 | □ < 1 次 / 周 | □ 1~2 次 / 周 | □ ≥ 3 次 / 周 |

6. 近 1 个月，总的来说，你认为自己的睡眠质量：

①很好　②较　③较差　④很差

7. 近 1 个月，你用催眠药物的情况：

①无　②< 1 次 / 周　③1~2 次 /；　④≥ 3 次 / 周

8. 近 1 个月，你感觉困倦吗，频率为：

①无　②< 1 次 / 周　③1~2 次 / 周　④≥ 3 次 / 周

9. 近 1 个月，你感觉做事的精力怎样：

①很好　②较好　③较差　④很差

**【应用现状】**

匹兹堡睡眠质量指数量表广泛用于普通人群及各类患者睡眠质量评价。李兴旺等人采用横断面整群抽样调查研究，应用匹兹堡睡眠质量指数量表对 225 名民航现役飞行员的睡眠状况和睡眠质量进行调查和评定，研究结果显示民航飞行员存在严重的睡眠质量问题，以日间功能障碍、睡眠质量、睡眠时间和入睡时间最为突出，明确了飞行员睡眠质量的影响因素。结合研究结果，提高飞行员睡眠质量针对性提出了一些建议。张海峰等采用匹兹堡睡眠质量指数来评价头穴埋线疗法对失眠患者睡眠质量的改善效果，研究收集了 64 例失眠症患者，将患者随机分为埋线组和针刺组，采用匹兹堡睡眠质量指数量表分别于治疗前、治疗第 2 周及第 4 周对患者睡眠质量进行评价。研究结果显示在改善失眠患者的临床症状方面，头穴埋线与针刺疗法无差异，但是在改善失眠患者入睡时间方面，头穴埋线疗法优于传统针刺疗法。

**【评价】**

匹兹堡睡眠质量指数具有良好的信度、效度，简单易操作，广泛用于普通人群以及各类患者睡眠质量评价。

**【应用举例】**

四川大学华西公共卫生学院（华西第四医院）的邱建青等采用分层整群随机抽样方法，选取 318 名四川省某市农村地区年龄 60 岁及以上的老年人为研究对象，采用匹兹堡睡眠质量指数量表对老年人睡眠质量进行评定，来评价匹兹堡睡眠质量指数量表在农村老年人群中睡眠质量评定的信度和效度，采用分半信度、内在一致性信度评价匹兹堡睡眠质量指数量表信度，用区分效度、结构效度评价匹兹堡睡眠质量指数量表效度。研究结果显示匹兹堡睡眠质量指数量表在农村老年人群睡眠质量评定中具有良好的信度和效度，双因子结构和三因子结构模型均适用于农村老年人群体，但在农村老年人中使用匹兹堡睡眠质量指数量表以双因子结构的匹兹堡睡眠质量指数量表在农村老年人中使用更为合适。

（王贵群）

## 第二节　90 项症状清单

【概述】

90 项症状清单（SCL-90），又名症状自评量表（Self-reporting Inventory），现版本由德若伽提斯 Derogatis1973 编制，于 1984 年由王征宇翻译成中文引入中国。研究得出 90 项症状清单对于临床上判断各类精神疾患，具有较高的敏感性，作为一种评定主观病情感觉的严重度与症状分布特征的手段，是非常值得推荐的。

【适用范围】

90 项症状清单是目前最常用的综合性心理健康量表，适用于心理咨询门诊、各临床科室及需要了解心理健康水平的群体。

包含内容多，较能准确反应受评者心理问题及其严重程度和变化，广泛应用各临床科室及心理卫生中心，是了解患者或来访者心理健康问题的一种评定工具。近年，我国心理卫生工作者已应用 SCL-90 调查不同职业群体心理卫生问题，从不同侧面反映了各种职业对个体心理健康的影响，应用结果评价颇佳。但此量表不适合不配合者、严重精神疾病患者。

【评分内容】

90 项症状清单属于自评量表（见表 4-2-2），共有 90 个题目，涉及感觉、思维、情感、行为、意识、生活习惯、人际关系及饮食睡眠等。每个因子反映被试者某方面的情况，可通过因子得分描绘轮廓图，了解被试者的症状分布特点。该量表由评定对象自己独立填写。评定前医护人员应交代清楚评分方法和要求。一次评定一般需20 分钟。评定时间范围为"现在"或是"最近一周"。每一个项目按 1～5 分五级评分：1 分，无症状；2 分，轻度，自觉有该项症状，但对受检者并无实际影响或影响轻微；3分，中度，自觉有该项症状，对受检者有一定影响；4分，偏重，自觉常有该项症状，对受检者有相当程度的影响；5分，严重，自觉该症状的频度和强度都十分严重，对受检者的影响严重。说明每个等级的具体定义，由受试者自己选择。最后按全国常模，满足总分超过160分、阳性项目数超过43项或任一因子分超过2分（评分标准按照1～5分五级评分计算）任一标准，可考虑筛查为阳性，并进行进一步检查。

具体因子包含条目如下：

1. 躯体化因子条目（12项），包括第1、4、12、27、40、42、48、49、52、53、56、58项。躯体化主要反映的是身体的不适感，包括呼吸系统、消化系统、心血管系统等的不适，或各类躯体疼痛，以及焦虑等躯体不适表现。

2. 强迫因子条目（10项），包括第3、9、10、28、38、45、46、51、55、65项。它与临床上所谓强迫表现的症状定义基本相同，主要指那种明知没有必要，但又无法摆脱的无意义的思想、冲动、行为等表现，还有一些比较一般的认知障碍也在这一因子中反映。

3. 人际关系因子条目（9项），包括第6、21、34、36、37、41、61、69、73项。反映某些个体出现的不自在感与自卑感，尤其是在与其他人相比较时更为突出。自卑感、懊丧以及人际关系明显相处不好的人，往往这一因子得高分。

4. 抑郁因子条目（13项），包括第5、14、15、20、22、26、29、30、31、32、54、71、79项。该因子以苦闷的情感和心境为代表性症状，它还具有生活兴趣减退、动力缺乏、活力丧失等特征，同时反映失望、悲观以及与抑郁相联系的认知及躯体方面的感受，另外，还包括有关死亡的思想和自杀观念。

5. 焦虑因子条目（10项），包括第2、17、23、33、39、57、72、78、80、86项。该因子一般指烦躁、坐立不安、神经过敏、紧张以及由此产生的如震颤等躯体症状。测定游离不定的焦虑及惊恐发作是本因子的主要内容，另外还包括一项解体感受的项目。

6. 敌对因子条目（6项），包括第11、24、63、67、74、81项。主要以三方面来反映敌对表现，即思想、感情及行为。其项目具体体现在厌烦的感觉、摔物、争论、直至不可控制的脾气暴发等。

7. 恐怖因子条目（7项），包括第13、25、47、50、70、75、82项。恐惧的对象包括出门旅行、空旷场地、人群、公共场合及交通工具。此外还有反映社交恐惧的项目。

8. 偏执因子条目（6项），包括第8、18、43、68、76、83项。本因子是围绕偏执性思维的基本特征而制定的，主要是指投射性思维、敌对、猜疑、牵连观念、妄想、被动体验和夸大等。

9. 精神病性因子条目（10项），包括第 7、16、35、62、77、84、85、87、88、90项。反映各式各样的精神病性急性症状和行为，可视为较隐讳的、限定不严的精神病性过程的代表性指针。此外，也可以反映精神病性行为的继发征兆和分裂性生活方式。

10. 附加项条目（7项），包括第 19、44、59、60、64、66、89项。反映睡眠以及饮食情况。

表 4-2-2　90 项症状清单

指导语：下面是一些关于人可能会有的问题的陈述。请仔细地阅读每个题目，然后根据最近一星期之内这些情况对你影响的实际感觉，在相应方框内打"√"。请不要漏掉任何一个项目，也不要在相同的一个项目上重复地评定。本问卷共90题，作答时间约15分钟。

| 项目 | 无症状 | 轻度 | 中度 | 偏重 | 严重 |
|---|---|---|---|---|---|
| 1. 头痛 | □ | □ | □ | □ | □ |
| 2. 神经过敏，心中不踏实 | □ | □ | □ | □ | □ |
| 3. 头脑中有不必要的想法或字句盘旋 | □ | □ | □ | □ | □ |
| 4. 头昏或昏倒 | □ | □ | □ | □ | □ |
| 5. 对异性兴趣减退 | □ | □ | □ | □ | □ |
| 6. 对旁人责备求全 | □ | □ | □ | □ | □ |
| 7. 感觉别人能控制你的思想 | □ | □ | □ | □ | □ |
| 8. 责怪别人制造麻烦 | □ | □ | □ | □ | □ |
| 9. 忘性大 | □ | □ | □ | □ | □ |
| 10. 担心自己的衣饰整齐及仪态的端正 | □ | □ | □ | □ | □ |
| 11. 容易烦恼和激动 | □ | □ | □ | □ | □ |
| 12. 胸痛 | □ | □ | □ | □ | □ |
| 13. 害怕空旷的场所或街道 | □ | □ | □ | □ | □ |
| 14. 感觉自己的精力下降，活动减慢 | □ | □ | □ | □ | □ |
| 15. 想结束自己的生命 | □ | □ | □ | □ | □ |
| 16. 听到旁人听不到的声音 | □ | □ | □ | □ | □ |
| 17. 发抖 | □ | □ | □ | □ | □ |
| 18. 感觉大多数人都不可信任 | □ | □ | □ | □ | □ |
| 19. 胃口不好 | □ | □ | □ | □ | □ |
| 20. 容易哭泣 | □ | □ | □ | □ | □ |
| 21. 同异性相处时感害羞不自在 | □ | □ | □ | □ | □ |

**续表**

| 项目 | 无症状 | 轻度 | 中度 | 偏重 | 严重 |
|---|---|---|---|---|---|
| 22. 感觉受骗、中了圈套或有人想抓住你 | □ | □ | □ | □ | □ |
| 23. 无缘无故地突然感觉害怕 | □ | □ | □ | □ | □ |
| 24. 自己不能控制地在发脾气 | □ | □ | □ | □ | □ |
| 25. 怕单独出门 | □ | □ | □ | □ | □ |
| 26. 经常责怪自己 | □ | □ | □ | □ | □ |
| 27. 腰痛 | □ | □ | □ | □ | □ |
| 28. 感觉难以完成任务 | □ | □ | □ | □ | □ |
| 29. 感觉孤独 | □ | □ | □ | □ | □ |
| 30. 感觉苦闷 | □ | □ | □ | □ | □ |
| 31. 过分担忧 | □ | □ | □ | □ | □ |
| 32. 对事物不感兴趣 | □ | □ | □ | □ | □ |
| 33. 感觉害怕 | □ | □ | □ | □ | □ |
| 34. 感情容易受到伤害 | □ | □ | □ | □ | □ |
| 35. 旁人能知道你的私下想法 | □ | □ | □ | □ | □ |
| 36. 感觉别人不理解你不同情你 | □ | □ | □ | □ | □ |
| 37. 感觉人们对你不友好，不喜欢你 | □ | □ | □ | □ | □ |
| 38. 做事必须做得很慢以保证做得正确 | □ | □ | □ | □ | □ |
| 39. 心跳得很厉害 | □ | □ | □ | □ | □ |
| 40. 恶心或胃部不舒服 | □ | □ | □ | □ | □ |
| 41. 感觉比不上别人 | □ | □ | □ | □ | □ |
| 42. 肌肉酸痛 | □ | □ | □ | □ | □ |
| 43. 感觉有人在监视你谈论你 | □ | □ | □ | □ | □ |
| 44. 难以入睡 | □ | □ | □ | □ | □ |
| 45. 做事必须反复检查 | □ | □ | □ | □ | □ |
| 46. 难以做出决定 | □ | □ | □ | □ | □ |
| 47. 怕乘电车、公共汽车、地铁、或火车 | □ | □ | □ | □ | □ |
| 48. 呼吸有困难 | □ | □ | □ | □ | □ |
| 49. 一阵阵发冷或发热 | □ | □ | □ | □ | □ |
| 50. 因为感觉害怕而避开某些东西、场合或活动 | □ | □ | □ | □ | □ |
| 51. 脑子变空了 | □ | □ | □ | □ | □ |
| 52. 身体发麻或刺痛 | □ | □ | □ | □ | □ |

**续表**

| 项目 | 无症状 | 轻度 | 中度 | 偏重 | 严重 |
|---|---|---|---|---|---|
| 53. 喉咙有梗塞感 | ☐ | ☐ | ☐ | ☐ | ☐ |
| 54. 感觉没有前途没有希望 | ☐ | ☐ | ☐ | ☐ | ☐ |
| 55. 不能集中注意 | ☐ | ☐ | ☐ | ☐ | ☐ |
| 56. 感觉身体的某一部分软弱无力 | ☐ | ☐ | ☐ | ☐ | ☐ |
| 57. 感觉紧张或容易紧张 | ☐ | ☐ | ☐ | ☐ | ☐ |
| 58. 感觉手或脚发重 | ☐ | ☐ | ☐ | ☐ | ☐ |
| 59. 想到死亡的事 | ☐ | ☐ | ☐ | ☐ | ☐ |
| 60. 吃得太多 | ☐ | ☐ | ☐ | ☐ | ☐ |
| 61. 当别人看着你或谈论你时感觉不自在 | ☐ | ☐ | ☐ | ☐ | ☐ |
| 62. 有一些不属于你自己的想法 | ☐ | ☐ | ☐ | ☐ | ☐ |
| 63. 有想打人或伤害他人的冲动 | ☐ | ☐ | ☐ | ☐ | ☐ |
| 64. 醒得太早 | ☐ | ☐ | ☐ | ☐ | ☐ |
| 65. 必须反复洗手、点数目或触摸某些东西 | ☐ | ☐ | ☐ | ☐ | ☐ |
| 66. 睡得不稳不深 | ☐ | ☐ | ☐ | ☐ | ☐ |
| 67. 有想摔坏或破坏东西的冲动 | ☐ | ☐ | ☐ | ☐ | ☐ |
| 68. 有一些别人没有的想法或念头 | ☐ | ☐ | ☐ | ☐ | ☐ |
| 69. 感觉对别人神经过敏 | ☐ | ☐ | ☐ | ☐ | ☐ |
| 70. 在商店或电影院等人多的地方感觉不自在 | ☐ | ☐ | ☐ | ☐ | ☐ |
| 71. 感觉任何事情都很困难 | ☐ | ☐ | ☐ | ☐ | ☐ |
| 72. 一阵阵恐惧或惊恐 | ☐ | ☐ | ☐ | ☐ | ☐ |
| 73. 感觉在公共场合吃东西很不舒服 | ☐ | ☐ | ☐ | ☐ | ☐ |
| 74. 经常与人争论 | ☐ | ☐ | ☐ | ☐ | ☐ |
| 75. 单独一人时神经很紧张 | ☐ | ☐ | ☐ | ☐ | ☐ |
| 76. 别人对你的成绩没有作出恰当的评价 | ☐ | ☐ | ☐ | ☐ | ☐ |
| 77. 即使和别人在一起也感觉孤单 | ☐ | ☐ | ☐ | ☐ | ☐ |
| 78. 感觉坐立不安心神不定 | ☐ | ☐ | ☐ | ☐ | ☐ |
| 79. 感觉自己没有什么价值 | ☐ | ☐ | ☐ | ☐ | ☐ |
| 80. 感觉熟悉的东西变成陌生或不像是真的 | ☐ | ☐ | ☐ | ☐ | ☐ |
| 81. 大叫或摔东西 | ☐ | ☐ | ☐ | ☐ | ☐ |
| 82. 害怕会在公共场合昏倒 | ☐ | ☐ | ☐ | ☐ | ☐ |
| 83. 感觉别人想占你的便宜 | ☐ | ☐ | ☐ | ☐ | ☐ |

**续表**

| 项目 | 无症状 | 轻度 | 中度 | 偏重 | 严重 |
|---|---|---|---|---|---|
| 84. 为一些有关"性"的想法而很苦恼 | ☐ | ☐ | ☐ | ☐ | ☐ |
| 85. 你认为应该因为自己的过错而受到惩罚 | ☐ | ☐ | ☐ | ☐ | ☐ |
| 86. 感觉要赶快把事情做完 | ☐ | ☐ | ☐ | ☐ | ☐ |
| 87. 感觉自己的身体有严重问题 | ☐ | ☐ | ☐ | ☐ | ☐ |
| 88. 从未感觉和其他人很亲近 | ☐ | ☐ | ☐ | ☐ | ☐ |
| 89. 感觉自己有罪 | ☐ | ☐ | ☐ | ☐ | ☐ |
| 90. 感觉自己的脑子有毛病 | ☐ | ☐ | ☐ | ☐ | ☐ |

## 【应用现状及评价】

90 项症状清单是目前最常用的综合性心理健康量表，广泛应用于心理咨询门诊、各临床科室及需要了解心理健康水平的群体。现已有计算机软件，使用非常方便。该量表内容量大，反映症状丰富，较能准确评估患者自觉症状、严重程度特点。对健康普查和常见心理疾病的筛选和诊疗都有辅助作用，也可以通过测评反映各种职业对个体心理健康的影响。

（王贵群）

# 第三章　生活质量与满意度评估工具

## 第一节　生活质量综合评定问卷 −74

【概述】

生活质量综合评定问卷 −74（Generic Quality of Life Inventory−74，GQOLI−74）由中南大学李凌江等于 1998 年编制，是常见的评估个体生活质量的量表，属于自评量表。经研究测试后证明其具有较好的信度、效度与敏感性。

【适用范围】

生活质量综合评定问卷 −74 适用于住院患者及普通人群生活质量的综合评定问卷。

【评分内容】

生活质量综合评定问卷 −74 共有 74 个条目（见表 4−3−1）。每个条目评分为 1~5 分，一些条目为正向评分，一些为反向评分；还有少数条目有数个问题，称为多问条目。根据大样本研究结果，应用计分公式换算成 1~5 分的正向计分结果参与统计。

一、条目计分

1. 正向评分条目：F15，F18，F21，F22，F23，F25，F27，F30，F33，F35，F37，F40，F42，F44，F45，F48，F54，F65，F67，F68，G2，G3。计分时均从左至右计为 1~5 分。

2. 负向评分条目：F3，F5，F7，F10~F14，F16，F17，F19，F20，F24，F26，F28，F29，F31，F32，F34，F36，F38，F39，F41，F43，F46，F47，F49，F50，F53，F57~F59，F61~F64，F66，F70，G1，G4。计分时按从左至右 5~1 分反向计分。

3. 多问评分条目：

① F1：1 分，≤ 4.99 平方米；2 分，5~9.9 平方米；3 分，10~19.9 平方米；4 分，20~29.9 平方米；5 分，≥ 30 平方米。

② F2：有一项加 1 分，逐项累计。例如仅有厨房、厕所，则计 2 分。

③ F4：该条目 5 问，"很方便"1 分，"方便"0.5 分，"不方便"0 分，5 问评分相加，最高 5 分，最低总评分如为 0~1，均计 1 分。

④ F6：该条目 4 问，每问依次计 0 分、1 分、2 分。4 问评分相加，最高 8 分，最低总评分如为 0~1，均计 1 分。然后（总评分 ÷8×5）转化为 1~5 分。

⑤ F8：1 分，≥ 60%；2 分，50%~59.9%；3 分，40%~49.9%；4 分，20%~39.9%；5 分，< 20%。

⑥ F9：1 分，100%；2 分，80%~99%；3 分，21%~79%；4 分，10%~20%；5 分，< 10%。

⑦ F51，F52，F55，F56：这 4 个条目均为 5 问。每个条目的计分方法相同。均以问题后括号中的系数相乘然后相加，条目最高分为 6 分，最低分为 0 分，然后以（条目分 ÷6×5）得出最后条目分 0~5 分。如为 0~1 分，则计为 1 分。

⑧ F60：此条目有两部分内容计分：娱乐种类，6 种计 5 分；4~5 种计 4 分；2~3 种计 3 分；1 种计 2 分；无计 1 分。娱乐时间，> 28 小时/周计 5 分；22~27 小时/周计 4 分；15~21 小时/周计 3 分；8~14 小时/周计 2 分；0~7 小时/周计 1 分。两项相加除以 2，得分结果为 1~5 分。

⑨ F69：1 分，< 5%；2 分，5%~19%；3 分，20%~34%；4 分，35%~50%；5 分，> 50%。

## 二、因子计分

生活质量综合评定问卷 –74 共有 20 个因子，每一因子反映受试生活质量的某一方面。其中 1~19 因子归属于四个维度，第 20 因子为受试对生活质量的总体评价。因子分由条目分相加或加权而来，每个因子的粗分最高为 20 分，最低为 4 分。为方便理解，均用下述公式使每个因子分转化为 0~100 分的范围。因子转化分 =（因子粗分 –4）× 100 ÷ 16。

1. 因子 1：住房测定受试的住房面积、条件与主观满意程度。包括 F1，F2，F3 共 3 条。计分方法为 F1+F2+F3 × 2。

2. 因 2：社区服务，测定受试者对居住的社区环境的评价及主观满意度。包括 F4，F52 条。计分方法为 F4 × 2+F5 × 2。

3. 因子 3：生活环境，测定受试者居住的自然环境及主观满意度。包括 F6，F7 共 2 条。计分方法为 F6 × 2+F7 × 2。

4. 因子4：经济状况，测定受试者的经济收入开支、医疗费用等情况及对此的主观满意度。包括F8，F9，F10共3条。计分方法为F8×1.4+F9×0.6+F10×2。

5. 因子5：睡眠与精力，测定受试者从事日常工作或日常生活中的活动时（如娱乐）精力状况及满意度；受试者的睡眠质量及满意度，不涉及睡眠障碍的原因。包括F11~F15共5条。计分方法为（F11+F12）/2+F13+F14+F15。

6. 因子6：躯体不适感，测定受试者是否感受到躯体不适或疼痛及其程度，或因躯体问题和疾病而依赖于某种药物的程度及对躯体健康状态的满意程度。包括F16~F19共4条。计分方法为（F16+F17+F18）/1.5+F19×2。

7. 因子7：进食功能，测定受试者的食欲与进食量是否正常以及对自身进食状态的满意程度。包括F20，F21，F22共3条。计分方法为F20+F21+F22×2。

8. 因子8：性功能，测定受试者的性生活频度、性功能状态及主观满意程度。包括F23，F24，F25共3条。计分方法为F23+F24+F25×2。

9. 因子9：运动与感觉功能，测定受试者日常生活及完成角色功能的基本能力，包括视力、听力、生活自理能力、处理日常生活事务的能力及对此的主观满意度。包括F26~F30共5条。计分方法为F26+（F27+F28）/2+F29+F30。

10. 因子10：精神紧张度，测定受试者遇到的紧张性生活事件量、精神紧张程度，是否存在为缓解心理压力或烦恼而依赖于某种物质等状况及主观满意程度。包括F31，F32，F33，F50共4条。计分方法为（F31+F32+F50）/1.5+F33×2。

11. 因子11：负性情感，测定受试者的负性情感，包括抑郁、焦虑、易激惹或情感平淡等。包括F34~F37共4条。计分方法为F34+F35+F36+F37。

12. 因子12：正性情感，测定受试者的正性情感，如对生活是否充满希望，是否体验到生活的快乐及程度等。包括F38，F39，F40共3条。计分方法为F38+F39+F40×2。

13. 因子13：认知功能，测定受试者的思维能力、注意力、记忆力、作决定的能力以及对此的主观满意程度。包括F4l~F45共5条。计分方法为（F41+F42+F43+F41）/2+F45×2。

14. 因子14：自尊，测定受试者的自信与自尊状态。包括F46~F49共4条。计分方法为F46+F47+F48+F49。

15. 因子15：社会支持，测试受试者获得社会支持的情况，以及受试者帮助别人的能力及主观满意度。包括F51~F54共4条。计分方法为F51+F52+F53+F54。

16. 因子16：人际交往能力，测定受试者与家人、朋友、同事、领导的人际关系及主观的满意度。包括F55~F57共3条。计分方法为F55+F56+F57×2。

17. 因子17：工作与学习，测定受试者的工作能力、工作效率、学习或关注对完成职业角色必需的信息的能力及对此的主观满意度。包括 F58，F59，F63，F64，F65 共 5 条。计分方法为（F58+F59）/2+（F63+F64）/2+F65×2。

18. 因子 18：业余娱乐生活，测定受试者的娱乐种类、时间及对业余娱乐生活的满意度。包括 F60，F61，F62 共 3 条。计分方法为 F60+F61+F62×2.

19. 因子 19：婚姻与家庭，测定受试者婚姻关系或家庭成员中的亲密程度、交流方式，承担的家务量及对婚姻家庭的满意度。包括 F66~F70 共 5 条。

### 三、维度计分

生活质量综合评定问卷 –74 包括躯体功能、心理功能、社会功能、物质生活四个维度。物质生活维度包括因子 1~4，为住房、社区服务、生活环境及经济状况 4 个因子。躯体功能维度包括因子 5~9，为睡眠与精力、躯体不适感、进食功能、性功能、运动与感觉功能 5 个因子。心理功能维度包括因子 10~14，为精神紧张度、负性情感、正性情感、认知功能、自尊 5 个因子社会功能维度包括因子 15~19，为社会支持、人际交往能力、工作与学习、业余娱乐、婚姻与家庭 5 个因子。

躯体功能、心理功能、社会功能物质生活维度的计分方法均为各维度的 5 个因子粗分相加，计分范围为 20~100 分，按公式换算成 0~100 范围：（维度粗分 –20）×100÷80。物质生活维度的计分方法为该维度的 4 个因子粗分相加，计分范围为 16~80 分。按公式换算成 0~100 分范围：（维度粗分 –16）×100÷64。生活质量综合评定问卷 –74 总分计分方法：20 个因子的粗分相加，等于总粗分。计分范围为 80~400 分，按公式转换成 0~100 范围：（维度粗分 –80）×100÷320。

**生活质量综合评定问卷 –74**

问卷编号：（　　）评定日期（　　）第（　）次评定

说明：为了了解你的生活质量，促进你的心身健康，特设计了该表。请根据最近一周来你的实际情况，逐项回答下列问题（按要求打"√"或填空）。此表不记名，不传外。谢谢合作。

性别__ 年龄 __（岁）学历 __　职业__　婚姻__（未婚、已婚、丧偶、离婚）

住址（　　　　　　　）邮编（　　　　）

健康状态（健康、有病）（如有患病，请注明主要疾病名称）

F1. 人均住房面积（　　）m$^2$

F2. 你的住房面积有附加设施吗：

　厨房（　）厕所（　）煤气（　）供水好（　）

F3. 你对目前的住房条件：

　非常满意（　） 比较满意（　）过得去（　）不大满意（　）很满意（　）

F4. 生活便利性（逐条选择打√）：

4.1 上班（很方便、方便、不方便）；4.2 子女上学或上班（很方便、方便、不方便）；4.3 购日常生活用品（很方便、方便、不方便）；4.4 上娱乐场所（很方便、方便、不方便）；4.5 求医（很方便、方便、不方便）

F5. 你对目前的社区服务条件（如生活是否方便，医学服务条件等）

非常满意（　）比较满意（　　　）过得去（　　　）不大满意（　　　）很不满意（　　　）

F6. 住房周围环境（逐条选择）：

6.1 安全性：不安全（　）安全（　）很安全（　）

6.2 绿化：几无树木（　）有些树木（　　　）树木成荫（　　　）

6.3 卫生：很脏（　　）尚可（　）清洁（　　）

6.4 噪音：噪音很大，难耐受（　）有噪音，能耐受（　）环境安静（　）

F7. 你对目前的居住环境：

非常满意（　）比较满意（　）过得去（　）不大满意（　）很不满意（　）

F8. 食物消费占收入比例约为（　%）

F9. 医药费用自费承担的部分占的比例为（　%）

F10. 你对目前的经济收入与社会福利（包括劳保等）：

非常满意（　）比较满意（　）过得去（　　　）不大满意（　　　）很不满意（　　　）

F11. 近周来你的睡眠状态如何：

从无失眠（　）偶有失眠（　）有时失眠（　）经常失眠（　）每晚失眠（　）

F12. 近周清晨醒来，你感觉头脑清晰，心情轻松，睡得很好吗：

天天如此（　）多数时候如此（　）有时如此（　）很少如此（　）从无（　）

F13. 近周来你的精力如何：

总是精力充沛（　）多数时候精力充沛（　）精力一般（　）常有疲劳感（　）总是非常疲劳（　）

F14. 你对近周来的睡眠状况：

非常满意（　）比较满意（　）过得去（　）不大满意（　）很不满意（　）

F15. 你近周来的精力状况：

很不满意（　）不大满意（　）过得去（　）比较满意（　）非常满意（　）

F16. 近一周来你有下述躯体症状吗（如头痛、头昏、躯体某部位疼痛、胃肠不适，消化不良，呼吸困难，心慌，发冷发热，发麻，手脚沉重等）：

无（　）偶有（　）有时有（　）经常有（　）总是有（　）

F17. 上述症状严重程度如何：

无（　）很轻（　）较轻（　）较重（　）极重（　　　）

F18. 近一周来你是否因为躯体疾病或躯体不适而服用某种药物（如去痛片，安定及其他各种药物）：

依赖于药物（　）经常服药（　）有时服药（　）极少服药（　）从未服药（　）

F19. 你对目前的躯体健康状况：

非常满意（　）比较满意（　）过得去（　）不大满意（　）很不满意（　）

F20. 与常人比较，近一周来你的进食状况是：（选一项）

完全正常（　）基本正常（　）食量减少或有些食物因病不能吃（　）食量减少较多或多数食物不能吃（　）极少进食（　）

F21. 近一周来你的食欲如何：

完全无食欲（　）较差（　）尚可（　）较好（　）很好（　）

F22. 你对近一周来的进食情况：

很不满意（　）不大满意（　）过得去（　）比较满意（　）非常满意（　）

F23. 近一周来你的性生活次数：

几无（　）很少或过多（　）偏少或偏多（　）基本正常（　）完全正常（　）

F24. 据统计许多人在一生中不同时期均出现过各种性功能障碍（如性欲下降、无性快感、阳痿、早泄等），你近一周来的情况是：

从无（　）偶有（　）有时出现（　）比较严重（　）很严重（　）

F25. 你对最近一周来的性生活状况：

很不满意（　）不大满意（　）过得去（　）比较满意（　）非常满意（　）

F26. 近一周来你的听力和视力如何：

耳聪目明（　）与一般人差不多（　）有些减退（　）严重减退（　）听力或视力丧失（　）。

F27. 近一周来你的生活自理能力如何（包括上厕所、进食、洗澡、梳洗、行走）：

完全不能自理（　）部分自理，需人帮助（　）基本自理，偶有困难（　）均可自理（　）行动敏捷，自如（　）

F28. 近一周来你处理日常事务能力（包括家务、服务、乘骑车、与人交往、管理钱财、购物等）如何：

应付自如（　）自理，无任何问题（　）偶有困难，如不能自如使用交通工具、不能骑车或晕汽车等（　）部分自理，需人帮助（　）几乎完全不能做（　）

F29. 你对目前自己的听觉视觉等器官的功能满意程度如何：

非常满意（　）比较满意（　）过得去（　）不大满意（　）很不满意（　）

F30. 你对自己的躯体活动能力感觉如何：

很不满意（　）不大满意（　）过得去（　）比较满意（　）非常满意（　）

F31. 近一周来你的生活中遇到下述事吗（如工作不顺心，夫妻不和，自己或家人生病或亲人亡故，子女问题，人际关系紧张，收入突然减少或开支过大，失窃，交通事故，人际纠纷等）：

没有（ ）很少（ ）较少（ ）较多（ ）很多（ ）

F32. 近一周来，你觉得精神负担重，总有一种紧张感，或沉重的压力感吗：

无（ ）很轻（ ）较轻（ ）较重（ ）极重（ ）

F33. 你对近一周来的精神紧张程度：

很不满意（ ）不大满意（ ）过得去（ ）比较满意（ ）非常满意（ ）

F34. 近一周来，你经常觉得忧郁吗，程度如何（如表现为高兴不起来，无愉快感，精力下降，易疲劳，对工作、娱乐、夫妻生活等兴趣下降或丧失，觉得生活没有意思，孤独感，易哭，觉得自己无用、经常自责等）：

没有（ ）很轻（ ）较轻（ ）较重（ ）极重（ ）

F35. 近一周来，你经常觉得焦虑吗，程度如何（如表现为无故或为一些小事担心，紧张不安，心里不塌实，坐立不安，害怕，或心慌气促，出汗，肌肉跳动等）：

极重（ ）较重（ ）较轻（ ）很轻（ ）没有（ ）

F36. 近一周来，你是否觉得情绪易波动、急躁、易发脾气、易伤感等：

没有（ ）很轻（ ）较轻（ ）较重（ ）极重（ ）

F37. 近一周来，你是否觉得心情很平淡，对喜、怒、哀、乐的事情没有什么情绪反应，觉得无所谓：

总是这样（ ）多数时候如此（ ）有时如此（ ）很少如此（ ）从不这样（ ）

F38. 最近一周，你对生活是否充满希望与信心，觉得活着很有意义、有价值吗：

总是这样（ ）多数时候如此（ ）有时如此（ ）很少如此（ ）从不这样（ ）

F39. 最近一周，你觉得生活轻松愉快吗：

总是这样（ ）多数时候如此（ ）有时如此（ ）很少如此（ ）从不这样（ ）

F40. 你对自己近一周来的情绪状态：

很不满意（ ）不大满意（ ）过得去（ ）比较满意（ ）非常满意（ ）

F41. 近一周来你思考问题或用脑时，思维的清晰度、反应的敏捷性如何：

很好（ ）较好（ ）一般（ ）较差（ ）很差（ ）

F42. 近一周来你集中注意力的能力如何：

很差（ ）较差（ ）一般（ ）较好（ ）很好（ ）

F43. 近一周对当天发生的事情，如果有意去记忆，你能：

完全记得住（ ）大多记得住（ ）有些记不住（ ）大多记不住（ ）完全记不住（ ）

F44. 近一周来，遇事需要你作出决定时：

完全作不出决定（ ）难于作出决定（ ）作重大决定有困难（ ）作决定无困难（ ）可迅速，正确作出决定（ ）

F45. 你对自己近一周来的思维、注意力、记忆力、作决定的能力的满意程度如何：

　　很不满意（　）不大满意（　）过得去（　）比较满意（　）非常满意（　）

F46. 近一周来你觉得周围的人（包括社会、家庭）对你如何：

　　非常尊重（　）大多比较尊重（　）一般（　）不大尊重（　）歧视你（　）

F47. 近一周来对自己的才华、能力、外貌、身体状况等综合评价是：

　　很自豪（　）比较自豪（　）与一般人差不多（　）有些方面不如他人（　）事事不如人（　）

F48. 你对自己在社会、家庭中的地位与人们对你的看法：

　　很不满意（　）不大满意（　）过得去（　）比较满意（　）非常满意（　）

F49. 你对自己目前的才能与外貌等：

　　非常满意（　）比较满意（　）过得去（　）不大满意（　）很不满意（　）

F50. 近一周来你是否为了调整你的心理状态（如烦恼、紧张、抑郁等等）而使用某些物质（如吸烟、饮酒、服药等）：

　　绝无（　）偶有（　）有时有（　）常有（　）天天如此（　）

F51. 近一周来，当你在精神或物质上需要别人帮助时，你从下列人员中得到的支持是：（请逐项回答，在合适的选项内打"√"）

| | 总是能得到（2） | 部分能得到（1） | 极少或没有（0） |
|---|---|---|---|
| 51.1 配偶（1） | | | |
| 51.2 子女或父母（0.8） | | | |
| 51.3 亲戚（0.4） | | | |
| 51.4 朋友（0.4） | | | |
| 51.5 同事或邻居等（0.4） | | | |

F52. 近一周来，当下列人员需要你的帮助时，你给予他的支持是：（请逐项回答，在合适的选项内打"√"）

| | 全力帮助（2） | 能给予部分帮助（1） | 很少或不能提供帮助（0） |
|---|---|---|---|
| 52.1 对配偶（1） | | | |
| 52.2 对子女或父母（0.8） | | | |
| 52.3 对亲戚（0.4） | | | |
| 52.4 对朋友（0.4） | | | |
| 52.5 对同事或邻居（0.4） | | | |

F53. 你近一周来从社会家庭获得的帮助与支持：

非常满意（ ）比较满意（ ）过得去（ ）不大满意（ ）很不满意（ ）

F54. 你对近一周来自己帮助别人的状况：

很不满意（ ）不大满意（ ）过得去（ ）比较满意（ ）非常满意（ ）

F55. 近一周来你与下列人员的关系如何：（请逐项回答，在合适的选项内打"√"）

| | 很好，无矛盾（2） | 有些矛盾（1） | 关系紧张（0） |
|---|---|---|---|
| 52.1 对配偶（1） | | | |
| 52.2 对子女或父母（0.8） | | | |
| 52.3 对亲戚（0.4） | | | |
| 52.4 对朋友（0.4） | | | |
| 52.5 对同事或邻居（0.4） | | | |

F56. 近一周来，你与下列人员的交往频率（包括相处、通信、电话等联系）：（请逐项回答，在合适的选项内打"√"）

| | 经常来往（2） | 无事不来往（1） | 极少或从不来往（0） |
|---|---|---|---|
| 52.1 对配偶（1） | | | |
| 52.2 对子女或父母（0.8） | | | |
| 52.3 对亲戚（0.4） | | | |
| 52.4 对朋友（0.4） | | | |
| 52.5 对同事或邻居（0.4） | | | |

F57. 你对自己近一周来的人际关系处理：

非常满意（ ）比较满意（ ）过得去（ ）不大满意（ ）很不满意（ ）

F58. 近一周来你对单位、当地和全国的重要消息、新闻等：

非常关心（ ）比较关心（ ）不大关心（ ）很少关心（ ）完全不关心（ ）

F59. 近一周来，你对自己的生活、工作等有关的知识：

经常学习（ ）有时学习（ ）督促下学习（ ）很少学习（ ）完全不学习（ ）

F60. 近一周来，你的业余娱乐活动时间为：（请选择并填写具体时间）

欣赏性：如看电视、报纸、小说、球赛等　　　（ ）小时/周

智力性：如打麻将、扑克、下棋、玩电子游戏等　（ ）小时/周

保健性：跑步、练气功、太极拳、打球等　　　（ ）小时/周

社交性：跳舞、会友、参加社团活动等　　　（ ）小时/周

休闲性：散步、养花、钓鱼、书画、集邮等　　（ ）小时/周

创造性：如业余小说创造、摄影等　　　　　　（　　）小时/周

F61. 你一周来，你的业余活动与一周前比较：

增加很多（　）稍有增加（　）差不多（　）有些减少（　）几无（　）

F62. 你对近一周来的业余娱乐活动：

非常满意（　）比较满意（　）过得去（　）不大满意（　）很不满意（　）

F63. 近一周来你的工作或劳动的能力：

高于一般人（　）与一般人差不多（　）稍差于正常人（　）很差（　）丧失工作或劳动能力

（　）

F64. 近一周来，你的工作或劳动效率如何：

总是超额（　）有时超额（　）按额（　）改做轻工作或完成部分工作或退休在家（　）在家病休或需人照顾（　）

F65. 你对自己目前的工作能力工作效率学习等能力：

很不满意（　）不大满意（　）过得去（　）比较满意（　）非常满意（　）

F66. 近一周来你与配偶之间的感情：（如无配偶，请评价与共同生活的亲人的关系，如父母、子女等）

亲密无间（　）比较亲密（　）一般（　）较冷淡（　）濒临破裂（　）

F67. 近一周来，夫妻一方或双方心中有苦恼时：（如无配偶，请评价与共同生活的亲人的关系，如父母、子女等）

从不交流（　）偶尔交流（　）较少交流（　），有些保留（　）相互交流（　）

F68. 你对目前的婚姻状态：（如无配偶，请评价与家人的关系）

很不满意（　）不大满意（　）过得去（　）比较满意（　），非常满意（　）

F69. 你目前自己承担的家务量（包括家务劳动、教育抚养子女、照顾父母等）大约为（　%）

F70. 你对自己目前承担的家庭责任：

非常满意（　）比较满意（　）过得去（　）不大满意（　）很不满意（　）

G1. 你对自己的健康总的满意程度是：

非常满意（　）比较满意（　）过得去（　）不大满意（　）很不满意（　）

G2. 你对自己的生活总的满意程度是：

很不满意（　）不大满意（　）过得去（　）比较满意（　）非常满意（　）

G3. 你怎样评价近周来你的健康状况：

极差（　）比较差（　）一般（　）比较好（　）很好（　）

G4. 你对你的生活质量的总体评价是：

质量很高（　）质量较高（　）中等（　）质量较低（　）质量很低（　）

**【应用现状及评价】**

向琦祺等采用积极心理资本问卷（PPQ）、生活质量综合评定问卷-74 对老年人进行调查，探讨老年人心理资本与生活质量的关系。得出结论，老年人生活质量与心理资本有正向相关，提升老人的心理资本，有助于改善其生活质量。近年来国内外诸多学者提出了生活质量这一概念，来对疾病预后作出评估，也运用于健康人群调查，对健康人群的生活质量进行比较，了解人群健康水平，合理调配医药资源。

（王贵群）

# 第二节　生活满意度量表

**【概述】**

生活满意度量表（Life Satisfaction Scales）包括三个独立的分量表：生活满意度评定量表（Life Satisfaction Rating Scale，简称 LSR）、生活满意度指数 A（Life Satisfaction Index A，简称 LSIA）和生活满意度指数 B（Life Satisfaction Index B，简称 LSIB），第一个是他评量表，后两个分量表是自评量表。

**【适用范围】**

生活满意度测评多用于临床研究。

**【评分内容】**

LSR 包含 5 个 1~5 分制的子量表（见表 4-3-2），得分在 5 分（满意度最低）和 25 分（满意度最高）之间。LSIA 由与 LSR 相关程度最高的 20 项同意/不同意式条目组成（见表 4-3-3），而 ISIB 则由 12 项与 LSR 高度相关的开放式、清单式条目组成（见表 4-3-4）。LSIA 得分从 0 分（满意度最低）到 20 分（满意度最高），LSIB 得分从 0 分（满意度最低）到 22 分（满意度最高）。

**生活满意度评定量**

表 A 热情与冷漠

5 分：充满热情地谈到若干项活动及交往。感觉"当前"是一生中最美好的时光。喜爱做事情，甚至待在家里也感觉愉快。乐于结交朋友，追求自我完善。对生活的多个领域表现出热情。

4 分：有热情，但仅限于一两项特殊的兴趣，或仅限于某个阶段。当事情出现差错并可能妨碍其积极享受生活时可表现出失望或生气。即使是很短的时间也要预先作出计划。

3 分：对生活淡泊。似乎从所从事的活动中得不到什么乐趣。追求轻松和有限度的参与。可能与许多活动、事物或人完全隔离。

2 分：认为生活的绝大部分是单调的，可能会抱怨感觉疲乏，对许多事感觉厌烦。即使参与某项活动也几乎体会不到意义或乐趣。

1分：生活就像例行公事，认为没有任何事情值得去做。

表 B 决心与不屈服

5分：奋斗不息的态度，宁可流血也不低头。有抗争精神，抵抗到底、决不放弃。积极的人格，坏事和好事都能承受，尽力而为之。不愿改变过去。

4分：能够面对现实。如"我对自己的遭遇没有怨言"，"我随时准备承担责任"，"只要去寻找就定能发现生活中美好的一面"，"不介意谈论生活中的困难，但也不过分渲染之"，"人不得不有所放弃"。

3分：自述"我曾经攀上顶峰也曾跌入低谷，我有时在峰顶，有时却在谷底。"对生活中遇到的困难流露出遭受外在惩罚及内在惩罚的感觉。

2分：感觉由于得不到休息而未能把事情办得更好，感觉现在的生活与 45 岁时截然不同，越来越糟了。"我努力工作，却什么也没有得到。"

1分：谈论自己未能承受的打击（外在惩罚），反复责怪自己（内在惩罚）。被生活压倒。

表 C 愿望与已实现目标的统一

5分：感觉已完成了自己想做的一切，已经实现或即将实现自己的人生目标。

4分：对生活中失去的机遇感觉有些懊悔。"也许我应该更好地把握住那些机会，尽管如此，仍感觉生活中自己想做的事情已完成得相当成功"。

3分：失去的机遇和把握住的机遇各占一成。如果能重新开始人生，宁愿意干一些不同的事情，或许接受更多的教育。

2分：为失去重要的机遇而懊悔，但对自己在某一领域（也许是其专业）中取得的成绩感觉满足。

1分：感觉失去了生活中的大多数机遇

表 D 自我评价

5分：感觉正处在自己的最佳时期。"我现在做事比以往任何时候做得都好，没有比现在更美好的时光了"。认为自己聪明、完美、有吸引力；认为自己比别人更重要，认为有资格随心所欲。

4分：感觉自己比一般人幸运，有把握适应生活的各种艰辛。"退休只是换个事情做而已"。对健康方面出现的任何问题均能正确对待，感觉有资格随心所欲。"我想做的事情均能去做，但不会过度劳累自己"。感觉能处理好自己与周围环境的关系。

3分：认为自己至少能够胜任某一领域，例如工作，但对能否胜任其他领域持怀疑态度。

2分：意识到自己已经失去年轻时的活力，但能够面对现实。感觉自己不那么重要了，但并不十分介意。

1分：感觉自己有所得，也有所付出。随着年纪变大感觉身体各方面的状况普遍下降，但并非严重下降。认为自己的健康情况好于平均水平。

表 E 心境

5分："现在是我一生中最美好的时光"，几乎总是愉快的、乐观的。在旁人眼里其快乐似乎有些脱离现实，但又不像是装模作样。

4分：在生活中寻找快乐，知道快乐之所在并把快乐表现出来，有许多似乎属于青年人的特点。通常是正性的、乐观的情感。

3分：宛若一艘性情平和的船在缓缓地移动，一些不愉快均被正性心境中和。总体上为中性到正性的情感，偶尔可表现出急躁。

2分：希望事情宁静、平和。总体上为中性到负性情感。有轻度的抑郁。

1分：悲观、抱怨、痛苦、感觉孤独，许多时间里感觉抑郁，有时在与人接触时会发脾气。

## 表 4-3-3 生活满意度指数 A

| 项　　目 | 同意 | 不同意 | 不确定 |
|---|---|---|---|
| 1. 当我老了以后发现事情似乎要比原先想象的好（A） | | | |
| 2. 与我所认识的多数人相比，我更好地把握了生活中的机遇（A） | | | |
| *3. 现在是我一生中最沉闷的时期（D） | | | |
| *4. 我现在和年轻时一样幸福（A） | | | |
| 5. 我的生活原本应该是更好的时光（D） | | | |
| 6. 现在是我一生中最美好的时光（A） | | | |
| 7. 我所做的事多半是令人厌烦和单调乏味的（D） | | | |
| 8. 我估计最近能遇到一些有趣的令人愉快的事（A） | | | |
| 9. 我现在做的事和以前做的事一样有趣（A） | | | |
| 10. 我感觉老了、有些累了（D） | | | |
| 11. 我感觉自己确实上了年纪，但我并不为此而烦恼（A） | | | |
| *12. 回首往事，我相当满足（A） | | | |
| 13. 即使能改变自己的过去，我也不愿有所改变（A） | | | |
| 14. 与其他同龄人相比，我曾做出过较多的愚蠢的决定（D） | | | |
| 15. 与其他同龄人相比，我的外表较年轻（A） | | | |
| 16. 我已经为一个月甚至一年后该做的事制订了计划（A） | | | |
| 17. 回首往事，我有许多想得到的东西均未得到（D） | | | |
| *18. 与其他人相比，我惨遭失败的次数太多了（D） | | | |
| 19. 我在生活中得到了相当多我所期望的东西（A） | | | |
| 20. 不管人们怎样说，许多普通人是越过越糟，而不是越过越好了（D） | | | |

注：* 表示被列入了生活满意度指数 Z（LSIZ）；A 为正序计分项目，D 为反序计分项目。

## 表 4-3-4 生活满意度指数 B

请就以下问题随意发表意见：

1. 你这个年纪最大的好处是什么？

1—积极的答案　0—没有任何好处

2. 今后五年你打算做什么？你估计今后的生活会有什么变化？

2—变好，或无变化

1—无法预料，各种可能性都有

0—变坏

3. 你现在生活中最重要的事情是什么？

2—任何自身之外的事情，或令人愉快的事情

1—维持现状、保持健康或工作

0—摆脱现在的困境或目前什么重要的事情也没有或提起以往的经历

4. 与早期的生活相比，你现在是否幸福？

2—现在是最幸福的时期，过去和现在同样幸福；或无法比较出何时更幸福

1—最近几年有些不如以前了

0—以前比现在好，目前是最糟糕的时期

5. 你是否曾担心人们期望你做的事你却不能胜任，你无法满足人们对你的要求？

2—不曾担心

1—略有些担心

0—担心

6. 如果你想怎样就能怎样，那么你最喜欢生活在哪里（国家名）？

2—目前所在地

0—任何其他地方

7. 你感觉孤独的时间有多少？

2—从未有过

1—有时

0—经常，十分频繁

8. 你感觉生活无目的的时间有多少？

2—从未有过

1—有时

0—经常，十分频繁

9. 你希望将来与好朋友在一起的时间更多一些，还是自己独处的时间更多一些？

2—现在这样很好

1—与好朋友在一起的时间更多一些

0—自己独处的时间更多一些

10. 你在目前的生活中发现多少不幸的事情？

2—几乎没有

1—有一些

0—许多

11. 当你年迈之后，事情比原先想象的好还是不好？

2—好

1—和预期的差不多

0—不好

12. 你对自己生活的满意程度如何？

2—非常满意

1—相当满意

0—不太满意

（王贵群）

# 第四章　社会支持与应对方式评估

## 第一节　社会支持评定量表

**【概述】**

20 世纪 70 年代初，精神病学文献中引入社会支持的概念 . 社会支持是指个体能从自己的社会关系中获得的客观支持及个体对这种支持的主观感受，包含物质上的和精神上的支持。多数学者认为，良好的社会支持系统有利于患者维持健康及促进疾病恢复。社会支持评定量表是肖水源等心理卫生工作者在借鉴国外量表的基础上，于 1986 年研制了一个比较符合我国国情的社会支持评定量表（SSRS），于 1990 年又根据使用情况进行了修订。

**【适用范围】**

社会支持评定量表不仅适用于医院各临床科室患者，还适用于各类普通人群对社会支持的评定。

**【评分内容】**

社会支持评定量表属于自评量表，由受评者按照条目的具体要求根据自己实际情况独自作答。该量表包括三个维度 10 个条目：客观支持（3 条），包括居住情况、经济支持来源和精神支持来源；主观支持（4 条），包括亲密朋友数量，邻里关系，来自夫妻、父母、儿女、兄弟姐妹及其他人的支持；对支持的利用度（3 条），包括倾诉方式、求助方式、团体活动参与度。

计分方法：第 1~4、8~10 条，每条只选一项，选择 1、2、3、4 项分别计 1、2、3、4 分；第 5 条为 A、B、C、D、E 5 项计总分，每项从 "无" 到 "全力支持" 分别计 1~4 分；第 6、7 条如回答 "无任何来源" 计 0 分，回答 "下列来源" 者，有几个来源就计几分。

分析方法：总分即 10 个条目计分之和；客观支持分为第 2、6、7 条评分之和；主观支持分为第 4、5 条评分之和；对支持的利用度为第 8、9、10 条评分之和。总分 40 分，分值越高，社会支持度就越高。低于 33 分为社会支持度低，33~45 分为社会支持度一般，高于 45 分为社会支持度高。

## 表 4-4-1　社会支持评定量表

指导语：下面的问题用于反映你在社会中所获得的支持，请按各个问题的具体要求，根据你的实际情况填写。谢谢你的合作。

1. 你有多少关系密切，可以得到支持和帮助的朋友？（只选一项）

（1）一个也没有

（2）1~2 个

（3）3~5 个

（4）6 个或以上

2. 近一年来你：（只选一项）

（1）远离他人，独居一室

（2）住处经常变动，多数时间和陌生人住在一起

（3）和同学、同事或朋友住在一起

（4）和家人住在一起

3. 你与邻居：（只选一项）

（1）相互之间从不关心，只是点头之交

（2）遇到困难可能稍微关心

（3）有些邻居很关心你

（4）大多数邻居都很关心你

4. 你与同事：（只选一项）

（1）相互之间从不关心，只是点头之交

（2）遇到困难可能稍微关心

（3）有些同事很关心你

（4）大多数同事都很关心你

5. 从家庭成员得到的支持和照顾（在合适的框内打"√"）

| | 无 | 极少 | 一般 | 全力支持 |
|---|---|---|---|---|
| A. 夫妻（恋人） | | | | |
| B. 父母 | | | | |
| C. 儿女 | | | | |
| D. 兄弟姐妹 | | | | |
| E. 其他成员（如嫂子） | | | | |

6.过去，在你遇到急难情况时，曾经得到的经济支持和解决实际问题的帮助的来源有：

（1）无任何来源

（2）下列来源：（可选多项）

A.配偶；B.其他家人；C.亲戚；D.朋友；E.同事；F.工作单位；G.党团工会等官方或半官方组织；H.宗教、社会团体等非官方组织；I.其他（请列出）

7.过去，在你遇到急难情况时，曾经得到的安慰和关心的来源有：

（1）无任何来源

（2）下列来源：（可选多项）

A.配偶；B.其他家人；C.亲戚；D.朋友；E.同事；F.工作单位；G.党团工会等官方或半官方组织；H.宗教、社会团体等非官方组织；I.其他（请列出）

8.你遇到烦恼时的倾诉方式：（只选一项）

（1）从不向任何人诉述

（2）只向关系极为密切的一两个人诉述

（3）如果朋友主动询问你会说出来

（4）主动诉述自己的烦恼，以获得支持和理解

9.你遇到烦恼时的求助方式：（只选一项）

（1）只靠自己，不接受别人帮助

（2）很少请求别人帮助

（3）有时请求别人帮助

（4）有困难时经常向家人、亲友、组织求援

10.对于团体（如党团组织、宗教组织、工会、学生会等）组织活动：（只选一项）

（1）从不参加

（2）偶尔参加

（3）经常参加

（4）主动参加并积极活动

总分：

【应用现状及评价】

社会支持评定量表设计合理，条目清晰易懂，测量时间3~5分钟，具有良好的信度和效度。根据被测者的社会支持情况，进一步了解被测者健康状况，对被测者所患心理疾病原因做出可能性的推断。已在国内外广泛使用。

（王贵群）

# 第二节　简易应对方式问卷

## 【概述】

简易应对方式问卷（Simplified Coping Style Questionnaire，SCSQ）是一个自评量表，由解亚宁在国外应对方式问卷的基础上，根据实际应用的需要，结合我国人群特点编制而成，用于评估个体面对挫折时的应对方式特点。

## 【适用范围】

该问卷适用于普通人群。

## 【评分内容】

简易应对方式问卷是一个自评量表，由受试者根据自己情况选作答。内容由积极应对和消极应对2个分量表组成，包括20个条目（见表4-4-2）。采用四级评分法，即"不采取"计0分、"偶尔采取"计1分、"有时采取"计2分、"经常采取"计4分。

因为个体在遭遇应激时都会采取各种应对措施，既包括积极的应对方式，也包括消极的应对方式。戴晓阳提出一个判断个体应对方式倾向性的公式：应对倾向＝积极应对标准分（Z分）－消极应对标准分（Z分）。标准分采用积极应对方式和消极应对方式平均值和标准差分别进行Z转换。

表 4-4-2　简易应对方式问卷

指导说明：以下列出的是当你在生活中经受到挫折打击或遇到困难时可能采取的态度和做法。请你仔细阅读每一项，然后在四个选项中选择最适合你本人情况的选项。

| 遇到挫折打击时可能采取的态度和方法 | 不采取 | 偶尔采取 | 有时采取 | 经常采取 |
| --- | --- | --- | --- | --- |
| 1. 通过工作学习或一些其他活动应对 | 0 | 1 | 2 | 3 |
| 2. 与人交谈，倾诉内心烦恼 | 0 | 1 | 2 | 3 |
| 3. 尽量看到事物好的一面 | 0 | 1 | 2 | 3 |
| 4. 改变自己的想法，重新发现生活中什么才是最重要的 | 0 | 1 | 2 | 3 |
| 5. 不把问题看得太严重 | 0 | 1 | 2 | 3 |
| 6. 坚持自己的立场，为自己想得到的斗争 | 0 | 1 | 2 | 3 |
| 7. 找出几种不同的解决问题的方法 | 0 | 1 | 2 | 3 |
| 8. 向亲戚朋友或同学寻求建议 | 0 | 1 | 2 | 3 |
| 9. 改变原来的一些做法或自己的一些问题 | 0 | 1 | 2 | 3 |

**续表**

| 遇到挫折打击时可能采取的态度和方法 | 不采取 | 偶尔采取 | 有时采取 | 经常采取 |
|---|---|---|---|---|
| 10. 借鉴他人处理类似困难情景的办法 | 0 | 1 | 2 | 3 |
| 11. 寻求业余爱好，积极参加文体活动 | 0 | 1 | 2 | 3 |
| 12. 尽量克制自己的失望、悔恨、悲伤和愤怒 | 0 | 1 | 2 | 3 |
| 13. 试图休息或休假，暂时把问题（烦恼）抛开 | 0 | 1 | 2 | 3 |
| 14. 通过吸烟、喝酒、服药或吃东西来解除烦恼 | 0 | 1 | 2 | 3 |
| 15. 认为时间会改变现状，唯一要做的便是等待 | 0 | 1 | 2 | 3 |
| 16. 试图忘记整个事情 | 0 | 1 | 2 | 3 |
| 17. 依靠别人解决问题 | 0 | 1 | 2 | 3 |
| 18. 接受现实，因为没有其他办法 | 0 | 1 | 2 | 3 |
| 19. 幻想可能会发生某种奇迹改变现状 | 0 | 1 | 2 | 3 |
| 20. 自己安慰自己 | 0 | 1 | 2 | 3 |

**【应用现状及评价】**

简易应对方式问卷发表以来在精神卫生领域被广泛地使用，大量的研究成果证明人们的应对方式与其心理健康有重要的关系，而且该量表在许多身心疾病的发生、发展与转归中也起着重要的作用。

（王贵群）

# 第三节 应付方式问卷

**【概述】**

个体在高应激状态下，如果缺乏社会支持和良好的应付方式，则心理损害的危险度为普通人群危险度的 2 倍。应付作为应激与健康的中介机制，对身心健康的保护起着重要的作用。应付方式问卷主要测评个体面对应激事件时的应对方式、行为特点。该问卷由肖计划、许秀峰参照国内外评估应付和防御时所用的问卷，结合汉语言特点及中国处世的一些行为习惯编制而成。

**【适用范围】**

应付方式问卷适用于：文化程度在初中或初中以上；年龄在 14 岁以上的青少年或成年人；除痴呆和重性精神病之外的各类心理障碍患者。

**【评分内容】**

应付方式问卷是自陈式个体应付行为评定量表（见表 4-4-3），包括 6 个分量表共 62 个条目。根据每个分量表组成条目的内容，分别被命名为：解决问题、自责、求助、幻想、退避和合理化（各分量表的条目数见表 4-4-4）。被评者独自完成问卷，答完问题后，当场收回。每个条目有 2 个答案——"是"和"否"。如果选择"是"，则请继续对后面的"有效"、"比较有效"、"无效"作出评估（"有效"、"比较有效"和"无效"的回答不计分，仅供该项应付行为对受检者的价值和意义的分析解读用）；如果选择"否"，则继续下一个条目。注意评定的时间范围是指被评者近半年来的应付行为状况。

分量表粗分计分方法：将组成分量表的每个条目得分相加，即得到该分量表的量表粗分。分量表的因子分计算方法：分量表因子分 = 分量表粗分 / 分量表条目数。

表 4-4-3 应付方式问卷

| 题 目 | 是 | 否 | 有效 | 比较有效 | 无效 |
|---|---|---|---|---|---|
| 1. 能理智地应付困境 | | | | | |
| 2. 善于从失败中吸取经验 | | | | | |
| 3. 制定一些克服困难的计划并按计划去做 | | | | | |
| 4. 常希望自己已经解决了面临的困难 | | | | | |
| 5. 对自己取得成功的能力充满信心 | | | | | |
| 6. 认为"人生经历就是磨难" | | | | | |
| 7. 常感叹生活的艰难 | | | | | |
| 8. 专心于工作或学习以忘却不快 | | | | | |
| 9. 常认为"生死有命，富贵在天" | | | | | |
| 10. 常常喜欢找人聊天以减轻烦恼 | | | | | |
| 11. 请求别人帮助自己克服困难 | | | | | |
| 12. 常只按自己想的做，且不考虑后果 | | | | | |
| 13. 不愿过多思考影响自己情绪的问题 | | | | | |
| 14. 投身其他社会活动，寻找新寄托 | | | | | |
| 15. 常自暴自弃 | | | | | |
| 16. 常以无所谓的态度来掩饰内心的感受 | | | | | |
| 17. 常想"这不是真的就好了" | | | | | |
| 18. 认为自己的失败多系外因所致 | | | | | |
| 19. 对困难采取等待观望任其发展的态度 | | | | | |
| 20. 与人冲突，常是对方性格怪异引起 | | | | | |
| 21. 常向引起问题的人和事发脾气 | | | | | |
| 22. 常幻想自己有克服困难的超人本领 | | | | | |

续表

| 题　目 | 是 | 否 | 有效 | 比较有效 | 无效 |
|---|---|---|---|---|---|
| 23. 常自我责备 | | | | | |
| 24. 常用睡觉的方式逃避痛苦 | | | | | |
| 25. 常借娱乐活动来消除烦恼 | | | | | |
| 26. 常爱想些高兴的事自我安慰 | | | | | |
| 27. 避开困难以求心中宁静 | | | | | |
| 28. 为不能回避困难而懊恼 | | | | | |
| 29. 常用两种以上的办法解决困难 | | | | | |
| 30. 常认为没有必要那么费力去争成败 | | | | | |
| 31. 努力去改变现状，使情况向好的一面转化 | | | | | |
| 32. 借烟或酒消愁 | | | | | |
| 33. 常责怪他人 | | | | | |
| 34. 对困难常采用回避的态度 | | | | | |
| 35. 认为"退后一步自然宽" | | | | | |
| 36. 把不愉快的事埋在心里 | | | | | |
| 37. 常自卑自怜 | | | | | |
| 38. 常认为这是生活对自己不公平的表现 | | | | | |
| 39. 常压抑内心的愤怒与不满 | | | | | |
| 40. 吸取自己或他人的经验去应付困难 | | | | | |
| 41. 常不相信那些对自己不利的事 | | | | | |
| 42. 为了自尊，常不愿让人知道自己的遭遇 | | | | | |
| 43. 常与同事、朋友一起讨论解决问题的办法 | | | | | |
| 44. 常告诫自己"能忍者自安" | | | | | |
| 45. 常祈祷神灵保佑 | | | | | |
| 46. 常用幽默或玩笑的方式缓解冲突或不快 | | | | | |
| 47. 自己能力有限，只有忍耐 | | | | | |
| 48. 常怪自己没出息 | | | | | |
| 49. 常爱幻想一些不现实的事来消除烦恼 | | | | | |
| 50. 常抱怨自己无能 | | | | | |
| 51. 常能看到坏事中有好的一面 | | | | | |
| 52. 自感挫折是对自己的考验 | | | | | |
| 53. 向有经验的亲友、师长求教解决问题的方法 | | | | | |

续表

| 题 目 | 是 | 否 | 有效 | 比较有效 | 无效 |
|---|---|---|---|---|---|
| 54. 平心静气，淡化烦恼 | | | | | |
| 55. 努力寻找解决问题的办法 | | | | | |
| 56. 选择职业不当，是自己常遇挫折的主要原因 | | | | | |
| 57. 总怪自己不好 | | | | | |
| 58. 经常是看破红尘，不在乎自己的不幸遭遇 | | | | | |
| 59. 常自感运气不好 | | | | | |
| 60. 向他人诉说心中的烦恼 | | | | | |
| 61. 常自感无所作为而任其自然 | | | | | |
| 62. 寻求别人的理解和同情 | | | | | |

表 4-4-4 应付方式问卷分量表及条目构成

| 分量表 | 分量表条目构成编号 |
|---|---|
| 1. 解决问题 | 1,2,3,5,8,-19,29,31,40,46,51,55 |
| 2. 自 责 | 15,23,25, 37,39,48,50, 56,57,59 |
| 3. 求 助 | 10,11,14,-36,-39,-42, 43,53,60, 62 |
| 4. 幻 想 | 4,12,17,21,22,26,28,41,45,49 |
| 5. 退 避 | 7,13,16,19,24,27,32,34,35,44,47 |
| 6. 合 理 化 | 6,9,18,20, 30, 33, 38, 52,54,58,61 |

注：各分量表条目没有"-"，为正向计分，选"是"得1分；有"-"则为反向计分，选"否"得1分。

【应用现状及评价】

应付方式问卷可以作为不同群体的应付行为研究的标准化工具之一，用于不同群体应付行为类型和特点研究，为不同专业领域选拔人才提供帮助；用于不同群体应付行为类型和特点研究，为培养人才提供帮助；用于各种心理障碍的行为研究，为心理治疗和康复治疗提供指导；用于各种有心理问题人的行为研究。

由于良好的应付方式有助于缓解精神紧张，帮助个体最终成功地解决问题，从而起到心理平衡、保护精神健康的作用。因此，评估个体或某个群体的应付行为，有助于为心理健康保健工作提供依据。相关研究结果发现，个体使用的应付方式一般都在一种以上，有些人甚至在同一应激事件上所使用的应付方式也是多种多样。但每个人的应付行为类型仍具有一定的倾向性，这种倾向性构成了6种应付方式在个体身上的不同组合形式。这些不同形式的组合与解释如下。

（1）解决问题求助（成熟型）：这类受试者在面对应激事件或环境时，常能采取解决问题和求助等成热的应付方式，而较少使用退避、自责和幻想等不成熟的应付方式，在生活中表现出一种成熟稳定的人格特征和行为方式。

（2）退避自责（不成熟型）：这类受试者在生活中常以退避、自责和幻想等应付方式应付困难和挫折，而较少使用解决问题这类积极的应付方式，表现出一种神经症性的人格特点，其情绪和行为均缺乏稳定性。

（王贵群）

# 参考文献

[1] FREDENBERGE HJ.Staff burnout[J].J Social Issues,1974,30(1):159–165.

[2] 唐颖,Eva Garrosa, 雷玲, 等. 护士职业倦怠量表 (NBS) 简介 [J]. 中国职业医学 ,2007,(02):151–153.

[3] 宋双, 张立力 . 中文版护士职业倦怠量表的信度和效度 [J]. 广东医学 ,2010,31(04):501–502.

[4] 王晓林 , 王贵桃 . 我国护士职业倦怠的研究进展 [J]. 世界最新医学信息文摘 ,2019,19(20):100–101.

[5] 吴海燕 . 急诊科护士职业倦怠感、心理健康及睡眠质量相关性研究 [J]. 当代护士 ( 下旬刊 ),2019,26(09):28–30.

[6] Bandura,A.(1997).Self–efficacy:Toward a unifying theory of behavioral change[J].Psychological review,84,191–215.

[7] Schwarzer,R.& Aristi B.(1997).Optimistic self–beliefs:Assessment of general perceived self–efficacy in Thirteen cultures[J].Word Psychology,1997,3(1–2),177–190.

[8] Zhang,J,X.,& Schwarzer,R.(1995).Measuring optimistic self–beliefs:A Chinese adaptation of the General Self–efficacy Scale[J].Psychologia,38(3),174–181.

[9] 王才康 , 胡中锋 , 刘勇 . 一般自我效能感量表的信度和效度研究 [J]. 应用心理学 ,2001(01):37–40.

[10] 夏志春 , 叶君荣 , 邓秀荣 , 等 . 广东省精神卫生机构护士自我效能感现状调查 [J]. 齐鲁护理杂志 ,2018,24(21):40–43.

[11] Mueller CW,McCloskey JC.Nurse's job satisfaction:Aproposed measure[J].Nursing Research,1990,39(2):113–117.

[12] 吴忠怡 , 徐联仓 . 满意度测量问卷之研制 [D]. 中国科学院心理研究所 ,1988.

[13] 何淑贞 , 张宝玲 , 白丽霞 , 等 . 对 MMSS 量表的介绍 [J]. 护理研究 ,2008,22(4):1063.

[14] 陶红 , 胡静超 , 王琳 , 等 . 护士工作满意度评定量表的研制 [J]. 第二军医大学学报 ,2009,30(11):1292–1296.

[15] 赵雪 , 金红梅 , 齐艳 . 护士工作满意度测量工具研究进展 [J]. 护理管理杂志 ,2010,10(10):719–721.

[16] 袁海滨 . 关于护士工作满意度测量量表的研究探讨 [J]. 中国社区医师 ( 医学专业 ),2012,14(32):312.

[17] 王玚 , 黄叶莉 , 叶文琴 . 护士工作满意度的研究进展 [J]. 解放军护理杂志 ,2012,29(11):27-29，60.

[18] 陈国凤 , 向凤玲 , 李小红 . 重庆市某医院临床护士职业满意度现状调查 [J]. 齐鲁护理杂志 ,2017,23(09):10-12.

[19] 邓杰 , 李静 . 基于卡劳斯克 / 米勒满意度量表的我国公立医院护士工作满意度的 Meta 分析 [J]. 解放军护理杂志 ,2018,35(17):1-6.

[20]SPREITZER M G.Psychological Empowerment in the Workplace: Dimensions, Measurement, and Validation[J].The Academy of Management Journal, 1995, 38(5):1442-1465.

[21] 李超平 , 李晓轩 , 时勘 , 等 . 授权的测量及其与员工工作态度的关系 [J]. 心理学报 ,2006(01):99-106.

[22] 孟祥丽 , 张培璐 , 高鸿翼 .EICU 护士结构授权和心理授权的调查研究 [J]. 当代护士 ( 下旬刊 ),2019,26(10):5-8.

[23] 王莎莎 , 孙璇 , 万永慧 , 等 . 心理授权研究现状 [J]. 护理研究 ,2019,33(18):3185-3187.

[24] 沈文竹 . 心理授权研究综述 [J]. 现代营销 ( 下旬刊 ),2019(04):199-201.

[25] 洪静芳 , 李峥 . 健康促进生活方式影响因素的研究进展 [J]. 护理学报 ,2007，(07):28-30.

[26] Pender NJ, Murdaugh CL, Parsons MA.Health promotion in nurs-ing practice[M].5th ed.New Jersey:Pearson Prentice Hall, 2006:7.

[27] 曹文君 , 郭颖 , 平卫伟 , 等 .HPLP- Ⅱ健康促进生活方式量表中文版的研制及其性能测试 [J]. 中华疾病控制杂志 ,2016,20(03):286-289.

[28] 尉晓霞 , 胡亚飞 , 陈润洁 , 等 .2018 年上海健康自我管理小组健康促进生活方式情况及影响因素分析 [J]. 健康教育与健康促进 ,2020,15(01):47-51.

[29] 肖计划 , 许秀峰 ."应付方式问卷"效度与信度研究 [J]. 中国心理卫生杂志 ,1996,( 第 4 期 ).

[30] 戴晓阳 . 常用心理评估量表手册 [M]. 北京：人民军医出版社，2010.

[31] 汪向东 . 心理卫生评定量表手册增订版 [J]. 中国心理卫生杂志社，1993.12。

[32] Porter,L.W.,Steer,R.M..Organizational Work and Personal Factors in Employee Turnover and Absenteeism[J].Psychological Bulletin,1973.

[33] Mobley WH, Horner SO, Hollingsworth AT. An evaluation of precursors of hospital employee turnover[J]. Journal of Applied Psychology, 1978, 63(4):408-414.

[34] 赵伟 . 员工离职倾向的影响因素研究 [D]. 中国科学技术大学 ,2011.

[35] 王伟 . 员工心理契约、幸福感和离职倾向的实证研究 [D]. 华中师范大学 ,2015.

[36] 吕磊 , 李国宏 . 护士离职意愿测评工具的研究进展 [J]. 护理研究 [J],2016,30(34):4232-4235.

[37] 杨敏燕 . 公立医院护理人员离职倾向及影响因素分析 [D]. 华东政法大学 ,2016.

[38] 蒋宇欣 . 员工离职倾向相关文献综述研究 [J]. 全国流通经济 ,2019(22):93-94.

[39] 唐晓红 , 刘晓云 . 某公立医院与民营医院护士离职倾向比较研究 [J]. 中国医院 ,2019,23(12):38-42.

[40] 李小妹，刘彦君. 护士工作压力源及工作疲溃感的调查研究 [J]. 中华护理杂志 ,2000(11):4–8.

[41] 袁源，余华，许秀峰. 护士工作压力源量表的信度效度分析 [J]. 中华护理教育 ,2007(05):195–198.

[42] 王妤，孟宪璋. 中国护士工作压力源量表的初步修订 [J]. 中国临床心理学杂志 ,2007(02):129–131.

[43] 余华. 中国护士工作压力源量表信度与效度分析 [J]. 护理研究 ,2007(23):2090–2093.

[44] 齐丽雪. 少数民族女性公务员工作压力源研究 [D]. 大连理工大学 ,2016.

[45] 周雨诗，朱晓萍，尹小兵，等. 非在编护士工作压力源、心理授权对离职意愿的影响 [J]. 职业与健康 ,2020,36(02):198–201，206.

[46] MSP.Evaluating the performance if nurses:a multidimensional approach[J].Nursing Research,1978,27(6):347

[47] McCloskey J C.Nursing eduction and job effectiveness[J].Nurs Res，1983，32（1）：53–58.

[48] 刘国云. 护理行为六维度量表的编译评价及适用性研究 [D]. 山西医科大学 ,2011.

[49] 刘国云，杨辉. 护理行为六维度量表的跨文化调试 [J]. 中国医学创新 ,2011,8(09):71–73.

[50] 陈美榕. 六维度量表在新进 ICU 护士规范化培训中的应用效果评价 [J]. 齐鲁护理杂志 ,2015,21(20):113–114.

[51] Figley CR.Compassion fatigue as secondary traumatic stress disorder:an overviw[M].New York:Brunner Routledge, 1995:1–20.

[52] 丛亚丽. 护理伦理学 [M]. 北京 : 北京医科大学出版社 , 2002:105.

[53] 田梅梅. 护士共情疲劳研究现状 [J]. 中国护理管理 , 2012, 12 (11) :86–90.

[54] 楼宝娜. 共情疲劳的结构及其发生机制 [D]. 浙江师范大学 ,2012.

[55]Drury V, Craigie M, Francis K, et al.Compassion satisfaction, compassion fatigue, anxiety, depression and stress in registered nurses in Australia:phase 2results[J].J Nurs Manag, 2014, 22 (4) :519–531.

[56] 陈华英，王卫红. 中文版同情疲劳量表的信度、效度研究 [J]. 中国护理管理 , 2013, 13 (4) :39–41.

[57] 杜茜茜，靳艳，邹启云. 护理人员共情疲劳研究进展 [J]. 中西医结合护理 ( 中英文 ),2017, 3(12):200–202.

[58] 袁颖，耿力，娄湘红，等. 临床护士共情疲劳干预的研究进展 [J]. 护理学杂志 ,2019,34(08): 97–100.

[59] 汪玲玲，金盈盈，金清河，等. 急诊护士共情疲劳与职业生涯成功感的关系：反刍思维的中介作用 [J]. 中华现代护理杂志 ,2019(04):457–461.

[60]IlmarinenJ,TuomiK .Workabilityindexforagingworkers.Agingandwork[M].Haikko.1992.142–147.

[61] 马来记，周彤，金泰，等. 工作能力指数表中文版的信度和效度 [J]. 劳动医学 ,2000(02):70–72.

马来记. 工作能力指数 (WAI) 调查表 [J]. 劳动医学 ,2000(02):128–129.

[62] 张磊，王治明，王绵珍，等. 工作能力指数量表的评价研究 [J]. 中国工业医学杂志 ,2003(01):1–5.

[63] 任琳莉.急诊科护士职业性肌肉骨骼损伤与工作能力的关系 [J]. 工业卫生与职业病 ,2019, 45(01):21-23.

[64]Miranda DR,Nap R,de Rijk A,et al.Nursing activities score[J].Crit Care Med,2003，31(2):374-382.

[65] Leilane Andrade Gonçalves,Katia Grillo Padilha,Regina M. Cardoso Sousa. Nursing activities score (NAS): A proposal for practical application in intensive care units[J]. Intensive & Critical Care Nursing,2007,23(6).

[66] 沙丽 , 苏兰若 . 应用护理活动评估量表对重症监护室护理工作量的调查与分析 [J]. 中华护理杂志 ,2007(07):591-594.

[67] 苏兰若 , 沙丽 . 护理活动评估量表在重症监护室护理工作量调查中的应用 [J]. 护理研究 ,2008 (25):2329-2331.

[68] 刘云娥 , 叶文琴 . 护理活动评估量表的介绍 [J]. 护理研究 , 2011, 25（10）: 2630-2632.

[69] 陈皎 . 基于护理活动评估量表结合分层管理的重症监护室派班模式的应用 [C]. 上海市护理学会 . 第四届上海国际护理大会论文汇编 . 上海市护理学会 : 上 .

[70] 成翼娟 , 谷波 , 张骏 . 综合医院直接间接护理时间测量与分析 [J]. 实用护理杂志 ,2003(02):1-3.

[71] 何秀霞 , 李碧双 , 黄雅丽 , 等 . 重症监护室基于护理工时测算合理配置人力资源的研究 [J]. 当代护士 ( 中旬刊 ),2015(07):168-170.

[72] 胥小芳 , 张海燕 . 工时测量法在我国护理人力资源配置中的应用现状 [J]. 中国护理管理 ,2010,10(06):71-74.

[73] 杜萍 , 叶文琴 , 王小兰 . 上海市三级综合性医院护理人力资源配置模型研究 [J]. 护士进修杂志 ,2008,23(16):1447-1449.

[74] 许燕 , 李包罗 , 姚高升 . 基于 HIS 系统的护理工作量负荷权重法统计护理工作量初探 [J]. 中国医院 ,2004(10):23-28.

[75] 王小兰 , 叶文琴 . 对我国现行护理工作量测量方法的思考 [J]. 护士进修杂志 , 2007,24 (7)：601-602.

[76] 王曙红 . 临床护理评价量表及应用 [M]. 长沙：湖南科学 技术出版社，2011:8.

[77] 曾翠 , 王曙红 , 冯晓敏 , 等 . 我国护理工作量测量相关文献计量学分析 [J]. 护理学杂志 , 2011,23(18):93-95.

[78] 张伟 . 国内外护理工作量的研究现状及进展 [J]. 现代临床护理 ,2013,12(02):70-75.

[79] 张莹 , 李映兰 , 彭伶丽 , 等 . 负荷权重法在计算病区护理工作量中的应用 [J]. 护理学杂志 ,2013,28(21):51-54.

[80] 牛丽华 , 杜晓霞 , 贺金萍 . 负荷权重法在护理工作量统计中的应用 [J]. 当代护士 ( 中旬刊 ),2017(09):178-180.

[81] 钟琴 , 黄芳 , 柏亚妹 , 等 . 加权护理工作量测量工具的研究进展 [J]. 中国护理管理 ,2017,17(11):1522-1526.

[82] D.ReisMiranda,R.Moreno,G.Iapichinc.Nine equivalents of nursing manpower use score (NEMS)[J]. Intensive Care Medicine, 1997,23 (7):760-765.

[83]Randolph AG, Guyatt GH, Calvin JE.Understanding articles describing clinical prediction tools[J].

Crit Care Med.1998 Sep;26(9):1603-1612.

[84]Pyykk.AK1, Laurila J, Ala-Kokko TI, et al.Intensive care nursing scoring system. Part 1: Classification of nursing diagnoses[J].Intensive and Critical Care Nursing,2000,16(6):345-356.

[85]DaiWai Olson.The ICNSS: incorporating family care into nursing workload assessment[J].Intensive Care Medicine, 2004, Vol.30 (8):1689-1689.

[86]潘夏蓁,姚海欣,林碎钗,等.重症监护护理评分系统介绍[J].中华护理杂志,2008(04):378-380.

[87] 陈敏.重症监护护理评分系统在重症监护室患者分层护理中的应用[J].中国医药科学,2019,9(14):125-128.

[88] Cullen D J,Civetta J M,Briggs B A,Ferrara L C. Therapeutic intervention scoring system: a method for quantitative comparison of patient care.[J]. Critical care medicine,1974,2(2).

[89] Keene AR,Cullen DJ. Therapeutic intervention scoring system:Update 1983[J]. Crit Care Med,1983,11(1):13.

[90] Miranda DR,de Rijk A,Schaufeli W. Simplified therapeutic intervention scoring system: The TISS 28 items results from amulticenter study[J]. Crit Care Med,1996,24(1):64-73.

[91]Miranda DR,Nap R,de Rijk A,et al.Nursing activities score[J].Crit Care Med,2003，31(2):374-382.

[92] 裴先波,徐丽华,叶春玲.重症监护室 护理工作量测量量表信效度检测[J].护理学杂志,2006,21(22):12-14.

[93] 王曙红.临床护理评价量表及应用.长沙:湖南科学技术出版社,2011.

[94] 杨慧,郭爱敏.治疗干预评分系统在重症监护室中应用的研究进展[J].中国护理管理,2016,16(09):1285-1288.

[95] 庄丽娟,梁桂仙,徐瑜涓,等.基于治疗干预评分系统和护理工时测量的重症监护室护理人力资源配置模型研究[J].护理研究,2018,32(14):2208-2211.

[96] Kahn W A. Psychological conditions of personal engagement and disengagement at work[J]. Academy of Management Journal,1990,33(4):692-724.

[97]MASLACHC,SCHAUFELI W B,LEITER M P. Job burnout[J].Annual Review of Psychology,2001,52(1):397-422.

[98] Wilmar B. Schaufeli,Marisa Salanova,Vicente Gonzá lez-romá ,Arnold B. Bakker. The Measurement of Engagement and Burnout: A Two Sample Confirmatory Factor Analytic Approach[J]. Journal of Happiness Studies,2002,3(1).

[99] 张轶文,甘怡群.中文版 Utrecht 工作投入量表 (UWES) 的信效度检验[J].中国临床心理学杂志,2005(03):268-270+281.

[100]李金波,许百华,陈建明.影响员工工作投入的组织相关因素研究[J].应用心理学,2006，12(2)：176-181.

[101]林琳,时勘,萧爱铃.工作投入研究现状与展望[J].人力资源管理 ( 管理评论 ),2008,20(3)：8-15.

[102]胡少楠,王詠.工作投入的概念、测量、前因与后效[J].心理科学进展,2014,22(12):1975-

1984.

[103] 迟红丽，陈思，杨卓，等.急诊科护士工作投入现状及影响因素分析 [J].中华现代护理杂志,2019(02):211-214.

[104] Kramer M，Schmalenberg CE．Magnet hospitals institutions of excellence[J]．Journal of Nursing Administration，1988，18(2)：1l-19.

[105] 涂姝婷，谢莉玲.国内外护理工作环境研究进展 [J].护理研究,2017,31(29):3640-3643.

[106] 王俊平，陈长英，张阳，等.中文版护理实践环境量表的信效度研究 [J].护理研究,2015,(25):3112-3115.

[107] 王丽，李乐之.中文版护理工作环境量表的信效度研究 [J].中华护理杂志,2011,46(2):121-123.

[108] Shang J，CR Friese，E Wu．Nursing Practice Environment and Outcomes for Oncology Nursing[J]．Cancer Nursing．2012 Jun 29.

[109] Liu K，You LM，Chen SX．The relationship between hospital work environment and nurse outcomes in Guangdong，China：a nurse questionnaire survey[J]．Journal of Clinical Nursing．2012，21(9-10)：1476-85.

[110] 刘立亚，万巧琴.重症监护室护理工作环境现状及其对离职意愿的影响 [J].中国护理管理,2016,16(2):220-223.

[111] 温慧敏，缪羽，郭佳馨.护理执业环境现状的研究进展 [J].护理管理杂志,2017,17(10):733-735.

[112]Choi, J;Bakken, S;Larson, E;Du, Y;Stone, PW. Perceived nursing work environment of critical care nurses[J]. Nurs Res.2004V53N6:370-8.

[113] 陈雪蕾，林平，赵振娟.中文版护士工作环境感知量表的开发 [J].中国护理管理,2011,11(4):28-31.

[114] 余霞，刘一卓，熊丽萍.肿瘤科护士执业环境与工作敬业度的相关性分析 [J].护理学杂志,2019,34(16):59-61.

[115] 司海龙，田钰，刘强，等.湖北省三级甲等医院急诊科护士情绪耗竭现状及影响因素 [J].护理学杂志,2019,34(24):45-48.

[116] 赵鹏，贾晓慧，吕慧，等.中文版护士工作环境感知量表的检验与运用 [J].护理研究,2013,27(23):2544-2547.

[117] 桂仙，饶艳华，马芳，等.临床护士执业环境影响因素调查研究 [J].中国护理管理,2011,11(6)：54-56.

[118] 邵静，叶志弘，汤磊雯.护理工作环境量表的研制及信效度研究 [J].中华护理杂志,2016,51(2):142-147.

[119] 涂姝婷，谢莉玲，吴金花.社区卫生服务机构护理工作环境量表的研制 [J].中华护理杂志,2018,53(10):1230-1236.

[120] 张怡妮，邵静，叶志弘.护理工作环境对护士职业状况的影响研究 [J].护理与康复,2018,17(10):12-15,19.

[121] 邵静，张雅珍，许冬梅，等.精神科护理工作环境现状与护士工作满意度的相关性研究 [J]. 护理管理杂志,2016,16(4):246-248.

[122] 陈竞葫，黎明，郑晶，等.医院内科、外科和重症监护室病区护士特征分布以及护理工作环境分析 [J]. 中国护理管理，2012 12(7):20-23.

[123] LAKE E T. Development of the practice environment scale of the nursing work index [J]. Research in Nursing Health , 2002 , 25 (3): 176-188.

[124] 谢小鸽.护理工作环境量表的初步编制 [D]. 杭州：浙江大学，2010.

[125] 王丽，李乐之.中文版护理工作环境量表的信效度研究 [J]. 中华护理杂志， 2011 46(2):121 123.

[126] 吕鹏，王芬，朱亚鑫，等.四川省护士工作环境现状及影响因素研究 [J]. 中国卫生统计,2020,37(1):90-93.

[127] 王璐，任永霞.手术室护理工作环境现状及其对护士工作满意度的影响 [J]. 天津护理,2020,28(1):39-42.

[128] 徐艳，王秀兰，任洁琼.自我效能在临床护士工作环境与工作满意度之间的中介效应分析 [J]. 护理管理杂志,2019,19(6):381-384.

[129] 范惠，马梅，鱼丽荣，等.咸阳市医院护理工作环境与护士安全行为的相关性研究 [J]. 护理学杂志,2019,34(1):63-65.

[130] 丁茱萸，庄一渝，陈香萍，等.AACN 健康工作环境评估量表的汉化及信度效度检验 [J]. 中国护理管理,2019,19(1):70-75.

[131] chat A C，Kelloway E K. Reducing the adverse consequences of workplace aggression and violence：the buffering effects of organizational support[J]. J Occup Health Psychol，2003，8(2)：110-122.

[132] 王培席.医务场所暴力调查及理论模型研制 [D]. 四川大学，2006.

[133] 王雪，李玲.急诊科工作场所暴力和职业倦怠对护士共情疲劳的影响 [J]. 护理学杂志,2019,34(6):58-61.

[134] 邹珂，李贤连，辜娜，等.三级甲等医院护士工作场所暴力、职业认同感对工作投入的影响 [J]. 中华现代护理杂志,2019,25(16):2035-2039.

[135] 张帮峰，辛明兰，卢庆华.精神科护士遭受工作场所暴力的现状及与情绪智力的相关性研究 [J]. 中国实用护理杂志,2019,35(5):325-330.

[136] 张帮峰.精神科护士遭受工作场所暴力与其共情倾向、情绪智力及沟通能力的相关性研究 [D]. 山东：山东大学,2018.

[137] 庄鹓，田冰洁，王绮，等.上海三甲医院护士留职意愿及影响因素研究 [J]. 护理学杂志,2020,35(5):9-12.

[138] 李惠艳，张丽敏，张欢，等.肿瘤医院工作场所暴力与护士共情疲劳的相关性研究 [J]. 中国实用护理杂志,2018,34(29):2241-2245.

[139]DUXBURY J.Testing a new tool：the Management of Aggression and Violence Attitude Scale （MAVAS）[J ]. Nurse Res,2003,10(4):39-52.

[140] 柯芳，杨剑，刘强.中文版患者攻击和暴力行为管理态度量表在我国急诊科应用的信效度

评价 [J]. 护理研究 ,2019,33(9):1473–1477.

[141] 常瑞 . 攻击及暴力管理的态度量表 (MAVAS) 在急诊科的跨文化调适及实证研究 [D]. 山西 : 山西医科大学 ,2018.

[142] 祝春亚 , 林晨 , 包正红 , 等 . 急诊科护士的工作疏离感和其对攻击及暴力管理态度的现状分析 [J]. 中国护理管理 ,2019,19(5):688–693.

[143]Pulsford D, Crumpton A, Baker A, et al. Aggression in a high secure hospital: staff and patient attitudes [J] . Journal of Psychiatrc and Mental Health Nursing, 2013, 20: 296–304.

[144] 成磊 , 冯升 , 姚良月 , 等 . 重症监护室护士对健康工作环境评价的现状调查 [J]. 护理研究 ,2014,(31):3879–3883.

[145] 张禹念 , 熊勇 , 翟惠敏 . 广东省三甲综合医院急诊科护士的健康工作环境现况调查 [J]. 重庆医学 ,2017,46(34):4814–4817.

[146]J KRAMER M, SCHMALENBERG C.Best quality patient care: a historical perspective on magnet hospitals [J].Nursing Administration Quarterly , 2005 ,29 (3) :275–287.

[147]KRAMER M, SCHMALENBERG C .Development and evaluation of essentials of magnetism tool [J]. Joumal of Nursing Administration , 2004 , 34( 8) :365–378.

[148] 潘月帅 , 魏丽丽 , 宋蕾 , 等 . 医院磁性要素量表的汉化及信效度检验 [J]. 中华护理杂志 ,2019,54(1):145–150.

[149] VOLLERS D , HILL E , ROBERTS C , et al. AACN's healthy work environment standards and an empowering nurse advancement system [J]. Critical care nurse , 2009 , 29(6):20–27.

[150] 杨晓莉 , 吕海燕 , 李曙光 . 医生和护士对医护合作所持态度的对比研究 [J]. 中华护理杂志 ,2006,41(5):466–469.

[151] 陈静 , 谢红 , 张贤 , 等 . 医护合作量表的汉化及信效度检验 [J]. 中华护理杂志 ,2014,49(2):236–240.

[152] 张景春 , 吴燕 . 医护合作测评工具应用研究进展 [J]. 中国护理管理 ,2016,16(8):1144–1148,1149.

[153] 赵静 , 张志媛 , 蒋金婷 , 等 . 医生和护士对医护合作所持态度的现状分析 [J]. 护理学报 ,2017,24(6):55–57.

[154] 尹祚芊 , 林小玲 , 冯容庄 , 等 . 个案管理师与医生临床实务合作之分析 [J]. 荣总护理 ,2002，19(2)：113—124.

[155] 穆素红 , 刘婧 . 医护临床合作关系及其影响因素调查分析 [J]. 中华现代护理杂志 ,2010,16(28):3360–3363.

[156]刘丽丽 , 刘婧 , 李秋洁 . 三级甲等医院医护合作关系及影响因素调查 [J]. 护理学杂志 ,2010,25(17):49–51.

[157] 廖春丽 , 刘艳 , 湖佩琳 , 等 . 中文版医护合作量表的信效度研究 [J]. 护理研究 ,2014,(13):1652–1654.

[158] 周婷 , 陈嘉 , 曹岚 . 重症监护室医护合作、护士情绪智力与工作投入的关系研究 [J]. 现代临床护理 ,2018,17(12):1–6.

[159] 王雯婷，何丽琴，沈梅芬，等．神经外科患者营养支持医护合作现状及影响因素分析 [J]．护理学杂志，2017,32(20):25–28.

[160] 关欣，林慧绒，陈小荷．探讨构建急危重患者急诊就诊连续性护理模式的临床价值 [J]．中国实用医药，2018,13(10):153–155.

[161] 胡义婷，王芳．社区医院医护合作现状的调查与影响因素分析 [J]．全科护理，2016,14(19):1953–1955.

[162] 张景春，吴燕．医护合作测评工具应用研究进展 [J]．中国护理管理，2016,16(8):1144–1148,1149.

[163] 周越，叶磊，田永明，等．中文版临床不良事件上报态度量表的信效度研究 [J]．中华护理杂志，2015,50(11):1396–1399.

[164] 温璇，王凝，赵孟淑，等．临床护士不良事件量表的研究进展 [J]．当代护士（下旬刊），2017,(8):18–20.

[165] 韩剑童．护理不良事件报告的研究进展 [J]．国际护理学杂志，2015,(18):2449–2452.

[166] 郝二美．护理不良事件报告管理的研究进展 [J]．中国医药指南，2012,(34):424–425.

[167] 孙晓，田梅梅，施雁．医护人员报告不良事件态度及行为测评工具的研究进展 [J]．护理学杂志，2012,27(20):89–91.

[168] 徐禹，田永明，周越．重症监护室护士护理不良事件上报态度现况及其影响因素分析 [J]．中国实用护理杂志，2018,34(14):1098–1101.

[169] 祝志邦，皮飞飞，房汝敏．手术室护士不良事件上报情况及影响因素分析 [J]．医学检验与临床，2019,30(4):59–61.

[170] 万文洁，孙晓，施雁．护理不良事件原因分析方法的研究现状 [J]．中华护理杂志，2012,47(6):565–567.

[171] Wilson B, Bekker H L,Fylan F. Reporting of Clinical Adverse Events scale:a measure of doctor and nurse attitudes to adverse event reporting[J].Qual Saf Health Care,2008,17(5):364–367.

[172] 李春厚，高玉华．应用给药差错评价量表对护理给药差错实施量化管理 [J]．中华医院管理杂志，2001,17(z1):188.

[173] 赵灵芝．护理不良事件原因分析方法的研究现状 [J]．饮食保健，2017,4(15):251.

[174] 黄军玲．基层医院给药差错原因分析与对策 [J]．吉林医学，2012,33(2):420–421.

[175] 高玉华，李春厚．应用给药差错评价量表对护理给药差错实施量化管理 [J]．中国医院，2002,6(4):51–53.

[176] Rockville W, Sorra J, Famolaro T,et al.Hospital survey on patient safety Culture:2011 User Comparative Database report[R].Rockville. MD:Agency for Healthcare Research and Quality,2011.

[177] 周娟，匡莉，翟颖娟．护士对不良事件报告的现状及相关因素探讨 [J]．中国实用护理杂志，2009,25(6)：6–9.

[178] 周雪阳，梁建凤，王小合，等．杭州市医务人员患者安全文化认知水平及对不良事件报告频率的影响 [J]．医学与社会，2019,32(2):88–92.

[179] 徐小平，邓东宁，柯冬阁，等．香港大学深圳医院患者安全文化剖析 [J]．中国医

院 ,2017,21(7):11-15.

[180] 陈琪琦 , 牟绍玉 , 杨蓉 , 等 . 重庆市新入职护士患者安全文化的调查研究 [J]. 中华护理教育 ,2019,16(11):859-863.

[181] 刘玉娥 . 护士对患者安全文化的感知及护理不良事件报告现状调查 [D]. 南华大学 ,2011.

[182] Hui-Ying, Chiang,Ya-Chu, Hsiao,Shu-Yuan, Lin,Huan-Fang, Lee.Incident reporting culture: scale development with validation and reliability and assessment of hospital nurses in Taiwan.[J]. International journal for quality in health care : journal of the International Society for Quality in Health Care,2011,23(4):429-36.

[183] 张凤 , 李想 , 程书华 , 等 . 安全态度量表的汉化及信效度研究 [J]. 中国实用护理杂志 ,2017,33(4):250-254.

[184] 郭霞 . 中文修订版安全态度调查问卷的初步研究 [D]. 山西医科大学 ,2009:1-56.

[185] 李艳伟 , 刘莹 . 临床思维能力培养视角下护理实习生风险预测预控高阶实训的策略研究 [J]. 卫生职业教育 ,2020,38(8):94-96.

[186] 王平 , 丁萍 , 李红燕 , 等 . 护理人员的患者安全态度与心理资本的关系 [J]. 广东医学 ,2019,40(2):296-300.

[187] 李艳 . 急诊科护理安全多层防御管理体系的构建实践及体会 [J]. 当代护士（下旬刊）,2018,25(3):149-152.

[188] Vincent, C;Stanhope, N;Crowley-Murphy, M.Reasons for not reporting adverse incidents: an empirical study[J].J Eval Clin Pract.1999,5(1):13-21.

[189] 汤新辉 , 刘华云 , 谭慧 , 等 . 护理安全文化态度的现状及影响因素研究 [J]. 护理管理杂志 ,2019,19(10):693-696.

[190] 汤新辉 , 王可 , 卿利敏 , 等 . 肿瘤专科医院护士护理不良事件报告认知、报告意向与报告障碍的关系研究 [J]. 护理管理杂志 ,2018,18(1):3-7.

[191] 田欢欢 . 北京市护士护理不良事件报告意向及其影响因素的研究 [ D ]. 北京：北京协和医学院，2011.

[192] 周珺 , 赵梅 , 董旭婷 , 等 . 护理不良事件报告障碍与医院患者安全文化的相关性研究 [J]. 中国护理管理 ,2014,(1):83-85.

[193] 霍孝蓉 , 沈媛 , 吴玲 , 等 . 泛太平洋地区压力性损伤的防治临床实践指南 [M]. 南京：东南大学出版社 ,2014.

[194] 张健 , 黄苏晓 .Braden 评分量表临床应用研究进展 [J]. 齐鲁护理杂志 ,2016,22(21):48-49.

[195] 童琍琍 , 赵梅 . 国内压力性损伤评估量表的应用进展 [J]. 护理管理杂志 ,2019,19(04):275-279.

[196] 任昱燊 . 压力性损伤风险评估工具的汉化及应用研究 [D]. 天津医科大学 ,2019.

[197] 王敏 , 徐燕华 , 袁阿珍 .Waterlow 量表和 Braden 量表对重症患者压力性损伤预测价值的比较研究 [J]. 泰州职业技术学院学报 ,2019,19(05):71-74.

[198] 任家驹 , 王艳 , 魏中原 , 等 .COMHON 量表和 Braden 量表在重症监护室纵隔术后患者压力性损伤风险评估中的比较 [J]. 护理学杂志 ,2020,35(15):49-52.

[199]NORTON D.Calculating the risk:reflections on the Norton Scale[J].Decubitus, 1989, 2 (3) :24–31.

[200] 王悦 , 宋辉 . 压疮危险因素评估量表的研究进展 [J]. 天津护理 ,2013,21(05):457–458.

[201] 汪佳丽 . 三种压疮危险评估量表对手术患者术中急性压疮预测能力的比较研究 [D]. 河南大学 ,2017.

[202] 陈家琦 , 薛武鹏 . 国内外压力性损伤评估最新进展 [J]. 世界最新医学信息文摘 ,2018,18(55):70–72.

[203] 王亚婷 , 陈桂花 , 董正惠 .Norton 量表对重症监护室低温体外循环心脏外科术后患者压力性损伤的预测价值及护理策略 [J]. 实用心脑肺血管病杂志 ,2019,27(03):99–103.

[204]Waterlow J.Pressure sores:a risk assessment card[J]Nurse Times,1985,81(48):49–55.

[205] 李晓艳 , 赵小利 , 韩娟 , 等 .Waterlow 量表对重症患者压疮的预测价值及诊断界值分析 [J]. 护理学报 ,2015,22(17):59–61.

[206] 刘端 , 张会娟 , 朱郁芳 , 等 . 两种压力性损伤评估量表在造血干细胞移植患者中的信效度比较 [J]. 护士进修杂志 ,2020,35(12):1097–1100.

[207] 山口孝一 , 大烟雅彦 . 预测压疮发生的 OH 评估法与 N–L 比的比较 [J]. 医学检查 , 2015，64(1)：1–6.

[208] 孙丽 , 熊莉娟 , 刘激 , 等 . OH 压疮评估表应用于恶性肿瘤患者的信效度分析 [J]. 护理学报 , 2015，22(13)：1–3.

[209] 蒋琪霞 , 朱礼霞 , 渡边真一 , 等 . OH 评估法在重症患者压疮危险评估中的信效度研究 [J] . 中华现代护理杂志 , 2017，23(27)：3477–3482.

[210] 缪亚萍 , 章鉴怡 . Braden 评估表与 OH 压疮评估表预测泌尿外科老年患者的压疮风险比较 [J]. 健康研究 , 2019，39（3）：290–293.

[211] 杜艾林 . Braden 评估量表和 OH 量表在骨科患者压疮风险评估中的差异性和相关性分析 [J]. 国际医药卫生导报 , 2018，24（9）：1454–1456.

[212] 大浦武彦 , 崛田由浩 . 利用 OH 评估法进行压疮预防 [M]. 东京：中央法规出版社，2005：11–12.

[213] 赵静 , 吴金凤 , 李箐 , 等 . OH 压疮评估表在老年患者压疮危险预测中的应用 [J]. 中国护理管理 , 2017，17（11）：1500–1503.

[214] 王佳 . OH 压疮评估表在心力衰竭患者中的应用效果研究 [J], 当代护士，2016，10：140–141.

[215] 姚秀英 , 徐栩 , 陈霞等 . 汉化版 Cubbin&Jackson 量表与 Braden 评估量表在重症监护室压疮风险评估中的应用比较 . 护理学杂志 ,2017,32(6):44–46.

[216] 董莲莲 , 丁苿萸 , 陈香萍 , 等 . 中文版 Jackson/Cubbin 压疮风险修订量表在重症监护室的信效度研究 . 护理与康复 ,2018,17(8):3–6.

[217]Cubbin, B, Jackson C.Trial of a pressure area risk calculator for intensive therapy patients[J]. Intensive Care Nurs.1991,7(1):40–44.

[218]Jackson C.The revised Jackson/Cubbin pressure area risk calculator[J].Intensive Care Nurs, 1999，15（3）：169–175.

[219]Lee YH,Jeong IS,Jeon SS.A comparative study on the predictive validity among pressure ulcer risk assessment scales[J].Taehan Kanho Hakhoe Chi,2003,33(2):162–169.

[220]Sousa B.Translation,adaptation, and validation of the Sunderland Scale and The Cubbin&Jackson Revised Scale in Portuguese[J].Revista Brasileira De Terapia Intensiva,2013,25(2):106–114.

[221]Liu M,Gu Q,Yuan HB.Systematic review of pressure ulcer risk assessment scales for using in 重症监护室 patients[J].Journal of Chinese Nursing Research,2012,26(1):1–4.

[222] 涂倩，孙艳，张纯瑜，等 . 氧合作用和血流灌注指标对重症监护室患者压疮发生的预警作用 [J], 中华护理杂志 ,2011,46(3):285–287.

[223] 张龙，陈丽莉，孙熠，等 . 重症监护室患者压疮易患部位组织血氧变化的近红外光谱法监测分析 [J], 护理学杂志 ,2012,27(24):4–7.

[224] 杨秀玲 . 中文版 COMHON 压疮评估表在 重症监护室 的测评者间信度分析 [J]. 医学理论与实践， 2017， 30 (24):3723 － 3725.

[225] 樊华 . 中文版 COMHON 压力性损伤评估量表在 重症监护室 患者中的应用研究 [D]. 合肥 : 安徽医科大学， 2018.

[226]Cobos Vargas A, Garofano Jerez JR, GuardiaMesa MF, et al. Design and validation of a newrating scale to estimate the risk of pressure ulcer inpatients attended in critical care units[J]. The Worldof Critical Care Nursing, 2011,8(2):41.

[227]Fulbrook P, Anderson A. Pressure injuryrisk assessment in intensive care: comparison ofinter–rater reliability of the COMHON (Consc–iouslevel, Mobility, Haemodynamics, Oxygenation,Nutrition) Index with three scales[J]. Journal ofAdvanced Nursing, 2016,72(3):680–692.

[228] 童琍琍，赵梅，杨玉英，等 . 汉化版 Munro 成人手术室压疮风险评估表在全身麻醉手术中的应用研究 [J]. 重庆医学 ,2018,47(10):1336–1339.

[229]Mathias， JM. Fine–tuning the Munro Scale for pressureulcer [J].OR Manager， 2015, 31（6）4–5.

[230] 张艳艳，陈晓，赵宁，等 .Munro 压疮风险评估量表在脊柱手术围手术期压疮管理中的效果 [J]. 健康大视野 ,2019,(20):292,291.

[231] 李冬雪，盛孝敏，唐佳，等 . 改良版 Munro 围术期成人压疮风险评估量表在手术患者压疮评估中的预测性研究 [J]. 重庆医科大学学报 ,2018,43(2):297–301.

[232] 赵宁，陈晓，张艳艳，等 . 不同压疮风险评估工具对预防脊柱外科手术患者术中压疮的效果比较 [J]. 饮食保健 ,2019,6(46):287–288.

[233] 晁晓萍，李伟，吴新燕，等 .Munro 评估量表在手术患者压疮预防中的应用 [J]. 医药前沿 ,2018,8(23):247.

[234] 贾静，罗彩凤，孙婧，等 .Munro 与 Braden 压疮评估表用于手术患者压疮评估预测效度比较 [J]. 护理学杂志 ,2017,32(18):57–61.

[235] 史桂蓉，王晓慧，刘萍，等 .Scott Triggers 评分表与 Munro 量表评估手术患者压力性损伤的效果比较 [J]. 护理学杂志 ,2020,35(7):43–46.

[236] 王亚琼 .Munro 压疮评估量表在结肠癌手术患者中的使用效果评价 [J]. 首都食品与医

药 ,2019,26(15):142.

[237] 黄利香 , 韦絮 , 卢慧洁 . 手术患者压疮危险因素评估量表在全麻手术中的应用 [J]. 右江医学 ,2017,45(3):351-354.

[238] 王英丽 , 张圣洁 , 蒲霞 , 等 . 手术患者压疮危险因素评估量表在骨科后路手术患者中的信效度检验 [J]. 中国护理管理 ,2016,16(7):906-908,909.

[239] 陈晓唯 , 向承红 . 术中压疮的危险因素分析及护理对策 [J]. 中华现代护理杂志 ,2015,21(10):1183-1184,1185.

[240] 钱维明 , 黄立峰 , 项海燕 , 等 . 手术患者压疮危险因素评估量表的研制 [J]. 中国护理管理 ,2013,(8):24-27.

[241] 戴靖华 . 手术患者术中压疮发生危险因素的 Meta 分析 [J]. 中国药物与临床 ,2017,17(3):443-446.

[242] 左育涛 , 廖启清 , 李雪清 . 手术室压疮风险评估表在术中压疮高危患者中的应用 [J]. 中国医药科学 , 2014(18): 128-130.

[243] 吴玉洁 , 吕俊英 , 宋霏 , 等 . 新生儿压力性损伤风险评估工具研究进展 [J]. 护士进修杂志 ,2020,35(11):992-995.

[244] 张玉侠 . 实用新生儿护理学 [M]. 北京 : 人民卫生出版社 ,2015:12.

[245] 刘姣姣 , 史平 , 袁静 , 等 . 新生儿压力性损伤风险评估及预防措施 [J]. 全科护理 ,2020,18(11):1324-1327.

[246] 汪丽平 , 鲁琦 , 张海玲 . 新生儿皮肤风险评估护理记录单在预防 N 重症监护室危重患儿压疮中的应用 [J]. 国际护理学杂志 ,2014,33(11):3152-3153.

[247] 黄艳 , 王小红 , 王媛 . 压疮风险因素评估量表在儿科中的应用进展 [J]. 齐鲁护理杂志 ,2011,17(17):46-47.

[248]The PUSH Task Force, Thomas D R, Rodeheaver G T, et al. Pressure Ulcer Scale for Healing: Derivation and Validation of the PUSH Tool[J].Adv Wound Care,1997,10(5):96-101.

[249] 宋瑰琦 , 秦玉荣 , 刘曼曼 , 等 . 应用 PUSH 评分实施压疮管理的实践 . 中国护理管理 ,2016,16(7):869-872.

[250]Hon J,Lagden K,Mclaren AM,et al.A prospective multicenterstudy to validate use of the PUSH in patients with diabetic,venous, and pressure ulcers[J].Ostomy Wound Manage,2010,56(2) :26-36.

[251]Choi EP, Chin WY, Wan EY,et al.Evaluation of the internaland external responsiveness of the Pressure Ulcer Scale for Healing (PUSH) tool for assessing acute and chronic wounds[J].JAdv Nurs, 2016,72(5):1134-1143.

[252]Kim JY, Pak CS, Park JH, et al.Effects of Polydeoxyribonucleotide in the Treatment of Pressure Ulcers[J].J Korean Med Sci,2014,29(S3): S222-S227.

[253]Azimian J, Nayeri ND,Pourkhaleghi E,et al.Transdermal WoundOxygen Therapy on Pressure Ulcer Healing: A Single-BlindMulti-Center Randomized Controlled Trial[J].Iran Red CrescentMed J, 2015, 17(11): e20211.

[254] Xiaohong Z, Takashi N, Lijuan H, et al. Reliability and validity of the Chinese version of

DESIGN-R, an assessment instrument for pressure ulcers[J]. Ostomy Wound Manage, 2013,59(2):36-43.

[255]Sanada H, Moriguchi T, Miyachi Y, et al. Reliability and validity of DESIGN, a tool that classifies pressure ulcer severity and monitors healing[J]. J Wound Care, 2004,13(1):13-18

[256]Iizaka S, Kaitani T, Sugama J, et al. Predictive validity of granulation tissue color measured by digital image analysis for deep pressure ulcer healing: a multicenter prospective cohort study[J]. Wound Repair Regen, 2013,21(1):25-34.

[257]Sanada H, Iizaka S, Matsui Y, et al. Clinical wound assessment using DESIGN-R total score can predict pressure ulcer healing: pooled analysis from two multicenter cohort studies[J]. Wound Repair Regen, 2011,19(5):559-567.

[258]Matsui Y, Furue M, Sanada H, et al. Development of the DESIGN-R with an observational study: an absolute evaluation tool for monitoring pressure ulcer wound healing[J]. Wound Repair Regen, 2011,19(3):309-315.

[259] 魏丽丽, 闫甜甜, 隋伟玉, 李少玲. 压力性损伤愈合评价工具的研究进展. 护士进修杂志,2015,30(5):420-424.

[260] 林嘉琪, 吴桂丽.Morse 跌倒风险评估量表的临床应用研究进展 [J]. 护理学报, 2018,25（13）: 42-45.

[261]Morse J M, Black C, Oberle K, et al. A Prospective Study to Identify the Fall-prone Patient[J]. Soc Sci Med,1989,28(1): 81-86.

[262] 彭刚艺, 刘雪琴. 临床护理技术规范 ( 基础篇 )[M]. 广州 : 广东科技出社 ,2013： 455.

[263]Chapman J, Bachand D, Hyrkas K. Testing the Sensitivity, Specificity and Feasibility of Four Falls Risk Assessment Tools in a Clinical Setting[J]. J Nurs Manag, 2011, 19(1): 133-142.

[264]Sung Y H, Cho M S, Kwon I G, et al. Evaluation of Falls by Inpatients in an Acute Care Hospital in Korea Using the Morse Fall Scale[J]. Int J Nurs Pract,2014,20(5):510-517.

[265] 冯嘉蕾, 赵雪艳, 包艾荣, 等. 产科跌倒风险评估量表的制定及其信效度检验 [J]. 中华现代护理杂志 ,2017,52(22):2859- 2863.

[266]Baek S, Piao J, Jin Y, et al. Validity of the Morse Fall Scale ImplementedinanElectronic Medical Record System[J]. J Clin Nurs,2014,23(17/18):2434-2440.

[267] 吴茜, 施雁, 朱晓萍. 等. 全国 110 家医院住院患者护理风险评估表使用现状调查 [J]. 中国护理管理 ,2016,16(11):1539-1543.

[268] 周君桂, 李亚洁, 范建中, 等. 临床士应用 Morse 跌倒评估量表情况分析 [J]. 护理学杂志 ,2010,25(10):11-13.

[269] 李洁峰, 何中华, 吴建平, 等. 责任护士应用 Morse 跌倒评估量表情况分析 [J]. 现代临床护理, 2014,13(4)： 62-65.

[270]Ann L.Hendrich, Patricia S. Bender, Allen Nyhuis. Valiation of the Hendrich II Fall Risk Model:A Large Concurrent Case/control Study of Hospital Patients[J]. Nursing Research. 2003, 16(1): 9-21.

[271]Ann Hendrich. Predicting Patient Falls Using the Hendrich II Fall Risk Model in Practice[J].

AJN .2007，107(11) 1-9.

[272]Cornelia Heinze，Ruud J.G. Halfens，Stephanie Roll，Theo Dassen. Psyc hometric evaluation of the Hendrich Fall Risk Model[J]. Journal compilation，2006，327-332.

[273]张聪聪 .Hendrich 跌倒风险评估量表的汉化及信效度评价 [D]. 北京：协和医科大学，2010.

[274]尹湘怡，孟宪兰 .Hendrich 跌倒风险评估在神经外科患者中的应用价值 [J]. 齐齐哈尔医学院学报，2019,40（19）：2497-2499.

[275]冯艳宁，王雪 . Hendrich Ⅱ跌倒风险评估量表在老年住院患者中的应用分析 [J]. 中国疗养医学，2017,11:1168-1169.

[276]刘悦，马蓉，姚良悦 .不同评估方法对神经外科住院患者意外坠床和跌倒预测价值比较 [J]. 护理研究：中旬版，2012,12：3319-3321.

[277]Oliver D, Britton M, Seed P, et al. Development and evaluation of evidence base risk assessment tool (STRATIFY)to predict which elderly inpatiens will fall:case-control and cohort study[J]. BMJ,1997,315(7115):1049-1053.

[278]周晓美，冯璇 .跌倒风险评估工具的研究进展 [J]. 护理学杂志，2018，33（21）：109-112.

[279]朱色，王瑾瑾，吴娟 .中文版托马斯跌倒风险评估工具在我国老年住院患者中应用的信效度评价 [J]. 中国实用护理杂志，2014,30（33）：67-70.

[280]魏大森 . 老年人跌倒的筛检与评估 [J]. 台湾老年医学与老年学杂志，2008，3(2)：91-105.

[281]赵利群，万巧琴 . 老年人跌倒风险评估工具研究进展 [J]. 中国护理管理，2012，12（11）：51-54.

[282]杨雅琴，周亚楠，邢德利 . Berg 平衡量表应用于帕金森病患者的信度分析 [J]. 中国康复理论与实践，2016,22(3):303-305.

[283]周君桂,范建中,庞战军，等 . 3 种量表应用于老年患者跌倒风险评估的区分效度及相关性研究 [J]. 中华物理医学与康复杂志，2011,33（6）：422-424.

[284]周君桂,范建中 .Morse 跌倒评估量表与 Berg 平衡量表应用于老年患者预测跌倒风险的效果分析 [J]. 中国康复医学杂志，2012,27(2):130-133.

[285]金静，张彩云，张志刚 .不同量表对慢性阻塞性肺疾病患者跌倒的应用价值 [J]. 中国康复理论和实践，2018，24（7）：850-853.

[286]周静，廖庆萍，何琼，等 .国内老年患者跌倒评估量表文献研究现状分析 [J]. 齐鲁护理杂志，2016，22（11）：66-68.

[287]郝燕萍，刘雪琴 .修订版跌倒功效量表在我国老年人群中的测试研究 [J]. 中华护理杂志，2007，42（1）：19-21.

[288]张俊红，苏天娇，王红菊，等 .住院老年患者跌倒危险与预防跌倒效能的相关性研究 [J]. 护理学报，2011，18（9）：30-32.

[289]周敏，袁丽 .老年住院患者害怕跌倒现状及影响因素调查研究 [J]. 中华现代护理杂志，2016，22（23）：3322-3324.

[290] 章梅云，冯志仙，邵凤玲，等．约翰霍普金斯跌倒风险评估量表应用于住院患者的信效度分析 [J]．护理与康复，2015,14（3）：203-210.

[291] 张俊红，田玲，邓玲，等.中文版跌倒危险评估量表在住院老年患者中应用的信度和效度评价 [J]．解放军护理杂志，2010,27（11A）:1601-1603.

[292]Kempen G I, Yardley L, van Haastregt J C,et al. The Short FES–I：a shortened version of the Fall Efficacy Scale– International to assess fear of falling[J]．Age Ageing，2008,37（1）：45–50.

[293]Yardley L, Beyer N，Hauer K, et al．Development and initial validation of the Fall Efficacy Scale–International（FES–I）[J]．Age Ageing，2005，34（6）：614–619.

[294] 邓宁，张彤，史宝欣，等.简明国际跌倒效能感量表在脑梗死患者中的信度和效度检验 [J]．中国康复理论与实践，2015,21（12）：1438-1442.

[295] 赵利群，万巧琴．老年人跌倒风险评估工具研究进展 [J]．中国护理管理，2012，12（11）：51-54.

[296] 邓宁，张彤，史宝欣，等.首发脑梗死患者跌倒恐惧状况及影响因素的研究 [J]．中国实用护理杂志，2016，32（4）：261-265.

[297] 刘青青，钱媛，王芸，等.跌倒危险评估表应用于老年患者的信度和效度研究 [J]．中国护理管理，2011，11（5）:31-32.

[298] 柯小瑜，范柏林，刘青青.改良型跌倒危险评估表的设计及其在老年病房的应用 [J]．护理学杂志，2014，29（7）：50-51,60.

[299]Tinetti ME. Performance– oriented assessment of mobility problems in elderly patients[J]．J Am Geriatr Soc，1986，34: 119–126.

[300] 高静，吴晨曦，柏丁兮，等．Tinetti 平衡和步态量表用于老年人跌倒风险评估的调查研究 [J]．中国实用护理杂志，2014，30（5）：61-63.

[301] 杨琛，王秀华，刘莉，等.Tinetti 平衡和步态量表在移动及平衡能力评估中应用进展 [J]．中国康复医学杂志，2014，34（5）：601-606.

[302] 章惠英，卿阳洋，章雅青，等．太极拳步法运动想象对脑卒中偏瘫患者步行能力的影响 [J]．上海交通大学学报（医学版），2014,34（9）：1268-1271.

[303] 霍晓鹏，孙红，朱宏伟，等．高龄老年住院患者跌倒预防的循证实践研究 [J]．中华现代护理杂志，2016，22（5）：613-617.

[304]Rebecca Jester BSC(Hons), PhD, RGN, et al. A pilot investigation of the efficacy of falls risk assessment tools and prevention strategies in an elderly hip fracture population[J]. Journal of Orthopaedic Nursing，2005,9:27–34.

[305] 何喜子，陈慈虹．两种量表应用于住院患者跌倒风险评估的区分效度及相关性研究 [J]．中国实用医药，2014,9（33）：239-241.

[306] 游永豪，胡俊，张阳，等.我国常用老人跌倒风险评估量表分析 [J]．牡丹江医学院学报，2017,38（4）：123-126.

[307] 郭启云．中文版老年人跌倒风险评估量表的信效度研究 [D]．辽宁：锦州医科大学，2016:1-50.

[308]Ann L. Hendrich, Patricias.Bender,andAllenNyh.ValidationoftheHendrieh11FallRiskModel:ALargeConcurrentCase/ControlStudyofHospitalized Patients[J].AppliedNursingReseareh,2003,16(l):9–21.

[309] 张建国，谭明义，毛文慧 . 中老静止年站立时平衡肌能研究 [J]. 中国运动医学杂志 ,2008,27(5):604–607.

[310] 肖春梅，周巨林，李阳，等 . 老年人跌倒相关因素的国外研究进展 [J]. 中国临床康复 ,2002,55(11):1088–1094.

[311] 黎瑞红，余可斐，范荣兰，等 . 住院患者跌倒风险评估量表的研制 [J]. 护理学报，2011，18（3A）： 23–25.

[312] 田兴仓，李文玲，朱力，等 .Wells 评分、Kahn 评分、St. André 评分、Constans 评分对下肢深静脉血栓的诊断价值研究 [J]. 中国全科医学 ,2014,17(23):2707–2710.

[313] 孙少君，王晓明 .Wells 评分联合 D- 二聚体预测下肢深静脉血栓的价值 [J]. 实用医学杂志 ,2016,32(01):98–101.

[314] 李晓红，李秀云，吴国琴，等 . 髋膝关节置换患者应用 Autar 量表与 Wells 量表对深静脉血栓预测的诊断效能 [J]. 护理实践与研究 ,2020,17(8):94–96. DOI:10.3969/j.issn.1672–9676.2020.08.034.

[315] 吕建森，金建波，周瑜枫，等 .Autar 和 Caprini 两种量表筛选重症患者深静脉血栓的信度与效度分析 [J]. 现代实用医学 ,2019,31(12):1610–1612.

[316] 李可可，付天英，李巧莲，等 .Caprini 风险评估模型对重症患者静脉血栓栓塞症的预测价值研究 [J]. 中国循证心血管医学杂志 ,2019,11(04):480–483.

[317] 周建西，代俊利，宋冀 .Caprini 血栓风险评估模型预测肺癌患者深静脉血栓形成风险的有效性研究 [J]. 大连医科大学学报 ,2020,42(01):21–26.

[318] 任丽霞，刘花，张成军，等 . 静脉血栓预测评估量表的应用现状 [J]. 中国实验诊断学 ,2019,23(09):1668–1670.

[319] 周冰荣，蓝歌雷，周灵，等 . 非手术住院肺栓塞患者 Padua 量表特征分析 [J]. 临床肺科杂志 ,2019,24(09):1557–1561.

[320] 李金玉，程爱斌，部璇，等 .Padua 评分预测重症患者静脉血栓栓塞症风险的价值 [J]. 中国现代医学杂志 ,2018,28(31):95–99. DOI:10.3969/j.issn.1005–8982.2018.31.019.

[321] 张俊丽，蔡卫新，梁建姝，等 .3 种工具预测不同科室住院患者 DVT 形成的对比研究 [J]. 护理研究 ,2015,(17):2146–2148. DOI:10.3969/j.issn.10096493.2015.17.037.

[322] 苏成铭，司冰心，甄贞，等 .Wells 量表与修正的 Geneva 量表对肺栓塞的评估价值比较 [J]. 中国医药 ,2018,13(9):1316–1318. DOI:10.3760/j.issn.1673–4777.2018.09.009.

[323] 乔树斌 . 改良 Geneva 评分法对基层医院肺栓塞的诊断价值 [J]. 医学综述，2015，21(18)： 3417–3419.

[324] 盛英，蔡婷婷，王亚婷，等 . 外科手术患者静脉血栓栓塞症风险评估量表的研制 [J]. 护理与康复，2015, 14(12):1103–1106.

[325] 潘菲 . 美国分诊工具 : 急诊严重指数解读 [J]. 中国急救复苏与灾害医学杂志 ,2019,14(10):999–1003.

[326] 陈青青 . 急诊预检分诊工具的信度、效度研究 [D]. 福建 : 福建医科大学 ,2017.

[327] 王宏秋,游兆媛,丁舒,等.国内外急诊预检分诊工具的应用进展[J].中国病案,2017,18(12):51-54.

[328] 方娟,姚金兰,潘红英.急诊严重指数在预检分诊中的应用现状与展望[J].护理研究,2016,30(2):135-138.

[329] 黄雪丽,郭爱敏.国外常用急诊分诊标准的使用现况及评价[J].中华护理杂志,2014,49(5):597-601.

[330] 郭芝廷,金静芬.急诊危重度指数与早期预警评分系统的判别模型研究[J].中华护理杂志,2016,51(5):594-598.

[331] 蔡小狄,陆国平.急诊预检分诊技术[J].中华实用儿科临床杂志,2018,33(6):401-404.

[332] 杨静雯,冯志仙.早期预警评分的研究进展[J].中国护理管理,2015,15(05):629-632.

[333] 孙朋霞,李凡.改良早期预警评分在国内外急诊患者中的临床应用进展[J].护理学报,2016,23(03):36-39.

[334] 王莉荔,杜捷夫,陈威,等.改良早期预警评分与国家早期预评分对老年急诊患者病情评估的比较[J].中国全科医学,2015,18(14):1680-1683.

[335] 马婷,李萍,潘欣欣,等.校正改良早期预警评分在临床护理中的应用进展[J].护理研究,2019,33(20):3520-3525.

[336] 裔雅萍,孙志琴,谢欢,等.早期预警评分、改良早期预警评分及校正改良早期预警评分在急危重患者中应用的研究进展[J].中国实用护理杂志,2015,31(12):930-933.DOI:10.3760/cma.j.issn.1672-7088.2015.12.022.

[337] 赖碧莹,周兰芳,邓顺谊.早期预警评分对急诊科评估和抢救护理质量的影响[J].齐鲁护理杂志,2018,24(16):59-61.

[338] 田凌云,方正清,肖洪玲,等.分流早期预警评分在急诊创伤患者中的应用价值[J].中南大学学报(医学版),2015,40(5):549-557.DOI:10.11817/j.issn.1672-7347.2015.05.016.

[339] 戴桂凤,陈燕,丘丽莉,等.儿童早期预警评分系统应用研究进展[J].中西医结合护理(中英文),2018,4(05):193-196.

[340] 胡红玲,周霞,李映兰,等.儿童早期预警评分在识别危重患儿病情中的价值[J].中国当代儿科杂志,2018,20(08):658-662.

[341] 任宏飞,刘常清,李继平.改良早期预警评分系统及其在急诊科的应用研究进展[J].护理学报,2013,20(04):23-26.

[342] 叶靓,卢华萍.儿童早期预警评分在危重呼吸系统疾病住院患儿护理中的应用[J].重庆医学,2019,48(19):3321-3324.

[343] 牛效敏.儿童早期预警系统在小儿外科中的应用[J].齐鲁护理杂志,2016,22(10):104-106.

[344] 张佳燕,胡菲,张玉侠.儿童早期预警评分在留诊观察患儿分流中的应用[J].护理研究,2015,29(30):3744-3746.

[345] 戴桂凤.儿童早期预警评分在门诊手足口病患儿分流及病情评估中的应用[J].医学理论与实践,2017,30(13):1897-1899.

[346] 刘洋,马琳玉,申雪兰,等.儿童早期预警评分在中性粒细胞缺乏白血病患者发生感染性

休克中的应用效果 [J]. 重庆医科大学学报 ,2020,45(02):278-282.

[347] 莫必华 , 刘艳秀 , 黄政 , 等 .APACHE Ⅱ评分在重症肺炎患者撤机中的预测价值 [J]. 蚌埠医学院学报 ,2017,42(3):317-319,322. DOI:10.13898/j.cnki.issn.1000-2200.2017.03.010.

[348] 孙秀芳 , 陈维生 , 邓荣华 .E 重症监护室脓毒症患者死亡危险因素分析及护理措施 [J]. 齐鲁护理杂志 ,2019,25(19):79-82. DOI:10.3969/j.issn.1006-7256.2019.19.027.

[349] 范娟 , 李丹 , 张平 . 急性生理和慢性健康状况评分系统在评估疾病危重程度及预后中的应用现状 [J]. 国际病理科学与临床杂志 ,2013,33(05):462-468.

[350] 孟祥俭 , 刘忠鑫 , 黄永廷 , 等 . 降钙素原与 APACHE Ⅱ评分对急性胰腺炎病情严重程度及预后的评估价值 [J]. 现代生物医学进展 ,2016,16(28):5539-5542.

[351] 任怡辉 , 李晓梅 .APACHE Ⅱ在临床中的应用现状 [J]. 医学综述 ,2017,23(20):4045-4049.

[352] 郑秀芹 , 钟晓梅 , 马建华 , 等 . 降钙素原结合 APACHE Ⅱ评分在老年重症感染患者中的诊断和预后意义 [J]. 中国感染与化疗杂志 ,2015,15(01):47-50.

[353] 田金飞 . 急性生理学与慢性健康状况评分系统在重症监护室中的应用 [J]. 中国急救医学 ,2010,30(9):852-855. DOI:10.3969/j.issn.1002-1949.2010.09.024.

[354] 周利平 , 邓跃林 , 唐朝喜 .APACHE Ⅱ评分引入 MODS 评分系统对急诊内科危重患者预后的预测价值 [J]. 中国现代医学杂志 ,2004,14(9):116-118. DOI:10.3969/j.issn.1005-8982.2004.09.036.

[355] 赵鹏飞 , 付小萌 , 王超 , 王红 . 多器官功能障碍综合征诊断标准及评分系统现状 [J]. 临床和实验医学杂志 ,2013,12(08):630-636.

[356] 王艳 , 王红 , 张淑文 , 等 .MODS 病情严重度评分及预后评估系统对 MODS 患者预后预测价值的临床研究 [J]. 临床和实验医学杂志 ,2013,12(20):1673-1676.

[357] 王超 , 苏强 , 张淑文 , 等 . 多器官功能障碍综合征病情严重度评分及预后评估系统在预测住院病死率中的作用 [J]. 中华创伤杂志 ,2006(08):574-578.

[358] 王成连 , 蓝小林 , 叶永强 , 等 .APACHE Ⅱ及 MODS 评分与肿瘤术后患者预后的相关性研究 [J]. 中国医学创新 ,2017,14(32):57-60.

[359] 骆晓攀 , 方俊标 , 陈龙 , 等 .APACHE Ⅱ、MODS、SOFA 和 LODS 评分系统对重症急性胰腺炎预后评估的比较 [J]. 医学研究杂志 ,2012,41(07):104-108.

[360] 张世范 , 张德海 , 刘惠萍 , 等 . 多脏器功能障碍评分系统 : 一种适应于中度高原地区 ARDS/MODS 的诊断标准 [J]. 中国危重病急救医学 ,2005(04):217-222.

[361] 张世范 , 刘毅 , 高炜 , 等 . 高海拔地区多脏器功能障碍评分系统诊断的标准 [J]. 中华急诊医学杂志 ,2006(04):366-369.

[362] 张牧城 , 汪正光 , 洪曦菲 , 等 . 牛津急性疾病严重度评分对重症患者病情评估的价值 : 单中心 470 例病例分析 [J]. 中华急诊医学杂志 ,2017,26(02):197-201.

[363] 陈钦桂 , 何婉媚 , 郑海崇 , 等 . 简化急性生理评分Ⅱ与牛津急性疾病严重程度评分对重症监护病房患者短期预后的预测价值比较 [J]. 中华重症医学电子杂志 ( 网络版 ),2018,4(02):159-163.

[364] 胡畅 , 胡波 , 李志峰 , 等 . 四种评分系统对脓毒症患者重症监护室死亡风险的预测价值比较 [J]. 南方医科大学学报 ,2020,40(04):513-518.

[365] 陈晓燕 , 李元海 , 汪正光 , 等 . 牛津急性疾病严重程度评分对老年重症患者病情评估的价

值 [J]. 重庆医学 ,2019,48(13):2220–2223.

[366] 徐伟干 , 吕超强 , 姜骏 , 等 .SOFA 评分联合血糖变异度对老年脓毒症患者病情及预后评估的临床研究 [J]. 心电图杂志（电子版）,2020,9(3):180–181.

[367] 杨学芳 , 潘红 , 黄琴红 , 等 .SOFA 评分在肺移植患者术后护理中的应用及对患者预后的影响 [J]. 临床护理杂志 ,2020,19(2):30–32. DOI:10.3969/j.issn.1671–8933.2020.02.010.

[368] 高崇莹 , 陈涛 . 重症心肺复苏患者预后相关因素分析 [J]. 临床军医杂志 ,2018,46(03):339–342+345.

[369] 张永红 , 曾晓林 , 沈威 , 等 .CRS–R 量表各项目在意识状态评估中重要性的统计分析 [J]. 康复学报 ,2017,27(05):17–21+28.

[370] 张瑛 , 何敏慧 , 赵发林 , 等 . 中文版 CRS–R 量表的信效度研究 [J]. 护理与康复 ,2013,12(08):715–717+721.

[371] 吴野环 , 张一 , 姚秋近 , 等 . 重症监护病房患者认知功能评定工具的研究进展 [J]. 中国康复理论与实践 ,2015,21(11):1287–1289.

[372] 郭孙升 , 乔田田 . 重症患者镇静治疗护理相关评估工具的研究进展 [J]. 护理学杂志 ,2016,31(13):98–101.

[373]Ramsay M A,Savege T M,Simpson B R,et al.Controlled sedation with alphaxalone–alphadolone[J]. BMJ,1974,2(5920):656–659.

[374] 欧晓峰 , 郑瑞强 , 林华 , 等 . 分期探讨脑电双频指数与镇静 – 躁动评分对重症监护室患者镇静深度的评估 [J]. 现代医学 ,2015,43(01):1–5.

[375]Kress J P,Pohlman A S,O'Connor M F,et al.Daily interruption of sedative infusions in critically ill patients undergoing mechanical ventilation[J].N Engl J Med,2000,342(20):1471–1477.

[376] 朱明明 , 刘芳 , 王冉 . 躁动镇静评分在重症患者中应用的研究进展 [J]. 中华护理杂志 ,2018,53(02):247–250.

[377] 李玉伟 , 王助衡 , 孙立平 , 等 . 镇静深度对机械通气的重症患者远期预后的影响 [J]. 北京医学 , 2016, 38（6）: 539–543.

[378] 隗颖 , 张文敏 , 赵炳朕 . 镇静 – 躁动评分在预防重症监护室机械通气患者非计划性拔管中的应用 [J]. 护理学报 ,2013,20(16):44–46.

[379]Pape HC, Remmers D, Rice J, et al. Appraisal of early evaluation of blunt chest trauma: development of a standardized scoring system for initial clinical decision making[J]. J Trauma, 2000, 49(3): 496–504.

[380] 聂洪鑫 , 孟辉 . 创伤评分在胸部损伤中的应用 [J]. 解放军医学杂志 ,2019,44(10) :0887–895.

[381]Mommsen P, Zeckey C, Andruszkow H, et al. Comparison of different thoracic trauma scoring systems in regards to prediction of post–traumatic complications and outcome in blunt chest trauma[J]. J Surg Res, 2012, 176(1): 239–247.

[382] 孟新科 . 急危重症评分——创伤评分系统 [M]. 北京 : 人民卫生出版社, 2008:77.

[383] Namasamy A, Evans, Kendrew J M, et al. The open blastpelvis: the significant burden ofmanagement[J].JBone Joint Surg Br,2012,94(6):829 –835.

[384] 林毅、肖斌 . 新损伤严重程度评分在多发伤中的应用 [J]. 黑龙江医学，2015，39(7): 783–784.

[385] 王淑琴，晏香，王丽华 . 新损伤严重度评分在多发伤救护中的应用 [J]. 解放军护理杂志，2011，28( 1B) : 49–50.

[386] Champion HR，Sacco WJ，Carnazzo AJ，et al .Trauma score [J]. Crit Care Med1981，9(9): 672–676 .

[387] 殷婷婷，孔悦，应可满 . 院前创伤评分法的研究现状 [J] . 解 放军护理杂志 ,2011,28(1): 28–31 .

[388] 刘补报，李得溪 . 院前创伤评分研究进展 [J]. 中国疗养医学，2014，34（6）：492–494.

[389]Champion HR ，Sacco WJ ,Copes WS,et al.A revision of the trauma score [J] .J Trauma ，1989，29（5）：623–629 .

[390]Gilpin DA,Nelson PG .Revised trauma score：A triage tool in the accident and emergency department [J].Injury，1991，22（1）：35–37 .

[391] 刘谦明，李锦安 . 院前创伤评分方法及其临床应用 [J]. 中华卫生应急电子杂志 ,2016,2（2）:92–95.

[392]Koehler JJ，Baer LJ，Malafa SA，et al. Prehospital Index: a scoring system for field triage of trauma victims[J].Ann Emerg Med，1986，15(2) : 178–182.

[393] 李文君，李莉 . 创伤评分在急救护理中的应用现状 [J]. 预防医学情报杂志，2018，34（5）:702–705.

[394]Tepas JJ 3rd，Ramenofsky ML，Mollitt DL，et al. The pediatric trauma score as a predictor of injury severity: an objective assessment [J]. J Trauma，1988，28(4): 425–429.

[395] Tepas JJ 3rd，Mollitt DL，Talbert JL，et al. The pediatric trauma score as a predictor of injury severity in the injured child [J]. J Pediatr Surg，1987，22(1): 14–18.

[396] 刘婷婷，周红，张金哲 . 儿童创伤评分在腹部实质脏器损伤应用价值的探讨 [J]. 武警医学，2008，08,726–728.

[397] 儿童创伤急救早期处理专家共识组 . 儿童创伤急救早期处理专家共识 [J]. 临床儿科杂志，2017,35（05），377–383.

[398] 张靖，丁华新 . 儿童轻型头部外伤 CT 检查临床决策规则及应用现状 [J]. 中国小儿急救医学 ,2015,22(10):718–721.

[399] 任珍，冯贵龙 . 儿童头部外伤后 CT 检查决策规则研究进展 [J]. 中华急诊医学杂志 ,2018,9(27):1066–1069.

[400] 任珍，冯贵龙，樊凯等 . 儿童头部外伤后 CT 检查决策规则的适用性 [J]. 中华急诊医学杂志 ,2019,8(28):956–961.

[401]Dunning J，Daly JP，Lomas JP，et al.Derivation of the children's head injury algorithm for the prediction of important clinical events decision rule for head injury in children[J].Arch Dis Child,2006,91(11):885–891.

[402] 张靖，丁华新 . 儿童轻型头部外伤 CT 检查临床决策规则及应用现状 [J]. 中国小儿急救医

学,2015,22(10):718-721.

[403] 张靖，丁华新.儿童轻型头部外伤CT检查临床决策规则及应用现状 [J]. 中国小儿急救医学,2015,22(10):718-721.

[404] 中华医学会老年医学分会.老年患者术后谵妄防治中国专家共识 [J]. 中华老年医学杂志，2016，35（12）：1257-1262.

[405] 吴传芹，李国宏.护士评估重症监护室谵妄的研究进展 [J]. 中华护理杂志，2017，52（9）：1124-1128.

[406] 季美华，吴瑛，Chang P，等.智能化CAM-重症监护室谵妄评估系统的研制与可用性研究 [J]. 中华现代护理杂志，2014，20(35)：4424-4428.

[407] 郭海凌，孙丹丹，梁涛.重症监护室意识模糊评估法使用中常见问题解读 [J]. 中国临床医生杂志，2017(1)：108-110.

[408] 庄玫玲，林健禾，许雯琪，等.加护病房混乱评估量表中文版信效度测试 [J]. 护理学杂志，2007，54(4)：45-52.

[409] 林琳，倪洁.重症监护意识模糊评估法(CAM-重症监护室)在重症监护患者谵妄筛查中的应用进展 [J]. 上海护理,2014,14(7)：1327-1331.

[410] 孙建华，郭海凌，孙丹丹，等.重症患者谵妄评估的现状调查及影响因素分析 [J]. 中华护理杂志，2018，53（1）：17-21.

[411] 苏芬菊，徐旸，赵东梅，等.重症监护室谵妄评估工具的国内外应用进展 [J]. 中华现代护理杂志,2014,20(13)：1611-1612.

[412] 王春立，吴瑛，黄洁，等.重症监护室意识模糊评估法中注意缺损检查方法的一致性研究 [J]. 护理研究,2010,24(3)：585-587.

[413] 张琼，戴朝博，王巍，等.无创正压通气治疗老年慢性阻塞性肺病患者的临床疗效及安全性分析 [J]. 中国临床医生杂志,2015,43(2)：35-38.

[414] 朱虹，李小珍.重症监护室谵妄评估的监测及评估效果执行情况分析 [J]. 实用临床护理学杂志,2018,3(25):116-118.

[415] 邹姮婧.中文版CAM-重症监护室的信度效度检验及与其他量表的比较 [D]. 武汉：华中科技大学，2012.

[416] 潘利飞，叶向红，陈香萍，等.重症监护室患者谵妄亚型、发生及持续时间的调查研究 [J]. 中华现代护理杂志，2018，24（25）：2990-2993.

[417] 丁炎明，王玉英.重症监护室护理评估工具实用手册 [M]. 北京：人民卫生出版社，2016.

[418]Brummel NE，Gimrd TD. Preventing delirium in the intensive care unit[J]. Cdt Care C1in，2013，29(1)：5l-65.

[419]Wang C，Wu Y，Yue P，et a1.Delirium assessment using confusion assessment method for the intensive care unit in Chinese critically ill patients[J].J Crit care，2013，28(3)：223-229.

[420]Reade MC，Eastwood GM，Peck L，et a1. Routine use of the Confusion Assessment Method for the Intensive Care Unit(CAM-重症监护室)by bedside nurses may under diagnose delirium[J]. Crit Care Resuscit,2011，13：217-224.

[421]Chuang WL, Lin CH, Hsu WC, et a1. Evaluation ofthe reliability and validity of the Chinese version of the confusion assessment method for the intensive care unit[J]. Hu Li Za Zhi, 2007, 54 (4): 45-52.

[422]PandharipandePP,PatelMB,BarrJ.Managementofpain,agitation, anddelirium in critically ill patients[J].Pol Arch Med Wewn, 2014,124(3): 114-123.

[423]AbelhaFJ,LuisC,VeigaD,etal.Outcomeandqualityoflifeinpatientswithpostoperativedeliriumduringan 重症监护室 stayfollowingmajor surgery[J].CritCare,2013,17(5): R257.

[424]BarrJ,FraserGL,PuntilloK,etal.Clinicalpracticeguidelinesfor themanagementofpain,agitation,anddeli riuminadultpatientsin theIntensiveCareUnit:executivesummary[J].AmJHealth Syst Pharm,2013,70(1): 53-58.

[425]ColeMG,CiampiA,BelzileE,etal.Subsyndromaldeliriuminolder people:asystematicreviewoffrequency, riskfactors,courseandoutcomes[J].IntJGeriatrPsychiatry,2013,28(8): 771-780.

[426]Pipanmekaporn T,Wongpakaran N,Mueankwan S,et al.Validity and reliability of the Thai version of the Confusion Assessment Method for the Intensive Care Unit（CAM- 重症监护室）[J]. Clin Interv Aging, 2014, 9: 879-885.

[427]Pun BT, Gordon SM, Peterson JF, et al. Large-scale implementation of sedation and delirium monitoring in the intensive care unit: a report from two medical centers[J]. Crit Care Med, 2005, 33（6）: 1199-1205.

[428]Robinson BR, Mueller EW, Henson K, et al. An analgesia-delirium – sedation protocol for critically ill trauma patients reduces ventilator days and hospital length of stay [J]. J Trauma, 2008, 65（3）:517-526.

[429]Han JH, Zimmerman EE, Curler N, et a1. Delirium in older emergency department patients: recognition, risk factors, and psyehomotor subtypes[J]. Acad Emerg Med, 2009, 16(3): 193-200.

[430]Han JH, Wilson A, Graves AJ, et a1. Validation of the Confusion Assessment Method for the intensive care unit in older emergency department patients[J]. Acad Emerg Med, 2014, 21 (2): 180-187.

[431]EK VDM, Festen S, Kwant M, et a1. Improved detection of delirium, implementation and validation of the CAM- 重症监护室 in elderly emergency department patients[J]. Eur J Emerg Med, 2017, 24(6): 411-416.

[432]Vail Eijk MM, van den Boogaard M, van Marum RJ, et a1. Routine use of the confusion assessment method for the intensive care unit: a muhicenter study[J]. Am J Respir Crit Care Med, 20ll, 184(3): 340-344.

[433]Barr J, Fraser GL, Puntillo K, et al. Clinical practice guidelines for the management of pain, agitation, and delirium in adult patients in the intensive care unit[J]. Crit Care Med, 2013, 4（11）: 263-306.

[434] 美国精神医学学会 . 精神疾病诊断与统计手册第 5 版（DSM-IV）[M]. 北京：北京大学出版社，2014.

[435] 任幸，杨芳宇，吴瑛，等 . 重症监护谵妄筛查量表智能化设计的用户需求分析 [J]. 中华现代护理杂志，2018，24（18）：2147-2151.

[436]刘尚昆，梅伟，张治国，等．重症监护谵妄筛查量表在麻醉苏醒期患者中使用的信效度分析[J]．护理学杂志，2010，25(10)：4-7.

[437]李里英，钟萍，胡小萍，等．重症监护谵妄筛查量表在重症监护室常规监测的效果研究[J].全科护理，2017，15（15）：1879-1880.

[438]吕春梅，李杏崧，莫韶妹，等．重症监护室谵妄患者分型护理干预效果观察[J]．当代护士（专科版），2012(7)：115-117.

[439]Bergeron N，Dubois MJ，Dumont M，et al. Intensive care delirium screening checklist: evaluation of a new screening tool[J].Intensive Care Med,2001,27:859-864.

[440]Plasehke K,Haken RV,Scholz M,et al. Comparison of the confusion assessment method for the intensive care unit (CAM- 重症监护室) with the Intensive Care Delirium screening Checklist (ICDSC) for delirium in critical care patients gives high agreement rate(s)[J]. Intensive Care Med,2008,34:431-436.

[441]Guenther ULF，Popp J，Koecher L，et al. Validity and reliabilityof the CAM- 重症监护室 Flowsheet to diagnose delirium in surgical 重症监护室 patients[J].J Crit care，2010，25(1)：144-151.

[442]Bergeron N，Dubois MJ，Dumont M，et al.Intensive care delirium screening checklist：evaluation of a new screening tool[J]. Intensive Care Med，2001，27：859-864.

[443]Gusmao-Flores D,Figueira-Salluh JI,Dal-Pizzol F,et al.The validity and reliability of the Portuguese versions of three tools used to diagnose delirium in critically ill patients[J]. Clinics （Sao Pauolo），2011，66（11）：1917-1922.

[444]Devlin JW，Fong JJ，Schumaker G，et al. Use of a validated delirium assessment tool improves the ability of physicians to identify delirium in medical intensive care unit patients[J]. Crit Care Med，2007，35（12）：2721-2724.

[445]Luetz A，Heymann A，Radtke FM,et al. Different assessment tools for intensive care unit delirium：which score to use? [J].Crit Care Med，2010，38（2）：409-418.

[446]Otter H，Martin J，Basell K，et al. Validity and reliability of the DDS for severity of delirium in the 重症监护室 [J].Neurocrit Care，2005，2（2）：150-158.

[447]丁红，胡婉贞，肖伦华，等．护理谵妄筛查量表在全麻苏醒期老年患者中的应用研究[J].护理学报，2016，23（5）：63-66.

[448]任幸，杨芳宇，吴瑛，等．重症监护谵妄筛查量表智能化设计的用户需求分析[J].中华现代护理杂志，2018，24（18）：2147-2151.

[449]曾五一，黄炳艺．调查问卷的可信度和有效度分析[J].统计与信息论坛，2005，20（6）：11-15.

[450]方积乾．医学统计学与电脑实验[M].上海：上海科学技术出版社，2001.

[451]梅伟，刘尚昆，张治国，等．中文版护理谵妄筛查量表的信度和效度研究[J]．中华护理杂志，2010，45(2)：101-104.

[452]李海芳，罗昌春，邓宝凤，等．老年患者围术期谵妄护理的研究进展[J].中华现代护理杂志，2018，24（2）：234-237.

[453]杨玉莲，王胜斌．护理谵妄筛查量表在老年髋关节置换术后谵妄中的应用[J].临床与病理

杂志，2020，40（4）：947-951.

[454]Gaudreau JD，Gagnon P，Harel F，et al. Fast，systematic，and continuous delirium assessment in hospitalized patients：the nursing delirium screening scale[J].J Pain Symptom Manage，2005，29（4）：368-375.

[455]Radtke FM，Franck M，Schneider M，et al.Comparison of three scores to screen for delirium in the recovery room[J]. Br J Anaesth，2008，101：338-343.

[456]Leung JM，Leung VW，Leung 厘米 ,et al. Clinical utility and validation of two instruments（the Confusion Assessment Method Algorithm and the Chinese version of Nursing Delirium Screening Scale)to detect delirium in geriatric inpatients[J].Gen Hosp Psychiatry，2008，30：171-176.

[457]Luetz A，Heymann A，Radtke FM,et al. Different assessment tools for intensive care unit delirium：which score to use？[J].Crit Care Med，2010，38（2）：409-418.

[458]Abelha F,Veiga D，Norton M，et al. Delirium assessment in postoperative patients：validation of the Portuguese version of the Nursing Delirium Screening Scale in critical care[J]. Braz J Anestesiol，2013，63（6）:450-455.

[459]Neufeld KJ，Leoutsakos JS，Sieber FE，et a1. Evaluation of two delirium screening tools for detecting post-operative delirium in the elderly[J]. Br J Anaesth，2013，111(4)：612-618.

[460]Barr J，Fraser GL，Puntillo K，et al. Clinical practice guidelines for the management of pain，agitation，and delirium in adult patients in the intensive care unit[J]. Crit Care Med，2013，4（11）：263-306.

[461]Hägi-Pedersen D，Thybo KH，Holgersen TH，et al. Nu-DESC DK：the Danish version of the nursing delirium screening scale（nu-DESC）[J].BMC Nursing，2017，16（1）：75.

[462]Crimi C,Bigatello LM.The clinical significance of delirium in the intensive care unit[J].Transl Med UniSa，2012，2（1）：1-9.

[463] 岳鹏，吴瑛.重症监护室谵妄评估工具的研究进展 [J]. 中华护理杂志，2008,43(9 ):862-864.

[464] 干雪琴，张文武，王伊娜，等.谵妄评估工具在老年痴呆患者中的应用比较 [J]. 中华现代护理杂志，2017，23（8）：1095-1098.

[465] 高浪丽，冯冬梅，王荣梅，等.意识模糊评估法简短量表的汉化及用于老年谵妄的信度和效度研究 [J]. 实用老年医学，2019，33（2）：133-136.

[466]Inouye SK，van Dyck CH，Alessi CA，Balkin S,et al. Clarifying confusion:the confusion assessment method. A new method for detection of delirium[J]. Ann Intern Med,1990，113(12):941-948.

[467]Ely EW,Siegel MD,Inouyc SK.Delirium in the intensive care unit:an under-recognized syndrome of organ dysfunction[J].Semin Respir Crit Med,2001,22(2):115-126.

[468]Monettc J,Fort G,Afilalo M,et al.Evaluation of the confusion assessment method(CAM)as a screening tool for delirium in the emergencyroom[J]. General Hospital Psyehiatry,2001,23:20-25 。

[469]Wei LA，Fearing MA，Sternberg EJ，et a1. The confusion assessment method：a systematic review of current usage [J]. J Am Geriatr Soc，2008，56(12)：2358-2359.

[470]Wong CL，Holroyd—Leduc J，Simel DL，et a1. Does this patient have delirium?Value of

bedside instruments[J]. JAMA，2010，304(7)：779-786.

[471]Fabbri RM，Moreira MA，Garrido R，et a1．Validity and reliability of the Portuguese version of the Confusion Assessment Method(CAM)for the detection of delirium in the elderly[J]．Arq Neuropsiquiatr，2001，59(2A)：175-179.

[472]Folstein MF，Folstein SE，McHugh PR． "Mini-mental state"．A practical method for grading the cognitive state of patients for the clinician[J]．J Psychiatr Res，1975，12(3)：189-198.

[473]Simon SE，Bergmann MA，Jones RN，et a1．Reliability of a structured assessment for nonclinicians to detect delirium among new admissions to pestacute care[J]．J Am Med Dir Assoc，2006，7(7)：412-415.

[474]Morandi A，McCurley J，Vasiievskis EE，et a1．Tools to detect delirium superimposed on dementia：a systematic review[J].J Am Geriatr Soc，2012，60(11)：2005-2013.

[475] 韩媛，张山，吴瑛.护士日常使用谵妄意识模糊快速评估法的问题分析和探究 [J].中华现代护理杂志，2019，25（13）：1619-1624.

[476] 杨雪，肖艳艳，黄勇军，等.谵妄意识模糊快速评估法的汉化及信度检验 [J].中华现代护理杂志,2018，24（15）：1774-1778.

[477] 杨雪.谵妄意识模糊快速评估法的汉化及评价 [D].北京：首都医科大学，2018.

[478] 任幸，杨芳宇，吴瑛，等.重症监护谵妄筛查量表智能化设计的用户需求分析 [J].中华现代护理杂志，2018，24（18）:2147-2151.

[479] 罗雪琼，高峰.移动护理信息系统的实现与应用 [J].中国数字医学，2017，12（9）：118-120.

[480]Marcantonio ER，Ngo LH，O'Connor M，et al.3D-CAM：derivation and validation of a 3-minute diagnostic interview for CAM-defined delirium：a cross-sectional diagnostic test study[J]．Ann Intern Med，2014，161（8）：554-561.

[481]D'Agostino F，Zega M，Rocco G，et al. Impact of a nursing information system in clinical practice：a longitudinal study project[J].Ann Ig，25（4）：329-341.

[482]Yang F，Ji M，Ding S，et al. The development and evaluation ofdelirium assessment and nursing care decision-making assistant mobile application for intensive care unit[J]. Stud Health Technol Inform，2016，225：668-672.

[483]Kuczmarska A，Ngo LH，Guess J，et a1．Detection of delirium in hospitalized older general medicine patients：a comparison of the 3D-CAM and CAM- 重症监护室 [J]．J Gen Intern Med，2016，31(3)：297-303.

[484]Vasunilashom SM，Guess J，Ngo L，et a1．Derivation and validation of a severity scoring method for the 3-minute diagnostic interview for confusion assessment method-defined delirium[J]．J Am Geriatr Soc，2016,64(8)：1684-1689.

[485] 李娟，邹义壮，冯锋，等.谵妄评定方法修订及其信度、效度测试 [J].临床精神医学杂志，2003，13(3)：147-149.

[486] 于雪琴，张更武，王伊娜，等.意识模糊评估方法在痴呆患者中应用的信效度 [J].浙江医

学，2017，39(9):713-715.

[487]Schuurmans MJ,Donders RT,Shortridge LM,et al. Delirium case finding: pilot testing of a new screening scale for nurses[J]. JAGS.2002,50:63-68.

[488]Licsbeth A，Van G,Schuurmans MJ.The Neecham Confusion Scale and the Delirium Observation Screening Scale:Capacity to diseriminate and ease of use in clinical practice[J].BMC Nursing,2007,6:3.

[489]Csokasy J.Assessment of Acute Confusion:Use of the NEECHAM Confusion Scale[J].Appfied Nursing Rescareh,1999，12(1):51-55.

[490]Voyer P，Champoux N，Desrosiers L，et aL. Recognizing acute delirium as part of your routine[RADAR]: a validation study[J]. Bmc Nurs，2015，14(19).

[491]李立群.中文版4AT和3D-CAM用于重症监护室患者谵妄评估的信效度检验及与CAM-重症监护室的比较[D].南昌大学，2020.

[492]Sanchai K，Thanavadee P. Development and validation of the Thai version of the 4 'A' s Test for delirium screening in hospitalized elderly patients with acute medical illnesses[J]. Neuropsyehiatr Dis Treat，2016，12(1)：437-443.

[493]Bellelli G，Morandi A，Davis DHJ，et a1.Validation of the 4AT，a new instrument for rapid delirium screening：a study in 234 hospitalised older people[J]. Age Ageing，2014，43(4)：496-502.

[495]Shenkin SD，Fox C，Godfrey M，et a1. Protocol for validation of the 4AT. a rapid screening tool for delirium：a multicenter prospective diagnostic test accuracy study[J]. BMJ Open，2018，8(2)：e015572.

[495]Breitbart W：Rosenfeld B，Roth A，et a1. The Memorial Delirium Assessment Scale[J]. J Pain Symptom Manage,1997，13(3)：128-137.

[496]Do TD，Lemogne C，Journois D，et a1. Low social support is associated with an increased risk of postoperative delirium[J]. J C1in Anesth，2012，24(2)：126-132.

[497]BoeRger S. Breitbart W. An open trial of aripil：Irazole for the treatment of delirium in hospitalized cancer patients[J].Palliat Support Care，2011，9(4)：351-357.

[498]Grassi L，Caraceni A，Behrami E，et a1. Assessing delirium in cancer patients：the Italian versions of the Delirium Rating Scale and the Memorial Delirium Assessment Scale [J]. J Pain Symptom Manage，2001，21(1)：59-68.

[499]Klankluang W,Pukrittayakaee P,Atsariyasing W,et al. Validity and Reliability of the MemorialDeliriumAssessmentScale-Thai Version (MDAS-T) for Assessment of Delirium in Palliative Care Patients[J].ONCOLOGIST,2019,25(2):E335-E340.

[500]Meagher D，Moran M，Raju B，et a1. A new data-based motor subtype schema for delirium[J]. J Neuropsychiatry Clin Neurosci，2008，20(2)：185-193.

[501]Meagher DJ，Leonard M，Donnelly S，et a1. A longitudinal study of motor subtypes in delirium:frequency and stability during episodes[J]. J Psychosom Res，2012，72(3)：236-241.

[502]Camus v' Gonthier R，Dubos G，et a1. Etiologic and outcome profiles in hypoactive and

hyperactive subtypes of delirium[J].J Geriatr Psychiatry Neurol，2000，13(1)：38–42.

[503]Meagher DJ，Moran M，Raju B，et a1．Motor symptoms in 100 patients with delirium versus control subjects: comparison of subtyping methods[J]．Psychosomatics，2008，49(4)：300–308.

[504]Ouimet S，Kavanagh BP，Gottfried SB，et a1．Incidence，risk factors and consequences of 重症监护室 delirium[J]．Intensive Care Med，2007，33(1)：66–73.

[505]Han JH，Zimmerman EE，Cutler N，et a1．Delirium in older emergency department patients：recognition，risk factors，and psychomotor subtypes[J]．Acad Emerg Med，2009，16(3)：193–200.

[506]Yang FM，Marcantonio ER，Inouye SK，et a1．Phenomenological subtypes of delirium in older persons: patterns，prevalence，and prognosis[J]．Psychosomatics，2009，50(3)：248–254.

[507]Blazer DG，Van Nieuwenhuizen AO．Evidence for the diagnostic criteria of delirium：an update[J]．Curr Opin Psychiatry,2012，25(3)：239–243.

[508]McCaffery M,Robinson ES.Your patient is in pain.here's how your respond[J].Nursing,2002,32(10):36—47.

[509] 高万露，汪小海.视觉模拟疼痛评分研究的进展.医学研究杂志,2013,42（12）：144‐146.

[510] 胡庆霞，何朝珠，刘思.五种疼痛强度评估量表在门诊伤口换药患者中的易选性和同时效度.中国疼痛医学杂志,2018,24(2):146–148.

[511] 黄为阳，覃永健，王粤湘等.温阳止痛散贴敷时间对带状疱疹神经痛止痛疗效的影响.护理研究,2014，(19)：2361–2363.

[512] 李漓、刘雪琴.选择适合患者的疼痛强度评估工具.实用护理杂志,2003,19(6):50–51.

[513] 唐炼、陈洁盈、鲁晓波.酮咯酸氨丁三醇联合酒石酸布托啡诺用于骨折术后急性疼痛患者的镇痛效果.中国药房，2016，27（08）：1099–1101.

[514] 袁晓，肖水源.疼痛评估工具的临床应用.中国心理卫生杂志,2013,27（05）：331‐334.

[515] 黎春华、瓮长水、蒋天裕等.5种疼痛强度评估量表应用于老年腰痛患者的重测信度.中国康复理论与实践，2012，7: 608–609.

[516] 刘伟、孙前闯、宋智敏等.超声引导下椎旁神经阻滞在老年人开胸手术术后镇痛中的疗效 [J].中国老年学杂志,2015，35（07）：1854–1855.

[517] 杨文杰.不同剂量舒芬太尼对腹部手术患者静脉镇痛的影响[J].医疗装备,2016,29(19):126–127.

[518] 黄轶忠、武百山.Mcgill 疼痛问卷在三叉神经痛诊断和治疗中的应用[J].中国康复医学杂志，2010，25(3)：223–227.

[519] 林琳.灸法治疗中老年人颈椎病颈痛的临床研究 [J].广州：广州中医药大学学报，2011.

[520] 袁晓，肖水源.疼痛评估工具的临床应用[J].中国心理卫生杂志,2013,27（05）：331–334.

[521] 付振保、李悦.腹腔镜经腹腹膜前疝修补术对患者围术期应激指标及术后 SF–MPQ 评分的影响[J].中华疝和腹壁外科杂志（电子版）,2017,11(4):267–271.

[522] 蓝惠琴、庄惜兰、彭静仪、等.带状疱疹急性期与后遗神经痛期 SF–MPQ 评分差异分析.临床护理杂志,2015(4):33–35

[523] 柳春梅，马玉侠，郭之平，等 . 原发性痛经针刺十七椎穴不同留针时间对 SF-MPQ 量表的影响 [J]. 针灸临床杂志，2015， 05: 47-49.

[524]Hulst JM,Joosten KF.Malnutrition in pediatric hospital patients: current issues.[J]. Nutrition,2011,27(2)

[525] 张磊，刘建民 . 改良 Rankin 量表 [J]. 中华神经外科杂志 ,2012,(5):512.

[526] 陈晓春，潘晓东 . 神经科查体及常用量表速查手册 [M]. 北京 : 化学工业出版社 ,2013.

[527] 蔡必扬，郭洪权，李华 . 关于美国国立卫生研究院卒中量表翻译的警示 [J]. 中华神经科杂志 ,2017,50(9): 712.

[528] 张磊，刘建民 . 美国国立卫生研究院卒中量表 [J]. 中华神经外科杂志 ,2014,(1): 79.

[529] 张通主编；陈立嘉 . 脑卒中的功能障碍与康复 [M]. 北京：科学技术文献出版社，2006.

[530] 宋懿红，李国忠 . 颅内灌注减低对缺血性进展性卒中的预测价值 [J]. 临床神经病学杂志 ,2017,30(1):67-68.

[531] 王拥军 . 脑血管病量表手册 [M]. 北京：人民卫生出版社，2009.

[532] 顾浩，赵变歌，李世学，吕杰民 . 丁苯酞软胶囊对急性脑梗死患者神经功能缺损及日常生活活动能力恢复的影响 [J]. 中国实用神经疾病杂志 ,2016,19(5): 116-117.

[533]Liano F，Gallego A，Pascual J，et al. Prognosis of acute tubular necrosis：an extended prospectively contrasted study[J]. Nephron，1993，63(1)：21-31.

[534] 张文贤，张训，侯凡凡，等 . 两种评价急性肾功能衰竭患者预后及肾脏转归积分模型的比较 [J]. 中华内科杂志，2002，41：769-772.

[535] 薛继萍，石永兵，陈刚 . 急性肾小管坏死一个体严重程度指数在危重患者中的应用 [J]. 天津医药，2007,35（2）：136-137.

[536] 张岩，梅长林 . 急性肾功能衰竭病情评分系统 [J]. 中华肾脏病杂志，2004，20（4）：305-307.

[537] 李素华，桑晓红，李增禄，等 .APACHE II,SAPS II 和 ATN-ISI 评分系统对急性肾功能衰竭患者病情评估价值比较 [J]. 中华实用诊断和治疗杂志，2011，25（1）：21-23.

[538] 桑晓红，刘健，李增禄，等 . ATN-ISI 和 SAPS II 评分对 166 例急性肾衰竭病情及预后的分析 [J]. 新疆医学，2005，35：33-35.

[539] 寻劢，李志辉，段翠蓉，等 .APACHE II 和 ATN-ISI 评分系统预判儿童急性肾损伤转归价值研究 [J]. 中国实用儿童杂志，2011，2（6）：436-438.

[540] 张岩，梅长林 . 急性肾功能衰竭病情评分系统 [J]. 中华肾脏病杂志，2004，20（4）：305-307.

[541] 张岩，郁胜强，梅长林，等 . ARF 专用与重症监护室通用病情评分法对 29 例重症急性肾功能衰竭患者院内死亡判别力的比较 [J]. 解放军医学杂志，2005,30（5）：375-377.

[542] 曾敏，吴锡新 . 急性肾功能衰竭伴多器官功能衰竭预后评估系统的临床应用研究 [J]. 中国卫生产业，2013，11（33）：180-181.

[543] 刘若琳，王宁华 . 工具性日常生活活动能力评定量表在脑卒中患者中的应用 [J]. 中国康复医学杂志，2011(02):93-96.

[544] 范天伦，童玉燕，李娇红，等 . 日常生活活动能力评定量表在脑卒中患者中应用的对比研究 [J]. 世界最新医学信息文摘：电子版，2016(79):113–114.

[545] 陈自强，于继慧，曹素华 . 世界卫生组织神经行为核心指标参比值研究 [J]. 工业卫生与职业病 ,1989(01):4–8.

[546] 祝蓓里 .POMS 量表及简式中国常模简介 [J]. 天津体育学院学报 ,1995(01):35–37.

[547] 蒋东方 . 神经行为功能测试在职业危害评价中的应用现状 [J]. 中华劳动卫生职业病杂志 ,2002(04):80–81.

[548] 王建平，陈海勇，苏文亮，等 . 简式简明心境问卷在癌症患者应用中的信度、效度 [J]. 中国心理卫生杂志 ,2004(06):404–407.

[549] 邱娉婷，林慧颖，郑玉惠，等 . 八段锦对社区老年脑卒中高危人群心境状态影响的随机对照研究 [J]. 福建中医药 ,2020,51(03):25–27.

[550] 汤毓华，张明园 . 汉密顿焦虑量表 (HAMA)[J]. 上海精神医学 ,1984(02):64–65.

[551] 段莹，孙书臣 . 睡眠障碍的常用评估量表 [J]. 世界睡眠医学杂志，2016，( 第 4 期 ).

[552] 桃影，李艳，夏萍，等 . 匹兹堡睡眠质量指数的信度及效度分析 [J]. 重庆医学，2014，( 第 3 期 )

[553] 刘贤臣，唐茂芹，胡蕾，等 . 匹兹堡眠质量指数的信度和效度研究 [J]. 中华精神科杂志，1996，29（5）：103.

[554] 李兴旺，钱效森，刘毅，等 . 基于匹兹堡睡眠质量指数的民航飞行员睡眠质量调查 [J]. 中华航空航天医学杂志，2018,29(3): 210–214.

[555] 张海峰，姚红芳，周世江 . 头穴埋线对失眠症患者匹兹堡睡眠质量指数的影响 [J]. 中华中医药学刊，2013，31(11): 2420–2422.

[556] 王曙红，临床护理评价量表及应用 [M]. 长沙：湖南科学技术出版社，2011.

[557] 刘世 . 心理评估与诊断 [M]，上海：上海教育出版社，2017.08.